北京协和医学院·医史文丛

PUMC

"History of Medicine"

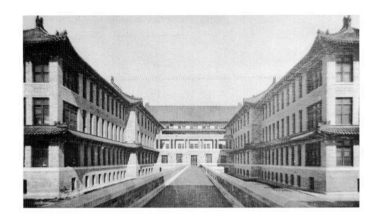

东西方相遇
与现代医学的诞生

East Meets West and
the Birth of Modern Medicine

Volume
One

姚建红 / 主　编

何　仲　刘　欢　王　勇 / 副主编

姜　姗 / 执行主编

社会科学文献出版社
SOCIAL SCIENCES ACADEMIC PRESS (CHINA)

前　言

"刚柔交错，天文也；文明以止，人文也。观乎天文以察时变，观乎人文以化成天下。"北京协和医学院溯源历史百年有余，承现代医学之发端，启人文情怀之流变。百年来，协和奉行以科学济人道的使命，至今日又值人文医学的崛起。医学科学与人文的脉络，其生发、交错、同归，都与协和的历史轨迹相伴始终。因而在这样的时机之下，以协和之名，用《医史文丛》的形式搭建沟通医学科学与人文的有效链接和平台，实为医学历史发展所期。

从学界近年发展来看，诸多院校已愈加重视医学与人文的关系及其研究。学科建设方面，多家医学院校设医学人文学院，开设医学史、伦理学、卫生法、医学哲学、医患沟通、医学社会学等多个专业方向；学术研究方面，近年医学人文各研究领域成果逐增，尤以医学史渐成显学，学术队伍逐年扩大。对于协和医学院医学人文建设来说，《医史文丛》的创办，将具有推进学科建设、提高研究水平、促进学界往来、增强学术影响力、占有出版物新高地等多方面价值与意义。

本书为北京协和医学院《医史文丛》第一辑，其出版正值我院举办的"首届医史大会"召开之时。大会的召开受到国内医史界同行的大力支持，深表感激。因而我们诚请部分与会专家赐稿，构成了这部《医史文丛》的首刊，是庆贺，也是纪念；是总结，更是开端。

本辑主题为"东西方相遇与现代医学的诞生"，由极富深度与趣味的学术文章共计27篇构成，数目虽多，却是对现代医学如何从他者视角观看传统医学，并一步步浸染融合历史的流畅书写。

全书共分为五个部分。中国近现代医学的历史书写起于古老传统医学与他者的相遇。故本书以"中医的传播与转型"为开端。中药与针灸，作为传统医学的两大治法，亦是中医从理论到实践的主体知识。而近现代时期，一方面，西方医学传入，势必带来对传统医学的冲击，在"冲击—反应"的动力下，传统医学也开始了新的构想与转型，并波及了科研与教育等诸多事业；另一方面，对古老医学抱持着好奇心的西方、东亚学者也开始了自己的探索之路，并为"中医"带来外域的新声。

从北京协和医学堂，到北洋医学堂，在西医东渐的余波之下，现代医学校在中国遍地开花，从而逐步形成日臻完善的现代医学教育与行政体系。本书第二部分以"医学的教育与行政"为主题，涵纳了以协和医学院和北洋医学堂为代表的数篇专题文章，从不同时段、不同角度，对早期现代医学校的创办理念和历史进行回顾，从中管窥现代医学教育体系的建构过程。

教育与科研，是高等院校的两个最基本职能。在人才培养的基础上，早期医学校逐渐发展出各有专长的科研队伍，成为建构中国现代医学学科的先锋力量。本书第三部分"学科的创立与发展"，即着重讲述了营养学、生化学、内分泌学、妇科学、药学等学科的创办史，从人物到制度，从微观探索到宏观体系，再现了几大主流学科的发展历程。

反思历史即可知晓，疾病的流行与人类的发展始终相伴。而对疾病的认识方式、预防控制，亦是医学持久关切的关键问题之一。本书第四部分"疾病的预防与控制"，从瘟疫的认知，到流行病的治理，从防疫知识的科学普及，到重大瘟疫防控的历史事件，构成对抵御疾病探索的多角度历史探究，而诸多问题又不仅仅是历史，即便在今日仍有借鉴意义。

最后，除却从医学角度对医史的探讨，从"医学的书写与观看"的视角看待医学，则可观照医学的另一面向。将这一部分置于尾声，旨在帮助读者于纷繁的"内史"视角探究之后，放松下来，跳脱回日常生活之中，从社会史的角度再看医疗。这一观看的媒介，可以是报告，可以是广告，可以是会议，可以是新奇的疗法，也可以是历史上实实在在发生的案件，都会让我们看到在不同社会、环境、时段的特定医药卫生观念和发展境况。医学从生活而来，也最终回归生活而去，是为这一段近现代医史的圆满句号。

目　录

第四篇　疾病的预防与控制

第五篇　医学的书写与观看

第一篇

中医的传播与转型

北京协和医学院早期的中药研究[*]

张大庆[**]

19 世纪随着实验生理学的发展，医学家开始采用实验生理学的方法来研究药物的化学成分、性质、药理作用等。意大利博物学家、生理学家丰塔纳（F. Fontana，1730-1805）曾对千余种天然药物做过实验研究，认为天然药物中的活性成分可以通过作用于身体的某个部位而发生作用，并最早发现鸦片能抑制肠道的兴奋性。丰塔纳的这一论点为德国化学家塞特勒（F. W. Sertürner，1783-1841）首次从罂粟中分离出可以止痛和催眠的物质所证实，塞特勒还以希腊梦之神 Morpheus 的名字将该物质命名为吗啡（morphium，1806）。吗啡是第一个从植物中分离出的植物碱基。因此，塞特勒被誉为分离医用植物或草药有效成分的第一人。[①] 随后，科学家陆续从吐根中提取出吐根素（现名吐根碱）（1817），从马钱子中提取出士的宁（1818），从金鸡纳皮中提取出奎宁（1819），从咖啡中提取出咖啡因（1821）。用化学方法提取植物药的有效成分，成为 19 世纪末 20 世纪初药理研究的重要内容。此外，医学家也开始通过实验研究药物对身体各器官

---

* 本文原刊于蒋育红、〔美〕玛丽·布朗·布洛克主编《协和百年纪念文集》，中国协和医科大学出版社，2017。

** 张大庆，北京大学医学人文学院教授，北京大学医学史研究中心主任。

① A. G. Atanasov et al.，"Discovery and Resupply of Pharmacologically Active Plant-Derived Natural Products: A Review," *Biotechnology Advances*，Vol. 33，No. 8（2015），pp. 1582-1614.

·3·

的作用，如法国生理学家马让迪（F. Magendie，1783-1855）确定了盐酸士的宁引起肌肉僵直的作用部位在脊髓（1819），贝尔纳（C. Bernard，1813-1878）确定了筒箭毒碱松弛骨骼肌的作用点在神经肌肉接头（1856），对药物的作用及作用部位的研究取得了一系列成果。这些研究不仅将临床药物治疗建立在实验科学的基础之上，而且也为从传统植物药中研发新药物提供了借鉴。

19世纪末20世纪初来华的传教士医生大多接受过实验科学的训练，有些医生在行医之余，对中国传统的医药知识和诊疗技术产生了兴趣，并开始研究中医药问题。有些传教士医生深居内陆，远离水陆交通，开业行医面临医疗物资运送不便、费用昂贵的困难。对于他们来说，使用当地的天然药物更为便利。他们所知的一些天然植物药在中国也随处可见，如樟脑、辣椒、肉桂、小豆蔻、肉豆蔻、丁香、高良姜、龙胆、硫黄、甘草、儿茶、鸦片、马钱子、大黄、明矾、硼砂等。而且，使用当地的天然药物比从西方运来更为便宜。一本由师图尔（A. Stuart，1859-1911）和史密斯（P. Smith，1833-1888）编撰的《中国本草》（*Chinese Materia Medica*：*Vegetable Kingdom*，1911），该书不仅收录了上千种药物，还同时记载了丸、散、膏、丹等各类剂型及主要用法等，为传教士医生使用天然药物提供了重要的帮助。[①] 20世纪初期，随着医学留学生的回国，中国学者也开始用现代科学的方法来研究传统医药的药理机制与临床价值，近代对中药物的科学研究大致可分为三个阶段，而在这三个阶段里北京协和医学院都有其独特的贡献。

一　对中药的认同与译介

大多数在华传教士医生并不认可中医及中草药的价值，认为"这些药物的制备是粗糙和不纯的，对它们的使用很少考虑到它们已知的治疗价值。药物中包含的一些矿物制剂也是完全不合理的——例如蛤壳、鹅卵石、白垩、云母等"。[②] 不过，也有传教士医生认为中药的治病效果还是很好的，

---

① A. Stuart and P. Smith, *Chinese Materia Medica*：*Vegetable Kingdom* (1911).

② W. Jefferys and J. Maxwell, *The Diseases of China* (Philadelphia：P. Blakiston's Son & Co.，1911)，p. 17.

与西药有类似之处，如稻惟德（A. W. Douthwaite，1848-1899）指出："在中国，硫化砷（Arsenic Trisulfide）或者雌黄（Orpiment）得到普遍使用，主要是外用。不同的复合砷粉被广泛应用于各种疾病。这与前些年欧洲应用砷糊剂（Arsenical Pastes）的作用相同。"① 此外，他还提到白降丹、轻粉、三仙丹中的主要成分为高氯化物（Hydrargyri Perchloridum）、亚氯化物（Hydrargyri Subchloridum）以及氧化红化物（Hydrargyri Oxidum Rubrum）。中药的科学价值是传教士医生的关注点之一。汤姆逊（J. C. Thomson）较全面地研究了李时珍的《本草纲目》以及他所收集到西方学者研究中药的文献，指出："我们在中国发现了一类取之不尽的本草，这对我们这些医学传教士来说一定是非常有价值的。我们已经证明了它的价值。中国人在我们面前展示了相当数量的这些疗法，并解释了它们的性质，其他的则是非常粗糙的形式；但是，正如有人说过的那样，我们面前有一座尚未开发的矿山，只要我们开采它，就会产生知识的宝藏。"② 不过，传教士医生对中药更大的兴趣在于其实用价值，教会医院增加并扩张到内陆地区，西药供给不足是一个严重的问题，因此需要利用本土药物作为补充。稻惟德认为："在内地设立教会医院的一个重大障碍是，把必要的药物和器械运到远离大运河的车站是不可能的，因此，有必要找出并利用在国内可以获得的本地和进口药物，并考虑从手边的原料中制造出我们习惯用于治疗病人的化合物的可能性。"③ 因此，《博医会报》常刊发传教士医生们讨论如何使用本土药材治疗疾病以及利用本土药材加工制成西药的经验。在 19 世纪末 20 世纪初的传教士医生中，伊博恩（B. E. Read，1887~1949）对中药的研究最为全面、深入。

伊博恩 1887 年 5 月 17 日出生于英国南部城市布莱顿（Brighton），1909 年毕业于伦敦药学院（London College of Pharmacy）。毕业后受伦敦会的委派，于 1909 年来到伦敦会开办的北京协和医学堂（Union Medical College,

---

① A. W. Douthwaite, "Notes on Chinese Materia Medic," *China Medical Missionary Journal*（*CMMJ*），Vol. 3, No. 2（1889），p. 53.

② J. C. Thomson, "Chinese Materia Medica: Its Value to Medical Missionaries," *CMMJ*, Vol. 4, No. 3（1890），p. 117.

③ A. W. Douthwaite, "The Use of Native Drugs by Medical Missionaries," *CMMJ*, Vol. 4, No. 3（1890），p. 100.

Peking）担任化学与药剂学讲师。任教期间他开始关注在华教会医院的日常用药问题，列出了医院与诊所必备的基本药物。1915 年洛克菲勒基金会（Rockefeller Foundation）改组北京协和医学院，伊博恩被派往美国，曾在约翰霍普金斯大学医学院、芝加哥大学、哈佛大学进修生物化学，以及在耶鲁大学进修了一年营养学。1918 年，伊博恩回到北京协和医学院并升任生物化学与药理学副教授。1923~1924 年，他又去耶鲁大学深造，获得药理学博士学位，1925 年升任北京协和医学院药理学教授。回到北京后，伊博恩将精力主要集中于研究中国药物，并参与了主编《中国生理学杂志》（1927年创刊）的工作。

伊博恩致力于中药文献的整理、译编、注释，代表作之一就是与中国植物学家刘汝强合作编撰的《本草新注》。《本草新注》又名《中国药用植物考证》（ *Flora Sinensis Plantae Medicinalis Sinensis*：*Bibliography of Chinese Medicinal Plants From the Pen Ts'ao Kang Mu*，1596 A. D.），扉页上的《本草新注》为时任北平博物学会会长的金绍基（1886~1949）所题。该书还请曾任北洋政府国务代总理的朱启钤作序："李氏以草莽儒臣，未窥中秘又于验药绘图不能特置多官随品设色，故于本草虽集大成而于药物形色究隔一舍。英人伊博恩博士及京兆刘君汝强研究博物学有年，兹为沟通中西医学方术起见，就《本草纲目》所载，依盎格拉氏方式分门别类整理秩然。"朱启钤对伊博恩的编译与整理工作给予了高度赞扬。

至于伊博恩本人进行这项工作的动因，从他所作的引言中可见一斑："这类书刊的发行需求是很明显的。语种的不同，以及中西方对自然历史的记录中采用的不同基本概念均造成了（中西医之间的）巨大分歧。许许多多的药用植物被声称具有不容置疑的治疗功效，尽管对它们特性的认识十分含糊，它们的化学构成被完全无视，它们对活细胞的作用也毫不明确。"为了尽可能消除这一分歧，他选择了挑战数不胜数的中药药典中最为著名的《本草纲目》，对其中的内容进行药理学与化学考察。对此，伊博恩提出并采用的研究方法就是，先将所需要的大量各种药材的样本集中到一个中心实验室，以进行仔细的研究。

《本草新注》的优点是，该书不仅对植物性中药的植物来源成分和参考文献均有陈述，而且注重各国文献中关于中国药用植物的记录。作者收录、引用了来自德国、美国、英国、日本、中国、法国、瑞典、印度、马来西亚的学术杂志、新闻、政府官报、著述、典籍等，成为研究中药的重要参考书。该书出版后受到了学界的欢迎，不久宋大仁将该书的部分内容翻译成中文，以《中国药用植物考证：本草纲目之植物学、化学、药学的考证目录》为题，陆续登载于《中西医报》上。宋大仁指出："本草纲目为我国药物学，植物学重要书籍，惜其卷帙浩繁，旧医界多望而生畏，故只能读其节本，如《本草从新》，《本草备要》等书，即出而问世者，固无足道，而近年出版之本草书籍，亦多半是明抄暗袭，辗转失真，不脱陈腐窠臼，保存国粹之谓何？舒可叹也！译者鉴于本书关系于中西医药界甚大，尤感于国产药物西人早已研究，我人返茫昧无知，故及为逐译。以备有志中药革改者之参考。"①

除《本草新注》之外，伊博恩还对中药中的矿物类、动物类药物进行过分门别类的研究，出版了《兽类药物》（*Animal Drugs*，1931）、《禽类药物》（*Avian Drugs*，1932）、《鳞类药物》（*Dragon and Snake Drugs*，1934）、《金石类、鳖蚌类药物》（*Minerals and Stones*；*Turtle and Shellfish Drugs*，1936）、《中国药用植物》（*Chinese Medicinal plants*，1936）、《鱼类药物》（*Fish Drugs*，1939）、《虫类药物》（*Insect Drugs*，1941）等。他还著有《草木五谷类药物》（*Vegetable and Plant Drugs*，1949），但尚未刊发。

二　近代中药药理研究

北京协和医学院是中国最早开展中药药理现代研究的机构。前已述及，虽然传教士医生很早就开始关注中药的实用价值，但对中药的药理实验研究则直到陈克恢来到北京协和医学院后才正式开始。陈克恢的舅父是中医，幼年时期，他常来舅父的中药房，于是对中医药颇有兴趣。陈克恢在美国威斯康星大学药学系学习时，就曾在导师的支持下，对中药肉桂进行了实验研究，并以此研究完成了学士论文。1923 年，陈克恢获得博士学位后，受聘于北京协和医学院，任药理学助教。在协和期间，他继续从事中药研

① 〔英〕伊博恩编纂，宋大仁译述《中国药用植物考证》，《中西医药》第 8 期，1935 年，第529 页。

究。他和史米特（Carl F. Schmidt，1893-1988）、伊博恩最先对中药当归进行了研究。

在中医处方中，当归是除甘草之外出现频率最高的药物。它被认为是治疗月经和产褥期疾病和妇女不育症的宝贵药物，尽管它也用于各种其他情况。1899年，该药物由默克公司以一种液体提取物的形式引入西方医学，以"Eumeol"的名义出售，后来还制成片剂的形式出售。这些制剂被推荐用于治疗月经紊乱，获得的效果明显良好。[①] 陈克恢等指出：鉴于该药在中国的广泛使用，以及在欧洲使用该药治疗子宫疾病的成功结果，似乎有可能期望它对子宫有某种确切的作用，以及某种确切的有效原理。[②] 经过一系列实验研究，他们的结论是：把当归注射入麻醉犬和兔体的静脉内时，可产生循环抑制，有时会利尿和刺激子宫、肠、膀胱和动脉平滑肌的收缩。由于对当归的研究主要是探讨其药理作用机制，虽工作颇为精详，但在化学方面未能提得有效成分，该文发表后反响不大。

同年，陈克恢获知麻黄有治疗哮喘的作用后，随即开始研究麻黄素的作用机理。在几周内他就从中药麻黄中分离出左旋麻黄碱（Ephedrine）并开始对麻黄碱的药理机制开展研究。他发现适当剂量的麻黄素可升高血压，增加心脏活动，扩张瞳孔，缓解支气管痉挛，收缩子宫，抑制胃肠道多于刺激胃肠道。这些影响可以通过刺激交感神经纤维的肌神经连接来解释。[③] 陈克恢与史米特于1924年在美国《实验生物学与医学学会通报》（*Proc. Soc. Expt. Biol. Med.*）上发表了其研究《麻黄素在实验性休克与出血中的作用》（The Effect of Ephedrine on Experiment Shock and Hemorrhage），此后，陈克恢等又对麻黄素进行了一系列的实验研究，发表相关论文10余篇，由此，中药麻黄素的研究引起医药界的极大关注。由于麻黄素的作用与肾上腺素有相似之处，所不同的是麻黄素口服有效，且作用时间长，毒性较低，于是，麻黄素成为一个国际瞩目的拟交感神经新药。这段时间内，各国研究者纷纷

[①] D. J. Mckenna et al. , *Botanical Medicines: The Desk Reference for Major Herbal Supplements* (New York: Routledge, 2011), p. 206.

[②] Carl F. Schmidt, B. E. Read and K. K. Chen, "Experiments with Chinese Drugs," *The China Medical Journal*, Vol. 38, No. 5 (1924), pp. 362-375.

[③] K. K. Chen and Carl F. Schmidt, *Ephedrine and Related Substances* (London: The Williams & Wilkins Company, 1930), p. 76.

对麻黄与麻黄碱开展了多方面的研究，发表相关论文数百篇，形成了一次国际中药研究的热潮。1930 年，麻黄碱被载入《中华药典》，此后，日美英俄等也都将麻黄碱载入本国药典，同时也将其作为一种交感神经兴奋药载入教科书。陈克恢的这项从天然植物中寻找先导化合物，再进行优化，并成功开发为新药的研究，为传统的中医药研究建立了一种适宜的范式。

1923～1924 年，伊博恩赴耶鲁大学深造，获得药理学博士学位，且在芝加哥大学进修病理学，1925 年，伊博恩返回北京协和医学院，接替史米特任药理系主任。在他的带领下，协和药理系在 1927～1933 年发表了十余篇有关麻黄素及其相关化合物的药理研究论文。伊博恩还先后与林巧稚、赵承嘏、冯志东、朴柱秉等人合作研究了其他中药的药理特性，使协和对中医药的研究名噪一时（见表1）。

表1　《中国生理学杂志》上协和医学院药物学系发表的中药相关论文
（1927～1941）

年份	作者	标题
1927	B. E. Read, Ch'iao-Chih Lin	Anesthetic Mixtures of Ephedrine and Procaine with Adrenaline and Potassium Sulphate
1927	Chih-Tung Feng	A Method for Preparing Pure Ephedrine Hydrochloride from Ephedra Equisetina
1927	B. E. Read, George K. How	The Iodine, Arsenic, Iron, Calcium and Sulphur Content of Chinese Medicinal Algae
1927	Tsan-Quo Chou	Poisonous Principles from Chinese Rhododendron, Nao-Yang-Hua, Rhododendron Hunnewellianum
1927	Kuo-Hao Lin, Chao-Chi Chen	Chemical Analysis of Sea Slug, Stichopus Japonicus Selenka (Hai Shen)
1927	Tsan-Quo Chou	Sikimitoxin, the Toxic Principle of Illicium Religiosum, Sieb. Mang-T'sao
1927	B. E. Read, Chih-Tung Feng	Psedoephedrine from Chinese ephedra
1927	B. E. Read	The Relative Toxicity of the Halogen Compounds of Chaulmoogra.
1927	Chih-Tung Feng	The "Biuret Reaction" as Applied Qualitatively and Quantitatively to Ephedrine Mixtures
1927	Tse King, Chub-Yung Pak	A Study of the Effect of Ephedrine on the Nasal Mucous Membranes
1928	Chub-Yung Pak, B. E. Read	A Comparative Study of the Bold Pressor Action of Ephedrine, Psedoephedrine and Adrenaline

续表

年份	作者	标题
1928	Chih-Tung Feng, B. E. Read	A Comparison of Ephedra Equisetina and E. Sinica and Their Seasonal Content of Ephedrine
1928	Chih-Teh Loo, B. E. Read	Perfusion Experiments with Psedoephedrine and Ephedrine
1928	Tsan-Quo Chou	The Alkaloids of Chinese Corydalis Ambigua, cham. Et sch. (Yen-hu-so) Part Ⅰ.
1928	Chih-Tung Feng, B. E. Read	Further Assays of Chinese Ephedras
1928	Chub-Yung Pak, B. E. Read	Comparative Study of Ephedrine, Racemic Ephedrine and Psedoephedrine
1929	Tsan-Quo Chou	The Alkaloids of Corydalis Ambigua, cham Et sch. Part Ⅱ. Corydalis F, G and H.
1929	Chub-Yung Pak, B. E. Read	Comparative Studies of Ephedrine, Racemic Ephedrine and Psedoephedrine Ⅱ. Comparative Toxicity
1929	Tse King, Chub-Yung Pak	Comparative Studies of Ephedrine, Racemic Ephedrine and Psedoephedrine Ⅲ. Effects on the Nasal Mucous Membranes
1929	Hsi-Chun Chang	The Action of Choline, Adrenaline and Ephedrine on Gastric Motility
1929	S. H. Li Jest Rand	The Action of Psedoephedrine. Ⅰ on the Isolated Uterus and Bladder.
1929	Chub-Yung Pak, B. E. Read	The Action of Psedoephedrine Ⅱ. Its Diuretic Effects
1929	Tsan-Quo Chou	The Alkaloids of Chinese Corydalis Ambigua, cham. Et sch (Yen-hu-so). Part Ⅲ. Corydalis Ⅰ and Monomethyl Ethers of Corydalis F and G
1930	Chub-Yung Pak, Tse King	The Action of Ephedrine and Psedoephedrine upon Bronchial Muscle
1931	Tsan-Quo Chou	The Alkaloids of Chinese Gelsemium, Kou Wen, Gelsemium Elegans
1932	Hsiang-Ch'uan Hou	The Pharmacological Action of Gelsemicine Ⅲ. Action on Circulation
1932	B. E. Read	The Effect of Benzyl-Ephedrine on Blood Pressure
1932	Hsiang-Ch'uan Hou	Action of Ephedrine and Related Substances on the Blood Vessels
1932	T. Q. Chou	The Alkaloids of Chinese Drug Pei-mu, Fritillaria Roylei Part Ⅰ. Peimine and Peiminine
1932	Hsiang-Ch'uan Hou	The Pharmacological Action of Gelsemicine Ⅳ. Action on Intestine, Uterus and Urinary Bladder

年份	作者	标题
1933	Chub-Yung Pak, B. E. Read	Action of Ephedrine on the Portal Circulation
1933	Chub-Yung Pak, T. K. Tang	The Mechanism of the Mydriatic Antion of Ephedrine
1935	C. H. Wang, M. P. Chen	Effect of Scopolamine and Atropine on the Muscle Tonus Increased by Passive Movements in a Post-Encephalitic Parkinsonism Patient
1938	T. P. Feng	Further Observations on the Propagation of Veratrine Contracture
1940	F. T. Dun, T. P. Feng	Studies on the Neuromuscular Junction XIX. Rereograde Discharges from Motor Nerve Endings in Veratrinized Muscle
1941	T. P. Feng, T. H. Li	Studies on the Neuromuscular Junction XXIV. The Repetitive Discharges of Mammalian Motor Nerve Endings after Treatment with Veratrine, Barium and Guanidine
1941	T. P. Feng	The Production of Prolonged After-Discharge in Nerve by Veratrine

资料来源：笔者根据《中国生理学杂志》制作。

1927~1949 年出版的《中国生理学杂志》（*Chinese Journal of Physiology*）上，发表与中药研究相关的论文 88 篇，其中 37 篇是来自北京协和医学院药物学系的研究者，发表论文较多的另外两个机构是北平研究院及中法大学药物研究所、上海雷氏德医学研究院，不过这两个机构的主要研究者也是来自原北京协和医学院药物学系的学者赵承嘏、伊博恩。

三 对中药化学的实验研究

赵承嘏是中药化学成分研究的开拓者。赵承嘏，字石民，江苏江阴人，生于 1885 年 12 月 11 日。1910 年获曼彻斯特大学学士学位，1912 年在瑞士获硕士学位，毕业后转入瑞士日内瓦大学，在当时著名的天然有机化学家匹克特（A. Pictet）教授指导下继续深造，1914 年获得博士学位，毕业后留校任助教。1916 年，赵承嘏受聘，于法国罗克药厂研究部任职，后升为研究部主任。由于家庭经营生药铺，赵承嘏从小熟悉中药，这对他后来研究中药有着重要影响。1925 年，赵承嘏受聘到北京协和医学院任药物化学教授兼药理系代主任，开始了中草药研究工作，对麻黄、延胡索、莽草、贝母、钩吻等的化学成分进行了研究，发表了多篇论文，成为中国中草药化学研究的先驱者。

20 世纪初，虽然有机化学有很大的发展，植物化学的研究逐渐为化学家所重视，但在当时的中国，应用科学方法对中草药进行系统研究还是一个空白。赵承嘏运用近代化学方法，对古老的中草药进行系统的研究，为发掘和提高传统中医药学做出了卓越的贡献，并为中国医药界培养了一大批学科带头人和骨干。

赵承嘏非常重视实验室工作和实验技术，在长期的实验研究中，他在植物化学特别是生物碱的分离结晶方面积累了丰富的经验，创造了独特的分离方法。例如，他首次分离出了闹羊花中的毒素。[①] 当时，提取植物有效成分的经典方法是乙醇浸泡，这样得到的粗提物成分复杂，不易提纯分得结晶。鉴于植物有效成分多属生物碱，赵承嘏根据生物碱的特性，采用碱磨苯浸法，使提取物成分趋于简单，大大减少了进一步分离单体的困难。他根据不同的研究对象，设计不同的方法。他和他的学生们系统地研究了雷公藤、细辛、三七、贝母、常山、防己、延胡索、钩吻、麻黄等 30 多种中草药化学成分，得到了许多新生物碱的单体结晶，提供给药理工作者进行药理研究，并选择其中有价值的推荐临床试验，从而建立了系统研究整理祖国医药学的一套科学方法。与此同时，他和学生们在国内外著名杂志中发表了许多论文，为中外学者所重视和赞赏。

赵承嘏运用自己独创的一套分离提取方法，往往能从一种植物中提得多种结晶，对植物化学做出了贡献。例如他对延胡索进行了系列研究，首次从植物中分离得到 5 种生物碱结晶："从延胡索（yanydalis ambigua）块茎中分离出 5 种非酚类生物碱。它们暂时分别被命名为紫菫 A、紫菫 B、紫菫 C、紫菫 D 和紫菫 E。其中一个和紫达林是一样的，其他四个是新的。"[②] 至 1936 年，他共分离出 13 种延胡索的生物碱。此外，他还从不同品种钩吻中分得 7 种生物碱结晶；从常山中分得 3 种在一定条件下可以相互转化的异构体。赵承嘏的提取方法在当时国际植物化学中占有重要的地位。他从三七

---

① Tsan-Quo Chou, "Poisonous Principles from Chinese Rhododendron, Nao-Yang-Hua, Rhododendron Hunnewellianum," *Chinese Journal of Physiology*, Vol. 1, No. 2 (1927), p. 157.

② Tsan-Quo Chou, "The Alkaloids of Chinese Corydalis Ambigua, Cham. Et Sch. (Yen-Hu-So) Part 1," *Chinese Journal of Physiology*, Vol. 2, No. 2 (1928), p. 203.

植物中分得三七皂苷元结晶，并证明其和人参二醇为同一化合物，比日本著名的化学家从人参中分得人参二醇早 20 年。[①]

赵承嘏还对已经做过研究的一些中草药重新研究，并从中分离出新的成分。例如从麻黄中分得新生物碱麻黄副素；从曼陀萝中又分得曼陀芹和曼陀芹引等新生物碱。他每得到一种生物碱，都要进行详细的药理试验。例如从常山中分得的丙种常山碱，其抗疟作用为奎宁的 148 倍；从延胡索分得的延胡索乙素（又称"四氢帕马丁"）现已在临床上作为镇痛、镇静剂应用，成为中国创制的新药，并载入中华人民共和国药典。

余　论

1932 年之后，因多种因素的影响，北京协和医学院药物学系的几位对中药研究做出过重要贡献的学者陆续离开。赵承嘏应李石曾之邀，去创办国立北平研究院药物研究所。1927 年，国民党中央政治会议议决设立国立中央研究院，同时在筹备委员李石曾的提议下设立国立北平研究院，形成了一南一北的两个重要的国立科学研究机构。中央研究院院长为蔡元培；北平研究院院长为李石曾。在李石曾的盛情邀请下，赵承嘏出任国立北平研究院药物研究所所长，并继续开展中药研究，在中药延胡索、麻黄副素的药理作用、曼陀罗的化学成分分析、细辛、防己的研究等方面都取得了重要成果。伊博恩应上海雷氏德医学研究院之邀，出任该院生理学部负责人。雷氏德医学研究院为当时国内最大的私立医学研究机构，系根据上海房产商和慈善家亨利·雷士德（Henry Lester，1840-1926）的遗嘱所创办。研究院设生理部、病理部和临床部。伊博恩在雷氏德医学研究院继续从事中药研究工作，例如他与同事研究了 80 多种《本草纲目》中提到能治疗昏盲的动植物药的化学成分，分析了中药兰草的毒性（The toxicity of Chinese eupatorium，E. chinense，Lan-t'sao），发现中药兰草不同于美国品种，不会导致乙尿或显著高血糖。发现兔子或豚鼠每天食用的大量绿色植物不会有

---

① 高怡生：《忆上海药物所老所长赵承嘏教授》，2009 年 9 月 23 日，科学网博客，http：//blog. sciencenet. cn/blog-43772-419630. html。

致命的影响，但会造成慢性中毒，主要表现为肝脏坏死变性和管状肾炎，出现糖尿，但没有蛋白尿或高血糖。他还研究了中国治疗脚气病的中药中维生素 B 的含量等，例如分析治疗脚气病的一些中国植物的维生素 B1 含量。他指出，大多数种子，尤其是芭蕉的种子，含有大量的维生素。桑叶、枇杷叶和木草的价值也较高。树皮和茎的维生素 B1 含量较低。

陈克恢 1925 年就离开了协和，回到威斯康星大学医学院继续其医学教育，1926 年又转到约翰斯霍普金斯大学，1927 年获医学博士学位。随后，他在药理学家 John J. Abel 的实验室任助教并继续开展科研。虽然陈克恢离开了中国，但他对中药研究的热情并未消退，与国内也保持着密切联系。他与赵承嘏等合作，继续开展中药研究，在 1937 年他与赵承嘏在《中国生理学杂志》发表了《木防己苏甲与木防己素乙之作用及毒性》（The Action and Toxicity of Menisine and Menisidine），1939 年又发表了《胡曼素的作用方式及胡曼素对家兔酸碱平衡的作用》等多篇论文。

综上，北京协和医学院药物学系对推动中国近代中药药理研究做出了重要的贡献，所开创的研究方法也为后来的中药研究提供了有益的参考。

科学中药：中药对西医的调适

刘士永[*]

早在清末民初、西医东渐的 19 世纪末，中医药科学化的问题已然是医学甚至东西文化交锋中的中心议题。而历来学者针对"中医科学化"的研究不胜枚举，市面上以"科学中药"为名的商品亦多如过江之鲫。从历史的角度而言，中医科学化或科学中药的论点发展迄今已近百年，其核心观点早已超越当初的唇枪舌剑，进入今日生化实验室与临床药理应用之实作范畴。

1929 年 2 月，余云岫等人在全国卫生会议上提出《废止旧医以扫除医事卫生之障碍案》等四项议案，直言中国医事要现代化就应该废止中医。[①]事关尊严与生计，此案立即遭到中医界一致抵制并引发社会上的反废止风潮。举例来看，上海名中医张赞臣除在其主办的《医界春秋》上出版专刊"中医药界奋斗号"外，更于同年 3 月 17 日会同全国 17 个省市，242 个团体，281 名代表，于上海召开全国医药团体代表大会。在"提倡中医以防文化侵略""提倡中药以防经济侵略"巨幅标语下，会场众人高呼"反对废除中医""中国医药万岁"的口号中，"全国医药团体总联合会"成立，推派代表组成赴京请愿团，要求政府取消废止中医案。全国医药团体代表大会在上海总商会会所举行开幕式。赴京请愿团于 3 月 20 日乘夜车赴南京面见

---

* 刘士永，上海交通大学教授。

① 《中央卫生委员会会议议决"废止中医案"原文》，《医界春秋》第 34 期，1929 年；《中央卫生委员会会议》，《新闻报》1929 年 2 月 26 日。

国民政府主席蒋介石，得其允诺"对中医中药绝对拥护"，并获教育部同意"今后对于中医学校一律组织中医讲习所，准予备案"。卫生部亦在数日后复电称："查中药一项，本部力主提倡惟中医拟设法改进，以期其科学化，中央卫生委员会议决案，并无废止中医中药之说。"① 经过一连串的折冲，肖凤彬认为请愿团并未达到预期目的，南京政府也只是囿于社会舆论，暂时将废止中医案搁置。② 然而，从主管机关的响应文字来看，内在发展却颇有蹊跷。蒋介石安抚请愿团时说的是"中医中药"，教育部的说明则仅仅出现"中医"一词，在此对照下，主管机关卫生部对于"中药"的关注及"中医科学化"的立场，就颇有值得玩味之处。

尽管当时各界对于中医药科学化颇有共识，"中西汇通"的主张已蔚然成风，但要如何使中医科学化却依然莫衷一是。相对地，中药却因为医药二分论证的观点出现了转型的机会，得以借用西医药理对其进行分析与再制作。举例来看，1937 年著名医史学家陈邦贤秉持前人的看法，认为中医应该循时进步。他主张："中国的医学，从神祇的时代，进而为实验的时代；从实验的时代，进而为科学的时代……欧风东渐，中国数千年来哲学的医学，一变而为科学的医学。"③ 这段话最关键的概念是，实验可以让哲学的中医转型成为科学的中医，此一说法明显地强调了实验与科学化的必然关系。于是民初大医丁福保在"中西汇通"观念影响下，认为必须要将中医学"科学化"才能够改变其日渐没落的趋势，但他却主张中医古籍"有极效之方，积数千百年之经验，数千百人之经历而成者，其可贵，岂凡庸之所能知哉！"④ 据此，民初丁福保不仅呼应了清末俞樾的医药二元论，更进一步指出中药的功效已由千年之临床经验证明，不待现世俗医另以科学方法验证之。然而，至少到 1930 年代中国"废中医案"闹得沸沸扬扬之际，不论是中国还是日本，都未能发展出有效的实验模式用来验证中医理论，仅有临床实作性质极强的针灸术和中草药，尚且可以通过临床实验的方式加以研究乃至于发展。

---

① 《全国商联会与卫生部再论中医电》，《医界春秋》第 34 期，1929 年，第 23 页。
② 肖凤彬：《民国时期上海的中西医论争》，《近代史学刊》2008 年第 5 辑，第 7 页。
③ 陈邦贤：《中国医学史》，台北：台湾商务印书馆，1981，第 257 页。
④ 丁福保：《历代医学书目》，香港：中山图书公司，1971，"序"第 4 页、正文第 1 页。

一 日本的西医化与汉方科学研究

1874 年日本明治政府颁布《医制》，作为全国医药体系全面西化的法律依据。[1] 相比于医学的快速全面西化，尔后 30 年日本的药业包括传统汉药业，却在医药分业的争议中出现了不少值得注意的争议与发展，同时也影响了这段时间在日习医的许多中国学生们。1930 年代推动废止中医法案的委员会成员共有十余人，[2] 当中有时任国民党中央执委的褚民谊，以及余云岫、陈方之[3]（日本东京帝国大学医学部）、方擎[4]（千叶医药专门学校）、汪企张（日本大阪医科大学）等四人，后者有留学日本的经验，极可能受到日本医学西化经验的影响。与余云岫同属激烈反中医者的汪企张，于日本大阪医科大学毕业后返沪行医，兼任淞沪商埠卫生局卫生委员会委员、卫生部中央卫生委员会委员、上海市医师公会副会长等职，并著有《二十年来中国医事争议》。[5] 值得注意的是，民国初年的中西医论战，表面上看是中医与西方医学的对立，但从参与废止中医法案的委员之后的言论与态度来看，出身日本西医训练者如余云岫、汪企张两人，似乎比直接赴西方习医者显得更为激进。

---

① 有关日本模仿德国进行医学西化的最新研究，参见 Hoi-Eun Kim, *Doctors of Empire*：*Medical and Cultural Encounters between Imperial Germany and Meiji Japan*（Toronto：University of Toronto Press，2014），pp. 22，149~153。

② 这场会议实际的参与人数与名单或有争议，请参考《谈谈"1929 年国民政府卫生部第一届中央卫生委员会议"》，http：//xysblogs.org/fly/archives/10702，最后访问时间：2021 年 10 月 10 日。

③ 陈方之 1917 年于日本东京帝国大学医学部毕业后，留校担任医学院附属医院内科、病理研究室、传染病研究所工作，至 1926 年获日本帝国大学医学博士学位后回国，历任国民革命军总司令部军医处处长、内政部卫生司司长、国民政府侍从室医官、中央卫生试验所所长、南京市鼓楼医院院长兼第一内科主任等职。参见《民国医界名士录 1》陈方之条，《同仁会医学杂志》第 2 卷第 7 期，1929 年，第 62 页；祖述宪《思想的果实：医疗文化反思录》，青岛出版社，2009，第 119~121 页。

④ 方擎，字石珊，福建侯官人，日本千叶医药专门学校毕业。1912 年，任军医局局长、北京政府陆军部军医司司长（1917 年辞职）。1924 年，任中央防疫处处长。1925 年，派充卫生司帮办。见内阁印铸局编《宣统三年冬季职官录》，京师翰林院，第 8 页，中国第一历史档案馆藏；《宣统二年归国留学生史料》，《历史档案》1997 年第 2 期，第 57 页；维基百科，https：//zh. wikipedia. org/wiki/%E6%96%B9%E6%93%8E，最后访问时间：2021 年 10 月 10 日。

⑤ 任宏丽、段逸山、宋海坡：《评近代医家汪企张及其代表作〈二十年来中国医事刍议〉》，《中医药文化》2014 年第 4 期，第 59~61 页。

对于这些留日医学生返国后力主废中医的举动，李彦昌即认为："余云岫……目睹了日本明治维新之后废'汉医'而提倡'兰医'的改革与西式医学的成就（按：引号为作者自加）。"① 于是在日本科学汉方经验的影响下，"废医存药"的说法逐渐在 1930 年代兴起，并因之提出科学中药的概念与实作。

周佩琪指出日本明治维新以来，医学教育与医事制度全面西化的作为，导致汉方医学面临存亡危机。为求复兴汉方医学，日本汉方医学界除了发起政治上的请愿活动，也积极推动提升汉医现代化，主要的作为有成立汉医学校、汉方研究团体，建立汉方医院以及创办汉方医学期刊等。② 但不同于汉方药材可以依托于日本药局方改版而存续（详后），传统的汉医或和汉医学则自明治以来，一直面临着严峻的生存危机。明治末年东京帝国大学教授三浦谨之助、山下顺一郎曾分别发表题为《关于针灸治疗》《和汉药的价值》的报告，和田启十郎（出身西医，兼通汉医）出版《医界之铁椎》，虽然都在学界引起巨大回响，使许多学者反思"汉方无用论"的观点是否正确，但在现实政治与社会条件的驱使下，日本汉医毕竟因被政府法规排除在正式医疗之外而走上了没落之途。到昭和年间的 1941 年时，仍有汉医联合上书请愿，要求健康保险法将汉医诊治纳入正式医疗给付当中。③ 具体来说，当 1930 年代日本皇汉医道声浪席卷东亚之际，其实只有科学化后的针灸术④和科学汉方被认定为合法的医疗服务内容。这是因为以 20 世纪初期的西洋医学能力来说，尚不足以发展出有效的实验模式用来验证中医理论，仅有临床性质极强的针灸术和中草药，勉强还可以通过实验的方式加以研究。以日本的针灸研究为例，根据何崇的说法，从明治末年到昭和初年，日本医界开始针灸的科学研究并促成了"科学针灸"出现。⑤ 这些研究

① 李彦昌：《近代"废医存药"思想的再考察——起源、视域与影响》，《自然辩证法通讯》2020 年第 3 期，第 6 页。

② 周佩琪：《传统医学失去话语权的关键时刻——以日本汉方医学为例》，《台湾中医医学杂志》2018 年第 1 期，第 45~54 页。

③ 秋葉哲生「医療用漢方製剤の歴史」『日本東洋医学雑誌』第 61 卷第 7 号、2010 年、883 頁。

④ 有关日本针灸科学化的简要概述，请参考柳谷素霊纂著『鍼灸医学全書』半田屋书店、1940、491~497 頁。

⑤ 何崇：《日本近代针灸医学对承淡安学术思想的影响》，《纪念承淡安先生诞辰一百周年暨国际针灸发展学术研讨会论文集》，1998，第 32 页。

如 1911 年日本内务省要求依据化学分析测定艾草的有效成分，以生理解剖学重新厘定对治疗有效的经络孔穴。① 1912 年左右，樫田十次郎、原田重雄等人从动物实验的方法入手，运用家兔开始"灸治"之生理研究，以蛙类实验获取灸的疲劳曲线。② 时枝熏（师从森岛库太教授）、③ 青地正德（师从越智真逸教授）亦利用家兔进行艾灸试验。④ 至 1930 年代皇汉医道运动兴起之际，日本医界以科学实验检证针灸医理与疗效已蔚然成风，并影响了周边诸国针灸术的研究。⑤ 同在这段时间中，科学汉方也逐渐兴起。

相比于日本医学的快速全面西化，尔后 30 年日本的药业包括了传统汉药业，却在医药分业的争议中出现了不少值得注意的争议与发展。《医制》颁布后，为配合全国西医化之政策目标，日本文部省于 1882 年颁布设立药业学校相关办法。⑥ 同时为模仿德国药业体制通令全国，药学生完成要求之专业训练后，必须取得药师执照，方可合法贩卖药品及处方调剂。⑦ 随着西式药学校及药师证照制度之推展，日本旋即在 1886 刊行《日本药局方》以区隔合法与非法药品，甚或是药师与医师之调剂责任。于是在相关法令及合格药品认证之基础上，各地纷纷组成制药协会或药师专业组织。⑧ 这段时间仅有通过西方医学训练者得以取得药师执照或提供药学相关训练。⑨ 过度偏向西医的日本医药市场在短短 5 年之中，就让进口的西方药品几乎暴增 4 倍有余，⑩ 相对的自然是传统汉方药物市场的萎缩，以及进口洋药的垄断市面。

---

① 张俊义编纂《温灸学讲义》，上海东方医学书局，1940，"第四编"第 1~3 页。

② 樫田十次郎・原田重雄『鍼灸指南』日本鍼灸按同盟会、1912、25~40 頁。

③ 日本通俗医学社编『鍼灸の医学』日本通俗医学社編辑部、1940、128~129 頁。

④ 辰井文隆『簡明鍼灸医学』辰井高等鍼灸学院出版部、1927、290 頁、294 頁。

⑤ 林鍾国:《艾灸 生體反應의 文獻의 考察》，《大韓漢醫學會誌》1976 年第 13 卷第 1 号，第 63~68 页。

⑥ 清水藤太郎『日本薬学史』南山堂、1949、465~466 頁。

⑦ 山川浩司「薬学教育百年の史的考察」『薬史学雑志』第 29 巻第 3 号、1994 年、446~462 頁。

⑧ 举例来看，江户时代以来即存在的药学会，即于 1892 年改组并定名为日本药学会迄今。

⑨ 有关日本医师训练全面西化的简要说明，请参考 Yamagishi Takakazu, *War and Health Insurance Policy in Japan and the United States: World War II to Postwar Reconstruction* (Baltimore: Johns Hopkins University Press, 2011), pp. 19~23。

⑩ S. Burns, "Marketing Health and Beauty: Advertising, Medicine, and the Modern Body in Meiji-Taisho Japan," in Hans Thomsen and Jennifer Purtle eds., *East Asian Visual Culture from the Treaty Ports to World War II* (Chicago: Paragon Books, 2009), p. 8.

进口药品的增加显然压缩了本土药业的生存空间，当时甚至有传闻"日本政府编写药局方的真正目的，即在于消灭汉方并抵制和汉方药物"。① 只是民间求诊买药习惯的改变并非一蹴可及，想消灭汉方并抵制和汉方药物谈何容易。姑且不论中医从唐代传入日本，已有千余年的历史。② 从 18 世纪开始，日本传统的卖药业如富山卖药、日野卖药、田代卖药等，就已经是著名的日本汉方药物贩卖及调剂商家。他们凭借商品经济与市场的浸透力，行商范围广阔，早就是许多家庭常备药的来源。对于他们在近代日本药业文化与民众健康维护上的价值，山胁悌二郎曾给予极高的评价，认为这些传统汉方卖药业在"日本医药文化史上具有划时代的意义"。③ 有鉴于日本社会对汉药的使用习惯，汉药经营者遂趁势而起，强力主张政府不该盲从于医药西化，导致市场上药品短缺，有害民生。④ 抗议声浪以富山卖药等关西地区之传统制药业组织为首，呼吁尊重日本之医疗传统与用药习惯，要求推动国产药物包括科学汉方的发展。⑤ 部分具有汉医资格的汉方成药业者，甚至喊出完全模仿西方药业体制"是全世界最愚蠢的想法"，"更是最不爱国的举动"。⑥ 这些对于增加国产药物包括允许科学汉方合法贩卖的呼吁，最终反映在历次日本药局方的修改上，终于使得科学汉方成为政府认可之药品。

最早纳入汉方成药的是日本陆军医疗系统。甲午战争时日本陆军随行常备药即已包括了如行军散、紫云膏、征露丸等汉方或和汉药物，到日俄战争时期（1904～1905）更将其正式列入陆军药局方的规范中。1906 年，当日本药局方进行第 3 版修订时，将陆军药局方列为参考项目之一，并针对海军药局方的常备药进行调查与规范，等于为官方认证科学汉方预做准备。第一次世界大战爆发正值日本药局方进行第 4 版修订。当时因为欧洲输入药

① 二宫一禰「日本薬局方物語」『薬学図書館』第 39 巻第 1 号、1994 年、23 頁。
② S. H. Liu, Toshihiko Matsuo, Chie Matsuo and Takumi Abe, "Traditional Chinese Medicines and Prescriptions Brought from China to Japan by a Monk (Jianzhen, Japanese: Ganjin): A Historical Review," *Compounds*, No. 2 (2022), pp. 267-284.
③ 山脇悌二郎『近世日本の医薬文化：ミイラ・アヘン・コーヒー』平凡社、1995、289 頁。
④ 不着撰人「医薬分業問題（承前）」『醫海時報』第 1018 号、1913 年、8 頁。
⑤ 谷口弥三郎「医薬分業問題対策」『醫海時報』第 2117 号、1935 年、21 頁。
⑥ 不着撰人「吁医薬分業案」『醫海時報』第 927 号、1912 年、6 頁；「医薬分業と経済関係（二）」『醫海時報』第 1118 号、1915 年、13 頁。

品困难，加上国内药界的呼吁与争取，传统汉方药物以国产药用原料或采代用洋药之名义，在制造者声称实验证明符合疗效理由下，陆续被编入1920 年发行的第 4 版日本药局方。[①]

在汉方药物编入日本药局方的过程中，日本传统汉方贩卖业者也趁势转型成为科学汉方或国产洋药的生产者。这个发展不令人意外地出现在传统汉药贩卖重心关西地区。其中大阪司药场在当地具有百年的汉方贩卖及制造历史，它从 19 世纪末到 1930 年代的发展与组织演变也最具有代表性。根据安士昌一郎的说法，大阪司药场自 1882 年开始以初版日本药局方登录之海外药物为基础，协助关西地区既有之中小型汉方制药工坊进行洋药的在地仿制。1885年以后，大型制药株式会社渐次合并下游制造、贩卖业者而创立，在新设的各类大型制药业中，大日本制药会社可谓当时最受瞩目之药业公司。1897 年，大日本制药会社的成员日野九郎兵卫、田边五兵卫、小野市兵卫、武田长兵卫、谷山伊兵卫等人，又自行筹资购入大阪司药场，改称大阪制药株式会社，更首次在公司内设立专门的药理实验室，以便检证汉方疗效并投入日本局方药品制造。次年大阪制药株式会社被大日本制药会社合并，新公司即是今日在日本药品市场上仍举足轻重之大日本制药株式会社。[②] 到 1930 年代左右，传统汉方药种商的市场再度萎缩，兼卖汉洋药物的新式药局成为主要的处方药及家庭常备药的供应者，日本药局方则是制药业者与药局生产贩卖药物合法与否的主要依据。[③] 于是随着日本药局方改订且逐渐纳入科学汉方药材，当时药局或医师出售所谓的合法常备药或处方药，事实上也包括相当比例的科学汉方或国产代用洋药。更何况传统的汉方卖药业在度过了艰困的明治初年后，也曾在洋药进口困难、经济恐慌的大正昭和之交，在以科学汉方为基础的许多家庭常备药市场上大有斩获。[④] 从上述简要的历史回顾可见，日本汉

---

① 二宫一彌「日本薬局方物語」『薬学図書館』第 39 卷第 1 号、1994 年、24~25 頁。

② 安士昌一郎「制薬企業へ発展した薬種問屋：大阪道修町における薬種業者の変遷」『大学院紀要』第 74 卷、2015 年、102~103 頁。

③ 二谷智子「近代日本における処方薬と売薬の変容」『経済学研究』第 6 卷第 2 号、2019年 3 月、37~60 頁。

④ 以幕府末年两大汉方卖药业，富山广贯堂与三光丸本店为例，可参见幸田浩文「明治政府の売薬観と大和売薬—富山売薬との比較を中心として—」『経営力創成研究』第 12 号、2016 年、40~44 頁。

方并未随着汉医受到压制而销声匿迹，反倒是在 1930 年代前出现医药分离发展的现象。以大日本制药株式会社的发展为例，日本国产药物受惠于日本药局方的改订，得以用科学汉方或代用洋药的形式继续生产贩卖。许多以国产药物起家的日本制药会社，迄今仍在科学汉方的生产上遥遥领先。

尽管日本民间长期保有汉方用药习惯，但也并非所有汉药都能以科学汉方为名转型成为合法药品。事实上历次日本药局方改订列入科学汉方新品时，德国生药学即提供了相当重要的科学判断指引。更何况日本悠久的本草知识系统，亦在日本引进西洋生药学时提供了丰富的研究资源。以本草汉药为目标的生药学研究在日本发源甚早，东京医学校教授大井玄洞早在 1880 年时，就翻译了德国药理学家阿尔伯特·温根（J. W. Albert Wingand）的《生药学教本》（*Lehrbuch der Pharmakognosie*），并首度将德文名词 Pharmakognosie 翻译为日文汉词"生药学"。[①] 他后来与山下顺一郎除了共同参与日本药局方的编订外，也分别著述提倡对传统汉方药材进行生药学分析。[②] 根据小泉荣次郎的说法，日本生药学的发展契机，始于一战爆发期间，[③] 这与前述国产代用药及科学汉方发展的关键时间相当。1912 年朝比奈泰彦由德国返回日本任职于东京帝国大学，旋即执掌生药学教研室，正式开启日本本草汉方科学实验与研究的风潮。他针对传统汉方药材进行化学及药理分析，后来得到大阪市武田制药公司的重视，合作提出日本科学汉方发展的理论基础与相应规范，[④] 也是此后日本药局方列入科学汉方的基础。

不由中药材中寻找特定有效的单方，而直接对传统汉药复方进行浓缩颗粒化生产，是日本科学汉方继承战前生药与本草学研究基础，在战后得以快速复兴的原因之一。矢数道明在 1956 年出版的《汉方薬の近代薬理学的研究总览》中，即已整理了 1930 年代以来东京大学、京都大学、满洲医科大学、京城大学（按：今日的首尔国立大学）等校的数十家药理学教室

---

① 浅野正义「生薬学"と訳した大井玄洞について」『薬史学雑志』第 16 卷第 1 号、1981 年、21～24 頁。

② 刘士永：《医学，商业与社会想象：日治台湾的汉药科学化与科学中药》，《科技、医疗与社会》2010 年第 11 期，第 158 页。

③ 小泉荣次郎 編『日本汉方医薬变迁史』藤沢友吉商店、1934、166～168 頁。

④ 根本曽代子『朝比奈泰彦伝』广川书店、1966、100～102 頁、112～116 頁。

的汉方研究成果，当时相关中药复方临床疗效之研究论文已达 218 篇；[①] 6
年后，田村丰幸又再增列 85 篇论文。[②] 综观这些论文的研究方法，约有八
成是以生药学辨识传统本草处方后，再运用新兴之欧美实验药理学进行研
究。此现象显示日本的本草学到 1960 年代时，已进入临床验证传统复方
方剂的阶段，而不是仅限于单方或有效成分的厘定。再者，日本科学汉方
早于 1930 年代已有一定的成药市场及口碑，而战后的经济匮乏也为之提
供绝佳的发展契机。根据长仓制药社长长仓音藏的说法，战前 1930 年代
由武田、佐藤等制药会社推出的妇人药，已为日本的科学汉方成药打下相
当的社会信赖基础。但更为重要的是 1940~1950 年代日本的经济管制与
物资缺乏，让科学汉方取代昂贵的进口洋药，进入民众家庭与部分汉医师
的诊间。[③] 长仓制药开发的颗粒状汉方成药，除了比战前药包式的科学汉方
更利携带及保存外，还有价廉的优势，又避开了传统水煎药的不便与苦
口。[④] 随着科学汉方市场的增长，日本政府也投注于立法规范与标准化科学
汉方的生产。

以现代生药学研究及汉药复方为基础而兴起的日本科学汉方，是 1930
年代以前日本药业发展上一个值得注目的现象。日籍学者慎苍健关注此一
特殊现象，认为科学汉方的兴起是昭和时代日本药业发展的一大历史亮点。
举凡今日仍旧畅销之各式科学汉方成药，抑或日本医疗保险中承认之科学
汉方，大多在昭和时期的 1930 年已然出现且与民间汉药之用药传统相互联
结。[⑤] 只是必须特加说明的是，慎苍健主张昭和汉方复兴气氛下的日本科学
汉方已与中国传统中药不尽相同，而是兼具"古典医学的性格"与"近代

---

① 矢数道明「汉方薬の近代薬理学的研究総覧」『汉方の临床』第 3 卷第 9 号、1956 年、
106~151 頁。

② 田村豊幸「汉方薬の近代薬理学的研究総覧」『汉方の临床』第 9 卷第 9 号、1956 年、
43~49 頁。

③ 长仓音藏等「汉薬を语る-京都木屋町にて-"道修町の今昔~エキス制剂出现前夜~はやる
汉方薬局とは」『汉方の临床』第 13 卷第 8~9 号、24 頁。

④ 「颗粒の汉方薬が出来た道」『汉方ふれあい』第 6 号，http：//www.toyo1040.co.jp/
kaisha/fureai.html，最后访问日期：2020 年 12 月 20 日。

⑤ 慎苍健「覇道に抗する王道としての医学」『思想』第 905 号、1991 年、65~92 頁；慎苍
健「日本汉方医学における自画像の形成と展开："昭和"汉方と科学の关系」金森修编著
『昭和前期の科学思想史』劲草书房、2011、311~340 頁。

的性格"的日本科学汉方。①　就某种角度来说，日本昭和时期风生水起且影响东亚周边地区之"皇汉医道复兴运动"，其实与日本科学汉方互有支持且协力发展。

二　中国的中药科学化与生药学

或许是因赴日习医的所见所闻，力主废除中医的余云岫，意外地成了中药科学研究与新式国产药物的推手之一。对于废中医的见解，余云岫认为宋元以降中医基础理论充满各种不合时宜的说法与学说之紊乱，②　却仍强调"只有研究国产药物，才是出路"。③　尽管余氏此处并未明示"国产药物"即是科学中药；但根据皮国立的研究，余云岫处方用药时偏好国产新药，而他的三弟允绲则是经常为他冶炼中药的得力助手。④　他的孙子更回忆道："他是近代中国首先引用西方科学方法来研究中国医学、医药的先驱，……1937年他组建了研究室，对许多中药材进行研究，以后又成立制药厂，生产了'余氏止痛消炎膏''余氏止咳糖浆''治下灵'等中成药。他是第一个研究和尝试使用中药的西医。"⑤　就上述说明来看，余云岫所谓"国产药物"中，至少有一部分可能是类似日本科学汉方的产品。但若把1930年代科学中药的发展，全然归功于受日本医学影响的中国留学生，此说法恐也有所失真。毕竟部分传统中医也有类似的主张，如上海名中医陆渊雷宣称，中医得以妥善治疗的关键在于对症下药，因此只能算是"不识病而能治病"，⑥

---

① 前者意指"古典医书里的智慧与治疗经验"，后者则是"现代科学检证无法排除之药效"，参见田野尻哲郎・花冈龙毅・定松淳「薬剤師による古方汉方の医疗实践の分析」『年报科学・技术・社会』第30卷、2021年、77~78页、注1。

② 余岩（余云岫）：《中华旧医结核观念变迁史》，1924，载于《医学革命论初集》第3版，上海余氏研究室，1950，第120页。

③ 余岩：《医史学与医学前途之关系》，《余氏医述三集》第6卷，第57~58页，转引自皮国立《民国时期的医学革命与医史研究——余岩（1879—1954）"现代医学史"的概念及其实践》，《中医药杂志》2013年第24期，第167页。

④ 皮国立：《民国时期的医学革命与医史研究——余岩（1879—1954）"现代医学史"的概念及其实践》，《中医药杂志》2013年第24期，第171页。

⑤ 余忭：《近代杰出的医学家余云岫医师（1879~1954）》，收入吕嘉戈编著《挽救中医：中医遭遇的制度陷阱和资本阴谋》，广西师范大学出版社，2006，第69页。

⑥ 陆渊雷：《改造中医之商榷》，《陆氏论医集》第3卷，上海陆渊雷医室，1933，第25页。

故他认为："国医之理论乃不合实理……国医之情形，乃近于'说假方，卖真药'。"① 看来不论是学西医的余云岫还是出身中医的陆渊雷，尽管对于中医的存废见解互异，但至少在运用科学验证和精炼中药上都有所共识。

相对于留日医学生关注科学研究中药，来华的西方医疗传教士更早就对中药里有效成分的分离与药理作用产生兴趣，并试图以当时的西医理论加以解释其疗效。早在 1920~1930 年代日本生药学传入中国前，许多清末海关医员（西医）就曾留下钻研中医药典籍的记录，并始终维持对中药研究的兴趣。举例来看，第一位对中药有深入研究的海关医员当属德贞（John Dudgeon）。② 德贞与同时期的来华西医相当不同，他"对中国生活方式的高度赞许，不只异于大多数来华西方医师的负面看法，也和当时英国对中国文化的主流看法有所出入"。③ 为了解中医病理及中药疗效，德贞曾对中医定义的"霍乱"用药有如下的记载："中医将霍乱分为湿干两种，干霍乱是指没有吐泻病症，这是最致命的阶段。……此时要用催吐剂，以两碗童子尿加盐和姜，病人开始吐之后，再施以肉桂、葛根、桂皮、榲桲、山茶等。"④ 可见他对中药治疗霍乱的观察相当仔细。但德贞毕竟只是一个特例，到 1873 年《海关医报》印行时，海关医员已因为"数据报告一定不完美"⑤等理由，对于中医病理分类产生疑虑并决定放弃中药临症治疗的参考价值。于是李彦昌在梳理 19 世纪末来华西医与传教士的言论后指出："西方来华传教士及其他在华洋人针对中医理论与针对中药的评价并不完全一致，对中医理论近乎完全否定，而对中药则持辩证态度。一方面多认为中药有疗效，另一方面又指出中国传统药学不了解药物的确实成分及其化学性质，需要进一步深入研究。"⑥ 该说法透露出一个清末来华西医有趣的态度，即

---

① 李经纬、鄢良编著《西学东渐与中国近代医学思潮》，湖北科学技术出版社，1990，第 123 页。
② 有关德贞的学经历与生平，参见李尚仁《健康的道德经济：德贞论中国人的生活习惯和卫生》，《帝国与现代医学》，台北：联经出版社，2008，第 226~227 页；高晞《德贞传：一个英国传教士与晚清医学近代化》，复旦大学出版社，2009。
③ 李尚仁：《健康的道德经济：德贞论中国人的生活习惯和卫生》，《帝国与现代医学》，第 224 页。
④ *Medical Reports*, No. 4（1873），p. 39.
⑤ *Medical Reports*, No. 6（1874），pp. 57-58.
⑥ 李彦昌：《近代"废医存药"思想的再考察——起源、视域与影响》，《自然辩证法通讯》2020 年第 3 期，第 4 页。

对中医采取医药分离思考，认为前者可弃而后者留待科学验证。显然早在1930 年代余云岫等人主张"废医存药"之前，来华西医就已经有类似的思考，希望能利用西方科学分析中药材。这个在华西医对中药的思考特征在1920 年代与日本盛行的生药学研究产生共鸣，造成了北京协和医学院陈克恢等人及满洲医科大学久保田晴光，几乎在同时开展对中药材麻黄的研究。① 不过，尽管陈克恢的麻黄素研究造就了单一中药科学化研究的高峰期，迄今仍有很高的国际知名度，但对于推进当时整体中药科学化却影响甚微。其原因或许是相比于久保田晴光受到更多生药学影响而进行汉药研究②，陈克恢就比较倾向于采用生化学萃取单一药理成分进行研究，而非从复方的角度思考中药科学化的可能性。要言之，从清末海关医员的报告到1920 年代北京协和医学院的药理学研究，中药材研究的焦点似乎在于分离单一有效成分及研究其作用机转，这种支解、分殊的研究方式不免忽视了中药处方中复方的特性。

欧美以生化学为基础之中药材单方药理研究，须待 1930 年代末才因临床药理学发展才有机会另起高峰，③ 日本学者却早已从生药学与复方的角度，持续开发出许多科学应用与调制汉方的可能性，而且通过大量留日的中国医学生，对我国中药科学化起了不小的推动作用。像余云岫这样的中

① 陈达维：《中国生理学会部分早期会员小传》，《中华科技史学会学刊》2020 年第 25 期，第 159 页。
② 相比于陈克恢的麻黄素研究，久保田晴光的研究如《和汉药标本目录》（1931）和《汉药研究纲要》（1936）等，就已经注意到了汉药在生药学、化学成分及药理等方面的复合作用。具体案例可参见他对汉药防己的研究，久保田晴光「漢防己ノ研究 第二報 漢防己「アルカロイド」ノ藥物學ノ作用二就テ」『日本藥物學雜誌』第 12 巻第 2 号、1931 年、338~353 頁。另外，久保田晴光对于汉方的研究也影响了后来冈西为人、陈存仁等汉方名家的本草与中药研究，事例之一可见〔日〕久保田晴光著，陈存仁编校《汉药研究纲要》，上海中医学院出版社，1993。
③ 虽说临床药理学（clinical pharmacology）的想法与类似操作，早已存在于许多传统医学的领域达数百年之久，但人们普遍认为，具有现代科学意义之临床药理学实验方法与准则，是由美国康奈尔大学药理学教授 Harry Gold 在 1930 年代到 1940 年代初，因为研究毛地黄配糖体（洋地黄苷，digitalis glycosides）在人体内的药理作用而提出之概念与名词。直到1941 年发行第 1 版 *Goodman and Gilman's The Pharmacological Basis of Therapeutics* 时，临床药理学才正式被（clinical pharmacology）纳入，成为药理学之一个次专业领域。参见 C. T. Dollery, "Clinical Pharmacology—The First 75 Years and a View of the Future," *British Journal of Clinical Pharmacology*, Vol. 61, No. 6 (2006), p. 651. 附带一提，若就此时序关系而言，国内常见对于杜聪明"汉药实验治疗学"的论断似乎还可深究。

国留日医学生，在求学期间就成立过各种医药学术团体，发行学术刊物或通俗读本，以引进现代医药新知并介绍日本发展西洋药学的情况。举例来看，1906 年千叶医学专门学校的留日中国学生组成了中国医药学会，并出版《医药学报》作为其机关报。1907 年成立的中华药协会，是近代中国第一个全国性的药学学术专门组织，旋即于 1909 年在东京召开第一届年会。值得注意的是中华药学会的组织办法几乎翻版于日本药学会，亦仿照《日本药学杂志》体例创办《中华药学杂志》，① 或可视为中日现代药理学系出同源的证据，生药学的影响自然也在其中。除此之外，日本生药学研究也随其殖民势力之拓展，进入朝鲜半岛与中国满洲等地。以 1922 年从南满医学堂（1911 年设立）改制而来的满洲医科大学为例，该校不仅是前述久保田晴光任职的单位，也是培育生药本草学家冈西为人等人的摇篮与其在华研究基地。② 久保田晴光和冈西为人不仅有师生关系，也曾在 1923 年、1924 年的第一、二回的蒙古巡回诊疗班中，分别负责地方药物调查与现地诊疗。③ 比起久保田晴光的研究还带有西洋药理学的气息，冈西为人的本草调查与研究就更贴近生药学与汉方医学的系统。冈西为人的研究基本上从本草版本与传统医理的辨伪入手，而后研究汉方与其药材之配比的疗效，④并不仅从单一药材中提取有效成分。值得一提的是，冈西为人的本草科学研究法对于满洲医科大学毕业生，也是 1949 年后迁台的重要生药学家那琦影响甚深，故对战后台湾的科学中药亦有所影响。

日本生药学在华本草科学调查及研究，并未因中日冲突乃至抗战军兴而受挫，且随着在华留日医学生的增多与日本在华势力范围的扩大而增加。在日军占领下的华北地区的中药科学研究中，赵燏黄可谓最具代表性的人物。如果说余云岫推动中药科学化的目的是发展国产药物，间接希望能降

---

① 郝先中：《日本废除汉医对中国近代医学的影响》，《皖西学院学报》2005 年第 6 期，第 70 页。

② 郭秀梅「漫々たる医学の道にて半世纪の歩み−冈西为人の生诞百十年祭」『日中医学』第 23 卷第 4 号、2008 年、26～28 页。

③ 财吉拉胡「"满洲国"以前の东部内モンゴルにおける近代日本の医事卫生调查」『东北アジア研究』第 23 号、2019 年、63 页。

④ 冈西为人这类研究请参见冈西为人「本草纲目を読むに当つての注意」『日本東洋醫學會誌』第 1 卷第 1～6 号、1950 年、24～28 页；冈西为人「本草书志について」『薬学図書館』第 7 卷第 2 号、1962 年、29～32 页。

低对洋药的依赖，那么赵燏黄等人所开展的中国药用植物调查与研究，则应该是日本生药学对于科学研究中药本草的直接应用。赵燏黄出生于1883年，赴沪求学期间接触下山顺一郎等著《无机化学》及《有机化学》，遂有志于药学。1907年赵燏黄进入东京药学专门学校；1909年后考入东京帝国大学药学科，先后受教于当时日本两位生药学名家——生药学教授下山顺一郎与药理化学教授长井长义。当1907年中华药学会成立时，赵燏黄即身任该学会书记。正值废中医风潮云涌之际的1928～1929年，赵燏黄以其生药学与药理学专长，于1928年受命撰写《国立中央研究院拟设中药研究所计划书》，1929年再获聘担任中央研究院化学研究所国药研究室研究员，专门进行本草学和生药学的研究。[1] 在他所写的《国立中央研究院拟设中药研究所计划书》中明言："研究中药之盛，以日本国为最……而中药的已知化学成分……十之七八为日人所发明。"[2] 可见他在中日冲突加剧之时，仍不讳言其师承与知识系统的来源。此外，赵燏黄在该计划书里也强调生药研究之关键应为"中药之效用专行动物实验研究之"[3]，寥寥数语却可看出他意欲用实验验证中药疗效的主张，也呼应前述日本以动物推展针灸科学化与科学中药发展的特征。

赵燏黄将中药的有效成分用作临床药理学试验的主张，也与同时代在上海的余云岫的想法高度相似。1933年时，赵燏黄明白地表示中国古代的本草著述"未免太旧……只可作生药历史上的一种参考数据"[4]，故与人合作编写第一部生药学专书《现代本草生药学》。该书使用科学方式分门别类收录中外生药500多种，至于传说或附会之说，则皆不收入。赵燏黄明确地把现代本草学与生药学联系起来，以生药学知识与实验标准作为中药科学化的具体标准与规范基础。除此之外，废中医大将余云岫在为该书写序时

① 钱听涛：《生药学奠基人赵燏黄传》，常州市政协文史资料委员会编《常州名人传记》（一），无出版社信息，1993。
② 赵燏黄：《中央研究院拟设中药研究所计划书》，《广东医药月报》第1卷第2期，1929年，第45页。
③ 赵燏黄：《中央研究院拟设中药研究所计划书》，《医药评论》第1期，1929年，第47页。
④ 赵燏黄：《在国立中央研究院纪念周报告中药研究概况》，《新医药刊》第9期，1933年，第1页。

即特别指出："是书也乃药学革命之张本，而亦吾医学革命之奥援也。"① 不难看出赵燏黄立足于日本生药学的现代本草学，或与余云岫"废医存药"之主张同调。1937 年，赵燏黄再受政府之托，拟定为期 3 年的《整理本草研究国药之方案》，针对国药之生药学标准鉴定与编纂中药典之预备工作进行规划。② 由于强调生药学研究规范的重要性，时任中华民国药学会会员的赵燏黄于 1939 年投书，反对完全由中医主导编纂《中药典》，强烈主张必须由"药学专家之精于中国本草学及生药学，与夫生药化学者、医学专家之精于药理学及生理化学者，会同国内有名中医组织'中药典编纂委员会'"方符"科学研究"（引号为作者自加）之要求。③ 从他投书反对的内容可见，中药的科学价值与治疗效果并非传统中医所能论断，须交由受过科学训练的生药学家裁决。相较于国民政府仍欲由中医全盘主导《中药典》的编撰及筹备，此时的新修第 5 版《日本药局方》则已追加纳入符合生药标准之汉方药材达 106 种。④ 比之于日本科学汉方与药材入局方的进展，1930 年代中国的中药科学化进程显然还有不足之处。

中日的军事冲突不仅没有中辍中药科学化的发展，甚至对日本在华科学研究机构的发展起到推动作用。1931 年由日本人设立的上海自然科学研究所，到 1937 年淞沪会战爆发时已分辖物理学、化学、生物学、地质学、病理学、细菌学、卫生学和生药学 8 个学科。担任《日本药局方》调查会会长并负责制定《日本药局方》第 5 版的庆松胜左卫门，即与中尾万三共同擘画该所的生药学科。⑤ 赵燏黄分析中尾万三在上海自然科学研究所的中药研究后认为，其在上海进行中药调查的目的是替日本生药学研究提供"参证之助"，因而赞誉其"考察吾国历代本草之渊源，备极详尽"，⑥ 也印证了中尾万三与冈西为人在研究方法上的相近性。1937 年"七七"事变后，

---

① 陈胜昆：《近代医学在中国》，台北：橘井出版社，1992，第 96 页。
② 赵燏黄：《整理本草研究国药之方案及其实例》，《国立北京大学医学杂志》第 3 卷第 1 期，1941 年，第 2~3 页。
③ 《卫生署有编纂中药典消息本会同人与卫生署长来往函件》，《中华药刊》第 1 卷第 2 期，1939 年，第 74 页。
④ 兴亚院『南方支配と生薬事情』1942 年 2 月、2 页。
⑤ 《上海自然科学研究所十周年纪念志》，上海自然科学研究所，1941，第 136~171 页。
⑥ 赵燏黄、徐伯鋆：《现代本草生药学·上编》，中华民国药学会，1933，第 VIII 页。

赵燏黄在日军控制下的北平虽然表面上赋闲在家，但凭借着其东京帝国大学生药学专业的学历与近30年在华研究生药的资历，在日本意欲于中国进行生药研究及调查的加持下，参与了东亚文化协议会所辖汉药研究准备委员会乃至于后续之北京大学中药研究所的设立，[①] 延续并进一步扩展了日本生药学在华的影响力，间接奠定了中药科学化发展的基础。

全面抗战爆发前夕的四五年间，协和医学院对于中药生化学的单方研究似乎面临瓶颈，未见太多成果，但与日本相关的中国生药学研究人才，却已在扩大推动中药科学化的复方研究与实作。除了前述滞留华北的赵燏黄外，中央卫生实验处的刘绍光、冯志东、赵承嘏由南京迁重庆，加上于昆明重建的中国医药研究所经利彬等人，均是当时生药学研究及推动中药科学化的名家。他们初步将中药科学研究方向从单方萃取转为复方临床验证，尤其是在防己与贝母的研究上佳作迭出。[②] 1940 年代的中国兵马倥偬、局势艰难，中药科学化更在发展国产药的现实需求基础上呼声越发响亮，甚至有取代中医科学化的态势。如陈伯涛主张的"中医革命化、中药科学化"一说，力倡"所谓科学化，贵科学而不迷新……论药最妥善取径，参证科学化验外，厥惟纸考本草各家纪实"。[③] 只是受制于现实物质与人力条件之困难，中药研究与科学化发展仍处处受限。全面抗战时期大后方的医界虽然仍旧支持战前赵燏黄之主张，"研究现代本草之学，需分三大纲。第1纲必得本草上生药学之地位；第2纲需发见本草上药化学之成分；第3纲始阐明本草上药理学之功用。合此三者，庶几国药完全达于科学化之目的，故吾曰研究现代之本草需综合生药学、药化学、药理学而成"；[④] 但 1930 年代曾经蓬勃发展的以生药学、药理学、化学分析为主的中药科学化，事实上受限于战争时期人力与物资之不足，当时的中药科学研究及实作仅能算是"初步报告性质"。要言之，1940 年代中药科学化研究的成果，多数只不过是重复验证前期的发现，较少有新成绩。唯一的特例或许是，1941 年因

① 有关这段时间赵燏黄在华北地区的活动，请参考谢海洲、朱晟《赵燏黄先生传略》，《药学通报》1981 年第 10 期，第 41~42 页；李经纬《中国生药学泰斗——赵燏黄先生年谱》，《中华医史杂志》1983 年第 4 期，第 219~223 页。

② 张绍昌：《三十年来中药之科学研究》，《科学》1950 年第 4 期，第 100~101 页。

③ 陈伯涛：《中医革命化中药科学化其说然否》，《医学杂志》第 95 期，1945 年，第 14、16 页。

④ 徐介中（春霖）：《中药科学化》，《国医砥柱》第 9 期，1947 年，第 5 页。

为想要开发常山等中药用以替代西药，重庆中央政治学校医务所改名为国药研究室、中国特效药研究所。该所不仅以"科学国药"制程为目标，而且由国家投入巨资，延揽经利彬、洪式闾等专家入驻。[1] 由于战争时期的现实需要，中国过于急切地把中药科学化从基础研究推往药品制造，这与日本民间药业得以用近半世纪的光阴与汉方生药学研究同步并推出科学汉方的过程有所不同。简要来说，1949 年之前中国的科学中药发展除了深受日本影响外，也因为时局变化迅速，出现了早熟发展以及科学与实作边界模糊的现象。

从 1940 年代中国整体的发展情况来说，虽然中药科学化的努力已然经历过 30 多年，但实际上仍难有成效。在中药材的学理化研究与科学分析上，中国药理学界并非毫无建树，甚至有部分令人惊艳的成就。但在与常民用药相关之处方药及成药开发方面，中药科学化的良善本意却也披上爱国主义的外衣，出现了科学国药或中国特效药的商业宣传口号。只是如皮国立所言："战争促成了国药种植与研究的开展，但随着战争结束，这样的尝试也因着各种主、客观条件而暂时终止。"究其根本的原因恐怕还是在于何谓"中药科学化"难以定义，皮国立遂认为，尽管抗战时期的"科学国药"论点让"传统中药一跃而上科学制药的舞台。而究其性质，其研究不是立基于传统中医理论，而是开创一种植物学、化学研究中药的可能；……所谓的'国药'一词，在抗战时期已有新的内涵，而不仅是 30 年代国医运动时'中药'之代称而已"。[2] 换言之，"国药"一词比起"中药"，具有强烈的爱国主义隐喻。然而市面上打着"科学国药"名号的商品，却经常是名实不符的赝品。多数与常民有关的中药科学化与制品的开发仍如 1934 年利瓦伊超的批评般，"所谓科学国药，是不是单变了中药的形式，加了科学化的装潢，取了蟹形（按：即洋文）的药名，把新旧学说，牵强附合，利用科学化的广告，这便算中药科学化了吗？……我们的目的是要从中药制造出科学化的新药，并不是要改良制造西药式的中药"，[3] 商业宣传的意义大过

---

① 张绍昌：《三十年来中药之科学研究》，《科学》1950 年第 4 期，第 101 页；另有意了解这段时间中国中药科学化在生药学、化学、药理学上的具体发现与贡献，亦可参考该论文第 103～116 页。

② 皮国立：《"国药"或"代用西药"？战时国产药物的制造与研究》，《中医药杂志》2019 年第 2 期，第 40 页。

③ 利瓦伊超：《中药科学的改造》，《广西卫生旬刊》第 27 期，1934 年，第 4 页。

实质科学中药开发的意义。要言之，白 1940 年代以来，科学中药的发展大致出现了两个路径。一是延续日本生药学的传统，针对汉方进行科学研究与制成；二是以"科学国药"为名，希望研制出低价中药成药，用以解决现实中药品短缺问题并适应国人服用中药的传统习惯。

面对"科学国药"名不符实的混乱状况，孔梦周曾呼吁，真正的科学中药研发应当根据德国柏林大学或日本的皇汉医学的经验，而中国医药的科学价值取决于中药实验与研究的结果。[①] 然而 1945~1949 年解放战争爆发，虽说中医科学化的议题仍萦绕医界，但在时局不靖的情况下，的确很难在学术研究或制程上有所突破。加上美援医疗物资纷纷来华，投资重金开发科学中药失去政府支持，[②] 民间药厂也一时无利可图，自是不愿耗费巨资与人力投注于真正的科学中药开发。

三　结语

中国台湾著名的本草学家那琦曾在其专著《本草学》中说道："今后中国药物之研究，欲新发现药用植物诚非易事，主要工作在于依据此等古文献用为研究之线索，一一推陈出新，予以现代化，乃中国药学界最大努力之目标。"[③] 这透露出他与冈西为人在思考路径上的相近性。他也因此批评"美国研究药物的方式……要从千千万万的天然药用资源中，摘取最具特效的药材，以期解决其问题而已。这与我们希望达成'国药现代化'的目标与做法，完全不同。我们的想法是把数以千计的中国药材一一予以整理，其成分及药理作用为名者实验研究而予以说明。其方剂是否有效用法，是否适当考察实验而予以阐明。如此则不但民国本草可以完成，并以现代科学观点予以解说。……这便是国药现代化的目的"。[④] 由此可知，受日本科

---

① 孔梦周：《战时的医药问题》，《四友月刊》第 5 期，1940 年，第 6~7 页。

② 抗战后期美援药品已大量抵华，政府与民间研究中药代用品的意愿自然降低。影响所及，1945 年教育部医药研究所及军医署制药研究所遭到裁撤，不仅本国西药制成受挫，科学中药的发展亦可能因此萎缩。不着撰者，〈消息一束〉，《药学季刊》第 9~10 期，1945 年，第 333 页。

③ 那琦：《本草学》第 4 版，台湾中国医药研究所，2010，第 99 页。

④ 那琦：《本草学》第 4 版，台湾中国医药研究所，2010，第 277 页。

学汉方影响的科学中药研究与制作，实与早期西医萃取中药有效单方成分的做法不同。这显示出战前日本生药学、本草学上坚持中医传统处方，仅将制程改为复方颗粒制剂的工序。回顾近百年米科学研究中药与科学中药发展的过程后，不难发现 1949 年以前在中药科学化的场域中，出现了欧美中药材生化分析与日本生药学研究的知识竞争。尽管面对西医强大的竞争力，中西医都肯定传统中医必须科学化的方向，但对于是否该把中药从中医中分离出来，以及用何种方式研究中药的有效性，则是相互博弈了近一个世纪。从今天的角度来看，欧美药理学影响下的中药材单方分析及有效成分萃取，仍然对大陆及欧美地区的生药科学研究影响颇深。然而，民国时期亲闻日本医学西化的中国留学生，以及在日本殖民地或势力范围中工作的生药学研究者，则在肯定传统中医处方的前提下，持续为研究及保存复方而努力。

解剖学与民国时期的中医学[*]

牛亚华[**]

民国时期西方医学在中国的传播已达到了一定规模，中西医分为两大阵营，一些激进的西医效仿日本的做法，以中医不知解剖生理为理由，提出废止中医之议案，传统的中医学面临生存危机。中医界奋起自救，仿照西医组织学术团体，创办中医教育，引入西医学的教育模式。由于解剖学是中西医的分水岭，其成为判别两种医学体系优劣的标准。民国时期的中西医论争以及中医教育，无不与解剖学相关，解剖学甚至对中医的核心理论，脏腑经络学说的走向产生了巨大影响。

一 解剖学与民国时期的中西医论争

民国时期，西医队伍逐渐壮大，留学日本归来的医学生人数在西医群体中占有相当大的比例，其中一些人深受科学救国论之影响，认为中国医学落后，是因为受"旧医"也就是传统医学阻碍，希望效仿日本废止传统医学，首先向中医发难的是余云岫。

余云岫（1879~1954）毕业于日本大阪医科大学，1916 年回国开业行

* 本文原刊于 "The 10th International Symposium on History of Indigenous Knowledge"（ISHIK 2020-2021），Fukuoka & Saga, Japan, 20-21, November, 2021。

** 牛亚华，中国中医科学院中国医史文献研究所研究员。

医，并任公立上海医院医务长。后任中华民国医药会上海分会会长、第一届中央卫生委员会委员等职。1917他发表了《灵素商兑》，以西方解剖学为武器，批判中医经典《灵枢》《素问》，以否定中医。

《灵素商兑》开篇第一句话就说，"《灵素商兑》何为而作耶？曰：发《灵枢》《素问》之谬误也。曰：自人体解剖之学盛，而筋骨之联络，血管神经之分布，脏腑之位置、功能大明；自显微镜之制兴，而四体百骸之微妙，无不显露。于是乎官骸脏腑之关系日明，而生理病理之本源流末，渐得其真相。至于今日，强半已为定论，洞然豁然，不容疑虑。灵枢素问，数千年前之书，以粗率之解剖、渺茫之空论，虚无恍惚，其谬误可得而胜发乎？曰：撷其重要而尚为旧医称说之中坚者，而摧之也"①。

在"五脏六腑"节又言："然则灵素之所谓五脏六府者，其意义了然可明矣。彼以为肝心脾肺肾者，剖之而肥厚多实质，或不见空洞，不睹他物，又不得其出入之路，于是以为但有精气流行充满于其间，而无传化疏泄之用，藏而不泻，故名之为藏（按：脏）。胆胃大小肠膀胱三焦，皆为囊橐腔洞之形，或贮液体，或贮固体；而肠胃膀胱，又显然有出入之口，乃以为司传化疏泄之机，充实他物之库，故名之为府。此其谬误，凡稍知生理解剖者，皆能晓然。"接着他用解剖生理学逐条驳《灵枢》《素问》的错误。如对于肝胆的作用："藏乎泻乎？彼不知肝之医化学作用，又徒以肉眼检查其解剖，不能得肝胆联络之路之有胆汁细管，遂妄意其藏而不泻。在古人则科学未明、器械未精，无足深怪。至于今日，而又墨守旧说而只敬之曰：是灵枢素问之言也。精粗疏密是非之莫辨，妄人而已矣！"②

他认为："灵素不言五脏六府之形状位置，故其解剖上之谬误，不可得而指摘。然论医学而不列藏府之形状、位置，斯即其大谬也。"因而"今请进而言其生理官能职掌分配说之荒谬，摘录驳正之"。③

对于中医的经络，因为没有解剖学依据，他也加以否定："灵素之言经脉行次也，以今日实地解剖之所见校之，无一合者。此在古人则技术未精，器械未善，崇空想而少实验，时势之所限，见闻之所宥，无可如何

① 余云岫：《灵素商兑》，《医学革命论初集》第 3 版，上海余氏研究室，1950，第 1~2 页。
② 余云岫：《灵素商兑》，《医学革命论初集》第 3 版，第 9~10 页。
③ 余云岫：《灵素商兑》，《医学革命论初集》第 3 版，第 13~14 页。

也。吾又安必斤斤焉，以今日之学问知识，讼言古人之荒陋哉！乃生为二十世纪之人，处医学昌明之时，实物真理，凿凿可循，而固执成见，挟其切脉之术，以判断疾病者，犹充塞宇内也。诚不知用心之所在矣。夫治病犹治国也，孟子曰：夫仁政必自经界始。吾亦谓为医必自明筋骨、肌肉、神经、血管、脏腑之位置功能始，若逡巡宫墙之外，不见宗庙之美、百官之富，而欲议升堂入室，是犹航海断港绝潢而求至于海外也，亦终其身而为门外汉而已矣。"①

《灵素商兑》发表后，虽遭到中医界的反对，但是，由于余云岫所指出的脏腑经络问题，确为中医的短处，一时无人能给予回击，直到 1922 年，恽铁樵（1878～1935）《群经见智录》问世，才予以回应。恽铁樵指出，余氏对五运六气，以及迷信鬼神的批判，均不能动摇中医之根本，其中"为西国解剖学，以证《内经》之非，此为《灵素商兑》一书之中坚"，② 可谓一针见血。此时的中西医论争主要是学理方面的争论。

1929 年，余云岫担任中央卫生委员会委员期间，提出"废止旧医以扫除医事卫生之障碍案"，该提案提出理由："今旧医所用者，阴阳五行、六气、脏腑、经脉皆凭空结撰，全非事实。此宜废止一也。其临证独持桡动脉，妄分一部分之血管为寸、关、尺三部，以支配脏腑，穿凿附会，自欺欺人，其源出于纬候之学与天文分野，同一无稽。此宜废止二也。根本不明，诊断无法，举凡调查死因，勘定病类，预防疫疠，无一能胜其任。强种优生之道，更无闻焉。是其对民族民生之根本大计，完全不能为行政上之利用。此宜废止三也。"③

全文虽未提到"解剖"二字，但"脏腑、经脉皆凭空结撰，全非事实""妄分一部分之血管为寸、关、尺三部，以支配脏腑，穿凿附会，自欺欺人""举凡调查死因，勘定病类，预防疫疠，无一能胜其任"，这些都与解剖学相关。

该提案连同其他人提出的《统一医士登录办法》（生字第二十二号提案）、《制定中医登记年限》（生字第三十六号）、《拟请规定限制中医生及

---

① 余云岫：《灵素商兑》，《医学革命论初集》第 3 版，第 25 页。
② 恽铁樵著，张家玮点校《群经见智录》，福建科学技术出版社，2006，第 74 页。
③ 转引自祖述宪编注《余云岫中医研究与批判》，安徽大学出版社，2006，第 217 页。

中药材之办法案》（生字第四十二号）。合并称为《规定旧医登记案原则》，1929 年 2 月，在南京政府卫生部召开的第一届中央卫生委员会议上获得通过。由于中医界的强烈反对，这个提案未能实施，但使得中西医论争进入白热化阶段。

在旷日持久的论战中，参与者不仅医学界人士，社会文化界亦多有卷入者，如梁启超、严复、陈独秀、胡适、鲁迅、周作人、梁漱溟、傅斯年、郭沫若等都发表过关于中西医问题的言论，在批评中医时，多提到了解剖问题。[1] 说明中西医解剖学的差异，是批评中医、引起中西医论战的主要原因之一。如反对中医的急先锋范守渊，常以解剖学为武器批判中医，反对中西医汇通，说："医无所谓中西，只有新旧。说新医旧医理之不能汇通，亦浅显易见的事。比如'左肝右肺'，心居正中，寸关尺的脉搏，等等旧医的解剖学，可不可以和现代医学的解剖学汇通？""新是新，旧是旧，真是真，伪是伪，科学是科学，玄学是玄学，怎能汇通上来呢？"[2] 在范守渊看来，中西医根本水火不容，而解剖学的差异就是主要原因之一。

二 中医教育中的解剖学

传统的中医教育方式是师徒传授，以传授临床经验为主。1904 年颁布的癸卯学制，是中国第一个现代教育法规制度，该制度下的医学教育虽以西医教育为主，但也设置了中医课程。京师大学堂医学实验馆也曾讲授中西医两种课程，但是，后来因为两种体系的冲突，无法一起授课，最后毕业生均为西医，中医教育无疾而终。但是，中医界的有识之士意识到教育对于中医发展的重要性，开始仿照欧美教育体制创办中医教育。在 1912 年之前，至少已有 9 所中医教育机构，如绍兴医学讲习社，上海的女子中西医学院、南洋中西医学堂，太原的山西医学馆。[3] 这些学校的办学宗旨，大多是希望以西医补中医之不足，课程也是中西医兼授。清末兴办的这些学校

---

[1] 赵洪钧：《近代中西医论争史》，学苑出版社，2012，"近代名人论中西医"。

[2] 范守渊：《医学的演进》，《民众医药》，1932 年，引自《范氏医论集》，九九医学社，1947，第 110 页。

[3] 赵洪钧：《近代中西医论争史》，第 146~147 页。

多持续时间不长，属于过渡性教育机构。

1912 年，北洋政府颁布了新的学制《医学专门学校规程令》，未提及中医教育，全国中医界为此组织起来赴北京请愿，未有结果。北洋政府时期，虽然将中医教育排斥在国家教育体制之外，但是也没有明令禁止中医办学、行医、组织学术团体。尽管中医在官方教育体系中未能占据一席之地，但是，民间的中医教育却欣欣向荣，据不完全统计，1912~1938 年兴办的中医教育机构达 80 余所。① 与清末的中医学校一样，这些学校大多以吸收西医学术、发展中医为目标，因此兼授中西医课程。如山西中医专门学校，由山西中医改进研究会开办，学制 4 年，据其招生广告，该校教学"注重中医，兼授西医，以期发明中国医理，改进中国医术，俾能成一有统系之科学"。②

民国时期的中医学校学制多在 3~5 年。如 1916 年成立的浙江中医专门学校，学制初为 5 年，预科 2 年，本科 3 年。预科的学习内容有国文、伦理、医纲（纲要性的介绍，有时称为易学通论）、国技（即国术、体育课）、博物（物理、化学）、内经、药物、方剂、诊察、解剖等；本科的学习内容有伤寒、杂病、温热、运气、外科、妇科、儿科、喉科、眼科、针灸、推拿、名医学说等。其后仿上海等地区医校学制改为 4 年。③ 即使讲中医课程也要联系西医的内容，如该校《内科学》讲义，主要按解剖系统分类。④ 再如建于 1922 年的奉天铁岭医学校，学制 3 年。课程设置是：解剖学、生理学、病理学、内经学、难经学、运气学、药性学、药物学、方剂学、诊断学、针灸学、内科学、伤寒科、温病科、血症科、妇人科、小儿科、痘疹科、外科、眼科、咽喉科、痧症科及医学史等。⑤

中医院校的教材多为各校自己编纂，一些教育机构呼吁课程教材统一，1929 年，全国医药总会中医学校教材编辑委员会在上海召开了第二次中医

---

① 赵洪钧：《近代中西医论争史》，第 146~147 页。
② 中医改进研究会附设医校招生广告，见《本会附设医校招考专门医学生广告》，《医学杂志》第 1 期，1921 年 6 月。
③ 林乾良：《近代浙江的中医教育》，《中华医史杂志》1983 年第 4 期。
④ 王彦君编著《浙江科学技术史·民国卷》，浙江大学出版社，2014，第 131 页
⑤ 政协铁岭县学习文史委员会编《铁岭文史资料汇编》第 7 辑，政协铁岭县学习文史委员会，1991，第 89 页。

学校教材编辑委员会会议，有9所中医学校的代表20人出席会议，这次会议不但讨论了教材编写问题，还就设置统一的学习科目达成一致：包括生理、解剖、卫生、国文、医学通论、药物、外语、党义、军事、内科学、医学史、病理学、诊断学、方剂学、细菌学、医化学、理化学、妇科、产科、幼科、外科、伤科、喉科、眼科、针灸科、推拿科、医经、法医学、花柳病学、临床实习，共30门课。

虽然全国医药总会中医学校教材编辑委员会推荐的课程不是政府的硬性规定，但是不少学校还是参考了这一原则。如1930年萧龙友、孔伯华创办的北平国医学院，课程设置为：医学大意、内经（灵枢素问）、伤寒论、金匮要略、中药物学、中外科、中妇科、中儿科、医史、医药、瘟疫、针灸、解剖学、生理学、诊断学、细菌学、西药物、病理学、内科学、外科学、眼科学、儿科学、妇人科学、耳鼻咽喉科学、皮花学。[1] 1932年施今墨创办的华北国医学院，课程设置也十分类似，包括：解剖学、生理学、细菌学、药物学、病理学、医经、党义、国文、外国文、物理、化学、内科学、外科学、妇科学、儿科学、眼科学、耳鼻咽喉科学、皮肤花柳科、卫生学科、针灸科。[2] 1933年成立苏州国医学社，课程设置为：党义、国文、英文、生理学、卫生学、医经学、病理学、诊断学、药物学、方剂学、治疗学、医案学、内科学、女科学、儿科学、外科学、眼科学、喉科学、伤科学、针灸学。[3] 湖北国医学院、湖南国医专门学校、广东保元国医学校等的课程也十分类似。

从现在保留下来的一些中医学校教材看，许多教材中都有解剖学和生理学内容，如中国医学院讲义有19种，其中有《解剖学》，在许多生理学和组织学讲义中包含解剖学的内容。需要说明的是，有些中医学校的课程虽然冠以解剖学、生理学、病理学的名称，实际内容却是把《灵枢》等古代医籍中的脏腑、骨度、经络等用现代解剖学加以阐释，兰溪中医专门学校即如此。[4] 这从另一个侧面反映了解剖学对中医学的影响。值得一提的

① 马继兴：《中医学院制之实际与检讨》，《国医砥柱》第5卷第3期，1946年。
② 北平通讯：《华北国医学院近讯》，《光华医药杂志》第1卷第2期，1933年，第47页。
③ 唐慎坊、王慎轩：《苏州国医学社招生章程》，《国医学社纪念刊》，1934年，第65页。
④ 王彦君编著《浙江科学技术史·民国卷》，第132页。

是，兰溪中医专门学校也开设西医课程，如《全体新论疏证》就是以英国医生著的《合信氏全体新论》为蓝本，加入中医学的解读。

三 解剖学与近代中医脏腑学说

藏象学说是现代中医基础理论的核心，藏象学说的主要内容是脏腑的生理功能，实质上，"脏腑学说"是中医理论核心的核心，即所谓"硬核"。有学者认为："假如中医完全承认西医解剖生理，或反之，西医完全接受中医的脏腑学说，中西医之间的其他争端，就会立即消除（剩下的大概只有与脏腑学说关系不大的'证'的问题）。换言之，中国就不再有两种医学体系存在。"① 换言之，西方解剖学和中医脏腑知识的差异是中西医结合中"最难解决的问题"。

古代中医的脏腑知识是建立在解剖学基础之上的，脏腑是既有解剖形态又有生理功能的脏器，历代文献中众多对脏器形态、位置、重量的文字描述，以及宋元以来医书中充斥的解剖图，都说明在古人观念中，脏器是实体。阴阳、五行、五气、五味以及各种生理功能均负载于解剖实体之上。但是，随着外科逐渐向内治倾向发展，解剖实体对临床的指导价值日益减少，而脏腑的生理功能对临床的指导作用却日渐突出。尽管如此，西方解剖学传入之前，中医仍然视脏腑为负载有生理功能的实体。

随着西方解剖学传入中国，一些中医发现中西医脏腑的差异，尤其是脏腑结构的巨大差异，这唤起了他们对脏器形态结构的重视，如王清任亲赴刑场观察脏腑，陈定泰、朱沛文到西洋医院考察脏腑，罗定昌、唐容川等对中西医书中脏腑结构进行了比较。这些都说明在他们的意识中，脏腑是有体有用的。中西脏腑之间的比较是清末民国初中西汇通医家研究的主要内容。中医脏腑学说有解剖基础，在中医界也为共识。

在民国时期的中西医论争中，中医的脏腑知识的错误成为被攻击的软肋，以余云岫的《灵素商兑》为代表，反对中医者通过批判中医的脏腑错误，试图进而否定整个中医理论。恽铁樵的《群经见智录》针对余氏的论

---

① 赵洪钧：《回眸与反思：中西医结合二十讲》，安徽科学技术出版社，2007，第88页。

点，给脏腑学说以新的解释：

> 盖《内经》之五脏，非解剖的五脏，乃气化的五脏。例如病者口味咸，属之肾；味苦，属之心；味甘，属之脾之类。又如面色赤，为火，属之心；黑，为水，属之肾之类。其言病证，如心热病者先不乐，数日乃热，热争则猝心痛，烦闷善呕，头痛，面赤无汗，此其为病，亦非解剖心脏而知之病，乃从四时五行推断而得之病。故下文云：壬癸甚，丙丁大汗，气逆则壬癸死。此其推断死期，亦非解剖的心脏与干支之壬癸、丙丁有何关系。乃气化的心脏，与壬癸、丙丁生关系也。故《内经》之所谓心病，非即西医所谓心病。西医之良者能愈重病，中医治《内经》而精者亦能愈重病，则殊途同归也。如云治医学不讲解剖即属荒谬，然吾即效《商兑》口吻，谓治医学不讲四时寒暑阴阳胜复之理即属荒谬，亦未见《商兑》之说独是而吾说独非。①

恽铁樵提出中医的脏腑非血肉的脏腑，是"气化的五脏""四时的五脏"，受到一部分中医的支持。这样就明确了"五脏六腑"非实体，而是一个意象，将中医的脏腑经络与解剖实际分开来了。剥离了中医脏腑的实体部分，只保留其生理功能部分，这样维护了中医的正确性，也获得中医界的支持。有学者认为，"四时的五脏""揭示了中医的基本理论"。"恽氏的观点，至30年代经杨则民进一步阐发而完善，解放后更成为公认的观点"。②

恽铁樵提出的"气化的五脏"，对中医理论的发展产生了重要影响，将中医的脏腑经络与实际的人体构造区分开来，逐步发展为"藏象学说""经络学说"。这是解剖学对中医理论的影响。但是，恽铁樵提出的"气化脏腑"观点，只是脏腑概念转变的开端，并非如有些人认为的，"恽铁樵先生旗帜鲜明地提出了'气化脏腑'的概念，才从形式上完成了脏腑概念从解剖学实体向生理功能系统的转化，这种转化对中医学的发展产生了深刻的

---

① 恽铁樵著，张家玮点校《群经见智录》，第77页。
② 赵洪钧：《近代中西医论争史》，第189页。

影响"①。事实上，完成这一转变有赖于现代中医教育体系的建立。

近代以前，中医并没有抽提出独立严谨的理论体系，这和中国古代的教育形态以及中医重临床疗效有关。中国古代的医学教育一直以师徒传授为主要形式，只有太医院有类似学校教育的形态，也是直接以医学原著为教材。清代乾隆年间政府组织编纂的《医宗金鉴》长期被用作太医院的教材，但是也没有抽提出独立的中医理论来。

20 世纪以来的中医学校教育移植于西方，那种唯《内经知要》《伤寒论》原文讲解的方法已不适用于现代中医教育，一些中医教育机构开始自编教材。这促使中医界用科学方法对中医的学术问题进行整理研究。中医界为此曾于 1928 年、1929 年两次召开教材编辑会议，虽然没有达到编写统一教材的目的，但是，编写教材问题确实提上了议事日程。

1929 年，祝味菊发表了《对于中医教材编辑委员会之意见》，批评"保存国粹"派，主张中医应当积极吸纳西方科学。② 周岐隐主张："西医学说有胜过我国者，自宜尽量吸收，有不合病理者，亦须攻而去之。"③

去除中医中不合科学的内容，是这一时期中医教材编写中的主流观点。1930 年，中医书局出版了秦伯未编《实用中医学》，④ 有《生理学》而无解剖学，可能是因为中西医的解剖学差距太大而被省略了。《生理学》则基本为西方生理学内容，阴阳五行与脏腑的关系只字未提。

其后中央国医馆制定的《中央国医馆整理国医学术标准大纲》，也强调去除与近代科学不符的内容，具有明显的中医科学化倾向。此后持续讨论教材编写问题，如许半龙提出："须将现在国医院校，普通之学程，与一切课本讲义，均从根本改造……须注意医药的科学训练。"⑤ 1935 年邓子厚提出，"我国医学中择其精当者，约有九种：即神农本草、内经、难经、伤寒、金匮、瘟疫论、温病条辨、温热经纬、时病论是也……则编纂教材之

---

① 项忆瑾等：《脏腑概念从解剖学实体转化为"生理功能系统"的成因》，《世界科学技术—中医药现代化》2016 年第 6 期，第 959~963 页。

② 祝味菊：《对于中医教材编辑委员会之意见》，《自强医刊》第 2 期，1929 年，第 8 页。

③ 周岐隐：《对于中医教材编辑的小贡献（续）》，《自强医刊》第 6 期，1929 年，第 4 页。

④ 秦伯未编《实用中医学》（一），中医书局，1930。

⑤ 许半龙：《对于中央国医馆成立之贡献》，《医界春秋》第 55 期，1931 年，第 9~10 页。

原则，亦宜酌定……从我国九种医学中，删去其不合科学者增补其合于科学者为原则"。① 曹颖甫在《伤寒发微·凡例》中云："内脏解剖当以西说为标准，不当坚执旧说。"可见，当时持中医科学化观点之中医不在少数。

解剖学、生理学是西医学的基础，用以指导中医的实践显然不行。逐渐地，中医界开始将《黄帝内经》等医学典籍中的人身知识提炼出来，与西医的解剖生理学相对应。如1937年《北平华北国医学校教材大纲》指出："医经学：医经者，论天地阴阳之常变，本人身之孔穴，经络、血脉，脑髓，而辨百病之起因。为研究医道全体大用之科目也。与近世所谓胎生，解剖、组织，生理学相当。包括灵枢、素问、难经、甲乙经。"② 这样明确了《内经》《难经》《甲乙经》等脏腑经络为中医的基础理论，相当于西医的解剖生理学。

1930～1940年代，医界对中医教材的编写问题都有讨论，但最终没能编写出统一的教材。这项工作直到1950年代以后才逐步完成，恽铁樵提出的"气化的五脏""四时的五脏"成为脏腑学说的主流。

---

① 邓子厚：《编纂中医教材之商榷》，《湖北医药月刊》第3期，1935年，第30~34页。
② 见《中医部教材大纲》，《文医半月刊》第3卷第10期，1937年，第12页。

其命维新：新中国成立初期北京中医进修学校的中医科学化[*]

赖立里[**]

尽管医疗多元化对于今天的世界而言已不再陌生，中国的中医和西医两种官方医疗体系并行不悖的现象依然是少数，这方面中国政府对中医自始至终的扶持可以说举世闻名。不少研究指出，新中国成立后的中医政策延续自革命战争时期部队医疗卫生对于中医的倚重，[①]尤其在陕甘宁根据地时期，共产党已然初步形成了自己的中医政策，主张团结、动员中医，推动中西医结合及中医科学化。[②]加上新中国成立之初，因为连年战争，传染病流行，急需建设医疗保健队伍，西医不足两万而中医有几十万人的客观现实也决定了党和政府必须发动中医，与西医共同开展卫生事业，从而提出了"中医科学化、西医大众化"的方针。[③]新中国成立伊始，北京中医学会于1950年2月开始筹备成立，经过几次筹备会议议定其主要任务是"在政府领导下，怎样使中医经过了学习在思想上得到了正确的认识，怎样接受科学理论以改进中医学术，怎样促进中西医团结而完成中医科学化"。[④]同年3月13日，为帮助北京市持旧有执照的中医进修，以合法进入新中国

---

[*]　本文原刊于《齐鲁学刊》2018年第5期，第42~47页。

[**]　赖立里，北京大学医学人文学院长聘副教授。

[①]　李经纬：《中国革命战争时期中医工作史略》，《中医杂志》1986年第8期。

[②]　宫正：《建国前中国共产党对中医政策的探索与意义》，《佳木斯教育学院学报》2012年第8期。

[③]　张效霞、王振国：《从中医进修到西医学习中医》，《中医研究》2005年第1期。

[④]　赵树屏：《北京中医学会成立大会纪事》，《中医杂志》1951年第1期。

的医疗体制，北京中医进修学校也正式成立。中医体制化的行动就此开启。

本文着重讨论 1950~1954 年以"中医学习西医"政策为主的这段时间里，北京中医进修学校的办学方针、教学概况及教学三年后的工作总结。① 关于中医学习西医的这段经历，坊间有很多批评，尤其将目标定为"中医科学化""让西医化了的中医用科学方法去整理、提高中医学"，"这与其说是中医科学化，不如说是中医西医化"。② 也有人认为中医进修学校的推广自新中国成立之初就让中医"陷入了'科学化'的怪圈"，令其妄自菲薄，一些学习西医的中医甚至改行西医。③ 其实，当年已有中医界的有识之士，如方药中、万友生等知名专家撰文澄清"中医进修是否会使中医变成西医"的问题，在否定类似顾虑的同时，进一步强调"中医科学化"的必要性及其意义。④ 当年的"中医科学化"方针究竟体现在北京中医进修学校的哪些方面？是怎样"科学化"的？其对后来中医学术的发展有何影响？这是本文探讨的核心问题。

一　科学与政治

通行的看法认为纯粹的学术应该与政治无涉，至少科学应该与政治无涉。而北京中医进修学校总则即开宗明义：北京中医进修学校是根据毛主席"中医科学化"的指示，由中央卫生部领导的第一个中医进修示范学校。显然，"中医科学化"首要的是政治任务。总则中对中医进修学校的办学目的有非常明确的表述，即"使中医获得科学诊断医疗方法和科学医学工具的使用，并按照社会发展的规律，以期把中医学术从旧的封建主义的束缚下解放出来，走向新的发展道路，来配合新民主主义的建设，更好的为人民服务"，而"在课程方面以学习基础医学、预防医学、社会科学为主，辅以必要的简易的科学医疗技术，使中医尽量获得新知识，进而批

---

① 材料皆来自当时北京中医进修学校相关的重要学术基地、《中医杂志》的前身——《北京中医》杂志。

② 张效霞、王振国：《从中医进修到西医学习中医》，《中医研究》2005 年第 1 期。

③ 毕小丽、李剑：《建国初期中医进修的历史成因及其影响》，《中华医史杂志》2006 年第 1 期。

④ 方药中：《目前中医进修教育中所存在的问题和建议》，《江西中医药》1954 年第 4 期；万友生：《从中医学术系统谈到中医进修问题》，《中医杂志》1954 年第 3 期。

判改进旧医学，以扩大中医服务的范围"。① 可见，政治任务与学术的关系体现在，中医科学化不仅关乎自然科学，提高社会科学的认识也很重要。

总则认为，中医学要进一步发展，首先是"提高医学社会性的认识"，"从旧的封建主义束缚下解放出来"，进而批判改进。一般很容易将这类表述视为当年纯粹政治性的口号和要求而置之不理，认为这对于中医学术知识本身意义不大。但是细究起来，这正是发展新医学的前提和关键。结合当时中医各自行医、一盘散沙的状况，如何把他们有效组织起来，进而将个人的知识汇总到一起加以系统化整理，是亟待解决的问题，而社会科学的学习可以为完成这样的任务奠立基础。中医进修学校副校长孟昭威于1951 年专门撰文讨论说，科学应当包括两种，即社会科学和自然科学。如果仅仅学习西医的技术和理论，对于科学化最多只走了一半。他所谓需要走的另一半，即社会科学，是社会发展史与医史的结合："自从我们用社会发展史的观点来研究医史，把具体的事实搬出来，大家才相信医学的发展确乎和社会的发展是分不开的"，这样的教学"更得了群众的拥护。因为它的目的是协助中医获得解放，找到未来的方向，认识到真理"。其次，还需要用"人民的立场来谈历史"，透过阶级观点，看到旧社会的中医受封建主义压迫而西医受资本主义压迫，中西医同是受压迫的，需要团结起来为人民服务。最后，从人民的利益出发，可以认识到进修西医基本知识是为了开展预防医学工作，"使人民不生病"，而非简单地用西医来改造中医。② 由此，关于中医科学化，孟昭威进一步强调："若不从历史看问题，便不能搞清楚其中的道理。实际说起来……仅仅学习西医的技术和理论，当然连一半科学化也不足了。"③ 科学化内含对自然科学和社会科学的认识，西医本身不能完全代表自然科学，单纯学习西医，更是"连一半科学化也不足"。

在孟昭威看来，中医自身的历史应该是中医科学化的核心，而这个历史应该是"根据唯物史观认识的医学发展史"，即结合社会发展史来讲医

---

① 编辑室：《北京中医进修学校教学概况》，《北京中医》1951 年第 1 期。
② 孟昭威：《中医科学化和医史》，《中医杂志》1951 年第 1 期。
③ 孟昭威：《中医科学化和医史》，《中医杂志》1951 年第 1 期。

史。他在一篇专门讨论中医科学化的文章中进一步阐述了这样的历史观：
"中医是在中国封建主义社会中成长的医学，虽然有许多成就，但由于受到
生产力的束缚，长期没有得到发展"；西医是"由旧的封建社会的医学逐渐
过渡到资本主义社会的医学，同时新的医学吸收概括了旧的医学的正确的
部分。这就是说，他们的封建社会的医学的科学部分已合并到资本主义社
会的医学里面去了。因此他们是新的吸收了旧的，发展之后逐渐代替了旧
的"。① 孟昭威一直抓住"旧的医学有正确的部分""吸收""逐渐代替"这
类字眼，同时认为中医与西医在新中国同属"旧时代"（一封建主义、一资
本主义）而处于对等位置，其政治立场清晰可见。

　　科学与政治真如油与水一样不能相融吗？科学史家夏平和谢弗在他们
的经典之作《利维坦与空气泵——霍布斯、玻意耳与实验生活》中已经阐
明，将科学与政治截然分开，认为前者代表客观的自然而后者则代表社会
权力的交涉，这样的区分其实来自 17 世纪英格兰皇家科学会成立之初，身
兼政治家与科学家双重角色的霍布斯与玻意耳之争。作者从知识生产的技
术条件和社会情境出发，重新考察"实验科学的诞生过程"，描述了玻意耳
如何通过广泛的社会运作建立起实验科学，其中最为关键的，正是他否定
了霍布斯对实验室研究缺乏公共性的质疑，而坚持实验室必须脱离科学研
究的公共属性以远离政治（但这一声称的背后却充斥着玻意耳的政治运
作）。② 因此，"政治"与"科学"的远离是近代历史中的一个重要发明，
深刻影响了现代人对"知识"的想象。拉图尔的经典著作《我们从未现代
过——对称性人类学论集》正是受到这一科学史研究的启发，指出我们所
谓的"现代世界"，即科学归科学、政治归政治的分门别类、秩序井然，实
则来自玻意耳和霍布斯这一对奠基者的共同创造：将与人无涉的事物都归
到科学，同时不允许科学与政治有染；而与人相关的事物都归到政治，同
时不允许政治牵涉到科学技术运作和生产领域。③ 但这只是玻意耳所代表的

① 孟昭威：《论中医科学化》，《北京中医》1953 年第 1 期。
② 〔美〕史蒂文·夏平、西蒙·谢弗：《利维坦与空气泵——霍布斯、玻意耳与实验生活》，
　蔡佩君译，上海人民出版社，2008。
③ 〔法〕布鲁诺·拉图尔：《我们从未现代过——对称性人类学论集》，刘鹏、安涅思译，苏
　州大学出版社，2010。

科学家群体共同生产的幻象。上述科学史家的历史回溯鲜明揭示出，科学家所坚称的科学与政治的分离并非现实，政治内含于所有的知识生产之中，不存在脱离社会现实的真空科学。

回到新中国成立之初的中医科学化，中医界毫不回避"面向工农兵""预防为主""团结中西医"的政治任务，认为这是迫使中医必须拓宽自己并融入新社会的必要条件；强调社会科学的认识是解放思想、获得新知的必要前提，以此进一步发展自身知识与实践。

再者，中医进修学校的课程设置组成为基础医学、预防医学、社会科学，始终没有触及对于中医来说最为核心的治疗理念。如总则所述，进修目的在于使中医获得科学诊断医疗方法和科学医学工具的使用，可以说这些都是"为我所用"的工具性知识。即便最后提到"辅以必要的简易的科学医疗技术"，一旦涉及治疗，须是"必要的""简易的"。那么，"社会科学"以外，中医进修学校具体做了哪些"中医科学化"事情呢？

二 译旧为新

根据 1951 年出版的"教学概况"，北京中医进修学校在学制上全程共二十六个星期，分前后二期，前期课程以生理学为中心、后期课程以病理学为中心，配合公共卫生、传染病学、和简易临床操作，全部课程贯彻以预防为主的原则，同时前后两期都讲授社会科学。上节讨论了学习社会科学的必要性。学习"科学医学"，为什么以生理学、病理学为中心？中医进修学校在三年工作总结的时候有如下的解释：

> 各科课程内容的联系和进度次序的编排，都照顾中医进修教学的特点，尽量在中医本身旧有临床经验的基础上提高，从中医比较熟习的生理、病理等现象等讲述和解释开始，再提高到对这些现象所产生的本质的认识上去，例如基础医学以生理为中心，每讲授一个系统时，其他各科如解剖组织药理等都环绕着这个中心进行讲教，这种有联系的有中心的教学方法使原有临床上当然经验的中医获得一个整体的所以然的概念，但是临床各科由于授课时数不齐，配合比较困难，但仍

是有中心的，这个中心就是内科学。①

北京中医进修学校招收的学生都是开业的中医，在临床医学实践上都经过相当年限的经验积累。这样的课程设置显然是经过了细致考量的，即从中医可以接受的西医知识入手。为什么中医对生理、病理可以接受？进修学校教育主任朱颜曾于1953年撰文，回顾自己当年以一个行医12年中医的身份，在"国立中正医学院"从头学完医学院的西医课程，以及后来在北京协和医学院药理科学习的经历，总结自己在西医学习和工作中对中医中药获得的新认识和新见解。朱颜写道：中医的长期实践"产生了一些理论，这些理论的基础受了当时客观条件的限制不可能建筑在客观存在的本质上，而建筑在不能完全代表本质的现象上，由现象的归纳，演绎，及类比等方法，在生理学产生了阴阳五行，在病理学产生了五运六气，在药理学产生了四气五味等理论"。② 可见生理、病理对于中医来说，即是正常身体与病态身体运作的道理，尽管没有"建筑在客观存在的本质上"，但是由现象而生发出其自在的道理（生理、病理），是可以应用于中医疾病观的名称。同时，在教学安排上前期围绕生理、后期围绕病理，核心是"使原有临床上当然经验的中医获得一个整体的所以然的概念"，中医临床实践中的整体观经验在这里得以与西医课程的学习相结合，"知其然也知其所以然"；而临床各科的中心是内科学，也依然符合中医没有器官系统分科学的传统。

更为重要的是，以生理、病理为核心，着重强调西医知识中动态、整体的方面，中西医之间关于解剖学身体认识的分歧被巧妙放在了次要的位置。学员盛国荣在1951年发表的一篇学习体会文章中，这样介绍他如何理解中医"营"的概念：

> 血液的来源谓之"营"。……《营卫生会》篇："营在脉中""清者为营"；《邪气》篇："营气者，泌其津液，注之于脉，化以为血，以营四末。"……欲知古人所言"营"的作用，必先明了血液循环的道

① 《北京中医进修学校三年工作总结》，《北京中医》1953年第2期。
② 朱颜：《一个中医学习西医的经过》，《北京中医》1953年第4期。

理，而血液循环，犹如国家的交通线，交通断绝，则物资不能交流，整个社会即呈停顿现象，血液循环停止，人体的生命亦告终结，因此我们就可知血液循环等于运输工作，它由心脏出发，一息不停的到全身各组织，供给养料，由组织运出的管道，即是血管，一切运血出心的血管即是动脉，一切运血入心的血管即是静脉，血在动脉管内运行，浅而易知，所以古人谓之"营在脉中"……血球在血浆里游泳，因其体微小，非显微镜看不出来，血液（运输）载了许多营养料，（货物）而营养料的来源，由于消化和吸收，那么营养料和氧气是进口货，供给全身各组织去应用，就是推销，二氧化碳粪便等排泄于体外是出口货，身体需要是进口货，如身体不需要，交给血液运去，就是废料，也就是古人所说"清者为营，泌其津液，注之于脉，化而为血"的意思。①

其中有两点值得注意：一是表明了作者将学到的解剖知识用于人体生理活动的解释；二是学员对西医基础医学之血液及循环生理的掌握，切实用于解释中医"营"的概念，这可以说是中医进修学校"使中医当然的经验获得一个整体的所以然的概念"这一教学目的的具体落实。作者这样的体会在当时相当具有代表性："古人对人体生理未能充分明了，以含糊笼统的理论来解释生理病理，其中虽不少暗合科学，免不了臆测偶中……必须加以整理，批评、改进，扬弃和吸收，才能达到中医科学化的目标。"② 换言之，中医科学化的目的在于用新的语言重新解释旧的中医，或者说将旧中医翻译到新的社会中来，"去芜存菁……最后使中国医学成为一个集古今中外之大成的新医学体系"，③ 建立一个新医学。

这样的译旧为新，当然不是全盘推翻旧的。进修学校明确了进修的前提是"在中医本身旧有临床经验的基础上提高"，临床工作的配合因此是必须的。北京中医进修学校于 1951 年 5 月成立了门诊部，"门诊虽有教学和研

---

① 盛国荣：《我对中医"营"与"卫"的新体会》，《北京中医》1951 年第 3 期。
② 盛国荣：《我对中医"营"与"卫"的新体会》，《北京中医》1951 年第 3 期。
③ 方药中：《目前中医进修教育中所存在的问题和建议》，《江西中医药》1954 年第 4 期。

究的目的，但首要还是病人治疗，同时是以中医治疗为主的"。① 江西中医进修学校的万友生也指出："在中医进修教学过程中，必须结合中医的临床经验，随时提出有关中医学术的具体问题，加以讨论，才能启发中医对科学研究的兴趣，并使他们的临床经验，在科学思想指导下，获得正确的分析和批判，从而提高认识，加强信心。"② 加强什么信心？自然是"科学思想指导下"中医临床实践的信心。中医的主体性没有丢。

朱颜于 1953 年发表的《中医对高血压症的认识和治疗》，可以说是当时"中医科学化"的范本。这篇文章先讨论中医对高血压的认识，认为虽然"无论从中医文献和未经进修的中医临床经验中都没有高血压症这个名词"，但并不影响"中医对高血压症的接触也是很早以前的事，中医在长期碰到高血压的过程中，形成了经验的认识"。于是作者先列出肝气逆、肝风、肝厥、肝邪眩晕等 12 条以中医语言分类的类似高血压的病症，然后将所有列出的症状重新以西医语言分为神经系统症状、循环系统症状、肾病症状、脑溢（注：出）血症状。在有了相对的中西医认识之后，作者写道：

> 中医把高血压症硬而有力的脉搏，叫做"弦脉"，意思是说如弓弦一样的脉搏，这是中医对高血压症客观病征上的唯一认识，我们曾观察一些高血压症经中医诊断有"弦脉"者，用脉波计记其脉搏波纹和正常人中医所谓"平脉"相较，发现确有不同之处。③

朱颜不仅在中西医语言之间试图做出翻译，还运用了"科学工具"即脉波计将中医自身都常常"指下难明"的脉象，以图表的形式翻译了出来。由此他自信地写道，大致可以肯定中医对高血压症的本质虽无所知，而对高血压症的各种临床病理现象已有经验的认识，而且认为这种症候是由劳心（用脑）过度和情绪过分或长期激动所引起，也符合中医对弦脉的解释。

① 《北京中医进修学校三年工作总结》，《北京中医》1953 年第 2 期。
② 万友生：《从中医学术系统谈到中医进修问题》，《中医杂志》1954 年第 3 期。
③ 朱颜：《中医对高血压症的认识和治疗》，《北京中医》1953 年第 7 期。

之后的第二部分讨论"中医对高血压症的治疗"，围绕症状分类给出若干相应的中医处方，占据文章三分之一的篇幅，行文方式与经典的中医方剂书一致，基本没有西医语言，仅在最后单列出几种常用药如当归、钩藤、天麻，给出了单味药的药理学解释。

可见，新中国成立初期中医进修学校的中医科学化并非如很多人所批评的那样是西医对中医的暗中改造和消灭。① 如前所述，中医进修是为了将私人开业的中医组织起来，补充到当时急需的医疗卫生队伍中，尤其是预防卫生工作队伍中。比如在进修的业务要求上，北京中医进修学校只列出了三项非常基本的要求：（1）初步了解基础医学的内容；（2）根据新的补充知识改进处方和处理病人方法；（3）掌握一些浅易的新的防治技术。② 这些并没有触及中医的根本。

三　其命维新

北京中医进修学校最初的任务是帮助北京市有开业执照的中医进修，在成立三年之后已经"由一个解决地方问题的学校变为解决全国中医进修基本干部的学校"。虽然在课程设置乃至教材编写上，内容皆以"科学医学"为主，但前提在于学生本身已是开业的中医，已经具备相当年限的临床经验积累。究其目的，中医进修学校的核心任务，是在新中国将原本松散、分离的旧中医逐步打造为符合新中国卫生事业需要的"新中医"。如北京中医进修学校的三年工作总结所述：中医几千年来个体自由职业的传统，在短期进修后即大幅度改观，有三分之二的中医转入新的生活方式，走入集体生活，是一个伟大的收获。从 1950 年到 1951 年短短一年的时间，各地人民政府已经建立了中医进修学校 17 处，不同名称的中医进修班 101 处。卫生部特地出台"关于组织中医进修学校及进修班的规定"，明确了中医进修学校的一般招收对象为开业中医，课程内容和标准皆参照了北京中医进修学校的模式，强调社会科学的课程和"预防为主"的方针，深入讲授预

---

① 顾植山、李荣：《近代医学史上的"中医科学化"运动》，《南京中医学院学报》1989 年第 2 期。

② 编辑室：《北京中医进修学校教学概况》，《北京中医》1951 年第 1 期。

防医学。① 朱颜在 1954 年分析中医状况时讲道，当时几十万从业中医，从年龄到开业背景、经济条件、临床经验、专业程度（有的是专业中医，有的是半农半医，有的是联合诊所成员，有的是政府机关干部）等多方面参差不齐，② 中医力量的整合与规训应是新中国成立初期发展中医的重要目标，而从预防医学入手整合起来的中医队伍，更是直接参与了新中国的卫生治理，中医科学化可以说是现代国家治理的理性要求。③

科学化也是新时期中医学术发展的要求。任应秋在讨论中医进修教育时援引中南区卫生局齐仲桓局长 1951 年的讲话，"中医也有自己的理论……只是不用今天的科学来解释，而是用中医自己的道理方法来解释的。可是廿世纪的今天不用今天的科学来解释是不容易给人家明白的……所以毛主席说：中医要科学化，因为中医有科学的内容而没有科学形式，中医有数千年的历史，有丰富的经验；但不容易为现代的科学所了解……现在中央已有进修学校帮助中医们去研究科学的医学，这并不等于把中医的东西不要，而是帮助中医打好科学的基础，把中医提高"。④ 用科学的语言对"中医自己的理论"进行翻译、解释，提高中医水平的同时建设一个新中医体系。更为重要的是，这个科学的语言并不必是西医的语言。

孟昭威于 1953 年专门撰文讨论"中医科学化"，文章开篇即强调："我们一定要中医。同时在科学化的过程中一定要学习西医的东西。可是这样没有真正科学化。只有学习苏联的先进医学时，才能走入科学化。"⑤ 他将中医、西医和苏联医学分别视为封建主义、资本主义和社会主义的代表，按照马克思主义历史观的阶段论，将苏联医学放在最高阶段，认为这是"人类最先进的医学。它不但概括了资本主义社会医学好的遗产，同时也概括了封建主义社会医学的好遗产。……苏联医学很重视我们针灸、中药，拔火罐子的研究和应用，把这些宝贵的遗产吸收到社会主义医学里面去"。

---

① 《中央人民政府卫生部关于组织中医进修学校及进修班的规定》，《北京中医》1951 年第 3 期。
② 朱颜：《中医进修与中医学术研究》，《北京中医》1954 年第 3 期。
③ 赖立里：《言说"科学"——中医科学化的人类学观察》，王铭铭编《中国人类学评论》第 16 辑，世界图书出版公司·后浪出版公司，2010。
④ 任应秋：《我对中医进修教育几点不成熟的意见》，《北京中医》1954 年第 3 期。
⑤ 孟昭威：《论中医科学化》，《北京中医》1953 年第 1 期。

因此，以苏联医学为代表的新医学是不会断然完全取代过去的旧医学的，而是要把好遗产吸收到社会主义医学里面去。尤其重要的是，在这个先进医学的映照下，西医也被认为有若干缺陷：西医采用的形式逻辑"在客观的证明上确实解决了不少问题，但是由于它的本身的片面性"，① 它基本上含有主观的成分。孟昭威以盲人摸象为例来说明西医的认识论由于过分强调微观和缺乏整体观念，以致表面客观的观察得出的全局把握实际上依然来自观察者的主观认识，从而导出并不科学的结论。与之相反的是苏联医学由于掌握了比形式逻辑更高一级的理论唯物辩证的逻辑而成为最科学的医学，仗着这一套武器，它才能真正认识周围的世界，从历史发展上认识问题，从整体联系上认识问题，而且最主要的是它可以实现理论与实践的互相转化。

辩证唯物主义对现代中医理论体系构建的影响，从现代中医的核心理念"辩证施治"即可见一斑，② 因篇幅所限这里不再展开叙述。总而言之，新中国成立初期的中医进修学校教育，不仅是国家发展充实医疗卫生事业的要求，也是中医积极适应新的社会政治环境而发展自身的努力。1956 年开始成立的中医学院基本都是在各地中医进修学校的基础上建立起来，标志着现代中医体制化进程的全面展开。而当年中医进修教育的科学化探索和努力，有别于民国时期以西医解释中医的单一取向，而是通过对社会科学认识论的重视，找到辩证唯物主义和实践论的逻辑为我所用，由此开启了建立中医现代理论体系的新途径。

---

① 孟昭威：《论中医科学化》，《北京中医》1953 年第 1 期。
② 付滨、张童燕、杨美娟：《中医科学化与辩证论治理念之形成》，《医学与哲学》2012 年第 5 期。

17 世纪欧洲对针灸的初识与想象：
以威廉·瑞恩《论针灸》为中心[*]

张树剑[**]

一 引言

当前，针灸在西方世界已经成为被主流医学认可的东方医疗技术。一般认为 20 世纪下半叶是西方社会普遍接受针灸的重要时期，在此之前，针灸对于西方人而言一直比较陌生，"但这不代表针灸在 17、18 世纪的欧洲不曾流行过"。[①] 事实上，针灸于 17 世纪时即传入欧洲，并引起了欧洲知识群体的极大兴趣。[②] 17 世纪正是地理大发现的黄金时代，经过文艺复兴洗礼之后的欧洲正在经历着科学与艺术的启蒙，借助于航海技术，欧洲的贸易船只在各个大洲之间逡巡。贸易之外，科技交流也是这一时期航海的主题，在欧亚大陆之间的船队上，除了商人与传教士，还有博物学家与医生。威

* 本文为国家社科基金重大项目"宋元以来中医知识的演变与现代'中医'的形成研究"（项目编号：18ZDA175）、国家社科基金专项项目"十九世纪前欧洲科学家和汉学家视野下的中医西传研究"（项目编号：2018VJX066）、国家社科基金青年项目"海外中医汉学家翻译思想及其影响研究"（项目编号：20CYY004）阶段性成果。本文原刊于《华东师范大学学报》（哲学社会科学版）2023 年第 1 期，第 33~45 页。

** 张树剑，山东中医药大学教授。

① Gwei-Djen Lu and Joseph Needham, *Celestial Lancets*：*A History and Rationale of Acupuncture and Moxa*（Cambridge：Cambridge University Press，1980），p. 269.

② 将在下文讨论。

廉·瑞恩（Wilhelmi Ten Rhyne，1647-1700，以下简称瑞恩①）就是其中一位杰出的医生，他是第一个系统地将针灸技术介绍到欧洲的职业医生。

瑞恩出生于荷兰的代芬特尔（Deventer），1670 年在莱顿大学（Leiden University）获得医学博士学位，② 1673 年应聘于荷兰东印度公司赴日本，于该年 6 月从荷兰出发，1674 年 1 月抵达巴达维亚（Batavia，即今印度尼西亚雅加达），在巴达维亚停留了几个月之后，于 1674 年 6 月抵达日本长崎的出岛（Deshima），1676 年 10 月离开日本。瑞恩在居留日本期间，接受日本医生的咨询，也为幕府高层提供医疗服务，通过与日本医生与翻译的交流，他得到了比较丰富的针灸学知识，对针灸也产生了浓厚的兴趣。瑞恩到达日本不久，1674 年 10 月就在给他的同事赫尔曼·布肖夫（Herman Busschof）的信中表达了想学习针灸的想法，③ 1681 年 6 月，在经过系统的整理之后，瑞恩写信给英国皇家学会的秘书说，他有一些关于日本的艾灸与针刺治疗以及中国人脉诊的观察，希望能够出版。④ 1682 年的 1 月 18 日，这封信的内容在皇家学会的会议上引起了广泛的讨论。⑤ 最终，瑞恩的这一

---

① Wilhelmi Ten Rhyne 是瑞恩姓名的拉丁文拼写，在英文出版物中或写作 Willem Ten Rhijne，关于瑞恩的出生时间，目前有两种说法，多数资料〔包括本文引用的主要英文材料，宾夕法尼亚大学古典系的罗伯特·卡鲁巴（Bobert W. Carrubba）与约翰·鲍尔斯（John Z. Bowers）对瑞恩《论针灸》的英文译稿〕均写作 1647 年，维基百科采用了这一时间。有些传记记录瑞恩生于 1649 年，如 G. A. Lindeboom, *Dutch Medical Biography*：*A Biographical Dictionary of Dutch Physicians and Surgeons 1475-1975*（Amsterdam：Rodopi, 1984），p. 1622；Subba Reddy, "Dutch Physician in the Eas," *Bulletin Ind. Inst. Hist. Med.*, Vol. V, p. 153。

② 瑞恩的博士论文题目为《胀气引发的肠道疼痛》（"De Dolore Intestinorum e Flatu"），在莱顿，除了学习传统医学，即希波克拉底与盖仑的医学之外，受导师西尔维乌斯（Sylvius）影响，还学习了化学医学，这对他之后解释东方医学时有所影响。

③ 见 J. M. H. van Dorssen, "Willem Ten Rhijne（geb. te Deventer 1647, overl. Te Batavia 1 Jun. 1700）," *Geneesk. Iijdschr. v. Nederl. Indie*, Vol. 51, No. 2（1911），转引自 Bobert and Bowers, "The Western World's First Detailed Treatise on Acupuncture：Willem Ten Rhijne's De Acupunctura," *Journal of the History of Medicine*, Vol. 29, Issue 4（1974），p. 372。

④ Harold J. Cook, *Matters of Exchange*：*Commerce, Medicine, and Science in the Dutch Golden Age*（New Haven：Yale University Press, 2008），p. 371。

⑤ 1683 年 1 月 18 日，英国皇家学会就资助瑞恩关于东方医术的著作召开了一次会议，时任皇家学会主席克里斯托弗·雷恩（Christopher Wren）、科学家罗伯特·胡克（Robert Hooke）、科学作家托马斯·亨肖（Thomas Henshaw）等参与了讨论。见 Thomas Birch, *The History of the Royal Society of London for Improving of Natural Knowledge from Its First Rise*, Vol. 4,（London：A. Millar, 1756-1757），pp. 118-120。高晞在论文中亦对该会议有所提及，见高晞《16—17 世纪欧洲科学家视野下的中国医学》，《复旦国际关系评论》2018 年第 2 辑。

著作于 1683 年 5 月以拉丁文出版。

瑞恩的著作题名很长：《论关节炎、形体图、针灸及以下三部分：1. 古老化学和草药；2. 生理；3. 畸胎》。[①] 其中第二部分 "mantissa schematica" 与第三部分 "de acupunctura" 一般被认为是欧洲第一次系统的针灸论述。瑞恩首次将针灸译为拉丁文 acupunctura，即英文 acupuncture，现在为 "针灸" 一词的标准英译。除了赫尔曼·布肖夫的前言外，该书分四部分。第一部分名为关节炎（dissertatio de arthritide），讨论了日本医生治疗关节炎（实际指的是痛风）的病因，作者将痛风归因于 "风"（flatus），对于疼痛的治疗原则是祛风（dispelling flatus），重点介绍了日本医者如何应用 "中国的灸法" 在关节上施灸，令风得以消散，也提及针法，同时对日本应用艾灸预防保健也做了叙述；第二部分名为形体图（mantissa schamatica），对 4 幅针灸铜人图进行了解读并较为系统地讨论了人体的经络理论；第三部分论针灸（de acupunctura），是对针法的描述，讨论了针灸工具、刺法的内容以及其适应证；第四部分为三篇短文（et orationes tres），讲述了瑞恩在旅行中的一次发热以及三篇关于化学、植物、生理、畸胎的短文。其中第二、第三两部分内容由宾夕法尼亚大学古典系的罗伯特·卡鲁巴（Robert W. Carrubba）与约翰·鲍尔斯（John Z. Bowers）译为英文，于 1974 年以《西方世界的第一部针灸论著：威廉·瑞恩的 "论针灸"》（The Western World's First Detailed Treatise on Acupuncture：Willem Ten Rhijne's De Acupunctura）为题发表于《医学史杂志》（*Journal of the History of Medicine*）。[②] 译者在引言中评价道："瑞恩应该被认为是研究与解读日本医学实践的第一位西方医生。"[③] 科学史家鲁桂珍（Gwei-Djen Lu）、李约瑟（Joseph Needham）也说："虽然这本书不是十分详尽，但被称为西方世界第

---

① Wilhelmi Ten Rhyne, *Dissertatio de arthritide*；*mantissa schematica*；*de acupunctura*；*et orationes tres*：*I De chymiæ et botaniæ antiquitate et dignitate*；*II De physionomia*；*III De monstris*（London：Chiswell, Leers, The Hague, and Leipzig, 1683）.

② Carrubba and Bowers, "The Western World's First Detailed Treatise on Acupuncture：Willem Ten Rhijne's De Acupunctura," *Journal of the History of Medicine*, Vol. 29, Issue 4 (1974), p. 372.

③ Carrubba and Bowers, "The Western World's First Detailed Treatise on Acupuncture：Willem Ten Rhijne's De Acupunctura," *Journal of the History of Medicine*, Vol. 29, Issue 4 (1974), p. 374.

一本详论针灸的著作，还是公平的。"①

　　一名 17 世纪受过医学院博士教育的医生的针灸著作，对于针灸的历史研究无疑是重要的。不过，检索对于瑞恩及其针灸学著作的研究，国内的论述却非常少。从目前的资料看，对瑞恩的工作有所评述的只有个别针灸通史类著作，②中国学者关注到瑞恩的只有高晞，她在一篇讨论近代欧洲科学家的文章中对此着墨，但未展开叙述。③

　　与国内疏落的笔墨相对应的是，国外对于瑞恩与针灸西传的研究要丰富得多。瑞恩的著作于 1683 年出版后不久，英国皇家学会的会刊《哲学汇刊》（Philosophical Transactions）就发表了长达 14 页的摘要与评论。④此文的刊行，引发了欧洲科学界对针灸的第一波关注。瑞恩著作的荷兰语版本于第二年在阿姆斯特丹出版，⑤当时欧洲的著名科学家胡克（Robert Hooke）、列文虎克（A. V. Leeuwenhoek）、玻意耳（Robert Boyle）、洛克（John Locke）、海斯特（Lorenz Heister）等都或多或少与瑞恩的《论针灸》产生了交集。⑥除了对瑞恩著作的译介之外，近年来有对瑞恩的医学工作做出详细论述的研究，⑦有对瑞恩与同样在 17 世纪对日本针灸做出观察的德

---

① Gwei-Djen Lu and Joseph Needham, *Celestial Lancets: A History and Rationale of Acupuncture and Moxa*, p. 271.

② 白兴华主编《中国针灸交流通鉴·历史卷》（西安交通大学出版社，2012）一书第 163～169 页对瑞恩的故事有梗概性叙述，另外的针灸通史类著作对瑞恩的工作仅仅一笔带过。参见马继兴《针灸学通史》，湖南科学技术出版社，2011；中国科学技术协会主编，中国针灸学会编著《中国针灸学学科史》，中国科学技术出版社，2021。

③ 高晞：《16—17 世纪欧洲科学家视野下的中国医学》，《复旦国际关系评论》2018 年第 2 辑。

④ "An Account of a Book, viz. Wilhelmi Ten Ryne M. D. Reviewed Work: Transisalano-Daventriensis, 1. Dissertatio de arthritide; 2. Mantissa schematica; 3. De acupunctura; 4. Et orationes tres: I De chymiæ et botaniæ antiquitate et dignitate; II De physionomia; III Demonstris," *Philosophical Transactions*, Vol. 13 (1683).

⑤ Harold J. Cook, *Matters of Exchange: Commerce, Medicine, and Science in the Dutch Golden Age*, p. 373.

⑥ 相关研究见 Harold J. Cook, *Matters of Exchange: Commerce, Medicine, and Science in the Dutch Golden Age*, pp. 349-377; Wei Yu Wayne Tan, "Rediscovering Willem Ten Rhijne's De Acupunctura: The Transformation of Chinese Acupuncture in Japan," quote in Harold J. Cook ed., "Translation at Work: Chinese Medicine in the First Global Age," *Clio Medica*, Vol. 100, pp. 108-133。

⑦ Harold J. Cook, *Matters of Exchange: Commerce, Medicine, and Science in the Dutch Golden Age*, pp. 349-377.

国医生恩格尔伯特·坎普弗尔（Engelbert Kacmpfer）做出比较的研究。[①] 罗伯塔·比文斯（Roberta E. Bivins）对瑞恩抄录的几幅"人体地图"（即瑞恩抄绘的铜人图，下文将详述）做了介绍；[②] 鲁桂珍与李约瑟在他们颇有声誉的著作《针灸：历史与理论》（*Celestial Lancets：A History and Rationale of Acupuncture and Moxa*）中也梳理了瑞恩与《论针灸》的线索。[③] 基于全球史的研究，有通过对瑞恩研究的回顾提出中国针灸在日本的传播与转型的文章[④]与基于全球历史的视野讨论 17 世纪针灸西传过程中的物质传播与人际网络的研究[⑤]。许小丽（Elisabeth Hsu）的研究讨论了针灸在欧洲传播过程中的简要历史，提出针灸在传播中的两个叙事，一是基于远行的医生，一是基于耶稣会士，两者各有特点。[⑥] 日本学者的研究多是基于日本文化的接受方面的叙事。[⑦]

相对而言，中文世界对瑞恩及其《论针灸》的研究十分单薄，其原因一方面可能是瑞恩的针灸知识是在日本得到，这一知识的传播路径是中国—日本—欧洲，其间转折较多，中国学者关注中医西传多是以中国自身为起点，对于转道日本西传的路径关注较少；另一方面大概是瑞恩的原著是用拉丁文出版，语言也是影响研究深入的一个因素。笔者亦不能阅读拉丁文，以下主要以 1974 年英文《医学史杂志》发表的瑞恩《论针灸》译文为基本材料，分析 17 世纪欧洲医生瑞恩对针灸的认识与想象。

---

① R. E. Bivins, *Acupuncture*, *Expertise and Cross-cultural Medicine*（New York：Palgrave, 2000），pp. 46-94.

② R. E. Bivins, "Imagining Acupuncture：Images and the Early Westernisation of Asian Medical Expertise," *Asian Medicine*, Vol. 7, No. 2（2014），pp. 298-318.

③ Lu Gwei-Djen and Joseph Needham, *Celestial Lancets：A History and Rationale of Acupuncture and Moxa*, pp. 269-302.

④ Wei Yu Wayne Tan, "Rediscovering Willem Ten Rhijne's De Acupunctura：The Transformation of Chinese Acupuncture in Japan," quote in Harold J. Cook ed., "Translation at Work：Chinese Medicine in the First Global Age," *Clio Medica*, Vol. 100, pp. 108-133.

⑤ Harold J. Cook："Medical Communication in the First Global Age：Willem Ten Rhijine in Japan, 1674-1676"，《古今论衡》2004 年第 11 期。

⑥ Elisabeth Hsu, "Out Line of the History of Acupuncture in Europe," *J. of Chin. Med.*, Vol. 29（1989）.

⑦ ミヒェル・ヴォルフガング「Japanese Acupuncture and Moxibustion in 16—18th Century Europe」『全日本鍼灸学会雑誌』第 61 巻第 2 号、2011 年、150~163 頁。

二　瑞恩的铜人图及其对经络的解读

瑞恩的《论针灸》分为两部分，第一部分是 4 幅铜人图以及对 4 幅图的说明。[①] 瑞恩得到这几幅图应该颇费周折，谈到向日本医生或者翻译学习东方医学的时候，他说"怀有嫉妒心的日本人很不情愿分享这些神秘技艺，尤其是对外国人，他们珍视这些技艺就像珍视书柜中的珍宝一样"。[②] 正式介绍 4 幅铜人图之前，瑞恩先对日本（中国）的经络学说做了一些阐发。作者很善于讲故事，他用海上航行的船只定位港口、确认航线与躲避礁石等来比喻针灸师在人体上做治疗时定位穴位、理解循环（瑞恩将经络理解为循环）与避开风险。[③] 所以对于瑞恩而言，这 4 幅图所示的"经络"并没有在中国医学中"内属于腑脏，外络于肢节"[④] 的意义，只是言明这是中国人与日本人用于施灸与施针的地方。[⑤]

瑞恩说："我精心准备了 4 幅人像图，两幅日本人，两幅中国人。每一组图都展现了人体的前面与背面。"从他的叙述看，瑞恩是在翻译与助手的帮助下描摹了这 4 幅图，当时瑞恩应该还有一些其他的图，以表示身体侧面的经穴，但是他没有复绘。[⑥] 从绘图的风格来看，很明显经过了瑞恩的改编，笔法更为写实，对象的立体感较强，与传统的中医明堂图、铜人图全然不同，而且，人物形象也改画为西方人的形象。面对这样的 4 幅

---

① 铜人图，在中医典籍中或称为明堂图，亦有称偃侧图者，不同称谓所指略有不同，铜人图是指直接摹写自针灸铜人的图；明堂是腧穴的代称，所以明堂图亦可称为经穴图；古代经穴图有正人、伏人、侧人三人图一组者，故称为偃侧图。瑞恩书中的图是摹绘自中国、日本的铜人图，其中两幅是摹抄自明刊铜人图日本抄绘本，可以称为瑞恩"铜人图"。

② Carrubba and Bowers, "The Western World's First Detailed Treatise on Acupuncture: Willem Ten Rhijne's De Acupunctura," *Journal of the History of Medicine*, Vol. 29, Issue 4 (1974), p. 376.

③ Carrubba and Bowers, "The Western World's First Detailed Treatise on Acupuncture: Willem Ten Rhijne's De Acupunctura," *Journal of the History of Medicine*, Vol. 29, Issue 4 (1974), pp. 375-376.

④ 语出《灵枢·海论》，《灵枢》《素问》合称为《黄帝内经》，为中医学经典文本，版本众多，本文对《黄帝内经》中的语句不再出注。

⑤ Carrubba and Bowers, "The Western World's First Detailed Treatise on Acupuncture: Willem Ten Rhijne's De Acupunctura," *Journal of the History of Medicine*, Vol. 29, Issue 4 (1974), p. 376.

⑥ Carrubba and Bowers, "The Western World's First Detailed Treatise on Acupuncture: Willem Ten Rhijne's De Acupunctura," *Journal of the History of Medicine*, Vol. 29, Issue 4 (1974), p. 376.

欧洲医生摹绘的人体模型图，首先要考虑的问题是：瑞恩摹绘的底本是什么？

以下主要考查瑞恩所说的两幅中国人像（见图 1、图 2）。美国学者魏茂堂（Vigouroux Mathias）与日本学者町泉寿郎认为瑞恩的人像图是来自中国宋代的针灸名著《铜人腧穴针灸图经》，① 其依据是第一幅图的右侧写着"Donyn, Jukits, Xinkieu, Doukio"。翻译给瑞恩的解释是："Donyn"是指用铜制作的模型；"Jukits"是指有标志（腧穴）的四肢；"Xinkieu"指针与灸的技法；"Doukio"指展示。魏茂堂与町泉寿郎对这组词汇做出了明确的翻译，即 Donyn—铜人，Jukits—腧穴，Xinkieu—针灸，Soukio—图经，即"铜人腧穴针灸图经"。问题是，图上标有"铜人腧穴针灸图经"，就能说明该图来源于《铜人腧穴针灸图经》吗？笔者查阅了现存《铜人腧穴针灸图经》明代正统八年（1443）的石刻拓本，② 以及清代据元刊本影印的《新刊补注铜人腧穴针灸图经》③ 等重要传本，核对了《铜人腧穴针灸图经》的经络图与瑞恩所摹画的铜人图，发现差异很大，而且，图片上的文字完全不同，完全可以切断两者之间的纽带。如果不是来自《铜人腧穴针灸图经》，那么为什么在瑞恩所

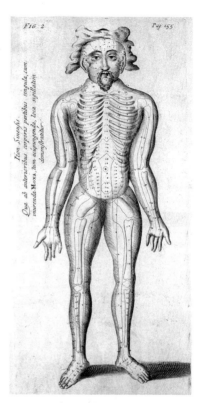

图 1　瑞恩经穴图 1（正面图）

资料来源：伦敦维康博物馆（Wellcome Collection）中的藏图，见 https://wellcomecollection.org/images。

---

① 　シーヴィグル・マティアス・町泉寿郎「19 世紀ヨーロッパの鍼灸の受容におけるシーボルトと石坂宗哲の貢献について——シーボルト旧蔵の鍼灸関係資料の比較調査を中心に」『日本医史学雑誌』第 57 巻第 3 号、2011 年。

② 　上、中二卷存中国中医科学院图书馆。

③ 　该传本馆藏较多，笔者查阅的为中国中医科学院图书馆藏本。

摹写的原本上会出现"铜人腧穴针灸图经"的字样呢？宋代天圣年间王惟一奉敕编撰《铜人腧穴针灸图经》的同时，尚制作了两具铜人，此后，北宋石藏用根据天圣铜人绘制了正人、伏人两幅图，是为最早的铜人图。再后，史素于明代成化年间、丘濬于明代弘治年间重绘铜人图，其中，丘濬绘图时增加了脏腑骨骼内容。目前，史素图仅存正人图摹绘本一幅（见图3），藏于日本大阪的森之宫医疗学园，丘濬图存有两套正、伏人图，藏于日本药物博物馆与森之宫医疗学园，[①] 以下为表述方便，统称为明代铜人图日本抄绘本。顺着这个线索，终于发现了瑞恩经穴图的秘密。

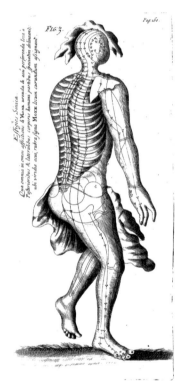

图2 瑞恩经穴图2（背面图）

资料来源：伦敦维康博物馆（Wellcome Collection）中的藏图，见 https：//wellcomecollection.org/images。

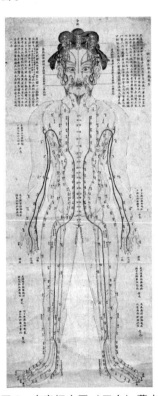

图3 史素铜人图（正人）摹本

资料来源：藏于日本森之宫医疗学园，参考黄龙祥主编《中国针灸史图鉴》，青岛出版社，2005，第258~310页。

---

① 以上考证参考黄龙祥主编《中国针灸史图鉴》，青岛出版社，2003，第258~310页。

瑞恩在介绍第一幅图时，说图的左侧是两种药物 "Rocquakph" "Kuikiu（Xinkiu）" 的功效，"Rocquakph" 可以驱除恶风、缓解眩晕与头痛；"Kuikiu" 是一种生长在鱼塘中，可以通过气味吸引鱼群的植物根。卡鲁巴与鲍尔斯在李约瑟与鲁桂珍的帮助下识读 "Rocquakph" 为蓇草，"Kuikiu" 为鬼臼，不过他们在脚注里注明对这两个词的识读 "高度怀疑"。[①] 笔者也 "高度怀疑" ——针灸古籍中的经穴图很少有涉及本草的叙述，更何况是这两种很不常用的药物。但正是这两株本草的记录，成为揭开瑞恩经穴图来源秘密的关键证据。现存明代铜人图日本抄绘本有一篇图序，开头两句就是："鹿藿施于风眩，芎藭由于河鱼"，到这里就真相大白了，原来 "Rocquakph" 是指鹿藿，"Kuikiu" 应释为芎藭，芎藭即川芎，又称鞠藭，李时珍言："《左传》言麦曲鞠穷御湿，治河鱼腹疾。予治湿泻每加二味，其应如响也。"[②] 由于翻译与理解的误差，瑞恩记录为："Rocquakph" 可以驱除恶风，缓解眩晕与头痛；"Kuikiu" 是一种生长在鱼塘中，可以通过气味吸引鱼群的植物的根。对 "Rocquakph" 的解释大体不错，与 "Kuikiu" 就是风马牛不相及了。无论如何，读到这一句话之后，以下文本就迎刃而解了。而且明代铜人图的右侧图序的标题就是 "铜人腧穴针灸图经序"，这坐实了明代铜人图日本抄绘本是瑞恩的摹写底本或者至少是主要的底本之一，不过这一标题也易致误导，认为瑞恩的图来自宋代官修名著《铜人腧穴针灸图经》。

明代铜人图日本抄绘本的图序抄录者书法一般，抄史素图或者抄丘濬图均有许多明显的文字错误，两本校订之后厘为下文（括号内为丘濬图文字）：

> 铜人腧穴针灸图经序。鹿藿施于风眩，芎藭由于河鱼，皆局踏辕下者，然也。岂知走獭起死，亦非汤剂之处（所）及乎？经曰：汤（汤药）攻其内，针灸治其外，则病无逃。盖不可偏废者，如此自知后（和缓）而来以医名家者，未常兼之（未尝不兼之）。后世岐（歧）而为二，本不素习，卒难变从故也，其何以致十全之功哉。天圣中尚药王惟一创为之式，铸铜以象人内分脏腑旁注溪谷进荣所会孔穴所安窍

---

① Carrubba and Bowers, "The Western World's First Detailed Treatise on Acupuncture: Willem Ten Rhijne's De Acupunctura," *Journal of the History of Medicine*, Vol. 29, Issue 4 (1974), p. 398.
② 李时珍：《本草纲目》，山西科学技术出版社，2014，第 384 页。

而达中刻以记之，则名为铜人腧穴针灸图经。其后又有石藏用者，复按其状绘为正背明堂二图，十二经络各以其色措（别）之（谓心与小肠其经络其色赤，肝与胆其经络其色青，皆类之（此）督任二脉则以绿色涂之。学者殆不可不知也。历纪浸远，经络气穴不能莫（无）毫厘之差。予先莫（世）得六微之旨，阅五传矣。辄因此图之旧取黄帝明堂正经，参考校定，遂复其真，既而思之，曰与其自私以独善，孰若广传而济人，博哉，故镂板以贻诸同志异时按图察征，砭砭以临危病者，岂时虢子之遇越人已乎？

找到原图的文字，瑞恩的解读就没有任何困难了。基本上就是对以上文本的不太准确与不太全面的翻译，夹杂着他的一些解释性文字。譬如，对"Rocquakph""Kuikiu"两种药物解释之后，他说，如果它们不起效，就要推荐针与灸治疗，这里他引用了希波克拉底的名言，以说明东西方的相通之处："病有药不可治者，刀能治；刀不能治者火能治；火不能治者，可断其不治。"[1] 随后说针刺比较适合外部疾病的治疗，如果参与内部治病，则疾病不会持续，[2] 这里的翻译较准确，也符合中医学本身的理论。[3]

既然明代铜人图日本抄绘本的图序中有"铜人腧穴针灸图经"的字样，就不能不提《铜人腧穴针灸图经》以及这本书的作者——宋代医官王惟一。瑞恩的翻译肯定给他介绍了这本书，所以瑞恩在书中提到了宋代很有声誉的王姓医生（Oyt）铸造了具有脏腑、神经、骨骼与关节等的铜人并标记了针刺的部位。[4] 对于"铜人腧穴针灸图经"（Donyn, Jukits, Xinkieu, Doukio）这

---

[1] Carrubba and Bowers, "The Western World's First Detailed Treatise on Acupuncture: Willem Ten Rhijne's De Acupunctura," *Journal of the History of Medicine*, Vol. 29, Issue 4 (1974), p. 378. 此处中文引用了赵洪钧的译文，见《希波克拉底文集》，赵洪钧等译，中国中医药出版社，2007，第248页。

[2] Carrubba and Bowers, "The Western World's First Detailed Treatise on Acupuncture: Willem Ten Rhijne's De Acupunctura," *Journal of the History of Medicine*, Vol. 29, Issue 4 (1974), p. 379.

[3] 《素问·移精变气论》："毒药治其内，针石治其外。"

[4] 从瑞恩的描述中可以看到，他并未见到真正的铜人模型，而且，瑞恩并不理解铜人表面的经络的意义，也没有发明经络的译法，他在说明经络时，nerves、veins、arteries、vessels四个词混用，多数时候用 veins 或者 arteries。

一组词汇，瑞恩译为：在一个铜人上标记的四肢针灸示意图。[①] 显然，他的日本翻译没有为他解释清楚什么是"腧穴"。对于原图中"黄帝明堂正经"的表述，瑞恩译释为黄帝（Quoteecy）写了《明堂经》（*Miondokio*）这本书，他将脉（verves）[②] 与内脏的外在延伸统一为 12 条，而且是第一个将脉用不同的颜色来区别描记的人，同时，他将《明堂经》用铜版印刷，视此书为珍宝，不肯轻易示人。这些内容似是而非，大多是基于揣度。

将瑞恩的经穴图第一幅图（正面图）与日本森之宫医疗学园的两套图相比较，从人物形象、发饰等外观就可以断定瑞恩最为直接的抄绘对象应该是来自史素的抄绘本。但是由于瑞恩不理解中医经络的循行概念（翻译也未必理解），加之抄摹底本对于经穴的勾画复杂，瑞恩没有完全忠实于原图来表现经络腧穴的细节：面部腧穴没有连线，胸腹四肢的连线也比较粗略。不过，瑞恩的图中增加了骨骼解剖内容，这是瑞恩根据自身的知识基础加的吗？答案是：不是。这里的骨骼内容，瑞恩另有所本。这个问题的求解需要从瑞恩的第二幅图（背面图）入手。

明代南京太医院在史素、丘濬图的基础上重订刊印了新的铜人图（已佚），万历二十九年（1601），山西赵文炳刊刻《针灸大成》时，命"能匠于太医院肖刻铜人像，详著其穴，并刻画图"，而且，在太医院两幅图的基础上补绘了两幅侧身图，组成了一套 4 幅的"铜人明堂之图"，康熙四年（1665）林起龙重刊了这一组铜人明堂图。目前存世的铜人明堂图多系林起龙重刊图的重印本或者抄本。[③] 无独有偶，日本森之宫医疗学园除了藏有史素图的抄本，还藏有林起龙重刊的铜人明堂图的彩色摹本。我们看这套图的第三图（见图 4）。从第三图的人形特征看正是瑞恩的第二幅图，我们先假定林起龙重刊的这套图的第三图即是瑞恩第二幅图的来源，看看图上的文字是否符合。该图上部有明太医院院使重修铜人图的序，人形的上下左右各有一段文字，分别是"十四经流注长短丈尺""明堂针灸尺寸总法"

---

① Carrubba and Bowers, "The Western World's First Detailed Treatise on Acupuncture: Willem Ten Rhijne's De Acupunctura," *Journal of the History of Medicine*, Vol. 29, Issue 4 (1974), p. 381.

② 为了表述方便，将瑞恩的 nerves、veins、arteries、vessels 统一译为"脉"。

③ 黄龙祥有《铜人明堂图考》，见黄龙祥《针灸典籍考》，北京科学技术出版社，2017，第613~617 页。

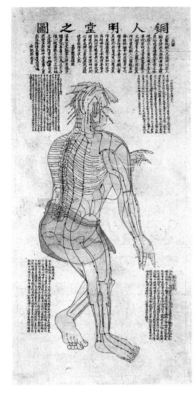

**图4　林起龙重刊铜人明堂图
（第三图）摹本**

资料来源：藏于日本森之宫医疗学园，
见黄龙祥《针灸典籍考》，北京科学技术出
版社，2017，第613~617页。

"奇经八脉歌""经络流注歌"，其中右上"十四经流注长短丈尺"分别说明了手三阴、手三阳、足三阴、足三阳经以及阴阳跷脉、任脉、督脉的走向与长度，全文如下：

> 十四经流注长短丈尺：手三阴之脉从胸走手，长三尺五寸，左右六阴之脉共长二丈一尺；手三阳之脉从手走头，长五尺，左右六阳之脉共长三丈；足三阳之脉从头走足，长八尺，左右六阳之脉共长四丈八尺；足三阴之脉从足走腹，长六尺五寸，左右六阴之脉共长三丈九尺；阴阳两跷脉从足至目，长七尺五寸，左右共长一丈五尺；督脉长四尺五寸，任脉长四尺五寸，任督二脉共长九尺。凡经脉共长一十六丈二尺也。络脉传注，周流不息，经脉者，行血气、通阴阳，以荣于身者也。

　　对照瑞恩的文本，他对第二图的解释基本上就是对这一段话的翻译。所以，赵文炳重刊补订的"铜人明堂之图"的第三图，即是瑞恩的摹本的母本，是否是临自林起龙重刊后的版本则无法确认。

　　瑞恩在翻译这一段的时候，分别对手足十二经脉以及阴阳跷脉、任督二脉的起止部位做了说明，描述大致不差。他将三阴经分别音译为"Tay yn"（太阴）、"Zo yn"（少阴）、"Kits yn"（厥阴），将阳经音译为"Jo"（日语发音）或者"Yam"（中文发音），将三阳经分别音译为"Jo me"（阳明）、"Tay jo"（太阳）、"Zo jo"（少阳）。需要强调的是，瑞恩无法完全理解经脉中太阴、少阴、厥阴、阳明、太阳、少阳的内涵，他参考了希波克拉底的《论饮食》《论古代医学》《论空气》等篇章，利用了希波克拉底的理论来解释这些中医 学术语，解释阴为湿性（wet redicals），阳为热性（innate heat），湿性（阴）或热性（阳）过多或者过少，就会导致疾病。湿性（阴）在夜间占主导地位，其性质类似于月亮；热性（阳）在日间占主导地位，其性质类似于太阳。他说，在中国与日本人看来，如果它们关系和谐，热性（阳）与湿性（阴）就像夫妻，反之，就是仇敌。① 可以说，瑞恩对中国医学中的阴与阳的理解大致正确，这也说明希腊与中国的古典医学有一定的通约性。他进一步分别译释了三阴三阳，认为：弱湿性为厥阴，更弱的湿性为太阴，最弱的湿性为少阴；强热性为阳明，弱热性为太阳，最弱的热性为少阳。中医理论对三阴三阳的经典表述为："阴阳之三也，何谓？气有多少异用也。阳明何谓也？两阳合明也；厥阴何也？两阴交尽也。"② 此处瑞恩对三阴的性质强弱解释有误。

最后，瑞恩对"络脉传注，周流不息，经脉者，行血气、通阴阳，以荣于身者也"一句做了解读。他说他的翻译对这一段文本也不清楚，无法理解与解释这些文本，所以瑞恩的解释大多是基于他的理解，有些语焉不详。他将脉分为"Keemiak"与"Rakmiak"，从他的解释看，"Keemiak"是指经脉，"Rakmiak"是指络脉，此处卡鲁巴与鲍尔斯将"Keemiak"译为奇脉，有误。瑞恩对经脉与络脉的解释是：经脉藏神，络脉不藏神；经脉与络脉均为十二条；经脉的血中同时有热与湿两种特性，如果两种特性不平衡，就会导致疾病；经脉的热是向上行的；络脉的湿是向下行的。此处瑞恩的解释参考了希波克拉底的《论古代医学》的内容。③

要之，瑞恩所谓来自中国的两幅图是其基于中国明代铜人图日本抄绘本的摹画，文字基本上是对两幅铜人图中文字的翻译与解释，因于他对中国医学的陌生，以及日本翻译的有限水准，所以无论是对于图的描摹还是对经络系的解释都与中国医学的原来面貌有了较大的距离。

---

① Carrubba and Bowers, "The Western World's First Detailed Treatise on Acupuncture：Willem Ten Rhijne's De Acupunctura," *Journal of the History of Medicine*, Vol. 29, Issue 4 (1974), p. 383.

② 出于《素问·至真要大论》。

③ Carrubba and Bowers, "The Western World's First Detailed Treatise on Acupuncture：Willem Ten Rhijne's De Acupunctura," *Journal of the History of Medicine*, Vol. 29, Issue 4 (1974), p. 386.

此外，对于其抄绘的另外两幅来自日本的经穴图，瑞恩没有像对来源于中国的图一样，给予详细的文字解释，单就图像本身信息，无法考查其图像来源，所以本文略于分析，以待来者。

三　瑞恩对针灸技艺的翻译与解读

在对图像做出解读之后，瑞恩讨论了他对针灸这一门技艺的理解，即是其拉丁文著作的第三部分。如果按照当下针灸学学科知识框架，经穴图部分讨论的是针灸技术的理论基础——经络（瑞恩视为循环），这一部分则是针灸工具、针法与治疗病症。

为了说明针刺这种独特的东方疗法，瑞恩不惜笔墨地对针灸师所应有的能力与素养做了阐述，他认为用针刺这种方法施治的医生属于外科医生，所以引用古罗马医学家塞尔苏斯（Cornelius Celsus）的话来说明优秀外科医生的素养：

> 他应该是一位年轻人，或者当然不会很老，拥有一双有力而沉稳的手，从不颤抖，左手与右手的能力相同。他的视力应该是敏锐而清晰的。他必须有一种无畏和冷静的精神，这样他才能希望他所接诊的病人被治愈，而不会被病人的哭声所影响而导致手术过快或者切除的病灶少于病情需要。因此，他应该采取一切行动，就好像他完全没有听到病人的哭声一样。但是，如果一个人要进行全面的手术，他就必须依靠许多额外的辅助手段，并且精通几乎所有的技艺，出于这个原因，希腊人把这种用手治愈的治疗艺术称为"手之杰作"。①

然后他将外科医生比作木匠、金属工匠、裁缝等手艺高超的人，说明一位外科医生需要精通各种各样的工具，比如钳子、模具、镊子、针线等，最后他说，他将要介绍的一种针是欧洲所有的鞋匠与裁缝都没有见过的。接下

---

① Carrubba and Bowers, "The Western World's First Detailed Treatise on Acupuncture: Willem Ten Rhijne's De Acupunctura," *Journal of the History of Medicine*, Vol. 29, Issue 4 (1974), p. 386.

来他还是没有直接介绍中国与日本的针，而是进一步铺垫，从材料、形制、用途、温度四个方面细数当时外科医生使用的各种针具，如解剖学家用以打血管结的弯曲的针，用来清除白内障的针，用来缝合肌腱的三角形的针，清除鼻中息肉的金针。在经过了相当篇幅从工匠的工具到外科医生的针具的详细铺陈之后，瑞恩才用诗一般的语言正式推出不同于以上所有的一种针：

> 它不是为王子的荣耀而建造的金字塔；它是为了恢复摇摇欲坠的人类健康而制造的。它不是一个光荣而骄傲的纪念碑；它是为了征服破坏我们美好生活的敌人（恶风）而制造的。它不是像其他针那样为了单一和独特的用途而发明的。他是通过轻轻一击、穿刺和旋转插入的一种针。[①]

从这些赞美的语言可以看出瑞恩对针灸的态度，他为针灸辩解说：尽管西方解剖学家依据自己的技术法则，或许会瞧不起这些（穴位），但不应该轻率地否认这种技艺，他们（针灸师）有丰富的经验支持并得到了非常聪敏的人的完善。他举出了希波克拉底的教义，哪儿有痛就在哪儿烧灼（灸），在这一条上，瑞恩说，可以增加一句：如果必要的话，针刺。但是瑞恩也不赞成中国人与日本人对这一种技艺的迷信。[②]

瑞恩还观察到当时除了中国与日本，还有其他的一些地区也在应用针灸疗法，比如阿拉干[③]与印度斯坦[④]，不过没有中国与日本的技术高妙。日本用针刺目的是让风出来，就像热香肠加热后有爆裂的危险，所以要刺破香肠让热气出来一样。[⑤]

[①] Carrubba and Bowers, "The Western World's First Detailed Treatise on Acupuncture: Willem Ten Rhijne's De Acupunctura," *Journal of the History of Medicine*, Vol. 29, Issue 4 (1974), p. 391.

[②] Carrubba and Bowers, "The Western World's First Detailed Treatise on Acupuncture: Willem Ten Rhijne's De Acupunctura," *Journal of the History of Medicine*, Vol. 29, Issue 4 (1974), pp. 391-392.

[③] Arracan, 现属缅甸。

[④] Indostan, 原印度与巴基斯坦的合称。

[⑤] Carrubba and Bowers, "The Western World's First Detailed Treatise on Acupuncture: Willem Ten Rhijne's De Acupunctura," *Journal of the History of Medicine*, Vol. 29, Issue 4 (1974), pp. 392-393.

接下来瑞恩正式讨论针灸的工具与技法。他讨论了针具材质与形制、针刺深度、进针方法、留针时间、针刺的适应证以及不同病症的针刺部位、针刺注意事项等。他提出针具必须是长的、针头尖锐的以及针身圆润的，以便于刺入较深的部位与做捻转的手法。① 这一说法符合中医原典中的叙述："手动若务，针耀而匀。静意视义，观适之变，是谓冥冥，莫知其形。"② 对于针的材质，瑞恩说针必须是用金制的，至少是用银制的，不可以用其他金属，③ 这个并不符合实际。虽然在传统的中医语境中，一般称针灸针为"金针"或者"银针"，中医古籍中有针灸歌赋《金针赋》，流传甚广，但铁制针具一直是主流。当然，部分医家为了表示技艺超然于一般医者，用金银针具也是有的。关于针刺的深度，取决于两个因素，一是病灶的深度，一是针刺部位的结构，他说："如果风邪藏处较深，则刺深，反之亦然"，"刺入比较坚硬的皮肤较柔软的皮肤难度大，所以肌肉坚紧处比肉质疏松处要刺得浅一些"。④ 这一观点符合临床实际，在中医经典中有类似的论述，《灵枢·官针》载："九针之宜，各有所为，长、短、大、小，各有所施也。不得其用，病弗能移。疾浅针深，内伤良肉，皮肤为痈；病深针浅，病气不泻，支为大脓。病小针大，气泻太甚，疾必为害；病大针小，气不泄泻，亦复为败。"

需要特别指出的是，瑞恩介绍了两种进针方法，一是用食指与拇指将针刺入或者捻入，一是用一个小锤子将针打入。这里提到的用锤子打针的方法是日本针灸比较独特的传统，在江户时期比较流行，是当时日本三大针灸流派之一。⑤ 当时的名医御园意斋（1557～1616）习得梦分流的腹诊法后，发明了旨在消除腹部紧张与局部结节的"打针术"，操作时用一个小槌敲打针具进入腹部以消除结节，这一针法现在仍有传承。瑞恩在书中附了

---

① Carrubba and Bowers, "The Western World's First Detailed Treatise on Acupuncture: Willem Ten Rhijne's De Acupunctura," *Journal of the History of Medicine*, Vol. 29, Issue 4 (1974), p. 393.

② 语出《素问·宝命全形论》。

③ Carrubba and Bowers, "The Western World's First Detailed Treatise on Acupuncture: Willem Ten Rhijne's De Acupunctura," *Journal of the History of Medicine*, Vol. 29, Issue 4 (1974), p. 393.

④ Carrubba and Bowers, "The Western World's First Detailed Treatise on Acupuncture: Willem Ten Rhijne's De Acupunctura," *Journal of the History of Medicine*, Vol. 29, Issue 4 (1974), p. 393.

⑤ 江户时期日本三大针灸流派为捻针法、管针法与打针法，见吴章《海外古典针灸流派述略》，张树剑译，《中华医史杂志》2017年第3期。

一幅打针工具的图，一枚粗硕的针，一只小槌（金属或是比较硬的木质制成），小槌的柄是中空的，平时用来贮存针具（见图5）。瑞恩的叙述中提到了打针法与捻针法，对于当时影响较大的管针法没有提及。

瑞恩记述了留针时间，他说："如果病人能轻易忍受，可以留针30次呼吸，如果不能，可以早一点拔出针；如果病人能很容易地忍受或者疾病持续，可以重复第二次、第三次或第四次，甚至偶尔第五次或第六次手术。"有些注意事项，瑞恩也做了记录：病人不能在胃空的时候接受治疗；如果病情恶化，要刺得更深；成年人比青少年刺得要深一些，老年人比年轻人深；肥胖的比瘦弱的人要刺得深。[1] 这些也是来自中国针灸技法中的要求，

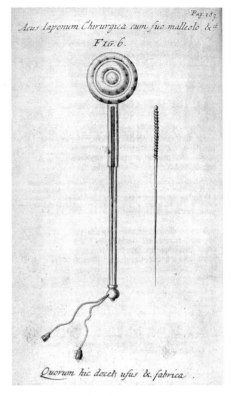

图5 瑞恩书中的日本针具

资料来源：伦敦维康博物馆（Wellcome Collection）中的藏图，见 https：//wellcomecollection.org/images。

《灵枢·终始》有"已饥勿刺"的说法，在《灵枢·逆顺肥瘦》篇中有对不同体质的人的针刺深度与留针时间的翔实记述。同时，在时钟发明并得到广泛运用之前，用呼吸计时是中国针灸治疗的传统，瑞恩的记录大体符合中医针灸的操作实际，只是略失于粗疏。

不同的病症，针刺的部位不同。他说，当出现头痛、嗜睡、癫痫、眼炎以及其他由于"邪风"引起的疾病时，针刺头部；当出现腹部绞痛、痢疾、厌食、歇斯底里、酗酒引起的身体紊乱，以及痛风和胃痛时，针刺腹

---

① Carrubba and Bowers，"The Western World's First Detailed Treatise on Acupuncture：Willem Ten Rhijne's De Acupunctura，" *Journal of the History of Medicine*，Vol. 29，Issue 4（1974），p. 394.

部；当胎儿乱动引起孕妇严重疼痛出现危险时，用一根长的针针刺胎儿，以恐吓胎儿，令母亲脱离危险。他另外列举了 20 种疾病，必须在疾病起源的身体部位进行针灸，如头痛、眩晕、唇痛、白内障、中风、痉挛、紧张、惊厥、癫痫、忧郁症、水肿、间歇性和持续发热、肠道蠕虫和由此引起的疼痛、感冒、腹泻和痢疾、霍乱等，以及其他由风引起的肠道疾病、睾丸肿胀、关节炎、淋病等。当脉搏难以检测到时，应该在手臂的静脉旁边进行针灸。不过，瑞恩也说，针刺可以依据他所绘制的图，更多地还是要从经验中学习。①

此外，瑞恩还介绍了一些日本江户时期的针灸风俗：在针灸师的寓所门口一般会放置一个绘有经穴的人偶（可以称为铜人）。② 他再次强调了风是各种疾病的来源，中国与日本一般用针刺代替放血疗法。放血疗法是盖仑医学的重要方法，所以瑞恩不时对此做出比照。最后，瑞恩以一则亲眼看见的针刺案例结束了他对针灸的论述，讲述了一名士兵如何自己用小槌击打针具刺入腹部的皮肤，然后成功地缓解了腹痛。

四　瑞恩的针灸想象及其流筋

瑞恩之前，西方著作中固然有关于针法以及经脉理论的记录，但是瑞恩是详尽地对中国的经穴图以及针灸技法做出描述的第一位欧洲医生，而且，瑞恩的医学背景，令他自然而然地想要深究中国医学的学理，而非止步于记录。他向欧洲同道介绍了中国与日本利用针灸治病的情况，说"灸（burning）与针（acupuncture）"是两种主要的手术（operations），对于中国人与日本人而言，他们用这两种方法治疗各种疼痛，如果他们（尤其是日本人）失去了这两种方法，他们将会陷入悲惨的境地，而失去缓解病痛

① Carrubba and Bowers, "The Western World's First Detailed Treatise on Acupuncture: Willem Ten Rhijne's De Acupunctura," *Journal of the History of Medicine*, Vol. 29, Issue 4 (1974), pp. 394-396.
② 江户时期的铜人一般多是纸铜人，关于日本江户时期日本纸铜人的研究，见姜姗、张大庆《江户时代纸塑针灸模型之滥觞》，《自然辩证法通讯》2020 年第 4 期。

的希望。① 总体而言，瑞恩对于中医的"循环"理论与针灸技术还是很推崇的，他尽量持持中之论，"我反对中国人对于（中医古典）的傲慢的迷信，同样也反对其他人对他们的急于反驳"，主张用实践检验古典。② 这里体现了他对中国医学的尊重。

瑞恩在理解中医的"身体地图"③ 时，自觉地应用了他的医学知识，也就是说，他是以西方身体知识作为基础来理解中国医学，这一点在东西文明交流的过程中是一种常态，任何知识都是在原来的知识基础上形成的。西学东渐伊始，中国医者理解西方解剖生理学著作时，也以中医学理论作为参照。瑞恩对于针灸理论的解读参考了希波克拉底、盖仑等古典医学家的理论，比如，他应用体液病理学说湿性（wet redicals）、热性（innate heat）来理解中医经脉之阴与阳，认为中国与日本关于用针灸驱"风"的理论与希波克拉底的论述一致。④ 同时，他面对中国的两幅铜人图时，自觉地将其视为解剖图，而且利用威廉·哈维（William Harvey）血液循环理论来印证。所以他对于经脉的翻译同时使用静脉、动脉、血管等词汇，不过，据他的观察，"中国医生对于解剖学很无知，然而许多个世纪以来，他们可能非常投入地学习与教授血液循环，无论是个人还是群体，都要超过欧洲医生"，他认为中医理论的基础就是循环，中医对循环非常信任，就像"阿波罗在德尔斐的神谕"。⑤

虽然经络理论并不能等同于循环理论，但瑞恩对于经络理论在中医学中地位的认识大体是正确的。他用海上航行比喻人体的"循环"的叙述与经络在中医经典中的表达颇为相似。《内经》中经常将"经脉"（或称"经

---

① Carrubba and Bowers, "The Western World's First Detailed Treatise on Acupuncture: Willem Ten Rhijne's De Acupunctura," *Journal of the History of Medicine*, Vol. 29, Issue 4 (1974), p. 375.

② Carrubba and Bowers, "The Western World's First Detailed Treatise on Acupuncture: Willem Ten Rhijne's De Acupunctura," *Journal of the History of Medicine*, Vol. 29, Issue 4 (1974), p. 377.

③ R. E. Bivins 将瑞恩的经穴图称为中国的身体地图（Chinese body maps），与瑞恩的航海借喻相似，见 R. E. Bivins, "Imagining Acupuncture: Images and the Early Westernisation of Asian Medical Expertise," *Asian Medicine*, Vol. 7, No. 2 (2014)。

④ Carrubba and Bowers, "The Western World's First Detailed Treatise on Acupuncture: Willem Ten Rhijne's De Acupunctura," *Journal of the History of Medicine*, Vol. 29, Issue 4 (1974), p. 395.

⑤ Carrubba and Bowers, "The Western World's First Detailed Treatise on Acupuncture: Willem Ten Rhijne's De Acupunctura," *Journal of the History of Medicine*, Vol. 29, Issue 4 (1974), p. 375.

水"）与自然界的河流相比附，[①] 而瑞恩借喻中的港口，类似于中医著作中的腧穴，腧穴是气血输注的部位，与港口的作用恰好可以比附。从瑞恩的著作中可以看出他对于中医的认识未必有如此深入，这里的比喻大概是东西方对于"循环"的一种相似认识。而且，虽然部分中医的经穴图也有骨骼的与脏腑的内容，其目的也是给经络与腧穴导航，用航行路线来比喻颇为贴切，但相对于经脉理论而言，瑞恩对针灸的具体技法的译介要准确得多。Acupuncture（拉丁语是 acupunctura）这个词用得也十分传神。同时，瑞恩将针刺视为一种外科手术，其目的是驱除致病的"风"，这一点上，瑞恩的认识符合中医经典的论述。虽然目前我们一般将针灸术与外科手术完全视为两种治疗方法，但追溯到《内经》时期，针刺实际就是当时的外科技术，而且其工具更为丰富。

不过，总体而言，无论是在铜人图的摹抄还是在文字解释上，瑞恩的《论针灸》都已经不是中医的针灸，亦非日本的针灸，而是涂抹上西方传统与近代医学色彩的针灸，其中的原因一方面是语言的转换过程中意义的转变，毕竟瑞恩的针灸叙述是经过了中文译至日文，日文译为荷兰语，再由荷兰语译为拉丁语的过程，而且，他的日语翻译对于荷兰语又一知半解，所以他"不得不略去许多原始文本的表述"。[②] 另一方面，更重要的是瑞恩本身具备的知识与经验必然会在他对中医针灸的解释中发挥作用，某种程度上重塑了针灸的形象，是一种西方化了的针灸，也是瑞恩"想象"中的针灸。

瑞恩的《论针灸》并非孤鸣，此后不久，同样是荷兰东印度公司医生雇员的恩格尔伯特·坎普弗尔（E. Kaempfer）也来到日本，他与瑞恩一样，与日本医生交流的同时，观察与学习了针灸术，并于 1712 年出版了《国外十年的所见所闻》，[③] 其中对于针灸有较为详细的介绍。瑞恩与

---

① 相关讨论见张树剑《中国针灸思想史论》，社会科学文献出版社，2020，第 11~19 页。

② Carrubba and Bowers, "The Western World's First Detailed Treatise on Acupuncture: Willem Ten Rhijne's De Acupunctura," *Journal of the History of Medicine*, Vol. 29, Issue 4 (1974), pp. 376–377.

③ 该书原文为拉丁文，E. Kaempfer, *Amoenitatum exoticarum politico-physico-medicarum fasciculi V.* (Lemgo: Heinrich Wilhelm Meyer, 1712)，1927 年出版了英文版：*The History of Japan, Giving an Account of the Ancient and Present State and Government of that Empire* (London, 1927)。

坎普弗尔的针灸记录引发了欧洲学精英的迅速反应。[①] 许小丽、鲁桂珍等都认为瑞恩对于经络的血管翻译为后来者带来了困惑。[②] 此后，负有盛名的德国外科医生洛伦兹·海斯特（Lorenz Heister）在 1724 年出版的《外科学》（*Chirurgie*）第二版中列了一个小的章节，题为"中国与日本的针刺"，介绍了针刺疗法，并提到了瑞恩与坎普弗尔的著作。[③] 海斯特的著作几乎被译为所有的欧洲语言，影响巨大。虽然他对于针刺疗法的介绍不无轻视，但是对于引发西方对这一古老的东方技艺的兴趣却有着推波助澜的作用。

综之，与西方的解剖生理著作引介到中国之初，中国的知识阶层对这一异域的身体知识系统的态度相似，瑞恩描摹的铜人图以及对针灸的记述，激发了西方医疗与学术界的兴趣，他们（包括瑞恩本人）基于自身的知识基础，对东方的针灸术不断地审视与玩味，并随着针灸技术经由多个渠道的进入而逐渐丰富了对针灸的认识。[④] 当然，作为西方医学视域下的"他者"，欧洲学者笔下的针灸必然与它的原生形象存在距离。今天，东方与西方已经共享针灸（acupuncture）这个词语，但是其内涵和意义与原本的中医针灸已大不相同。以传统的中医理论作为基础的"中医针灸"目前已经成为全球针灸谱系中的一部分；自 20 世纪上半叶以来，西方理疗师发展出的医学针灸，也占据了相当大的席位；而中医针灸延续千年，其间也在不断地吸纳新的理论与解释。在欧洲，从一开始对于针灸的解读就是东方针灸、西方传统医学与近代解剖学杂糅的产物，延至今天，不同的学者、医生乃至病人之间仍在争论当代针灸的基本形象是什么，是东方的还是西方的，生物医学的还是自然哲学的。莫衷一是的原因还是认识的出发点不同。

---

① R. E. Bivins, "Imagining Acupuncture: Images and the Early Westernisation of Asian Medical Expertise," *Asian Medicine*, Vol. 7, No. 2 (2014), p. 65.

② Elisabeth Hsu, "Out Line of the History of Acupuncture in Europe," *J. of Chin. Med.*, Vol. 29 (1989); Gwei-Djen Lu and Joseph Needham, *Celestial Lancets: A History and Rationale of Acupuncture and Moxa*, p. 276.

③ G. Rosen, "Lorenz Heister on Acupuncture: An Eighteenth Century View," *J Hist Med*, Vol. 30, Issue. 4 (1975), pp. 386-388.

④ 早期中医技术进入欧洲主要经由两个人群——东方的传教士与旅居于东方的医生，他们对于中医的认识和叙述方式不同。

但无论如何，针灸已经成为一种被东西方都认可的医疗技术，成为中医文化与技术的重要标志。在英文世界里，"acupuncture"早已成一个常用词，但是我们不能忘记这个词语的发明者，以及把中国针灸理论带到欧洲的那个人——Wilhelmi Ten Rhyne。

马礼逊《华英字典》中中医词语
译释考察[*]

余静斐　郑　洪[**]

英国传教士 Robert Morrison 于 1805 年（嘉庆十年）由伦敦布道会
（London Missionary Society）派遣来华，取了一个中国名字叫马礼逊。[①] 他是
西方派到中国大陆的第一位基督新教传教士。马礼逊来华 27 年，译经、编
字典、办刊物、设学校、开医馆、印刷出版，成为近代中西文化交流的先
驱。其中他编撰的《华英字典》出版后，受到欧洲各界尤其汉学界的普遍
赞誉，并很快风靡欧洲大陆。

《华英字典》是世界第一部英汉—汉英的对照字典。该书共 3 卷 6 册。
其中首卷《字典》3 册，1815 年出版，是马礼逊按照嘉庆十二年刊刻的
《艺文备览》英译的。第 2 卷《五车韵府》共 2 册，第 3 卷《英汉字典》1
册，至 1823 年陆续出版完毕。该字典是中英两种语言的初次大规模接触，
对研究中西文化交流史有着重要的意义。[②]《艺文备览》中有大量中医药词
语，来自西方的马礼逊，当时如何翻译和注释这些中文医学词语呢？笔者
试对此进行初步考察。

---

* 本文为国家社科基金重大项目"宋元以来中医知识的演变与现代'中医'的形成研究"
（18ZDA175）的阶段性成果。

** 余静斐，厦门国宇健康管理中心质管办主任；通讯作者：郑洪，浙江中医药大学教授。

① 郑天挺：《马礼逊父子》，《历史教学》1954 年第 2 期，第 36~37 页。

② R. Morrison, *A Dictionary of the Chinese Language*（影印版）（郑州：大象出版社，2008），
pp. 2–3.

一　《华英字典》收录中医药相关词语概况

《华英字典》的篇幅颇长，分3卷，共6册4595页。笔者通过阅读、截取、录入、分类、分析等研究方法，将书中所载与医学相关词语进行摘录，从《华英字典》中辑出与医药相关的词语740条，分为10大类，其中哲学基础44条、藏象诊法57条、人体部位198条、精气血津液神27条、经络腧穴45条、病因病机44条、治法养生41条、方剂药物136条、各科病证109条、医著人物及其他39条。

《华英字典》所载中文医学词语涵盖了医学各个方面。这些医学词语，主要来自《康熙字典》《艺文备览》《五车韵府》等中文著作。限于内容之多，我们无法对该字典中的全部医学类词语逐一展开述评，在此仅选取部分代表性词语进行讨论。

二　《华英字典》对医药名词的英文译释

《华英字典》各条目的体例，既有翻译，也有解释。这使得我们可以了解马礼逊对中医词语的认知情况，进而讨论其翻译的得失。分类举例如下。

（一）哲学基础类

中医学理论体系源于古代哲学思想的渗透，《华英字典》载有不少此类用语，例如太极、两仪、三才、阴阳、五行、五行生克、五味等。按照《中医基础理论》教材章节分类粗略统计，有精气学说相关者16条，阴阳学说相关者11条，五行学说相关者17条。现举若干例有代表性的翻译。

例1　"阴阳"（The two forms of existence which operated in the production of organized matter）

将以上英译文回译成现代汉语，即"两种存在的形式，起作用于有规律的事物"。可见马礼逊对阴阳有一定的理解。阴阳，是中国古代哲学的一对范畴，是对自然界相互关联的某些事物或现象对立双方属性的概括。阴阳学说认为，宇宙间凡属相互关联且又相互对立的事物或现象，或同一事物内部相互对立的两个方面，都可以用阴阳来概括分析其各自的属性。① 在事物阴阳属性分类问题上，该字典所载"阳""阴"分别释为"The odd digits are also denominated Yang, and the even ones Yin"。所载短语"三两为六老阴数也"译释为"Three twos make six, ran old Yin number. The division of the digits into Yin and Yang, is to the writer of this, quite unintelligible"。马礼逊仅做文内解释，对于原文为何如此，用了"quite unintelligible"表示自己无法理解。这也从一个侧面反映了中外文化差异产生的认识困惑。

例2 "金生水，水生木，木生火，火生土，土生金"（Metal produces, or accords with, water; water with wood; wood with fire; fire with earth; earth with metal）

"金克木，木克土，土克水，水克火，火克金"（Metal is destructive of, or discords with, wood; wood with earth; earth with water; water with fire; fire with metal. Thus production and destruction revolve in a circle. These five elements have a certain relation to the sixty pairs of characters which form the cycle, and which are applied to years, months, days, and hours; hence the materials by which the fortune teller calculates destinies. They have a relation to the five viscera; hence the physician ascertains the state of the patient's health, when he feels the pulse. They have a relation to the two cheeks, forehead, chin, and nose; hence the physiognomist knows the character and future situation in life, of the man whose countenance he examines. And they have a relation to the 五方, hence the 风鉴, fixes the sito of a house, or the position of a grave）

以上两条，分别具体介绍了五行相生和五行相克。译文中"生"与"克"马礼逊用了"(v.) produce (adj.) destructive (n.) production and destruction"，翻译未能传达五行生克的"神韵"。五行相生是木、火、土、金、水之间存在着有序的递相资生、助长和促进关系。② 用"produce"显然表达不出五行相生的动态过程，今日看来似译成"(v.) generate or engender"为宜。五行相克是木、火、土、金、水之间存在着有序的递相克制、制约的关系。③ 马礼逊的译词

① 孙广仁主编《中医基础理论》，中国中医药出版社，2002，第34~35页。
② 孙广仁主编《中医基础理论》，第50页。
③ 孙广仁主编《中医基础理论》，第51页。

"克"与中医所谓"克"有不同程度的偏差，用"destruction"（破坏、毁灭）表示中医的克制、制约显然不够贴切，现代译成"（v.）restrain or restrict（n.）restriction or inhibition"更能达意。

将英文解释"Thus production and destruction... or the position of a grave"回译成现代汉语，意为："如此生与克循环在一个周期中。五行与六十对字符有一定的关联，它形成了一个循环，适用于年、月、日和时，因此预言家运用它来预测命运。五行与五脏相关，所以中医师通过脉诊探知病人的健康状态。五行又与两面颊、前额、下巴和鼻相对，因此相士通过查看人的面容知晓他人的性格及未来一生运势。同时五行与五方相联系，于是相术用于确定房子和墓穴的方位。"以上译文从空间结构、时间结构、人体结构方面举例，分别解释五行在多个方面的应用。这说明马礼逊对中国文化进行了较多接触，对五行学说已经有较为深入的了解。

（二）藏象诊法类

中医藏象，一方面指藏于体内的内脏及其表现于外的生理病理征象；另一方面还表示与自然界相通应的事物和现象。由于西医中没有五脏六腑、奇恒之腑的观念，更不存在"三焦"这样的概念，《华英字典》中对此类词语的译法值得关注。

笔者统计藏象诊法类共 61 条，其中总体相关的有 4 条，五脏类 24 条，六腑类 14 条，奇恒之腑类 11 条。兹举数例如下。

例 3 "脏腑"（The viscera, the bowels）

"五脏"（The five viscera）

"脏腑""五脏"古往今来都是藏象学说中的基本术语。从马礼逊对"脏腑"的翻译来看，与现今翻译并无太大出入，现代除了译为"viscera and bowels""internal organs"外，还受到满晰博的影响，把"脏腑"译为"functional orbs"。[①]《汉英大辞典》中吴光华提出观点，认为"脏腑"的总称可译为"viscera, internal organs, Zang and Fu"。[②] 而对"五脏"，马礼逊的翻

---

① 谢竹藩、黄孝楷主编《汉英常用中医药词汇》，北京医学院，1980，第 10 页。

② 吴光华主编《汉英大辞典》，上海交通大学出版社，1993，第 3190 页。

译似乎未得到认同及沿用。后来《新世纪汉英中医辞典》用的是音译的方法，将"五脏"译为"Five Zang"；① 《汉英大辞典》中"五脏"译为"five internal organs"；② 《中医英语》中李照国则译为"five zang-organs 或 five zangs"。③

例 4 "腑"（The viscera, heart, lungs, liver, gall, and stomach）

译成中文即"内脏，心、肺、肝、胆和胃"。可见汉语"脏"与"腑"两个概念在以马礼逊为代表的西方人认识观念中发生了混同。《素问·五藏别论》云："所谓五脏者，藏精气而不泻也，故满而不能实。六腑者，传化物而不藏，故实而不能满也。"④ 简明扼要地概括了五脏与六腑各自的生理特点，阐明了两者之间的主要区别。所谓五脏一般指心、肝、脾、肺、肾；六腑一般指小肠、大肠、胆、胃、膀胱、三焦。马礼逊显然未能理解两者的区别，因此出现以"脏"来解释"腑"的情况。

例 5 "三焦"（The upper portion of the kidneys）

"三焦"一词，马礼逊在此错译为"肾的上部"。据脏腑理论，三焦作为人体上中下三个部位的划分，虽有名无形，但有其各自的生理功能和特点。《灵枢·营卫生会》云："上焦如雾，中焦如沤，下焦如渎。"⑤ 传统西医的认识建立在大量解剖观察的基础之上，对器官的描述是其目之所见的真实反映，而不像中医那样，很多具体概念在人体上难以找到对应部位，如：命门、三焦、经络。对这些历来争论不休，至今也无定论的词语，马礼逊如此译法虽不准确，但实属情有可原。《汉英双解常用中医名词术语》翻译"三焦"用的是音译"Sanjiao"；⑥ 刘毅、徐江主编《中医英语》音译成"San-Jiao"；⑦ 《汉英中医辞典》译为"triple warmer"；⑧ 此外还有用拉丁对应词翻译"三焦"，译成"Orbistricalorii"；《汉英双解中医大辞典》译为"Tri-energizer"。⑨

《华英字典》中与诊法相关词语计有 11 条，多与脉诊有关，其中有明

---

① 左言富主编《新世纪汉英中医辞典》，人民军医出版社，2004，第 685 页。

② 吴光华主编《汉英大辞典》，第 2711 页。

③ 李照国、朱忠宝主编《中医英语》，上海科学技术出版社，2002，第 100 页。

④ 田代华整理《黄帝内经素问》，人民卫生出版社，2005，第 22 页。

⑤ 刘更生校注《灵枢经》，中国中医药出版社，2006，第 101 页。

⑥ 帅学忠编译《汉英双解常用中医名词术语》第 2 版，湖南科学技术出版社，2006，第 21 页。

⑦ 刘毅、徐江主编《中医英语》，天津科技翻译出版公司，2002，第 25 页。

⑧ 欧明主编《汉英中医辞典》，广东科技出版社、三联书店香港分店，1986，第 8 页。

⑨ 原一祥等主编《汉英双解中医大辞典》，人民卫生出版社，1997，第 33 页。

显错误之处。如例 6。

例 6 "伈，解伈"（A slow and interrupted state of the pulse. They feel the pulse with three fingers laid upon the wrist at the same time；that part nearest the patients hand，and pressed by the third finger of the operator，is called 寸脉；the next part felt by the middle finger，is called 关脉；and the part highest up the arm，felt by the forefinger，is called 尺脉；when the Chǐh mǐh is slow and interrupted，the above phrase is used）

回译到现代汉语，即"脉搏缓慢和不规则的状态。他们把三根手指同时置于手腕上，操作者用第三根手指压于最接近于病人手的部分，被称为寸脉；中指感觉接下来的部分，被称为关脉；手臂最高的部分，由食指感觉，被称作尺脉。以上措辞被用于尺脉缓慢和不规则时"。《素问·平人气象论》云："尺脉缓涩，谓之解伈。"① 马礼逊除翻译该词意义外，因其中涉及脉诊分部，在解释中介绍了中医脉诊常使用的"寸口诊法"，但关于医者置指切脉对应关系却是错误的。寸口脉分为寸、关、尺三部。通常以腕后高骨（桡骨茎突）内侧为关部，关前（腕侧）为寸，关后（肘侧）为尺② （见图 1）。

医者置指切脉的正确对应关系为：食指—寸部；中指—关部；无名指—尺部（见图 2）。

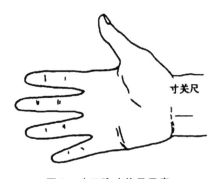

图 1 寸口脉寸关尺示意

资料来源：朱文锋主编《中医诊断学》，中国中医药出版社，2002，第 103 页。

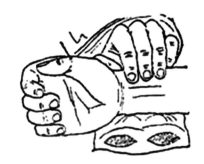

图 2 寸诊口脉

资料来源：朱文锋主编《中医诊断学》，中国中医药出版社，2002，第 102 页。

---

① 田代华整理《黄帝内经素问》，第 35 页。
② 朱文锋主编《中医诊断学》，中国中医药出版社，2002，第 101 页。

（三）人体部位类

《华英字典》涉及人体部位的字、词共有 198 条，范围涉及头面、颈项、胸胁、腹部、会阴、背腰、四肢等部位。此类词条大多数较为准确，但也有一些与中医的认识有异的。兹举二例。

例 7 "囟"（The calvaria. They express it by 头会脑盖，the cover of the brains assembled in the head. The temporal suture, or open space between the ossa temporalia, which in young subjects is filled up with cartilaginous substance, in Chinese called 囟门 or 顶门）

回译成中文，即"颅顶，用头会脑盖表示，覆盖于脑髓组成头部。骨间隙存在于骨结合处，在胚胎阶段由软骨质填充，汉语称为囟门或顶门"。马礼逊在翻译该字时，用西医解剖学知识对囟门进行介绍，有别于古书中描述。《康熙字典》引古书之说："顶门也。子在母胎，诸窍尚闭，唯脐内气，囟为之通气，骨独未合。既生，则窍开，口鼻内气，尾间为之泄气，囟乃渐合，阴阳升降之道也。"① 显然，前者注重结构组成，后者偏重于功能阐述。如此之差别，一方面展现了中医对人体的认识有着独特的思路和特色，另一方面也说明了对于人体基本构造的认识，长久以来西方一直更精细。此外，马礼逊用 the calvaria 翻译"囟"显然不够贴切，如今"囟门"已有专属词"fontanel"作为中医解剖译词。

例 8 "丹田"（The lower region of the abdomen）

"丹田"概念原是道教内丹派修炼精气神的术语。马礼逊将此译为"下腹部"。据《东医宝鉴》引《仙经》曰："脑为髓海，上丹田。心为绛宫，中丹田。脐下三寸，为下丹田。下丹田藏精之府也，中丹田藏神之府也，上丹田藏气之府也。"② "下腹部"仅相当于下丹田，而且此翻译仅提部位，未提到丹田的作用与意义，可见未能完全理解"丹田"之本意。

---

① 张玉书等编纂《康熙字典》，中华书局，1958，第 216 页。
② 许浚编著《东医宝鉴》，郭霭春等校注，中国中医药出版社，1995，第 5 页。

（四） 精气血津液神类

《灵枢·本脏》云："人之血气精神者，所以奉生而周于性命者也。"[①]精、气、血、津液、神在人体生命活动中占有极其重要的位置。《华英字典》中与中医理论中精气血津液神类相关的词语共有 27 条，其译法有一定研究价值。

例 9　"血"（The blood of victims offered in sacrifice，hence from 皿，a vessel；the hissing sound of Xue，is probably an imitation of the sound of the blood issuing from the slaughtered victim. The 丿 is to represent the blood running into the vessel）

将以上英译文回译成现代汉语，即"提供牺牲者的血作为祭品，所以从皿，器皿；血的嘶嘶声很可能是模仿屠宰牺牲品流出血的声音。丿，代表血液流入器皿"。马礼逊在翻译汉字时，经常会照译原《五车韵府》中针对各字已有的"音韵"或"声训"，以介绍字形，并推究字义的来源。[②]《华英字典》前言中马礼逊说道，这本字典编纂给学习中文的欧洲学者，他特别注意介绍文字，将其作为习得语言文字迅速且最为满意的方法，使得读者对字符记忆深刻。[③]这是因为《华英字典》主要是方便欧洲人学习中文的书籍。

（五） 经络腧穴类

脉、络、筋、腧穴均为中医概念，马礼逊在翻译中医学过程中将西学概念移用，与早期传教士对中医术语的理解相似，习惯用血管、血液运动、神经及其功能等生理学知识介绍。《华英字典》中此类有 45 条，其中关于经络者 5 条，关于腧穴者 40 条。

兹举两例如下。

例 10　"络脉"（The veins and arteries，the blood vessels. they speak of twelve Lǒ-mǐh，and twelve 经脉 King mǐh）

---

① 刘更生校注《灵枢经》，第 173 页。

② 屈文生：《早期中文法律词语的英译研究——以马礼逊〈五车韵府〉为考察对象》，《历史研究》2010 年第 5 期，第 85 页。

③ R. Morrison, *A Dictionary of the Chinese Language*, p. x.

"脉络"（The arteries）

回译成现代汉语，络脉即"动静脉，血管。中国人提到了十二络脉和十二经脉"。脉络即"动脉"。明清之际来华传教士罗雅谷所著《人身图说》"论络脉及脉络何以分散"节云："络脉、脉络各于其窍门所发。一曰络脉，是有肝至心之血络，至心变为脉之体，故谓之络脉，兼心之脉体及肝之络体，是肝行而上至心之右穴也。一曰脉络，于心左边之穴发，为带脉络之细血与生活之细德，故谓之脉络，即周身脉络之根也。"① 从文中所指出的络脉、脉络之起始与走向判断，络脉似指上腔静脉，脉络似指主动脉。其实"络脉"和"脉络"在本质上是不同的，络脉是经络系统的组成部分，关于它对人体机能调节的许多重要描述与西医学概念有较大的分歧，不能简单地用现代医学的血管和微循环来解释，但是对"络脉"的研究又不能完全脱离血管，络脉是一个沟通表里的系统，这个系统包括血管。目前，有关络脉和络病的研究认识主要局限在微循环上，但是也取得了一些成果。而"脉络"即血络，指的是细小的血管。② 同为来华传教士，均用血管解释络脉、脉络，翻译如此之相似。从理论上说这是西方有关血管、血液运动、神经及其功能等生理学与中医经络学说知识相互冲击的结果。

例 11　"腧穴"（A spot about an inch and a half in extent on the back, opposite to the navel, referred to by those who practice cauterizing）

笔者在此将《华英字典》"腧"字翻译与《康熙字典》"腧"字解释做一对比（见表 1）。

表 1　《华英字典》《康熙字典》"腧"字义项比较

《华英字典》英文翻译（回译汉语）	《康熙字典》解释
腧穴：与脐相对，背部旁开一寸半的位点，被施灸的人所提及。	【玉篇】五藏腧也。【集韵】五藏腧穴。【正字通】方书灸法，腧穴在脊中，对脐名开寸半。

资料来源：笔者根据《华英字典》和张玉书等编纂《康熙字典》（中华书局，1958，第 988 页）整理。

---

① 转引自范行准《明季西洋传入之医学》，牛亚华校注，上海人民出版社，2012，第 86 页。
② 李忠正、郭义：《浅谈"络脉"和"脉络"》，《针灸临床杂志》2009 年第 1 期，第 11~12 页。

很显然，马礼逊的翻译源于《正字通》的内容。《康熙字典》引《玉篇》《集韵》，将"腧"字解释为五藏腧穴。《灵枢·背腧》："黄帝问于岐伯曰：愿闻五脏之腧出于背者。岐伯曰：胸中大俞在杼骨之端，肺俞在三椎之傍，心俞在五椎之傍，膈俞在七椎之傍，肝俞在九椎之傍，脾俞在十一椎之傍，肾俞在十四椎之傍。"① 由此推知，五脏腧穴指肝俞、心俞、脾俞、肺俞、肾俞五穴。由此可见，与《康熙字典》相比，马礼逊的译文里缺乏一些有中医特点的义项。此外，马礼逊英译"灸法"倘若译为"moxibustion"更能达意。

（六）病因病机类

病因、病机学是中医理论的重要组成部分，研究内容包括致病因素、疾病发生、发展与变化的机理。《华英字典》记载了此类词条共 44 条，其中病因方面较多，按现代分类法，属六淫疠气类 5 条，属七情内伤类 4 条，属饮食失宜类 6 条，属劳逸失度类 4 条，属病理产物类 3 条，属外伤类 1条，属药邪类 1 条，其他病因 13 条；另有病机类 7 条。兹举两例做简要分析。

例 12 "瘀"（A local accumulation of blood；chronic disease）

"瘀"一般是指"凝滞"，马礼逊将其翻译成"局部血液积聚；慢性病"，在翻译策略上运用意译法，笔者认为此处用"直译"法译为"stagnation"或"stasis"更为妥当。中医尚有"血瘀"与"瘀血"两种概念，前者指一种病理状态，后者属病理产物。若单纯译成"局部血液积聚"仅表示"血瘀"，翻译显然不够精确。目前涉及"血瘀"与"瘀血"术语英语翻译的国内外标准："stasis（stagnation）of blood"和"blood stasis（stagnation）"多作为"血瘀"的译词，② "stagnant blood"作为"瘀血"的译词。③

---

① 刘更生校注《灵枢经》，第 192 页。
② 宋海英、张庆荣：《中医病因学基本术语英译标准对比研究》，《中华中医药杂志》2010 年第 12 期，第 2085~2087 页。
③ 张庆荣：《中医病因学常用名词术语英译》，《中国中西医结合杂志》2005 年第 12 期，第1130~1131 页。

例 13 "心肾不交"（Want of communication between the heart and kidneys, is the cause of an involuntary emission of semen）

"心肾不交"一词属中医学术语，有趣的是，马礼逊将"心肾不交"译释为"心肾缺乏交流，为遗精之病因"。如此译语说明马礼逊对这一中医名词有所了解，但并不深入。这一时期欧洲人对中医学的认识尚属启蒙时期至早期转型阶段，对复杂的"心肾不交"，只能理解其表面意义和致病情况，未能说明病理。中医所说的心肾不交多为肾阴亏损，阴精不能上承，心火偏亢，失于下降所致。后世学者谢竹藩用"breakdown of the normal physiological coordination between the heart and the kidney"[①] 来表示"心肾不交"，帅学忠则译为"disharmony between heart and kidney"，[②] 魏遒杰（Negel Wiseman）解释为"noninteraction of the heart and kidney"，[③] 均比马礼逊全面。

（七）治法养生类

中医学历来注重养生及疾病的治疗。反映中医养生和治疗学特色的理论知识，在《华英字典》中略有涉及。其中关于治法的，有总体相关词语 4 条，内治 13 条，外治 8 条，内外兼治 1 条，针灸器械 5 条；关于养生的计有 10 条。

例 14 "按摩"（To rub and slap the body to promote circulation）

回译到现代汉语，即"摩擦和拍击身体以促进循环"。马礼逊在翻译时，用意译法深入解释了按摩的手法和功效，此法能抛开中医词汇的字面意思，深入挖掘字面深层面含义，巧妙地解决了中医言简意赅、词少理奥的难题，故成为使用最频繁的翻译法。

养生方法的词条相对而言较为生活化，理解和翻译都较为准确。如"收心养心"释为"To keep the mind; to nourish the mind, i. e. to restrain the mind"，"节饮食"释为"To limit drinking and eating; to observe a strict regimen"。

---

① 谢竹藩、黄孝楷主编《汉英常用中医药词汇》，第 150 页。
② 帅学忠编译《汉英双解常用中医名词术语》，第 123 页。
③ 〔英〕魏遒杰编译《英汉、汉英中医词典》，湖南科学技术出版社，2006，第 705 页。

（八）方剂药物类

方剂学、中药学在中医学中是内容相对独立、理论相对完整的分支学科。《华英字典》中涉及的内容也较多。细分有方剂结构 1 条，剂型 4 条，方剂名称 6 条；中药性能 5 条，煎药用药方法 6 条，药名 114 种（部分为异名，实收 105 种）。现列举若干例有代表性的翻译。

例 15　"培元固本丸"（Pills to strengthen and confirm the original constitution）

"调经种子丸"（Pills for regulating the catamenia, and for begetting children）

"固本壮阳丹"（Pills for strengthening the original constitution, and giving firmness to the venereal powers）

"珠珀散"（A certain medicine）

以上所列均为中医方剂名，前三条以方剂的主要功效作用命名，后一条以方剂的组成命名。总体上，马礼逊对前三条方剂名的理解有较好的把握，如调经种子丸，"种子"在这里被翻译成"for begetting children"即"求得子嗣"，既形象，又生动。而后一条，马礼逊译成"某种药"过于笼统。根据 2004 年全国科技名词术语审定委员会和中医名词术语审定委员会主持召开的"中医名词术语审定会议"确立的简洁、统一、易于回译等中医术语翻译原则，目前方剂名英译实践中多采用音译加意译的翻译方法①。笔者认为从回译性原则的角度，将"珠珀散"译为"Zhu Po Powder"较为合适。

对于中药名，马礼逊在用英文说明其物质来源之外，注意说明中医对其药性的认识。

例 16　"天竺黄"（Described in the Pun-tsaou as sweet, refrigeration, and not deleterious）

"天花粉"（A synonyme of 栝楼, a creeping plant that bears its fruit on the ground like the melon tribe; **described as bitter, and cooling; not deleterious;**

---

① 刘九茹：《"Zhi Bai Dihuang"还是"Zhi Bo Dihuang"？——也谈中医方剂名英译》，《中国中西医结合杂志》2010 年第 11 期，第 1221 页。

refrigerating）

"山栀子"（Seeds of wild Gardenia，**refrigerating**）

"砒霜"（A caustic medicine，applied to ulcers；**it is exceedingly poisonous**，and is sold with much caution；Arsenicum Rubrum）

以上加粗的字为马礼逊《华英字典》所载药物词条中提及中药性能的英译文。

认识中药是要花费不少工夫的，可见马礼逊就此进行了大量的工作。为此他还要接触和理解中药特有理论，如四气、五味、归经、升降浮沉、毒性等药性知识。在其译释中，除未见归经和升降浮沉外，其他均有涉及。四气，即指药物的寒热温凉四种药性。药性寒热温凉，是从药物作用于机体所引起的反应中概括出来的，是与所治疾病的寒热性质对应的。[①] 五味即辛、甘、酸、苦、咸五种最基本的药物滋味，此外还有淡味和涩味等。表2列出英译词与四气、五味、毒性的对应关系。

表2　马礼逊对中药药性术语的翻译

四气		五味		毒性	
寒	refrigeration；refrigerating	辛	pungent；acrid	大毒	highly deleterious；
热	no mention	甘	sweet		exceedingly poisonous
温	warm；warming	酸	sour	无毒	not deleterious
凉	cooling	苦	bitter		
		咸	no mention		

资料来源：笔者根据《华英字典》整理。

马礼逊所用之英译词基本与当今翻译相符，唯独"寒"（refrigeration；refrigerating）与今日"寒"（cold）在用词上有一定差异。"refrigeration"回译成中文，即"制冷，冷藏"；"cold"即"寒冷"。"refrigeration"一词一方面能表达出药物作用于机体制冷的特性，另一方面容易引起"药物须冷藏"的误解。综合考虑，用"cold"表寒性，更为准确。

---

① 黄兆胜主编《中药学》，人民卫生出版社，2002，第20页。

（九）各科病证类

《华英字典》所载的疾病名词有 109 条，病种多，范围广。在此兹举两例做简要分析。

例 17 "证候、什么证候"（Sickness；What complaint）

英译文"sickness"和"complaint"，回译成中文，表示"疾病"。可见，马礼逊对中医"证候"的理解是等同于"疾病"的。现代中医认为，证是中医特有的概念，指在疾病过程中一定阶段的病位、病因、病性、病势及机体抗病功能等本质变化有机联系的反应状态，表现为临床可被观察到的症状与体征等。今一般英译为"syndrome"。[1]

例 18 "消渴"（To allay thirst）

"消渴"之词，较早见于《素问·奇病论》对脾瘅病名的论述中："夫五味入口，藏于胃，脾为之行其精气，津液在脾，故令人口甘也。此肥美之所发也，此人必数食甘美而多肥也，肥者令人内热，甘者令人中满，故其气上溢，转为消渴。"[2]"消渴"属气血津液疾病，以多饮、多尿、多食、乏力、消瘦和尿有甜味为主要临床表现，与西医糖尿病、尿崩症含义非常接近。马礼逊对该词的翻译是"缓解干渴"，明显词不达意，"消"在词中并不是"缓解"的意思，而是指"消耗性的"，译为"consumptive thirst"才算达意。

（十）医著人物及其他

《华英字典》所载中文医学词语除上述之外，剩余部分列入此类别，共39 条，其中涉及医学著作的 7 条，涉及医者或病人的 18 条，其他涉及医事、机构等的 14 条。

其中关于"孙思邈"条，有相当详细的介绍，包括其诊治龙王、老虎的传说，但似犯了一个错误。其条文中说："'孙思邈'otherwise called 孙真人 Sun the 'true man', a person who lived in the time of 文帝（A. D 831），of

---

① 朱建平、洪梅：《中医病名英译规范策略》，《中国科技术语》2008 年第 2 期，第 18~24 页。
② 田代华整理《黄帝内经素问》，第 93 页。

the 唐 dynasty。" 对孙思邈生活时代的说法有误，一般记载孙思邈生于 581 年，卒于 682 年，并没有活到 831 年。文中说他生活在唐代"文帝"时期，一般文献中所说唐朝"文帝"是指李世民，显然马礼逊误认为指唐文宗（826~840 在位）时期了。

而且马礼逊对于医著一般不做系统介绍，而只是提及他感兴趣的内容。像"本草纲目"条，连作者都未介绍，只是列出一系列书中所载药物名称。"景岳全书"条也是如此，只介绍了其中"子嗣""种子"方面的内容。其他 5 本所提到的书为《本草》《广群芳谱》《女科经纶》《女科切要》《妇人良方》，对中医来说更加重要的《黄帝内经》《伤寒论》等未曾出现。

三　对中医药名词的翻译和解释策略

作为第一本汉英—英汉字典，马礼逊的翻译对中英文术语的影响是相当大的。冯天瑜教授曾列举过马礼逊《华英字典》中一些至今仍在使用或对后世影响较大的翻译，如 black lead Pencil 铅笔，digest 消化，exchange 交换，judge 审判，law 法律，medicine 医学，news 新闻，spirit 精神，unit 单位等。[①] 在中医术语方面也是如此，有不少成果。

（一）翻译策略

马礼逊对中医名词综合运用了音译、直译和意译的翻译方法，有得亦有失。他所选择的有些译词如阴阳、五行、肺、肾等，至今仍被使用。当然，文化误读也在所难免，如"㑊，解㑊""腑""三焦""消渴"等字词的翻译不完全准确。

音译指用汉语音标将需要的内容翻译出来，对于一些抽象且文化差异较大的词汇常使用此种译法。[②] 马礼逊采用此法译阴阳，得到后世学者、字典、书籍的认同（见表 3）。

---

① 冯天瑜：《晚清入华新教传教士译业述评》，《史学月刊》2004 年第 8 期，第 30~35 页。

② 林玉萍、李禾：《从分类角度探讨中医英译》，《长春中医药大学学报》2009 年第 6 期，第 987~988 页。

表3　阴阳翻译比较

书籍	出版年份	作者	英译
华英字典	1823	马礼逊	Yin Yang
汉英中医辞典	1986	欧明	*yinyang*
汉英大辞典	1993	吴光华	*yin* and *yang*
汉英常用中医药分类辞典	1994	谢竹藩、楼之芩、黄孝楷	Yin and Yang
中医英语1000中级词汇速记	2000	李照国	*yinyang*
中医英语	2002	刘毅、徐江	*Yin-Yang*

资料来源：欧明主编《汉英中医辞典》，广东科技出版社、三联书店香港分店，1986，第210页；吴光华主编《汉英大辞典》，上海交通大学出版社，1993，第3055页；谢竹藩、楼之芩、黄孝楷编著《汉英常用中医药分类辞典》，新世界出版社，1994，第1页；李照国编著《中医英语1000中级词汇速记》，上海中医药大学出版社，2000，第31页；刘毅、徐江主编《中医英语》，天津科技翻译出版公司，2002，第14页。笔者根据上述书籍和《华英字典》整理。

其他音译者如书名《广群芳谱》（*Kwan keun fang poo*）、《本草纲目》（*Pun-tsaou Kang-mÙb*）采用广东话注音的音译法，还有穴名"囟门"（Sin-mun）等。

意译的情况也很多见。意译的原则之一是选用等值或近似的词汇来对译。这种译法的前提是要理解准确。马礼逊对内脏名称使用此法，用西医对应词来翻译表达与之含义相同或相近的中医概念的方法，如把心、肺、肝、胆和胃翻译成"heart, lungs, liver, gall, and stomach"。当时马礼逊显然并不认为两者有所区别，但现代人注意到两者之间存在不同。将中医名词用西医名词直接对译，在一定程度上推进了外国人接受中医的步伐，可这种思想带来的影响之一是无法让外国人真正认识和接触到中医的实质，也无法让他们认识中医与现代医学的区别。① 故后来一些学者在中医脏腑的表达上用加定冠词、开头字母大写等方式区别于西医脏腑的含义。此外在《华英字典》中"肾"被翻译为"the kidneys"，与以上译文中"肺"（lungs）都用了复数，似乎与西医解剖肺、肾器官成对有一定关联，代表中西医文化对人体脏器不同的认识与观念。作为早期译法，"肺"lungs和"肾"kidneys为部分后世学者所沿用。

① 林玉萍、李禾：《从分类角度探讨中医英译》，《长春中医药大学学报》2009年第6期，第987~988页。

对病名的对译性意译也不少，如"哮喘" Asthma；"脑漏" The rheumatism；"堕胎" Falling womb／An abortion；"癖痰、瘕癖" Indigestion／Constipation／Costiveness。

直译即就字面意义进行翻译，这种情况基本要辅助以解释，否则难以理解。例如穴位的直译："百会" hundred assemblage；"前顶" front vertex；"天枢" the hinge of heaven；"天柱" the pillars of heaven。这样其实对理解帮助不大，现代翻译穴位多采用音译法。其他如病名译词"心肾不交"的译法等，也是在直译基础上加以解释。

还有很多条目中，《华英字典》对中医名词实际上未做对应性英文性表述，而是对中文直接进行英文解释。

（二）解释策略

《华英字典》对中医药词汇的英文解释，可简要分为描述性解释和阐释性解释两性。

描述性解释，是直接介绍中国人的用法或使用这一词汇所指的意义。如对许多穴名马礼逊未直接翻译名称，只是介绍了其大致解剖定位，比如："大赫"（the region on each side，at the lower part of the abdomen），其英文意为"下腹两边的部位"；"大包络"（the region in front near the armpit），其英文意为"接近腋窝前方的部分"。书中收入中药众多，除部分仅释为"name of a medicine""a certain medicine""a medicinal plant"外，不少还有不同角度的解释，包括药物名称、别名、科属分类、形态描述、生长环境、用药部位、化学成分、性味、功效、临床应用等方面。但并不是每一味中药都涵括以上各方面内容，通常只从其中 1~2 角度进行说明。比如"细莘（辛）"，文中解释为"a medicinal plant used as a sudorific"，意为"用于发汗的药材"，此例中涉及中药的功效——发汗。又如"茯苓"，文中翻译为"a medicinal plant used in the cure of the venereal disease"，意为"用于治疗性病的一种药物"，该处涉及药物的临床应用——性病的治疗。笔者对所收105味中药，根据每味药物英译内容，从翻译角度进行归类，可见图3（药物类指仅说明是一种药物，无其他解释）。

阐释性解释，则是从西方文化的角度进行一定的解读。例如在介绍"百

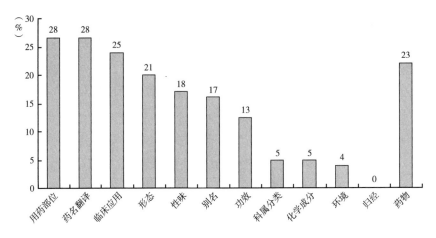

图 3　中药翻译角度比例

资料来源：笔者根据《华英字典》统计。

会"时，马礼逊提出了个人观点，认为"（百会）可能是感觉中枢，他们（中国人）指的是聚集在那儿（头顶中央）的神经"（Perhaps the sensorium, and they refer to be collection of the nerves there）。从马礼逊观点中，我们可以看出中西方认识人体的思路各不相同。西方人习惯把中医经络、穴位实体化，所以马礼逊把百会解释成了神经聚集点。这类评述性的解释，最能体现中西医文化的差异。前面引例中，此类解释情况亦有不少。

四　余论：知识来源和文化差异

翻译之难，主要在于文化之差异，用一种语言表达另一种文化，其准确性只能是相对的，尽善尽美的翻译很难达到。《华英字典》作为世界上第一部英汉—汉英的对照字典，体现了西洋传教士学习汉语的最初情况。该字典收录的中文医学词语，反映了早期来华传教士所关注的内容，也可能只是反映编者所能了解到的内容。从上述有关中医字条的译释来看，马礼逊对中医并没有全面的了解，所收条目很不全面。这当然可能与他收载内容的来源有关。《华英字典》全书所载词语主要来自《康熙字典》《艺文备览》《正字通》等中文字书，这些字书都不是医书，涉及的条目自然不多。

不过，值得注意的是马礼逊的一些解释，在以上字书中并没有出现。实际上其整本书的知识来源，一直是研究的焦点。例如马礼逊自己说字典参考选用了清代《艺文备览》一书，故有的文章称该字典是据《艺文备览》翻译而来，① 但研究者已指出此说不确，《艺文备览》实际是一本书法用书，马礼逊仅是参考该书部分字的写法。② 《华英字典》第二部分《五车韵府》提到了参考明代陈荩谟所著《五车韵府》，但据研究马氏《五车韵府》的释义多源于《康熙字典》，只有少部分与陈氏《五车韵府》相同。③ 同时这些书文字都很简洁，但马礼逊的解释要丰富得多。有学者比较其"一"字条，采用了《康熙字典》14 个义项中的大部分，但他还引录了大量道家言论，全字条解释达 98 行，其中关于道家宇宙观达 33 行，④ 可见马礼逊是花了不少心血的。

同样，本文所述的中医术语词条及解释，并非上述字书可以提供的。内容虽不全面，但或许反映着马礼逊对中医药关注的层面和了解程度。据马礼逊自述，他对中医的特点有着一定的认识，他说："包括理论和实践的医学著作也很多。这些著作坚信阴阳之说，并将其引入这门科学和文献。这些著作的主要依据是有记载的名医药方。中国的药典是自然史的最佳例子，动物、矿物和植物无所不包。中国药典中记载了人体血液循环的原理，以及硫酸钠和水银在常规治疗中的使用，而这种药的名字如今存在争议。中国的医者精细地诊脉……西医认为人体各个部分的脉搏都是共时的，诊了一处的脉搏就等于诊了多处。"⑤ 他也曾受爱丁堡大学校长贝尔博士（Dr. Baird）和英国哈克纳（Hackner）园艺公司的委托，调查报道中国百姓的生活习惯、疾病分类、医疗方法以及中草药的使用与鉴别。1820 年，他和外科医生李文斯敦（John Liring Stone）在澳门设立一家诊所配备中草药，

① 熊月之：《新教传教士早期中文书刊出版史研究》，《出版史料》1992 年第 3 期，第 91 页。
② 汪家熔：《商务印书馆史及其他——汪家熔出版史研究文集》，中国书籍出版社，1998，第 281 页。
③ 王承瑾：《〈华英字典·五车韵府〉与明清字韵书关系考述》，《古籍整理研究学刊》2020 年第 3 期，第 14~19 页。
④ 汪家熔：《商务印书馆史及其他——汪家熔出版史研究文集》，第 284~286 页。
⑤ 〔英〕马礼逊：《中国杂记：中国的文字、文学与中欧文化交流史》，韩凌编译，旅游教育出版社，2018，第 86 页。

购置多种中医药书籍，聘请了当地中医和中草药师为其讲解中医知识。① 这些或许与《华英字典》中对中医条目的选择和译释有着密切关系。从内容来看，《华英字典》所出现的中医药条目多为实用性知识，较少"儒医"所重视的经典和高深理论，说明这些中医和药师是注重实践的普通医药人员。

中西语言之间的任何翻译几乎都无法做到百分之百的准确，但是文化要交流，翻译又是必需的。马礼逊的选词和译释，体现他的医学观察行为和医学思考意识。尤其是其中所载理论和病证部分，更是医学观念的直接体现。其中在今天看来翻译不当的地方，也往往是最具中医理论特色的地方，需要中西医学文化进行更深层次的沟通。

英国中医英语翻译家魏迺杰曾说过这样一句话："Chinese medicine is difficult to translate, and there are few people able—and even fewer willing—to do it. (中医很难翻译，几乎没有人能够、甚至根本就没有人愿意从事这项工作。)"② 中医语言深奥难懂，除其他民族的语言中缺乏对应语外，中医的多学科性也是造成翻译困难的重要原因之一。要解决这些问题，就必须从中医英语翻译的实际出发，按照翻译学和语言学的基本原理，建立一套适应中医英语翻译实际并指导其健康发展的原则、标准和方法，并使之逐渐完善，成为一个完整的理论体系。回顾中医英语翻译发展过程，并予以客观分析评介，有助于中医英语翻译学的开展。

马礼逊的翻译与解释，正如他在《华英字典》中所期望的："博雅好古之儒，有所据以为考究，斯亦善读书者之一大助。"③ 其得失均对现代中医英译的发展有借鉴意义。

---

① 陈小卡编著《西方医学传入中国史》，中山大学出版社，2020，第 113 页。

② 引自牛喘月《为什么要研究中医英语翻译》，《中西医结合学报》2003 年第 3 期，第 240 页。

③ R. Morrison, *A Dictionary of the Chinese Language*, p. 5.

第二篇

医学的教育与行政

北京协和医学堂与中国西医学教育的发展（1906~1916）

崔军锋　张绍鉴[*]

19 世纪以降，基督教教会医学教育开启并奠定了中国现代医学教育的模式与基础。教会医学教育以高质量、高标准的办学特色为近代中国培养了一批医学人才，推动了中国医学教育的早期现代化。本文通过对北京协和医学堂（Union Medical College，Peking）这一教会医学教育机构发展过程的梳理分析，管中窥豹，一探清末民初中国西医学教育的发展状况及其影响，同时也从侧面了解那个动荡时代的中国社会面貌。

北京协和医学堂由传教士科龄（Thomas Cochrane）于 1906 年创办，是北京协和医学院（Peking Union Medical College，PUMC）的前身。北京协和医学堂实际存在的历史并不长，从 1906 年正式开办到 1916 年被洛克菲勒基金会收购，仅有短短十年办学时间。但作为当时唯一一所得到清政府认可学位证书的教会学校和私立医学院，其具有一定的代表性和独特性。北京协和医学堂是中国近代教会医学教育事业的重要组成部分，对其的研究能有效帮助我们深入了解中国近代西医学教育的发展历程及其境遇，丰富对教会医学教育的认知。通过对该医学堂的诞生背景、发展状况、教育制度、师资力量以及教学活动和成效等方面的研究分析，总结协和医学堂的办学经验，反思我国现有的医学教育体制，有助于进一步完善我国的医学教育模式。

---

* 崔军锋，浙江师范大学人文学院历史系副教授；张绍鉴，绍兴上虞区崧厦中学历史学科教师。

目前学界关于北京协和医学堂的研究较少，仅有极少数论文对其历史有所提及，对其历史缺乏深入系统的研究，更多是对北京协和医学院的研究。[①] 协和医学堂作为中西文化交流的产物，对其发展历程的研究可以丰富相关研究领域，对于推动中国医学史、中西文化交流史研究的发展，具有一定的学术价值。

一　协和医学堂的创办

19世纪后期，随着资本主义经济文化因素在华不断增长，洋务运动"中学为体，西学为用"等思潮的传播，西学知识与技艺的在华传布有了越来越有利的条件。随着传统中国社会结构逐步解体和新思潮的流行，社会上形成了一种崇西崇新、追求现代化的氛围，中国近代教育的发展有了较为宽松的外部环境。与此同时，基督教传教士利用西方医学作为传教工具进行"医务传道"，教会医学教育逐渐发展起来。

中国西医学教育的兴起和发展最初源自西方基督教传教士在华的传教活动。18世纪末19世纪初，随着中西方贸易往来的发展，传教士的传教活动进入新阶段。19世纪中期西方列强相继与清政府签订不平等条约后，传教士的在华传教活动合法化并迅速发展。在传教士将目光投向教育和慈善事业的情况下，教会学校及教会医院相继兴办。传教士的借医传教活动促

---

① 蒋育红对北京协和医学院的历史有较深入研究，参见《20世纪20—30年代北京协和医学院的管理机制》，《中华医史杂志》2011年第1期，第27~30页；《近代不凡的英国医学传教士科龄》，《中华医史杂志》2018年第1期，第54~60页；《20世纪上半叶跨国医学机构在中国——以协和为例》，《复旦国际关系评论》2018年第2期，第85~104页。王玲《北京协和医学堂的创建》（《历史档案》2004年第3期，第128~130、134页）简单勾勒了协和医学堂的创建及发展历史，罗晶《洛克菲勒基金会与北京协和医学院（1909-1919）》（硕士学位论文，南开大学，2011）对协和医学院的发展历程进行了探讨，矗之编著《协和医脉（1861~1951）》（中国协和医科大学出版社，2014）以及政协北京市委员会文史资料研究委员会编《话说老协和》（中国文史出版社，1987）详细叙述了协和医学院的来龙去脉。国外学者对协和医学院的主要研究有〔美〕福梅龄《美国中华医学基金会和北京协和医学院》（*China Medical Board and Peking Union Medical College A Chronicle of Fruitful Collaboration，1914-1951*），闫海英、蒋育红译，中国协和医科大学出版社，2014；〔美〕鲍尔斯《中国宫殿里的西方医学》（*Western Medicine in a Chinese Palace Peking Union Medical College，1917-1951*），蒋育红、张麟、吴东译，中国协和医科大学出版社，2014等。

进了西方医学的在华传播，也促进了中国近代医学教育的发展。从某种意义上讲，教育和医疗都是西方传教士所利用的手段和工具，但在客观上为近代中国注入了新式教育和西方医学的内容。正如民国中医名家张赞臣所言："江河之大，不弃细流；医道虽小，可见时势。"[1] 中国近代教会医学教育在教育文化史上留下了浓墨重彩的一笔。

北京协和医学院作为当下中国的高等医学教育和研究机构，自建校以来一直都是高水平医学教育的代表，协和医学院以引领中国医学科技教育发展和维护人民健康为己任，为中国医学卫生健康事业的发展做出了重要贡献。北京协和医学院创办于20世纪初期，是以当时的美国约翰·霍普金斯大学医学院为模板而建造起来的，为近代中国培养了大批高质量高水平的医学人才，在中国近代教育与医疗领域都留下不可磨灭的印记。北京协和医学堂作为北京协和医学院的前身，在中国医学教育发展史上也有着重要地位。当时协和医学堂地处北京闹市区，位于北京崇文门内东单牌楼北石牌坊右边，与清王朝的政治中心紫禁城咫尺之遥，在地理位置上具有一定特殊性，这为其日后的辉煌发展奠定了一定基础。虽然医学堂实际存在的时间并不长，但也有属于它的历史时刻。

1901年，来自苏格兰的医学传教士科龄被伦敦会（London Missionary Society）派往北京恢复被义和团运动所破坏的教会医院——北京施医院（亦称双旗杆医院，Peking Hospital of the London Missionary Society）。该教会医院的创办历史可追溯至1861年，由第一位在北京传播西方医学的伦敦会医学传教士雒颉（William Lockhart）创办。1864年，伦敦会的德贞（John Dudgeon）接替雒颉的工作。这所医院以推动医学传教为宗旨，凭借几乎免费的治疗以及高超的医术很快就在北京城内赢得了良好口碑。1904年，在北京施医院已经工作三年之久的科龄有感于"中国有病之人，每有非必死之症而往往致死者，或由医治之不精，或由调治之已晚，死于非命"的医疗状况，倡议基督教各差会在北京联合建立一所高等西医学院，专门用来对中国学生进行高等西医学教育，培养医学人才，并希望"追学医者果有成就，于以散诸四方。不惟通都大邑广设医馆，即僻壤穷乡到处林立。则

---

① "张赞臣序"，载于赵洪钧《近代中西医论争史》，学苑出版社，2012，第42页。

抱病者，既不受庸医之害，又不致有耽误之虞"①。实际上，在华开办协和医学教育，是来华医学传教士的普遍呼声，他们在专业的学术期刊《博医会报》（*China Medical Missionary Journal*）对此问题已有较多的讨论。

为开办医学堂，科龄四处奔走运作，凭借他为清廷王公贵族治病的交情，通过拜访总管太监李莲英、外务部会办大臣那桐等上层人物，②借助这些人的运作，科龄一度联系到清廷的掌权者慈禧太后，后者甚至资助科龄白银 1 万两用于开办学堂。1904 年 5 月，科龄正式上书清政府请求在京开办医学堂，并于 5 月 26 日得到准奏。③ 1906 年 1 月，位于北京东单牌楼以北，双旗杆南路以西的医学堂教学楼与宿舍楼正式完工，被命名为协和医学堂（Union Medical College，Peking），取联合（Union）之意。协和医学堂在中国医学传教史上算是一所与众不同的医学院，相比于其他由单一教会开办的医学校，协和医学堂由六个英美教会联合开办。先是由英国伦敦会和美国公理会（American Board Mission）、美国长老会（American Presbyterian Mission）一起筹办，所以协和医学堂也是华北教育联盟（即华北协和文学会，North China Education Union）创办的以协和命名的三所教会学校之一。④ 之后，美国美以美会（The Methodist Episcopal Church）、英国圣公会（Church of England）以及英国伦敦医务传道会（London Medical Missionary Association）加入其中，最终形成了英美教会团体联合开办协和医学堂的局面，其中英国伦敦会对学校拥有产权。

1906 年 2 月 12 日至 13 日，协和医学堂举行了盛大的开办典礼，那桐作为慈禧太后的代表出席，西方列强驻华使节也都列席。其开幕仪式颇具国际性，规模非常盛大。⑤ 这也说明当时清政府对教会开办协和医学堂的重视，毕竟能得到清政府认可的教会学校极少。同年 5 月 29 日，学部禀批："据呈及章程名册，均经阅悉，该医士慈善为心，创立医学堂造就生徒，期

① 转引自矗之编著《协和医脉（1861~1951）》，中国协和医科大学出版社，2014，第 39 页。
② 北京市档案馆编《那桐日记》（上），新华出版社，2006，第 516 页。
③ 矗之编著《协和医脉（1861~1951）》，第 37 页。
④ 另外两所以协和命名的教会学校分别为通州华北协和大学和华北协和女子大学。
⑤ 蒋育红：《20 世纪上半叶跨国医学机构在中国——以协和为例》，《复旦国际关系评论》2018 年第 2 期，第 85~104 页。

于济人利物，并经本国皇太后赏给帑金，准予建立。与他项学堂不同，应准于该学堂毕业后由本部派员考察，如果及格，加给准其充当医生执照，以昭信守。此系本部仰体我皇太后郑重医学、赞成善举之意，他项学堂皆不得援以为例，此批。"[1] 据此可知，当时学员在毕业时能被清政府颁发相关执照的私立医学院，协和医学堂是第一所，也是唯一一所，反映出协和医学堂在教会学校中的特殊地位。《东方杂志》亦报道："京师外人所设学堂，学部均不立案，亦不预闻毕业之事。独伦敦会所设之协和医学堂，学部准为立案，且俟毕业时由部察验发给准其行医执照。盖因该学堂虽系教会中人所设，然曾蒙皇太后赏银一万金，故学部仰体慈圣重医之心，准其立案，他处不能援例云。"[2] 指出协和医学堂得到了慈禧的关注。1906 年 4月 4 日，清外务部还将协和医学堂列入专为驻京外国人看病的指定医院，并每月补贴一定的银两以用作协和医学堂的医生为外国人看病的出诊费。[3]

二 协和医学堂的教学情况

协和医学堂的成立，对于中国近代医学教育，特别是华北地区的医学教育来讲，毫无疑问具有重要意义。医学作为一门救死扶伤的事业，对于从业人员有着严格标准。协和医学堂作为当时北京地区唯一一所教会医学专门学校，和其他教会学校的医学教育一样，拥有较为专业的师资力量、系统的课程设置和严格的考试考核，从而保证了医学教育的质量。

（一）师资力量

师资力量往往关系到一所学校教学活动的成败，同时也是衡量一所学校综合实力的重要指标。科龄认为医学堂在中国的工作极具战略意义，在华有着举足轻重的地位，要想发展协和医学堂，就需要重视对师资队伍的建设。

协和医学堂教师一般来自教会或为教会介绍来的英美籍医生，整体质

---

① 《协和医学堂请立案禀批》，《学部官报》第 2 期，1906 年，第 23 页。
② 《各省教育汇志》，《东方杂志》第 4 卷第 9 期，1907 年，第 212 页。
③ 王玲：《北京协和医学堂的创建》，《历史档案》2004 年第 3 期，第 128～130、134 页。

量并不弱，都有着不错的专业素养。不少教师还是名牌大学毕业生，接受过专业训练。医学堂监督科龄就毕业于英国格拉斯哥大学（University of Glasgow）。负责教授外科学的文海博士毕业于伦敦大学（London University），并且是英格兰皇家外科学院（F. R. C. S）的成员。[①] 他于 1905 年来到中国，并于 1907 年成为协和医学堂的一名教师，负责教授解剖学和组织学，后来还教授外科学，并担任医院病房外科主管（Surgeon in charge），直到 1914 年因病殉职。文海生前捐赠了一笔积蓄给协和医学堂，医学堂以这笔捐赠为基础设立了文海奖学金。医学堂还将一幢建筑改名为"文海楼"以纪念他。

郝裴睿（F. J. Hall）博士是耶鲁大学（Yale University）毕业生，并在约翰斯·霍普金斯大学（Johns Hopkins University）学医，1906 年来到医学堂负责内科相关课程的教学任务。[②] 郝裴睿具有传教的热情、渊博的学识以及丰富的教学经验，这种专业素质使其在教学工作上卓有成效。医学堂教师盈亨利（James Henry Ingram，1858–1934）博士早年培养了不少中国医生，并发明制作眼镜的设备，是当时中国北方最早制作眼镜的医生。此外他还担任 1903 年在通州建成的潞河医院的院长。

身为医学传教士的教师们还具有高度的社会责任感。1911 年华北和满洲肺鼠疫暴发时，文海博士带领学生参加鼠疫的防疫工作，给清政府提供了极为重要的协助。辛亥革命期间也是他最早发起医学堂的红十字救护，并在武昌等地做出重要贡献。此外，1913 年文海还协同驻英禁烟代表章通骏将军与英国外交大臣格雷等人协商处理禁印度鸦片入关事宜。医学堂教师韩济京（William Harold Graham Aspland）博士曾担任 1911 年万国鼠疫研究会的秘书。1914 年，来自爱丁堡的医学堂教师泰克博士毅然返回欧洲，在一战期间为自己的国家效力。[③]

医学堂开办的第一年，有教习 10 名、副教习 14 名，师资配置在当时教

---

① 《协和医学堂 1914—1915 年度报告》，协和医学堂编《协和医学堂》，蒋育红译，中国协和医科大学出版社，2018，第 204 页。

② 《协和医学堂 1913 年及 1914 年 1 月至 6 月报告》，协和医学堂编《协和医学堂》，蒋育红译，第 168 页。

③ 《协和医学堂 1914—1915 年度报告》，协和医学堂编《协和医学堂》，蒋育红译，第 205 页。

会学校中算是中上等。而当年仅有 39 名学生，师生比高达 1：1.625。随着医学堂的不断发展，生源的增多，开设的课程增加，再加上学术休假、病假等原因造成的空缺，师资力量就有些捉襟见肘了。虽然教会尽可能地给医学堂提供更多教师，但由于医学堂采用中文教学，并不是所有外籍教师都能够立刻投身教学一线，不熟悉中文的教师不得不花费几年的时间才能完全胜任工作。1912 年的年度报告中，医学堂明确提出教师缺乏造成的困扰：加大了在职教师的工作压力，部分课程的专业性使得其只能依赖少数甚至某位教师，很容易导致该课程无法开课，对医学堂正常教学工作的开展造成不良影响。1912 年的年度报告中甚至出现一张员工需求表，该表显示医学堂师资缺口很大，生理系、生物系、外科系、内科系等的课程都缺乏教师，共计需要 17 名教授、6 名助理教授以及 15 名助教。[1] 而当年医学堂教师仅有 15 名，其中 4 名还处于学术休假中。因此，部分教师就需要同时教授多门课程，压力很大。例如文海需要教授解剖学、组织学及外科学三门课程；盈亨利需教授治疗学、眼科学及精神病学；伊博恩负责药科学、制药学、化学等多门课程；杨怀德需教授组织学、细菌学、微生物学及病理学四门课程；齐德义除负责眼科学、法医学、毒理学、内科等课程外，还分担了部分制药学与药科学课程。除去课堂教学，教师们还需要带领学生进行临床实践。

（二）课程设置

协和医学堂学制五年，每个学年九个月。刚开始春学期从中国农历正月二十日开始，一直持续到六月二十日前后，秋学期大约从九月初五开始，一直持续到农历新年之前。[2] 1912 年中华民国成立后，为配合民国政府相关法令的实施，秋学期改为从 9 月 1 日开始，持续到 12 月 24 日左右，春学期从 1 月 16 日左右开始，到 6 月中旬为止。协和医学堂的课程体系设置较为系统和完善，学生所学课程不仅包括医学素质培养必需的基础课程，还有一些实践课程，任课教师会带领学生去附属医院进行临床实习，以及组成

---

① 《协和医学堂 1912 年度报告》，协和医学堂编《协和医学堂》，蒋育红译，第 142 页。
② 《协和医学堂 1906 年度报告》，协和医学堂编《协和医学堂》，蒋育红译，第 20 页。

红十字医疗队给民众提供义务服务。

协和医学堂的课程是按照国际通行标准设置的，但并未完全照搬国外模式，而是结合当时中国国情及社会需求并根据实际教学情况进行了一定调整。一二年级的课程主要是基础知识的培养。医学堂开办时最初的课程设置，一年级有药科学和制药化学、组织学和生理学、胚胎学与解剖学、生理学与比较解剖学，二年级有药物学与治疗学、生理与生理化学、解剖、身体诊断、生理诊断学。但在第二年，医学堂就将两个年级的课程调整为一年级开设生理生物学、组织学、解剖、比较解剖学和胚胎学，二年级开设解剖、药科学与诊断学、生理实用药学、身体诊断、生理化学和组织学，课程设置变化明显。在随后几年中，一年级的课程逐渐调整为更为科学合理的生理学、解剖学、组织学、化学、生物学及动物学，二年级的课程则设置为解剖学、生理学、生理化学、组织学、诊断学、物理诊断、药科学与制药学，呈现医学专业低年级重视基础知识的特点，课程设置不断优化，使得学生培养体系更为完善。这得益于师资力量的不断增强，有更多的任课教师来承担教学任务。

后三个年级对学生开始进行内科、外科和其他专科课程的训练。三四年级的课程主要包括胚胎学、细菌学与制药学、小手术及包扎、临床医学、外科及配药、病理学与血清治疗学、产科学、眼部疾病、儿童疾病、麻醉学、生殖疾病、临床内科与外科学等。在实际教学过程中，出于对师资力量的分配以及实际情况的考量，课程也进行过调整。1908 学年的三年级课程取消了内科实践，但在第二年又恢复了；1909 学年将本属于三年级课程的麻醉学改为四年级课程；1910 学年的三年级课程增设了治疗学，同时四年级课程取消了生殖疾病的内容。可以看出三四年级的课程主要是内科与外科课程。五年级的课程则是整个五年学制中课程数目最多的一年，共有十余门课程：屈光学、耳鼻喉疾病学、皮肤病学、血液病学、热带病学、卫生与公共健康、牙科外科学、产科学、外科解剖学、妇科学、法医学、毒理学、神经与精神病学、临床内科及外科学。该学年的课程更加注重对专科的实践训练。

由上可知，相较于前两年的基础课程，后三年的课程更具专业性。学生在前两年的课程中通过教师课堂讲解和实验室的实践操作，获得各医学专科的基础知识后，便开始专业性学习，以便在各科主任的指导之下，参与病房、门诊和手术室的工作，从而获得疾病诊断和治疗的实践经验。协和医学堂的教学安排非常注重学生的实践操作，为学生安排了大量实习课程。除了医学堂附属医院外，北京城的其他医院和药房，也会对学生开展临床培训。[1] 在《协和医学堂征信录》中就有对学生在不同科室实习的记载，手术室中"生徒旁立，医师逐件口讲指点。如遇同类者，即令生徒亲手割治，日日仿此而行至于用力之久，有不得心应手者乎?"[2] 内科与外科的实习则是"凡一切为医师者，莫不详为剖解，令生徒亲为考验，务期胸中了澈，毫无遗漏，以期尽善尽美，不致令人生疑"。[3] "生徒均可轮流至此，专以察究各种外科病症。有医师详为指示讲解，并令生徒亲行考察，拟其治法，而匡其不逮，俾能日日研究，以期深造而自得。"[4] 可见当时协和医学堂的实习模式是非常务实的。同时，医学堂试图通过实习对学生开展心理教育，认为"在药房、医院里我们与遭受疾病与痛苦者的人密切接触，给我们提供了极好教育学生的机会。不仅教育他们如何治病，也教育他们如何用善心、同情心和爱心来治病。我们真诚的努力对身心都有利，对学生来说更是无价的课程，再对我们的病人也最具价值"[5]。到1910年，协和医学堂的课程安排基本定型，形成了先基础后专业、理论与实践相结合的课程设置。

此外，协和医学堂采用中文教学，作为一所西方教会医学校，其大多数教师来自海外，对中文并不熟悉，使用中文授课有一定困难。因此，相较于英文教学，中文教学无疑加重了教师负担，但却有利于中国学生学习相关专业知识。一位医学堂的教师曾写道："我们用中国自己的语言，将科学医学的伟大礼物馈赠中国，从而表明我们在这方面所做的努力是值得的。我们在很多年里，可能会被误解，我们必须相信以后的几代人将会恰当地

---

① 《协和医学堂1906年度报告》，协和医学堂编《协和医学堂》，蒋育红译，第20页。

② 《协和医学堂征信录》，上海美华书馆，1910，第11页。

③ 《协和医学堂征信录》，第15页。

④ 《协和医学堂征信录》，第14页。

⑤ 《雒魏林——协和医学堂1909—1910年度报告》，协和医学堂编《协和医学堂》，蒋育红译，第62页。

对我们的价值进行评估。"① 西方医学传教士站在自己的立场上，以将科学医学传授给中国学生为使命。协和医学堂主张使用中文教学，一定程度上降低了学生入学的门槛，也更便于学生学习，教学效果更明显直接。但由于当时西医学发展的引领者主要在西方，主要科研成果是用英文书写的，在当时的情况下，中文教学对于学生而言不利于其长远发展，对学生阅读医学文献资料及继续深造有一定消极影响。也是因为中文教学加重了任课教师的负担，医学堂师资力量短缺，在随后的教学过程中，医学堂监督科龄也意识到这一问题。他认为在接下来的招生入学中应提高对学生英语水平的要求，在课堂教学中，也应要求学生掌握双语专业词汇。因此，学生需要在整个学业过程中同时进行中文和英文课程的学习。协和医学堂特意为学生开设了中英文双语教学的晚课课程，并邀请附近的牧师前来协助教学，学生每周花费两三个小时进行英文课程的学习。同时，为提升学生英文阅读能力，缓解中文西医书籍以及文献资料匮乏的困境，到1912年，所有年级直接增设了英语课程。②

（三）教材选用

协和医学堂在创办之初就期望能与西方正统医学教育接轨，因此大多数课程教材都采用西方通行教材。同时为便于教学，提高医学堂的教学质量，方便中国学生更好地学习和理解，普及推广相关医学知识，科龄要求医学堂使用中文教学，教师须对相关英文教材进行翻译、印刷后才能用于课堂教学。这就对教师提出了更高要求，一些教师在教学之余，进行了相关医书的翻译工作。

从协和医学堂历年的年度报告中可以梳理出部分学科的教材。解剖学的教材由科龄亲自翻译，主要选自莫里斯（Morris）的《解剖学》（Anatomy）、坎宁安（Cunningham）的《解剖学》（Anatomy）以及希思（Heath）的《实用解剖》（Practical Anatomy）中的内容，科龄认为这些教材比较适合翻译成中文。1910年，科龄在医学堂第一届毕业生谢恩增的协助下完成希思（Heath）的《解剖学》（Anatomy）整本书的翻译，印刷后替代了以往使用

---

① 《协和医学堂1912年度报告》，协和医学堂编《协和医学堂》，蒋育红译，第150页。
② 《协和医学堂1912年度报告》，协和医学堂编《协和医学堂》，蒋育红译，第155页。

的油印笔记。谢恩增还翻译了华林（Waring）的《手术外科》（*Operative Surgery*）。内科教材使用的是奥斯勒（Osler）的《内科原理与实践》（*Principle and Practice of Medicine*），这本由奥斯勒所著的医学教科书奠定了西方世界医学教科书的标准，很长时间内是最好的内科教科书，被译成多个版本在世界各地流传。

不过在1907年的年度报告中，科龄在报告结尾明确提出："医学堂需要人员和经费。我们迫切需要用于翻译工作的经费，我们如饥似渴地需要高质量的教科书，并还需要新的医院。我们希望能够建起一座图书馆，配置更多的仪器设备。面对不断增长的工作开支，我们需要更多的帮助，也需要钱用于财务补贴、设立科系以及储备金。"[1] 这说明此时的医书翻译工作做得还是很不够的。随后几年中，随着医学堂师资力量的增强以及相关经费的到位，医学堂的翻译工作出现了一个小高潮。1910年，医学堂甚至成立了一个翻译部，专门负责相关翻译工作的推进。[2]

盈亨利（James H. Ingram）于1908年翻译出版了哈尔（Hare）的《疗法》（*Therapeutics*），用于治疗学课程的教学。他还翻译了索林顿（James Thorington）的《屈光与如何测定屈光度》（*Refraction and How to Refract*）一书，用于屈光课程的教学。新中国成立后，由毕华德翻译的《眼科屈光学及其测定法》就是以盈亨利的译本为基础进一步翻译修订而成的。[3] 外科课堂教学采用了罗斯（Rose）与卡利斯（Carless）撰写的《外科》（*Surgery*），由孔美格（J. G. Cormack）、潘尔靓（Ernest J. Peill）等人对其进行翻译。该书"取材宏博、条理清晰、包罗丰富，详而不繁，英美医林莫不奉为圭臬"[4]。孔美格还翻译了哈钦森、雷尼（Hutchinson and Rainy）的《临床方法》（*Clinical Methods*）的大部分内容。组织学课程使用沙夫尔（Shaefer）的《组织学概要》（*Essentials of Histology*）的大纲进行教学，并配合使用相关材料制成的幻灯片。生理学课程使用的是杜瓦·斯特林（Landois Sterling）的《生理

---

① 《协和医学堂1907—1908年度报告》，协和医学堂编《协和医学堂》，蒋育红译，第32页。
② 《协和医学堂1910—1911年度报告》，协和医学堂编《协和医学堂》，蒋育红译，第84页。
③ 詹姆斯·索林顿（James Thorington）：《眼科屈光学及其测定法》，毕华德译，人民卫生出版社，1955，"一序"。
④ 威廉·罗斯、阿尔伯特·卡利斯（William Rose and Albert Carless）：《卡罗两氏外科学》，孔美格译，上海协和书局，1925，"第三版叙言"。

学》（*Physiology*），并参照高似兰翻译的克尔克（Kirke）的《生理学》，由贺庆（Nehemiah S. Hopkins）负责翻译教学。齐德义（E. J. Stuckry）将简版教科书《法理学与毒理学》（*Medical Jurisprudence and Toxicology*）进行了修订，此外他还翻译了一份《医门例律》（*Medical Jurisprudence*）的材料，以便学生更好地学习。伊博恩（B. E. Read）翻译了一套《药科学与药科学》（*Pharmacy and Materia Medica*）的笔记①用于相关课程的教学。儿科疾病的教科书参照了罗伯特·哈奇森（Robert Hutchison）的《儿童疾病讲座》（*Lectures on Disease of Children*）。

另外，圣经班使用的教科书有博斯沃斯（Bosworth）的《关于耶稣的教义及布道者的研究》（*Studies in the Teaching of Jesus and His Apostles*）。对于刚开始接触圣经的学生来说，这本书极具启发性与引导性，有助于提高学生学习兴趣，培养学生对基督教的感情。

此外，由于资金匮乏，教师还要面对各种教学设施缺乏的困难。1913年之前中国政府禁止人体解剖，这导致解剖课教学非常困难，教师不得不使用图像、模型以及死亡的动物来满足教学需要，病理课也没有足够的病理组织标本进行观察。

多数翻译好的书籍交给博医会（The China Medical Missionary Association）出版发行。②博医会作为近代中国第一个全国性的医疗学术兼医务协调机构，19世纪末20世纪初就在医学和公共卫生领域展开交流与协作，并在推动西医书籍中译中发挥巨大作用，也为协和医学堂相关教材的翻译工作带来极大便利。

1908年医学堂进行专业考试时，作为考官的意大利公使馆的外科医师儒拉（de Giura）曾表示："学生们给我的印象是教师教学的方法非常出色。"③教师对学生的用心程度可见一斑。随后几年中，译书工作的重要性逐渐显现，相关西医书籍的翻译出版，受到其他医学校的好评，填充了中国西医学教育领域的空白，对中国近代医学教育的发展产生了积极影响。

---

① 此处笔者参考蒋育红翻译的《协和医学堂》，原文如此。
② 《协和医学堂1913年及1914年1月至6月报告》，协和医学堂编《协和医学堂》，蒋育红译，第174页。
③ 《协和医学堂1908—1909年度报告》，协和医学堂编《协和医学堂》，蒋育红译，第43页。

（四） 宗教活动

协和医学堂作为一所教会学校，宗教氛围浓厚。中国近代的教会学校，是以教育为手段，以传教为目的。开办教会学校是西方传教士进行文化渗透的重要方式。与此同时，医学传教士是传教士群体中较为特殊的群体，他们在接触和了解中国社会方面有着天然优势。出于自身职业的特殊性，医学传教士们可以与中国社会的各个阶层进行接触，许多医学传教士对中国语言有较好的掌握，这为他们创办教会医学院或教会医院提供了一定助力。事实上，医学传教士在华进行各种相关活动，包括建立教会医院，收治病患，开展医学教育，都是出于"医务传道"的目的。可以说传教是医学传教士开展医学教育的本质目标。科龄在《协和医学堂1907—1908年度报告》中直言："我们希望能从全中国各地招收基督徒学生。我们无不担心地意识到，信仰基督教的学生应该构成学生的主体。"[1] 他同时也承认，"很难招募到足够数量的基督教学生保持学生的宗教特质"[2]。

协和医学堂能得到清政府认可的原因之一是没有强制学生信仰基督教，但医学堂内浓厚的基督教氛围时刻影响着学生。医学堂内每天举行非强制性的晨祷与晚祷，早晨还有一次简短的演说布道，一般由学堂教师、福音布道者以及学生轮流主持。此外，很多学生会在周末参加宗教活动，譬如去教会站点传教布道、发放药品、进行义诊。这些都营造了浓厚的宗教氛围，并形成常规的福音医疗传教和多种形式的基督教工作计划，潜移默化地影响着学生，吸引学生加入基督教并影响他们的生活和品格，而不是施加压力迫使学生改变宗教信仰。因此，医学堂中即便不是基督徒的学生，也不会明确反对基督教。

1908年，参加了基督教青年会 （YMCA） 的协和医学堂学生每周举行聚会活动，学习圣经。[3] 之后医学堂开设圣经班，有计划地组织信教学生系统学习圣经，有时也吸引非基督徒学生参与。1910年医学堂共有103名学生，而圣经班有65名成员。北京伦敦会教堂每周三晚上的通俗讲座，听众

---

① 《协和医学堂1907—1908年度报告》，协和医学堂编《协和医学堂》，蒋育红译，第30页。
② 《协和医学堂1907—1908年度报告》，协和医学堂编《协和医学堂》，蒋育红译，第31页。
③ 《协和医学堂1908—1909年度报告》，协和医学堂编《协和医学堂》，蒋育红译，第42页。

大多也是医学堂的学生。1911 年，医学堂基督教青年会在北京西山和北京市基督教青年会联合组织夏季会议，对医学堂的宗教活动做了进一步安排。① 1912 年起，学堂开始将基督教青年会的所有工作交付学生自己处理，所有住校学生都参加了学堂内的圣经小组。1913 年，医学堂百名学生中的 80 余位参加了圣经学习小组。此外，部分基督徒学生会对非基督徒学生开展思想工作，在日常学习生活中进行潜移默化的影响。由此，学生对基督教发生兴趣甚至加入基督教的不在少数。

协和医学堂中基督教青年会的日益壮大反映了学生对宗教生活的热情。宗教传播的成效逐渐显现。1911 年有 5 名学生接受洗礼，成为基督徒。② 1914 年，有 3 名学生加入基督教会，并有 15 名学生成为慕道友。此外，医学堂第一、二届共计 31 名学生在毕业前全部接受洗礼成为基督徒。③ 当然，医学堂也试图将学校建设成兼具浓厚学术氛围和友爱情谊之地，通过宗教的熏陶来培养学生的人文素养，以便学生在未来工作中能更好地为人处世。

三 协和医学堂的学生情况

评价一所学校的重要一环是其培养学生情况，学校教育的重要目标即是培养学生成为对社会有用之人。协和医学堂从 1906 年招收第一批 39 名学生，到 1916 年资产转让给洛克菲勒基金会，培养的学生并不多，但学生的质量确实值得一提。就如协和医学堂所希望的那样：能够培养如西方国家那样的高标准、训练有素的学生，从而为社会做出应有的贡献。

（一）招生入学情况

协和医学堂的成立，是为了给受过良好教育的中国学生提供尽可能全面的内外科学及其他各种分支学科的知识。④ 完成相应学业任务并通过最终

---

① 《协和医学堂 1911—1912 年度报告》，协和医学堂编《协和医学堂》，蒋育红译，第 117 页。
② 《协和医学堂 1911—1912 年度报告》，协和医学堂编《协和医学堂》，蒋育红译，第 118 页。
③ 《协和医学堂 1912 年度报告》，协和医学堂编《协和医学堂》，蒋育红译，第 146 页。
④ 《协和医学堂 1906 年度报告》，协和医学堂编《协和医学堂》，蒋育红译，第 17 页。

考试的学生，会被授予医学堂的医学博士学位（Doctor of Medicine）以及政府颁发的学位证书。

在招生上，协和医学堂通过筛选，择优录取学生。申请入学的学生需进行预考，预考科目包括英语、汉文、算数、地理、物理与化学，共计六门基础课程，每年视具体情况会有一定变动。此外，报考学生如已从华北协和大学文理学院或汇文大学文理学院获得合格证书，或从其他认证的学堂或大学获得毕业证书，显示其已完成三年的综合医学课程，可以不参加这些入学考试。在当年的教育情况下，医学堂要求生源有较高文化素质，这本身就注定了其生源数量不会很多。

另外，相较于其他教会学校纯粹的慈善性质，协和医学堂的学生每学年需缴纳50墨西哥洋元的学费，住校生则需额外缴纳40墨西哥洋元左右的费用，用于食宿、照明、取暖等项目的支出。也就是说，学生在医学堂一学年的费用在100墨西哥洋元左右，结合当时物价水平，普通工人按每月8洋元的工资计算，一般来说，能在医学堂上学的学生家庭无疑是非富即贵，最次也是小康水平。据此可以推断，协和医学堂的教育不是针对普通家庭或是贫困人家的慈善教育，而是面向中上阶层，特别是商贾大户、官宦子弟的高等教育。

由于较为严苛的入学要求以及高昂的学费，协和医学堂开办的第一年中"大量的年轻人询问有关入学条件的问题，但没有几个够资格参加考试的"。[1] 约有200名学生申请入学，最终39名学生被招收入学。但到学年末，因伤病及其他减员情况，最终只有32名学生参加了专业考试。到1907年底，医学堂也只有50名学生。1909年末，医学堂共有学生75名，其中一年级学生16名；1911年有新生20名；1912年有新生23名。除第一年外，协和医学堂每年的招生量保持在20名左右，整个学堂在校生数量维持在百名上下，招生规模偏小。在医学堂建立之初的设想中，教学空间可容纳350~400名学生，每年预计招收70~80名学生入学，这与现实情况有较大差距。[2] 这也导致协和医学堂与其他教会学校的医学教育一样，面临着生

① 《协和医学堂1906年度报告》，协和医学堂编《协和医学堂》，蒋育红译，第15页。
② 《协和医学堂1906年度报告》，协和医学堂编《协和医学堂》，蒋育红译，第6页。

源不足的窘境。由于医学教育学习期限较长，一般需要五年以上，以及门槛较高，学生除了需具备一定的数理化基础，语言也需达到一定水平，再加学费的压力，不少学生半途而废，甚至不愿选择医学专业。医学堂不得不从1911年起开办医学预科班，建立一年制的预科，在汇文大学堂就读，用于培养符合要求的生源。

（二）在校考核情况

协和医学堂的学年考试在每个学年末举行，由考试委员会主持。考试委员会主要由政府相关部门的官员、协和医学堂的监督、相关考试科目的教师以及英法德意等国驻屯军军医组成。每位学生需要在所有科目上考试优秀，通过学年末的考试方能进入下学年的课程学习，对学生学业的评估基于其学业整体水平性质以及考试的结果。① 考试较为严格，医学堂开办的第一年，32名学生参加考试，5名学生没有通过考试；第二年，42名学生参加考试，7名学生课程不及格。整体来说，不通过率保持在15%左右，是比较高的。除了每学年末的大考，还有"月考、季考、岁考以观察各生之勤惰，若有考列下等者，院长必予惩罚，有不及格者，必令其温习使之洞悉无遗而后已"。② 医学堂1910年度报告中就提到针对英语教学，每个班级每月都要进行考试，所得的分数会记录到当年的总成绩中。③ 医学堂对学生考核的严格可见一斑。

对于毕业班学生，除了颁发医学堂的毕业文凭外，还有政府颁发的学位证书。这份政府颁发的学位证书也是来之不易。1910年7月4日（宣统二年五月二十八日），科龄通过英国驻华参赞署理公使麻穆勒（William Grenfell Max-Muller）致函外务部会办大臣那桐，为即将毕业的北京协和医学堂学生请奖，并希望能按照所考之高等程度给予相当之中国功名。④ 为使北京协和医学堂的毕业文凭得到清政府的认可，科龄通过各种途径与学部进行协商。1910年8月1日（宣统二年六月二十六日），学部发文称："查

① 《协和医学堂1907—1908年度报告》，协和医学堂编《协和医学堂》，蒋育红译，第36页。
② 《协和医学堂征信录》，第18页。
③ 《协和医学堂1910—1911年度报告》，协和医学堂编《协和医学堂》，蒋育红译，第82页。
④ 王玲：《北京协和医学堂的创建》，《历史档案》2004年第3期，第128~130、134页。

协和医学堂当时呈请立案，曾经本部批准于该学堂毕业时，由本部派员考察。如果及格，加给准其充当医士执照，以昭信守等语。此次毕业自应照案办理，届时由本部派员考察，视其及格，即予准充医生执照，以符原案。"[1] 但同时拒绝了协和医学堂所想要的按学生所考之程度给予相当之中国功名的请求："至该学堂所请按所考之高等程度给与相当之中国功名一节，查为奏定章程及原案所无，碍难照准，相应咨覆，查照转覆可也，须至咨者。"[2] 随后，科龄又一次找麻穆勒向清政府请求给协和医学堂毕业的学生"按所考之高等程度给予相当之中国功名"，1910 年 10 月 22 日（宣统二年九月二十日）学部再次发文，以"外国人在中国设立之学堂现在不止一处，均未有奖"为由，甚至举例同样在学部备案的青岛特别高等学堂"青岛学堂为德国政府所办，其毕业之时亦不能与中国学堂同受奖励"来进行驳斥，又一次回绝了科龄的请求。[3] 可见，在此时中国新式教育蓬勃发展的情况下，清政府通过压制外国人在华所办新式教育的权力，以维护教育主权，发展民族教育。

1910 年，协和医学堂开始对足够优秀的学生授予更高的荣誉，即"协和医学堂高级研究员证书"（Diploma of Fellowship），想要得到该证书的学生需满足以下要求。毕业生年龄不低于 24 岁；经医学堂教授委员会认可；在外国人指导下的医院内科或外科工作一年，或从事具有专业特点的科研工作，或有两年的陆军、海军或其他专业经历同时应满足以下两个要求中任一个：（1）通过笔头、口头、临床、检查等考试；（2）递交论文或其他学习或研究证明，通过口试或对候选者的专业科目进行的考试，并经协和医学堂教授委员会同意。[4] 这一证书的设置是为了能让刚毕业学生在医院中进行一年的实践，获得更丰富的经验，从而成为一名合格医生。这也意味着协和医学堂想要有更好的发展，试图成为一所一流的、高水平的医学院。

---

① 《咨复外务部据协和医学堂所请奖给出身碍难照准文》，《学部官报》第 136 期，1910 年，第 3~4 页。
② 《咨复外务部据协和医学堂所请奖给出身碍难照准文》，《学部官报》第 136 期，1910 年，第 3~4 页。
③ 《咨外务部协和医士请将该堂与中国所开医学堂同考毕业碍难照准文》，《学部官报》第 149 期，1911 年，第 32~33 页。
④ 《协和医学堂 1910—1911 年度报告》，协和医学堂编《协和医学堂》，蒋育红译，第 100 页。

（三）学生在校表现

协和医学堂的学生来源广泛，基本上都对学医有较浓厚兴趣，在医学堂开办第一年的专业考试中，多数学生成绩优秀。医学堂教师文海曾在其解剖课程的报告中写道："他们对这部分知识展现出了浓厚的兴趣。尽管他们并没有条件自己动手进行解剖，但是看起来已经能够非常好地掌握解剖学的知识，并显示出与英国国内学生平均水平相当的能力。"[1] 负责教授治疗学的盈亨利也在报告中提到，"学生们经过一年的学习，进步可圈可点。他们中许多人对这门课程抱有浓厚的兴趣。因此，给他们授课对我而言是一种享受"。[2] 即使当时中国的社会环境相对恶劣，协和医学堂的教师们使用西方医学教育的水准对学生进行测试，学生们的表现也不错。1907～1908学年的专业考试中，国际考试委员会代表的报告就直言"本次考试的水平绝不低于欧洲同年级医学生的考试"。[3] 可见协和医学堂的学生整体素质是较为优秀的。当然，医学堂的学生也有不足之处。在语言方面，部分药物的书写与发音就给不少学生带来困惑；由于清政府禁止解剖尸体，学生在解剖实践方面也存在不足。

医学堂注重学生日常的体育锻炼，提醒学生参与体育运动。医学堂内设有两个网球场，供学生们进行相关运动。1907年，医学堂特意从附近的比利时公使馆租借到一块场地，每周带领学生去踢三次足球，甚至举行了一场与京师大学堂的足球联赛。[4] 此外医学堂还成立了运动委员会，每天组织师生开展足球与网球运动，鼓励学生积极参加锻炼。1908年，协和医学堂参加了一场由清政府主办的学生运动会，在参加的两万余名学生中，医学堂学生是唯一的医学校代表，也是唯一一所有基督教背景的学校。[5]

---

① 《协和医学堂1907—1908年度报告》，协和医学堂编《协和医学堂》，蒋育红译，第26页。
② 《协和医学堂1907—1908年度报告》，协和医学堂编《协和医学堂》，蒋育红译，第26～27页。
③ 《协和医学堂1907—1908年度报告》，协和医学堂编《协和医学堂》，蒋育红译，第32页。
④ 《协和医学堂1907—1908年度报告》，协和医学堂编《协和医学堂》，蒋育红译，第29页。
⑤ 《协和医学堂1907—1908年度报告》，协和医学堂编《协和医学堂》，蒋育红译，第30页。

（四）毕业生素质

协和医学堂存在的历史不长，1906 年正式开办，1916 年被洛克菲勒基金会收购，同时将三个低年级班的学生转到山东齐鲁医学院学习（毕业后仍被授予北京协和医学堂的学位证书）。在这十年的时间里，北京协和医学堂共培养出了六届毕业生，从 1911 届到 1916 届，共计 77 名，分别有 16 名、15 名、7 名、16 名、16 名、7 名毕业生，[①] 为当时的中国输送了一批新鲜的、较高质量的西医学人才。每一届的毕业率都不算高，譬如第一届毕业生入学时共有 39 人，最终仅 16 人毕业，毕业率不到一半；第二届毕业生在入学时有 16 人，最终在 1912 年毕业了 16 人，但这一届毕业生中不少人是上一届留级的学生，实际毕业率也只有一半左右。考虑到当时中国动荡的社会环境，且不断有学生病故或是因故退学，以及外界对教会学校的态度变化，总体而言，医学堂的成绩还是值得一提的。

协和医学堂毕业生的就业质量相对较好。医学堂前两届毕业生 31 人中，3 人在协和医学堂和附属医院工作；10 人在外国医师指导下的教会医院工作；8 人全面负责教会医院或其分支医院的医疗工作；6 人在政府，主要是军队就职；1 人负责山海关的铁路医院；1 人负责辽宁北部的教会医院；还有 2 人开私人诊所。几乎所有毕业生都找到了对口工作。[②]

另外，不少毕业生在中国近代西医学发展史上留下浓墨重彩的一笔。协和医学堂第一届毕业生中，谢恩增获第一名，随后他留校任教，同时担任协和医学堂附属医院的医生，并协助科龄整理编纂中文版的《骨学讲义》。1915 年谢恩增由洛克菲勒基金会提供助学金到美国哈佛医学院进修，1916 年取得公共卫生学博士后，转到宾夕法尼亚大学医学院继续深造，1918 年初回国，就职于北京协和医院，并积极筹办解剖系。1919 年他在《中华医学杂志》上发表《一种新的实验室动物——中华仓鼠》一文，首次将中华仓鼠这一动物引入实验室；1920 年 2 月他出席在北平召开的中华医学会第三次大会，被推为书记；1920 年 8 月出席中国科学社第五次年会，

---

① 关于转入山东齐鲁医学院的 1917 届、1918 届、1919 届三届学生，笔者未能找到相关后续资料，结合北京协和医学堂历年年度报告，在此仅罗列前六届学生。

② 《协和医学堂 1912 年度报告》，协和医学堂编《协和医学堂》，蒋育红译，第 149 页。

发表题为《中国脏腑经络学的沿革》的论文；1920 年他的《中国古代解剖学回溯》一文在美国解剖协会官方出版物《解剖学记录》（*The Anatomical Record*）上发表。[①]

同届毕业生吴三元在获得医学博士学位后，回到资助其学医的河北省枣强县肖张教会医院，成为该院第一位中国籍医生，其医德医术闻名冀县、枣强、衡水诸县。抗日战争时期，吴三元多次秘密为八路军培训医务人员，为他们购买提供药品，抢救保护伤病员。1956 年后，吴三元历任河北省人大代表、中华医学会理事等职。[②]

1915 届毕业生马文昭更是成就不凡。其毕业后在北京协和医院进修，随后留学美国芝加哥大学，于 1940 年任美国圣路易华盛顿大学细胞学科客座教授，1946 年任国立北京大学医学院院长，1955 年当选中国科学院学部委员；曾兼任中国解剖学会理事长，当选全国政协委员；有《磷脂类对于组织的作用》等专著。[③]

四 协和医学堂的发展与困境

协和医学堂开办后，随着相关建筑的不断完工及配套设施的落实完善，发展逐渐步入正轨，开始欣欣向荣，名声日噪。但资金问题一直困扰着协和医学堂的发展，并为其最后结局埋下了伏笔。

（一）协和医学堂的发展

协和医学堂的主要建筑于 1906 年完工，并于同年 3 月投入使用，宿舍区则于 1908 年完工。1911 年，为了增加医学堂附属医院的医疗空间，以及为学生提供更好条件进行医学实践，医学堂管理层通过各种渠道的募捐，共筹集到 7000 多英镑，从而在医学堂的毗邻处修建了一所拥有现代化设施的医院，[④] 引入更多教学设备，譬如各类仪器、相关图书、教学场地等，为

---

① 蕰之编著《协和医脉（1861~1951）》，第 42 页。
② 蕰之编著《协和医脉（1861~1951）》，第 43 页。
③ 周川主编《中国近现代高等教育人物辞典》，福建教育出版社，2018，第 18~19 页。
④ 《协和医学堂 1911—1912 年度报告》，协和医学堂编《协和医学堂》，蒋育红译，第 118 页。

学堂教学提供了基础条件，医学堂不断向前发展。

协和医学堂除教室、实验室、学生宿舍、教工宿舍外，还有操场供学生运动。各专科设有手术室、养病房、内科室、外科室、配药室等。《协和医学堂征信录》中对医学堂内各科室都有详细介绍，披露了中国近代早期医学院校的西医配置。

手术室在当时又称割病房，是按西方最好规模构造的。《协和医学堂征信录》记载道："房中十分整洁，甚合割症之用。苟有污秽，即以药水刷洗干净，令无半点飞尘。四壁及地，皆以光洁瓷砖砌成。周围玻璃窗，皆系双层，以阻外寒，以御外声。房顶有玻璃天窗，以为透光之用。室中所用灌洗器具、桌椅割台，皆有活动之机，可随意运转。滚水炉筒，温度合宜。每遇重要及寻常外科诸症，均按妥善法则，将病体洗浴洁净，令主理迷蒙药者，以合宜药熏之，务令熟睡，俟毫不知痛痒时，始行施割。"[1] 可见当时的手术已非常规范与先进，无菌环境的理念、麻醉技术的使用得到充分体现。这对促进中国近代医疗现代化有着积极意义。内科室则主要针对各种内科病人进行治疗。不仅通过视、听、叩、触探究病因，也"用各种药料以化学理法察验，并以显微镜窥测其形状，可以推求病之所由来"[2]。科室负责外科病人，由专门医师负责，治疗病人时细心谨慎，"虽轻小之症，割治时必先施止痛药，然后用刀剖之，以昭慎重"[3]。配药室也有专门的药师主理一切，"每遇一方，需用数味药料配合而成。为药师者，必使其性不相反，调剂合宜"[4]。此外，还设有养病房，即普通病房，位于医学堂的左面，便于学生进行相关学习实践。病房中有病床、被褥衣帽以及电灯电扇等常规设施。每天都会有医生带领学生进行查房。

除了医学堂设施有较大改进外，医学堂内部也进行了相关行政调整。1912 年，协和医学堂的领导职责在监督（Principal of the College）与教务长（Dean of Faculty）之间做了划分，[5] 而新设立的院长一职将监督从管理教师

---

① 《协和医学堂征信录》，第 11 页。
② 《协和医学堂征信录》，第 15 页。
③ 《协和医学堂征信录》，第 14 页。
④ 《协和医学堂征信录》，第 16 页。
⑤ 《协和医学堂 1911—1912 年度报告》，协和医学堂编《协和医学堂》，蒋育红译，第 111 页。

工作、准备授课大纲、监督考试、督促学生出席以及教会工作中解放出来。随后，齐德义被任命为医学堂监督，孔美格被任命为医学堂院长，科龄则被授予学堂荣誉监督。此前，任监督一职者压力巨大，事无巨细都需亲自过问处理，此次行政调整有效缓解了学堂监督的压力，有利于协和医学堂更加高效地发展。

（二）协和医学堂的困境

作为一所私立学堂，资金的匮乏是一个非常严重的问题，到举行开办典礼为止，协和医学堂的校舍及设备的支出金额共计 62660 两白银。其中22477.7 两白银由华人捐赠，包括 1 万两来自慈禧太后的捐赠以及由那桐与赵尔巽筹集的 10115.2 两白银；北京的外籍人士共捐赠了 2002.3 两白银；伦敦会贡献了 38180 两白银。支出和收入虽恰好平衡，但如要按计划完成医学堂的所有建筑和设施，则还需 14000 两白银。此外，预计每年还需 2 万两白银用于各项开销。[①] 上述金额尚不包括教职员工的薪金，教职员工的薪金由各教会承担。时任清政府海关总监的赫德（Robert Hart）在医学堂的开幕致辞中就明确提到财务问题，他认为"这一机构为维持日常的工作支出，花费将是巨大的"。[②] 这就需要通过多种途径筹集资金以保障医学堂正常教学活动的开展。随着医学堂的运转逐渐步入正轨，慕名前来求学的学生以及寻医问药的病人日益增多，由于教会学校特别是教会医院都有一定的慈善性质，对于诊疗费用以及学费都有一些减免，这导致协和医学堂的财务时常捉襟见肘。1910 年，科龄将协和医学堂每年经费开支清单呈交给外务部，详细开列了医学堂的各项花销，总计高达 55700 两白银，但实际收入远少于这一数目。[③] 协和医学堂 1912 年度报告就明确指出："我们目前正挣扎在困难中，以维持已经得到的一切。然而这只能是而且是必须的过渡阶段。"并附列了一张总额高达 69000 英镑的需求账单。[④] 此外，从协和医学堂 1914 年 7 月 1 日至 1915 年 6 月 30 日的年度收支表中也可窥见一斑，这

---

① 《协和医学堂 1906 年度报告》，协和医学堂编《协和医学堂》，蒋育红译，第 6 页。
② 《协和医学堂 1906 年度报告》，协和医学堂编《协和医学堂》，蒋育红译，第 12 页。
③ 翟之编著《协和医脉（1861～1951）》，第 56 页。
④ 《协和医学堂 1912 年度报告》，协和医学堂编《协和医学堂》，蒋育红译，第 151 页。

一学年中协和医学堂的收入共计 67965.25 美元，超过 1 万美元的收入共计三项，分别是中国政府的资助金、住院费和药物销售的收入，而支出高达 66143.97 美元，几乎没有盈余。① 1914 年后，第一次世界大战的爆发让医学堂更难从西方募集到所需的资金。因此，北京协和医学堂经费开始入不敷出，到了几乎无法持续的状态，只好变卖所有权。恰逢此时美国洛克菲勒基金会有意向对中国医学教育进行投资。

洛克菲勒基金会正式成立于 1913 年，以"在全世界造福人类"为宗旨，由洛克菲勒家族出资建立，主要致力于教育、医疗等慈善事业，并在全球范围内推广。20 世纪初，基金会主要以中国为发展重点，在确立投资方向后，洛克菲勒基金会先后对中国医学教育情况进行了三次考察。1909 年，洛克菲勒派出"东方教育考察团"（The Oriental Eduction Commission）对东亚地区进行考察。该考察团的报告中指出中国在医学教育方面有着迫切需要。1914 年基金会再次派遣考察团来华进行实地考察，随后成立"罗氏驻华医社"（China Medical Board，CMB，后称"中华医学基金会"）承担中国的医学教育工作。1915 年，洛克菲勒基金会考察团建议收购协和医学堂，以协和医学堂为基础建立一所高水平医学院，并以北京为重点对中国的医学教育状况再次进行深入调查。同年 6 月，洛克菲勒基金会以 20 万美元的价格从英国伦敦会手中收购了协和医学堂的全部产业，包括附属医院；又以 12.5 万美元购得北京东单三条胡同原豫王府全部房地产。同年 7 月，罗氏驻华医社正式接管北京协和医学堂，并改名为协和医学院，在其原址上重新建造了一座富有中国传统特色的学校，扩大原有医学堂的规模。医学院于 1917 年举行奠基仪式，1921 年全部建筑建造完毕，投入使用。学校改称为"北京协和医学院"（Peking Union Medical College，PUMC）。至此，协和医学堂的历史告一段落，协和翻开新的历史篇章。

五　协和医学堂与中国西医学教育

近代中国的教会医学教育机构不仅为中国社会培养了高水平的医师队

---

① 《协和医学堂 1914—1915 年度报告》，协和医学堂编《协和医学堂》，蒋育红译，第 220 页。

伍，更是将西方医学教育的课程与模式引入中国，成为中国西医学教育的开拓者，在中国医学教育史上留下坚实的足迹。

正如赫德在协和医学堂开幕致辞中预言的那样："正如先行者总会有其热忱的、一代又一代的后继者一样，同样，这所医学堂必将硕果累累。即使它不能成为未来中华帝国的皇家外科学院，也将为这样一所学院的最终开办铺平道路。它孕育出的一所学院，也将在这个历史悠久的不灭帝国之每寸土地①上结出丰硕果实。为其他医学堂及院校，成长为真知灼见和所有文化的殿堂。"②

（一）开创中国西医学现代化教育模式

西方医学传入中国，最早可追溯到汉代。在汉王朝与罗马帝国的经济文化交流中，就有西方医学的痕迹。1477 年出版的《医方类聚》所引用的《五藏论》中就有药物"底野迦"，这其实是西方的一种鸦片制剂。近代西方医学来到东方则是在明末清初，大规模传入则始于 19 世纪。它以医学传教士为媒介，逐渐深入中国内地。中国传统医学的教育模式是典型的师徒授受，虽然也有官学教育，但由于中医传承的特殊性而无法成为最主要的教育模式。近代西方医学入华最初的传播模式也类似于师徒制度，医学传教士们既要"治疗身体"，又要"拯救灵魂"，繁忙的医务导致他们不得不招收华人学徒来协助以减轻自身工作负担。学徒们一边接受传教士的指导，一边通过临床观察、担任助手来获得相关医学知识与经验。但这种医学培养模式效率很低，难以培养出足够数量和质量的医学人才来满足社会需要，也无法满足传教士们的需求。传教士们意识到需要在华发展近代医学教育培养西医人才，这促使教会学校开展一系列西医学教育。1902 年，清廷发布保护教堂的上谕，称"西人入中国已二百年，其宗旨本劝人为善，教士远涉重洋，艰苦卓著，施医疗病，救济贫穷，无非克己利人"，③ 这更促进了西医学教育的在华发展。而西医学教育的开展培养了大批医学人才，又

---

① 原文此处为"没过土地"，应为译者笔误。
② 《协和医学堂 1906 年度报告》，协和医学堂编《协和医学堂》，蒋育红译，第 11 页。
③ 李刚已：《近代中国史料丛刊三编》第 45 辑《教务纪略》，台北：文海出版社，1988，第 40~41 页。

推动了西医学的在华传播与发展。1866 年，广州博济医院开设的医学班是中国近代早期西医学教育的代表。19 世纪末，广州、上海等地掀起开办教会医学校的小热潮，济南共道医学堂、圣约翰大学医科、大同医学校等先后开办，开创了中国近代西医学教育模式。据统计，1900~1915 年，在华就有 323 所教会医学院校相继开办。① 西方传教士不仅开始了西医学教育，还一定程度上影响到当时中国统治阶级对西医的认识以及官办医学堂的工作。譬如京师同文馆就聘请伦敦会医学传教士德贞开设生理学和医学讲座，这说明中国官方开始逐步接纳西方的医学理念。② 在教会学校的影响下，中国人也纷纷开展近代高等医学教育，从而促使了中国近代医学教育的现代化发展。

虽然协和医学堂在中国近代医学教育中并未发挥至关重要的作用，但以其为基础发展起来的北京协和医学院，以美国霍普金斯医学院的教学模式为标准，引入三年制的预科教学制度，实行临床医疗、教学、科研的三位一体培养模式，引领了中国近代医学教育的发展方向，协和医学堂在其中起到承上启下的作用。协和医学堂的成立正值清末民初社会变革之际。清政府在此期间的一系列措施，包括废除科举、改革教育、仿行"宪政"，都一定程度上促进了人们传统观念的转变。放弃科举考试，进入新式学校学习，也逐渐被人们所接受。这在客观上促使不少有志青年投身医学教育，通过医学来拯救中国。协和医学堂的教育制度与当时的国际社会所接轨，一定程度上促进了中国近代医学教育的现代化。此外，包括协和医学堂在内的大部分教会学校实施五年制的医学教育长学制，相对非教会学校的四年制医学教育更加合理与科学，为中国近代医学教育制度的改革起到关键性的示范作用。

（二）对中国社会的影响

协和医学堂的成立，不仅意味中国年轻人有机会接受全面而系统的西方医科学教育，也不仅意味着北京多了一家能提供相关医疗服务的教育机

---

① 朱潮主编《中外医学教育史》，上海医科大学出版社，1988，第 70 页。
② 王显超、牟英俊：《传教士与中国近代医学及医学教育的发展》，《四川职业技术学院学报》2009 年第 2 期，第 123~126 页。

构。它还意味着，首先是协和医学堂的国际化特征，其由六个英美教会共同筹办，所聘用的教师也都是英美籍，并得到清政府的支持，是第一所在中国政府备案的私立教会学校。其次，这是一场医学教育运动的开始，自此中国这个人口大国开始广泛推行医学教育。在协和医学堂成立的两年前，清政府颁布了第一个全国性系统学制——癸卯学制，虽然该学制基本是以日本的教育体制为蓝本，但作为清政府向西方学习的结果，其对中国接下来的教育发展有着重要影响。协和医学堂能在北京创办并得到政府一定力度的支持，与教育制度的变革有密切联系。

单就协和医学堂而论，其成立的短短十年间，为中国社会做出一定的贡献，不仅培养了近百名毕业生，还有力地促进了中国近代医学教育的发展。此外，医学堂在社会公共卫生领域的贡献也可圈可点。1910 年末，中国东北地区暴发鼠疫，清政府外务部恳求志愿者协助，协和医学堂随即派遣教师和学生前往支援，包括吉义布、韩济京、恩浩施在内的多名师生赶赴东北。外务部还在医学堂举行了一场关于阻止鼠疫从满洲蔓延到直隶的会议，并指定协和医学堂作为鼠疫疫苗的发放中心。① 在鼠疫流传至北京后，协和医学堂的师生率先发现病例，医学堂的教师说服清政府当局封锁北京感染区域并进行消毒。经过不懈努力，两到三周后消灭了北京地区的鼠疫。有两位高年级学生陈成章和裴义珍在天津的防疫事务中殉职，1912 年，协和医学堂特意制作了一块铜牌以铭记这两位学生的贡献，并激励之后的学生。② 1911 年 4 月举办的万国鼠疫研究会上，协和医学堂的多名教师作为代表出席，其中韩济京担任会议秘书，为本次大会的成功举办做出了贡献。③

结　语

协和医学堂的创办，对中国西医学教育的发展起到积极作用。协和医学堂在课程设置、教材选用、教学考核、教学实践以及师资力量等方面均

---

① 《协和医学堂 1910—1911 年度报告》，协和医学堂编《协和医学堂》，蒋育红译，第 88 页。
② 《协和医学堂 1912 年度报告》，协和医学堂编《协和医学堂》，蒋育红译，第 149 页。
③ 《协和医学堂 1912 年度报告》，协和医学堂编《协和医学堂》，蒋育红译，第 141 页。

远超当时中国的平均医学教育水平，为中国西医学教育的发展树立了样板。在短短的十年之间，协和医学堂不断发展壮大，形成了自身的办学特色。

在课程设置上，协和医学堂采用先基础后专业、理论与实践相结合的课程设置，突出教学实践。在教学内容上，其教学知识广泛而全面，分科合理细致，强调教学的科学性，体现出相互衔接与依次递进的关系。在师资力量建设上，协和医学堂的教师队伍多为外籍教师，整体水平高，教学能力强，工作兢兢业业，富有敬业精神。协和医学堂的生源素质普遍较高，学习态度较为严谨，毕业后也能有所成就。虽然协和医学堂给中国近代医学教育的发展带来了积极影响，但其依然存在殖民教育的影子。不同于其他直接将宗教教育纳入正规课程的教会学校，协和医学堂并没有强制要求学生参加宗教课程，而是采用较为宽松的宗教管理方式，但医学堂内浓厚的宗教氛围依然表明其传教的本质特征，对学生亦具有潜移默化的影响。

协和医学堂作为较早在华开展西医学教育的学校之一，在推动中国公共医疗卫生事业及医学教育方面发挥了积极作用，特别是以协和医学堂为基础成立的北京协和医学院，其高标准与高要求的人才培养模式堪称医学教育的典范。在高等教育逐渐普及的今天，协和医学堂的教育制度依然值得我们进行认真探讨与研究。

协和医学院与近代中国卫生
行政的转型[*]

杜丽红　　胡震鸿[**]

清末新政时期，巡警部创设了管理全国卫生行政的卫生司，并一直延续到1928年。南京国民政府成立后不久，创立卫生部，医疗卫生才从内务部的一个司升等为中央政府的部，与外交部、财政部、内政部取得了一样的地位，实现了卫生行政的重大变化。协和医学院在这一过程中发挥了重要作用，其在1925年5月创设的中国第一个基层卫生事务所——京师警察厅试办公共卫生事务所，不仅为卫生部提供了卫生行政骨干人才，而且其组织架构成为卫生部职能部门的基础。

协和医学院设立的试办公共卫生事务所，成立之初的服务范围仅限于北京内左二区的约5万人口，但经由其培训的卫生行政人才，几年后得以在中央和地方的卫生行政机构担任要职，将事务所内试验的卫生行政模式推广到各地，对中国卫生行政的发展产生了深远的影响。作为协和医学院教学与行政实践相结合的产物，事务所承载着洛克菲勒基金会（The Rockefeller Foundation）现代公共卫生全球化的理想，也凝聚着兰安生（John B. Grant）在华开创卫生事业的雄心。本文拟利用美国洛克菲勒档案馆（Rockefeller Archive Center）保存的相关档案，尤其是兰安生与基金会相关部门和雇员

---

　* 本文系国家社会科学基金重大项目"中国公共卫生防疫史研究"（20&ZD221）的阶段性成果之一。
　** 杜丽红，中山大学历史学系（珠海）教授；胡震鸿，中山大学历史学系（珠海）研究生。

的往来信函，并辅以兰安生的口述资料，论述在洛克菲勒基金会支持下协和医学院卫生中心从构想到实现的过程，以及 1925 年至 1929 年卫生事务所的实践，阐释该所的人才培养和模式探索如何直接影响到南京国民政府卫生部的人事和组织架构。

国内外学界对洛克菲勒基金会在华活动已有深入研究，[①] 协和医学院的专题研究亦已论及卫生系和卫生事务所的影响。[②] 然而，已有研究叙述时段往往长达百年，着力于宏观上阐释协和医学院对中国医疗卫生事业的影响，对基金会资助项目的具体影响关注较少。有学者在对协和医学院的研究中提及兰安生为协和医学院卫生系及中国公共卫生做出的贡献。[③] 此外，有学者从地方社会出发对协和卫生事务所的影响做了深入考察。杨念群指出 1920 年代"兰安生模式"中对生与死的控制，使北京城原有的"自然社区"与"医疗社区"实现全面叠合，较之"警察系统"更为有效地打破了城区人民的日常生活节奏和秩序。[④] 杜丽红从制度扩散和在地化两个视角剖析兰安生创设的公共卫生事务所，指出其既是国家作为主体进行组织和规则层面的制度建构的一环，也是现代公共卫生全球化中的一种在地化形式。[⑤] 两位学者的研究聚焦于公共卫生事务所对北京地区民众日常生活的影响，以此揭示现代公共卫生在地化的复杂面向，但未注意到事务所对国家卫生行政的影响。因此，本文尝试通过剖析卫生事务所成立的前因后果，揭示出其为何以及如何参与到卫生部的创立，从而对近代中国卫生行政的转型产生了积极影响。

[①] 〔美〕马秋莎：《改变中国：洛克菲勒基金会在华百年》，广西师范大学出版社，2013；〔美〕玛丽·布朗·布洛克：《油王：洛克菲勒在中国》，韩邦凯、魏柯玲译，商务印书馆，2014。

[②] Mary Brown Bullock, *An American Transplant：The Rockefeller Foundation & Peking Union Medical College* (Berkeley：University of California Press，1980)；John Z. Bowers, *Western Medicine in a Chinese Palace：Peking Union Medical College，1917－1951* (Philadelphia：The Josiah Macy, Jr. Foundation，1972)；〔美〕吴章、玛丽·布朗·布洛克编《中国医疗卫生事业在二十世纪的变迁》，蒋育红译，商务印书馆，2018。

[③] Liping Bu and Elizabeth Fee，"John B. Grant International Statesman of Public Health，" *American Journal of Public Health*，Vol. 98，No. 4 (2008)，pp. 628－629；王勇，《兰安生与中国近代公共卫生》，《南京医科大学学报》（社会科学版）2013 年第 1 期，第 13~17 页。

[④] 杨念群：《"兰安生模式"与民国初年北京生死控制空间的转换》，《社会学研究》1994 年第 4 期。

[⑤] 杜丽红：《制度扩散与在地化：兰安生在北京的公共卫生试验，1921—1925》，《中研院近代史所集刊》2014 年第 86 期。

一　协和医学院的卫生中心构想与实现

1913 年，洛克菲勒基金会在纽约州注册成立，其相信医学在人类发展历史中可扮演重要的文化角色，坚信科学医学对微生物的研究能够造福社会。在弗德雷里克·盖茨（Frederick T. Gates）的影响下，洛克菲勒基金会在成立之初便坚持国际化导向，将科学医学和中国作为工作重点。因此，洛克菲勒基金会分别成立国际卫生部（International Health Division，IHD）和中华医学基金会（China Medical Board，CMB）。其中，国际卫生部旨在"提升公共卫生，传播科学医学知识"，在美国、中国、欧洲、拉丁美洲等地运作，同时推广美国的医学教育模式。中华医学基金会则致力于将现代科学医学传入中国，使中国能够拥有真正的医学职业，并负责北京协和医学院（Peking Union Medical College，PUMC）的运作，其深受美国医学教育改革潮流和精英主义的影响。[1]

兰安生作为洛氏基金会的雇员，将个人的雄心与基金会的目标结合起来，先后说服中华医学基金会和国际卫生部，在北京设立卫生中心。兰安生出生于宁波的一个加拿大传教士家庭，曾在基金会的支持下，参与美国北卡罗来纳州（North Carolina）皮特县（Pit）和中国萍乡的公共卫生实践工作。1920 年，兰安生入读约翰·霍普金斯大学（John Hopkins University）公共卫生学院，在导师韦尔奇博士的推荐下，接受中华医学基金会的聘任，从国际卫生部借调到协和医学院，担任公共卫生教授一职。[2] 就任后，他不满足于此，开始规划中国公共卫生发展计划——包括在协和医学院开设卫生系和创设卫生中心两部分，希望以此满足建立公共卫生全球标准的雄心。1923 年，兰安生获得中华医学基金会驻华代表顾临（Roger S. Greene）和协和医学院院长胡恒德（Henry S. Houghton）的支持，在医学院建立卫生系，公共卫生教育由此建立起来。此后，为排除国际卫生部对中国政局不稳的担忧，兰安生巧妙地将创设卫生中心与卫生系的需求结合起来，劝说国际

---

[1]　杜丽红：《制度与日常生活：近代北京的公共卫生》，中国社会科学出版社，2015，第 84 页。

[2]　〔美〕玛丽·布朗·布洛克：《洛克菲勒基金会与协和模式》，张力军、魏柯玲译，中国协和医科大学出版社，2014，第 140 页。

卫生部接受他的计划。①

1924 年夏，国际卫生部委员拉塞尔（Frederick F. Russell）访华，兰安生设立卫生中心的构想迎来转机。在与北京政府内务部官员商谈后，拉塞尔感受到中国官员对发展公共卫生的兴趣，决定支持兰安生的计划。② 7 月 20 日，拉塞尔与胡恒德通过备忘录的形式，基本确定了国际卫生部与中华医学基金会合作，在协和医学院设立卫生中心的方案。具体原则如下。第一，协和医学院和国际卫生部的分工不同。协和负责预防医学和卫生方面的本科教学，而国际卫生部负责为医生和公共卫生工作人员开设研究生教学。第二，协和医学院和国际卫生部设立卫生机构的职能不同。任何由协和组织的、用于本科教学的实践单位，只承担教学所需的卫生工作；在国际卫生部协助成立一个官方公共卫生机构之后，它将在国际卫生部代表的监管下，由协和用于教学目的；当官方公共卫生机构取得了令人满意的效果时，协和的实践单位将会终止。第三，规定了双方合作关系的运作和终止条件。在公共卫生本科和研究生教学领域，国际卫生部代表将会与协和医学院院长商讨，且将在履行上述职能时对国际卫生部远东主任负责，而在国际卫生部代表和协和医学院院长所认同的恰当时机到来时，合作关系将会终止。③

根据备忘录的商讨结果，基金会于 10 月 7 日确定资助协和医学院卫生系，确认北京公共卫生项目必须包括创办卫生中心。此外，洛克菲勒基金会决定由中华医学基金会负责分配在华公共卫生项目的所有费用，国际卫生部不再参与其中。④ 获得基金会授权后，兰安生利用其专业知识和人际网络，不断完善卫生中心的构想，并争取京师警察厅的许可。1925 年 5 月 29 日，京师警察厅发布第 1422 号令，同意中央防疫处

① J. B. Grant to Victor Heiser（December 3, 1923），Folder 528, Box 75, CMB, Rockefeller Archive Center.

② H. S. Houghton to R. S. Greene（July 11, 1924），Folder 525, Box 75, CMB, Rockefeller Archive Center.

③ Memo of Conversations with Dr. Houghton, Peking（July 20, 1924），Folder 465, Box 66, CMB. Inc., Rockefeller Archive Center.

④ Interview with Dr. J. B. Grant, Oral Histories, RG13, RF, Rockefeller Archive Center, pp. 166-167.

处长方擎①的请愿书，以内左二区为试验区域，设立京师警察厅试办公共卫生事务所，方擎任事务所所长。② 由此，兰安生规划的卫生中心开始运作。

事务所成立半年后，兰安生向中华医学基金会汇报当年 12 月的经费使用情况，希望基金会能继续出资支持事务所的运作。1925~1926 年事务所预算表规定，事务所 58% 的经费由协和医学院承担，而 12 月的报表显示，协和医学院该月支出占比为 59%，略有超支。③ 兰安生向基金会说明了超支原因，因为每个月的支出项目都有所差别，所以某个月份的支出超出平均水平是相当正常的，事务所也尝试向富裕家庭收取探访费用以实现收支均衡。④

同时，兰安生致信顾临和预算委员会，阐述继续出资维持事务所的必要性。在信中，他重申了"预防医学必须拥有与治疗医学相同的教学和研究设施"原则，强调公共卫生关注的是个人疾病的预防，而疾病预防需要通过社区集体的总和来实现。⑤ 此外，他指出未来 10 年内，北京应拥有一个正常运作的卫生部门，全市例行开展公共卫生活动所需的费用均由其承担。协和医学院只需负责卫生官员的工资，开展预防医学的教学和研究活动，且最终卫生部门也会接管这些项目。因此，在北京仅有一所正常运作的公共卫生机构的前提下，基金会应将现阶段视为试验和过渡的阶段，协和医学院应继续承担事务所的各种费用。⑥

对此，医学院的卡特（W. S. Carter）博士明确表示反对，他认为应优先考虑协和医学院自身的发展，转由国际卫生部接管事务所的运营费用。虽

---

① 方擎（Fang Chin，1884~1968），字石珊，福建闽侯人。毕业于日本千叶医学专门学校，历任医药学报主笔、国立北京医学专门学校教授、陆军部军医司司长、首善医院院长、中央防疫处处长、内务部卫生司帮办等职。（见樊荫南《当代中国名人录》，上海良友图书印刷公司，1931，第 11 页。）

② Department of Police of the City of Peking ORDER NO. 1422, Folder 465, Box 66, CMB. Inc., Rockefeller Archive Center.

③ Roger S. Greene to Margery K. Eggleston（January 22, 1926），Folder 465, Box 66, CMB. Inc., Rockefeller Archive Center.

④ J. B. Grant to Roger S. Greene（January 21, 1926），Folder 465, Box 66, CMB. Inc., Rockefeller Archive Center.

⑤ J. B. Grant to Roger S. Greene（January 21, 1926），Folder 465, Box 66, CMB. Inc., Rockefeller Archive Center.

⑥ J. B. Grant to Budget Committee（February 4, 1926），Folder 465, Box 66, CMB. Inc., Rockefeller Archive Center.

然他赞赏兰安生为事务所做出的杰出贡献，也赞同医学院为建立事务所和试办公共卫生项目出资；但是，他明确反对"医学院应为公共卫生和预防医学的实践教学提供设施"的原则，因为包括哈佛大学和霍普金斯大学在内，没有任何一所医学院尝试维持公共卫生事业，而都是借助政府的公共卫生机构作为医学院的实习场所。此外，卡特对拉塞尔反对由国际卫生部接管事务所工作的意见表示理解，认为中国政府本身不稳定，难以实现与政府的合作。但是，兰安生已经通过实践活动证明，从警察和市政官员中挑选合适人员从事卫生中心工作具有可行性，即使政府更迭导致官员轮换，也可以将这种合作维持下去。退一步来说，国际卫生部也正在其他政局不稳的地区开展公共卫生项目。①

最关键的问题是，维持公共卫生事务所的费用与协和医学院的自身发展之间存在矛盾。为维持事务所的运作，医学院每年需花费 25394 墨西哥银圆，这与医学院内所有实验室的费用相当。恰逢此时，医学院正在研究在崇文门街设立一个传染病机构，建筑改造、设施维护和人员工资的预算高达 53400 墨西哥银圆，若国际卫生部能接管卫生中心，则可以减轻医学院的预算负担，将空出来的资金投入传染病机构的建设中。因此，卡特请求胡恒德返回纽约后，与拉塞尔讨论 1927 年 7 月 1 日之后的合作计划，并希望最终由国际卫生部接管卫生中心，为协和医学院自身发展让步。②

时任协和医学院院长胡恒德，须为医学院的发展考虑，也须遵守当初与拉塞尔达成的合作方案。因此，他虽非常乐意为教学项目提供专业和非专业的帮助，但仍表示事务所的其他职能应由京师警察厅或庚子赔款来支持。③ 为此，胡恒德在卫生事务所 1927~1928 年的预算文件中，向洛克菲勒基金会董事会提议，期望国际卫生部与京师警察厅、北京协和医学院合作，共同维持卫生中心。④ 兰安生原则上同意胡恒德的看法，但从实际情况来

---

① W. S Carter to H. S. Houghton （February 25, 1926）, Folder 465, Box 66, CMB. Inc., Rockefeller Archive Center.

② W. S Carter to H. S. Houghton, （February 25, 1926）, Folder 465, Box 66, CMB. Inc., Rockefeller Archive Center.

③ Interview with Dr. J. B. Grant, Oral Histories, RG13, RF, Rockefeller Archive Center, p. 211.

④ H. S. Houghton to R. S. Greene: Health Center Budget for 1927 – 1928 （February 15, 1927）, Rockefeller Archive Center.

看，北京没有任何组织和资金可用于公共卫生服务，所以协和医学院不得不承担事务所的大部分费用，直至北京市卫生行政机构成立。①

然而，来自京师警察厅的压力迫使兰安生改变原有想法，选择寻求与国际卫生部合作。1927 年 5 月，兰安生在给顾临的长信中，抱怨警察厅的规定对事务所的运作造成极大的影响。兰安生认为，京师警察厅卫生处出台的卫生法规，是按日本的相关法规逐字逐句翻译过来的，为适应公共卫生的发展，这些不属于公共卫生领域的法规应该被修订或是废止。② 为改变这种尴尬的情况局面，兰安生于当年夏末秋初返回美国，并试图说服拉塞尔和洛氏基金会主席文森特（George E. Vincent），希望基金会支持事务所与国际卫生部展开合作，在北京发展真正的市政卫生。③ 同时，顾临也于当年 11 月 18 日向文森特致信，表达对兰安生的支持："高级官员，特别是外交总长和内务总长，现在对公共卫生工作的兴趣有了很大的发展，兰安生博士被要求为发展真正的市政卫生服务提出建议……我认为，我们应该为中国市政卫生工作做出贡献的时刻已经到来。"④

1927 年 6 月，奉系张作霖在北京组织安国军政府，沈瑞麟任内务总长兼办京都市政，王荫泰任外交总长。鉴于政府高层对北京公共卫生工作兴趣浓厚，顾临于 12 月 27 日正式提请基金会，期待基金会授权兰安生与内政部和北京市政府进行谈判，以期让国际卫生部为首都的现代公共卫生服务做出贡献。⑤ 在信中，顾临阐述了国际卫生部参与北京公共卫生项目的可行性：一是国际卫生部已为协和医学院卫生系提供奖学金，在国内外培养了相当一部分具备公共卫生知识的专业人士；二是官员和公众对公共卫生的兴趣有了大幅提高；三是北京、湖南和上海等地的公共卫生项目提供了充足经验。最重要的是，虽然政府频繁更迭可能导致有兴趣推动卫生事业

① Interview with Dr. J. B. Grant, Oral Histories, RG13, RF, Rockefeller Archive Center, p. 211.
② Interview with Dr. J. B. Grant, Oral Histories, RG13, RF, Rockefeller Archive Center, pp. 225-226.
③ Interview with Dr. J. B. Grant, Oral Histories, RG13, RF, Rockefeller Archive Center, p. 229.
④ R. S. Greene to G. E. Vincent（November 18, 1927）, Folder 366, Box 44, Series 601, RG Collection, Rockefeller Archive Center.
⑤ R. S. Greene to G. E. Vincent（December 27, 1927）, Folder 366, Box 44, Series 601, RG Collection, Rockefeller Archive Center.

的官员下台，但训练有素的专业人员能够在政府中长期任职，不受政局动荡的影响。① 在上述信件中，顾临还附上兰安生提交给国际卫生部成员海泽（Victor G. Heiser）的合作方案，提议由国际卫生部为重组后的京都市公共卫生委员会提供资金，而原来的京都警察厅试办公共卫生事务所仍作为卫生中心，在协和医学院卫生系的监督下，为本科生和护士提供教学设施。②

最终，这些讨论在 1928 年 6 月国民革命军占领北京后逐渐平息。南京国民政府接管北京后，下令北京改名为北平，成立北平特别市政府。8 月，北平特别市政府组设卫生局，统一管理原来由京师警察厅和京都市政公所分别负责的卫生事务，京师警察厅试办公共事务所也改名北平市卫生局第一区卫生事务所。但由于经费问题，北平市卫生局也未能保持常态。名义上隶属于卫生局的第一区卫生事务所，实际上是协和卫生系和协和护士学校的教学场所，仍由协和规划和管理，并提供绝大部分经费，直至该所停止工作。③

二　卫生事务所的人才培养与卫生行政探索

京师警察厅试办公共卫生事务所既承载着洛克菲勒基金会和兰安生在华推广美式公共卫生的雄心，也是国际卫生部和中华医学基金会共同合作的产物。作为两个部门的合作成果，事务所也兼具"教学"和"示范"两大作用，为中国公共卫生事业培养专业人才，探索适合中国本土的卫生行政模式。在兰安生的主持下，事务所自身不断调适，以适应本地的实际情况，满足各方利益诉求，最终促使卫生事业发展壮大。

为争取国际卫生部的支持，兰安生将卫生中心定位为协和医学院卫生系附设的教学机构。他清楚地认识到，卫生中心获得基金会拨款，是因为

---

① R. S. Greene to G. E. Vincent（December 27, 1927），Folder 366, Box 44, Series 601, RG Collection, Rockefeller Archive Center.

② J. B. Grant to V. G. Heiser（December 27, 1927），Folder 366, Box 44, Series 601, RG Collection, Rockefeller Archive Center.

③ 何观清：《我在协医及第一卫生事务所的工作经过》，政协北京市委员会文史资料研究委员会编《话说老协和》，中国文史出版社，1987，第 173 页。

其本身所具有的教学功能，能够为协和医学院的师生服务。在协和医学院卫生系和北京卫生行政部门的合作下，卫生中心可以提供两种设施：一是实践设施，让医学生亲自参与卫生行政的实施过程，这也代表着预防医学与治疗医学相似的教学原则；一是研究设施，使研究者获取由社区内的同质化群体所提供的流行病学和统计数据。①

1924年底，协和医学院卫生系为即将开办的卫生事务所制订了1925~1926年的工作安排和教学计划，为事务所绘制了发展蓝图。就工作安排而言，事务所将分为三个科。第一，统计和防疫科（Division of Statistics and Communicable Diseases），主要负责生死统计和传染病的法规制订、病例报告和疾病控制。第二，保健科（Division of Medical Services），主要包括（妇幼）诊所、药房、学校卫生和公共卫生护理。第三，总务科（Division of General Administration），主要负责污物清理、苍蝇控制、食品检验和卫生教育。②

从教学计划来看，协和医学院的学生都需要参与卫生事务所的实习工作，上午在各科实习，下午在诊所学习，时长为四周（共128小时）。在统计和防疫科，学生需要熟悉人口统计和传染病记录的日常工作，还要观察有关登记条例的执行情况，以及为控制传染病而采取的行政程序。在保健科，学生需要与护士一起访问家庭，直接学习如何教育人们预防疾病，并查明疾病产生的一些基本原因。在总务科的实习流程与保健科大体相似。协和医学院让学生参与实习的目的是，使学生掌握一定程度的预防医学知识，在将来成为能够为家庭提供卫生建议的专业人员，或者满足社区公共卫生需求的领导者。③

经过卫生事务所的实地培训后，以李廷安和陈志潜为代表的协和医学院毕业生，决定投身公共卫生事业。1926年，李廷安（Ting-an Li）毕业于协和医学院，兰安生曾对他寄予厚望，为他选择进入公共卫生领域而感到

---

① J. B. Grant to H. S. Houghton: Advisory Board and Health Station（September 24, 1925），Folder 465, Box 66, CMB. Inc., Rockefeller Archive Center.

② H. S. Houghton to R. S. Greene: Department of Hygiene and Public Health（PUMC）（December 27, 1924），Folder 465, Box 66, CMB. Inc., Rockefeller Archive Center.

③ Excerpt from Memorandum H. S. Houghton to R. S. Greene（December 27, 1924），Folder 465, Box 66, CMB. Inc., Rockefeller Archive Center.

幸运，认为他有朝一日将取代自己的位置。① 后来，李廷安为学校卫生和上海公共卫生发展做出积极贡献。陈志潜（Chih-chueh Chen）于 1929 年毕业后，将目光转向中国城市以外广大的农村地区，担任定县平教运动的公共卫生主任。他改造了都市公共卫生模式，构建乡村医疗保健体系，使之适应中国农村的实际状况，也为新中国的农村卫生体系建设奠定基础。②

1925 年 5 月 29 日，京师警察厅试办公共卫生事务所成立。京师警察厅出台管理条例，规定事务所具有卫生行政"示范"功能，需要在民众中推广公共卫生知识。条例还规定了事务所的附设机构，包括负责掌管环境卫生和检查卫生状况的总务科，负责医疗治疗、预防和护理的保健科，以及负责生死统计与报告、诊断和预防传染病的统计科，这完全符合协和医学院卫生系的规划。③ 9 月，事务所全面开始工作，首批管理人员大多都是中国人。所长由中央防疫处处长方擎兼任，卫生科科长由中央防疫处总务科科长黄子方（T. F. Huang）兼任，统计科科长由协和医学院借调的胡鸿基（H. K. Hu）担任，保健科科长由中央防疫处技师金宝善（P. Z. King）兼任。此外，工作人员还包括护士长霍斯默小姐（Miss G. F. Hosmer）、1 名医生、5 名护士、1 名药剂师、1 名警察督察。④

从名义上来说，卫生事务所是直接隶属于警察厅的社区卫生机构。根据管理条例，事务所所长应接受警察厅长的命令，监督卫生示范区的一般事务，且每月应向警察厅厅长报告事务所的工作进展。⑤ 但是，事务所仅是试验性质的机构，并非正式的卫生行政机构。据《京师警察厅官制》和《京师警察厅分科职掌规则》，京师内的警察、卫生和消防等事项由京师警察厅管理，京师警察厅设有总务处、行政处、司法处、卫生处和消防

① Interview with Dr. J. B. Grant, Oral Histories, RG13, RF, Rockefeller Archive Center, p. 229.

② 〔美〕玛丽·布朗·布洛克：《洛克菲勒基金会与协和模式》，张力军、魏柯玲译，第 164~165 页。

③ Regulations Governing the Public Health Station of the Police Department of the City of Peking, Folder 465, Box 66, CMB. Inc., Rockefeller Archive Center.

④ J. B. Grant to S. C. Fang: Health Station—First Quarterly Review (September 24, 1925), Folder 465, Box 66, CMB. Inc., Rockefeller Archive Center.

⑤ Regulations Governing the Public Health Station of the Police Department of the City of Peking, Folder 465, Box 66, CMB. Inc., Rockefeller Archive Center.

处，其中卫生处下设三科，负责管理道路和沟渠的清洁、保健防疫和医学化验。① 因此，兰安生在第一个季度报告中，指出了事务所地位尴尬的问题："事务所在政府中的地位是不合适的，因为它的职能直接由警察监管。由官方成立的京师警察厅卫生处自然会对事务所感到怀疑和嫉妒，卫生处的工作人员缺乏技术资格，只会徒增对事务所的误解，而事务所不隶属于卫生处，也无法全权指挥示范区内的警察。"②

董事会制度（Advisory Board）的推行，缓解了事务所与警察厅卫生处之间的矛盾，为事务所推行公共卫生试验获得更广泛的支持。在事务所成立之初，兰安生积极组建董事会，吸纳行政官员和卫生专家共同参与事务所的管理，会员包括京师警察厅厅长、警察厅卫生处和行政处处长、京都市政公所督办以及兰安生教授等人士。③ 董事会会议每月或每两周举行一次，负责商讨工作规划、经费预算、财产保管以及聘请卫生事务所所长等工作。通过这一制度，事务所既能获得各方行政力量的支持，提高卫生事务的办事效率，又能得到医学界人士的专业指导，符合洛克菲勒基金会所倡导的科学医学原则。④

1927 年 9 月，沈瑞麟出任内务总长兼办京都市政，吸取事务所董事会的经验，整合北京内部所有卫生管理部门，成立一个专门负责公共卫生事务的"京都市公共卫生委员会"。⑤ 沈瑞麟任会长，京都市政督办兼任副会长，京都警察总监及市政会办兼任专员，内务部卫生司司长、中央防疫处处长、京都警察厅卫生处处长暨第一科科长为委员，另聘公共卫生专家 6 人担任委员。⑥ 同时，该委员会也寻求与国际卫生部合作，由曾接受国际卫生部教学金赴外培训的公共卫生专家担任委员，并需要基金会资助统计和传

---

① 《京师警察法令汇纂》，"总务类"，京师警察厅编印，1915，第 1~4 页。

② J. B. Grant to S. C. Fang: Health Station—First Quarterly Review（September 24, 1925），Folder 465, Box 66, CMB. Inc., Rockefeller Archive Center.

③ J. B. Grant to V. G. Heiser（December 27, 1927），Folder 366, Box 44, Series 601, RG Collection, Rockefeller Archive Center.

④ 杜丽红：《制度与日常生活：近代北京的公共卫生》，中国社会科学出版社，2015，第 108 页。

⑤ J. B. Grant to V. G. Heiser（December 27, 1927），Folder 366, Box 44, Series 601, Collection RG, Rockefeller Archive Center.

⑥ 《京都市公共卫生委员会章程》，《京都市政法规汇编》，京都市政公所编印，1928。

染病工作，最终为该委员会提供了启动资金 33360 美元。① 未几，国民革命军接管北京后，京都市公共卫生委员会不复存在，新成立的北平特别市卫生局统一了全市的卫生行政，相当于延续了该委员会的工作，而董事会制度则在事务所中保留下来，继续为公共卫生工作和决策服务。

"社区"是美式公共卫生中的基本单元，无论是作为教学设施，还是作为卫生行政的示范区，事务所都必须控制包含一定人口的社区。兰安生明确指出，公共卫生关注的是个体的疾病预防，而只能通过社区整体来实现。② 他认为，北京在未来十年内，迟早会拥有一个正常运作的卫生行政部门，将会对城市卫生行政进行划区管理。兰安生的目标是，希望卫生行政部门要求协和医学院以其名义管理一个社区，并由医学院的工作人员出任地区医疗官员（District Medical Officer），其薪资由医学院支付。③ 事务所成立之初，将包含约 4.5 万人口的内左二区划为示范区。1928 年下半年，兰安生的构思成为现实，北平特别市卫生局接管全市卫生行政后，重新划分城市卫生区。内左二区原有的 5.5 万人中，有 4.5 万人划入新的第一区，剩余 1 万人保留在第二区，最终新的第一区将有 93956 人。为保证社区人口规模在合理的范围内，改名后的北平市卫生局第一卫生区事务所，将公共卫生示范活动限于划入第一区的 4.5 万人。④

自开始管理具有一定人口的社区卫生后，事务所积极改进原有的环境卫生事务，并设立统计科和保健科试办新式公共卫生事务。在环境卫生方面，兰安生对街道清洁的兴趣不大，而是更为关注可能会引发胃肠道疾病传播的饮用水和苍蝇。⑤ 生死统计的重要性也不容忽视，只有准确的数据才能反映区域内的医疗水平和社会面貌，为公共卫生事务的开展提供重要参

---

① J. B. Grant to V. G. Heiser（December 27, 1927），Folder 366, Box 44, Series 601, Collection RG, Rockefeller Archive Center.

② J. B. Grant to Roger S. Greene（January 25, 1926），Folder 465, Box 66, CMB. Inc., Rockefeller Archive Center.

③ J. B. Grant to Budget Committee（February 4, 1926），Folder 465, Box 66, CMB. Inc., Rockefeller Archive Center.

④ J. B. Grant：P. H. Nursing"（December 7, 1928），Folder 468, Box 68, CMB. Inc., Rockefeller Archive Center.

⑤ Interview with Dr. J. B. Grant, Oral Histories, RG13, RF, Rockefeller Archive Center, p. 198.

考。兰安生希望通过内左二区的人口统计数据，准确估计华北地区的出生率和死亡率，从而为中国最好的生命统计系统做出贡献。① 为提高死亡统计的准确率，兰安生将有关死因的中文术语标准化，从国际通行的200种死因中选取20类疾病术语与之对应，并尝试与棺材业者合作，获取示范区内的死者信息，最终使统计准确率达到90%左右。②

同时，兰安生认为各类卫生事务的重要性会随着时间变化。环境卫生能够降低发病率和死亡率，自然更快地引起公众的赞赏。根据发展趋势，保健科将在一段时间后获得公众最多的赞赏。③ 由于中国医疗不发达，保健科的运作必须基于治疗医学和预防医学紧密结合的原则，并设立卫生诊疗所为区域内的民众提供医疗服务，实现不同病症的分诊。④ 此外，保健科设立了学校卫生、工厂卫生、妇幼保健、助产士训练和公共卫生护士等不同新式公共卫生项目，其中公共卫生护士是最重要的因素。⑤ 公共卫生护士是保健服务的提供者，除了在卫生诊所协助医生的工作，还需要为分娩活动、学校卫生、工业卫生和家庭访问提供服务⑥，是新式公共卫生项目中的重要一环。

此外，环境卫生和卫生保健需要由基层的专业卫生行政人员来实施，而卫生稽查员和公共卫生护士是最重要的两类基层人员。兰安生承认，缺乏训练有素的卫生工作人员是事务所开办之初的两大困难之一。为此，事务所在1926年10月首次开办了为期两个月的公共卫生护士培训班，向实习护士介绍在医院无法接触到的公共卫生护理技能，帮助她们更好地了解所有的病人，便于适应和提供家庭服务。⑦ 同时，事务所也在第三年开设了卫

---

① J. B. Grant to S. C. Fang: Health Station-First quarterly review（September 24，1925），Folder 465，Box 66，CMB. Inc.，Rockefeller Archive Center.

② 杜丽红：《制度与日常生活：近代北京的公共卫生》，中国社会科学出版社，2015年版，第112页。

③ J. B. Grant to S. C. Fang: Health Station-First quarterly review（September 24，1925），Folder 465，Box 66，CMB. Inc.，Rockefeller Archive Center.

④ Interview with Dr. J. B. Grant，Oral Histories，RG13，RF，Rockefeller Archive Center，p 202.

⑤ J. B. Grant to S. C. Fang: Health Station-First quarterly review（September 24，1925），Folder 465，Box 66，CMB. Inc.，Rockefeller Archive Center.

⑥ J. B. Grant to R. S. Greene（September 1，1928），Folder 467，Box 66，CMB，Rockefeller Archive Center.

⑦ G. F. Hosmer to Li Ting An（October，1926），Folder 465，Box 66，CMB. Inc.，Rockefeller Archive Center.

生稽查员短期培训班，由协和医学院各科系为四名学生中文授课。[1] 事务所通过开设短期培训班，为公共卫生发展培训了基层专业人员，也为将来承担全国的培训任务积累了经验。

三　协和医学院与卫生部的创立

作为私人慈善机构，洛克菲勒基金会在海外推行公共卫生项目的过程中，始终把效率放在首位。为达成推行美式公共卫生的目的，洛氏基金会往往选择与政府官员交好，从而推动与当地政府的合作，在幕后借由当地政府的行政力量实现美式公共卫生全球化的目的。在国民政府创立卫生部的过程中，兰安生在协和医学院和卫生中心所积累的人脉和经验发挥了决定性作用，为协和医学院控制和影响卫生部乃至全中国的卫生行政事业奠定了基础。

在事务所成立之初，兰安生需要与京师警察厅保持良好关系，以便顺利推行公共卫生试验。1924 年 10 月，冯玉祥发动北京政变后占领首都。其后，他任命亲信薛笃弼（Tu-pi Hsieh）为京兆尹，管理京都相关事务。兰安生立即与薛笃弼建立了友好关系，并因此完全改善了同京师警察厅的关系。[2] 同时，政府的稳定性也直接影响国际卫生部参与卫生中心运作的意愿。1926 年初，由于直系吴佩孚和奉系张作霖联合讨伐冯玉祥，冯玉祥在京的地位岌岌可危，兰安生计划中的北京市卫生行政部门未能建立，也无暇支持事务所的运作，只能建议基金会继续由协和医学院出资维持事务所的工作。[3] 1927 年下半年，张作霖成立安国军政府，新任外交总长和内务总长表现出对公共卫生的兴趣，希望兰安生为北京建立市政卫生提出建议。此时，中华医学基金会才认为，国际卫生部与北京政府合作，直接参与北京公共卫

---

① J. B. Grant to R. S. Greene（September 1, 1928），Folder 467, Box 66, CMB, Rockefeller Archive Center.

② "Interview with Dr. J. B. Grant," Oral Histories, RG13, RF, Rockefeller Archive Center, p. 182.

③ J. B. Grant to Budget Committee（February 4, 1926），Folder 465, Box 66, CMB. Inc., Rockefeller Archive Center.

生项目的时刻已经到来。①

　　1926 年 7 月北伐战争爆发后，兰安生和顾临时常关注国民党的军事进展，也希望了解国民党高层对公共卫生的态度。1927 年 1 月，兰安生应顾临的要求，前往上海和汉口进行访问，并与国民党领导人就设立国家卫生委员会的问题展开了讨论。② 兰安生从多次面谈中得到了积极的反馈，事务所举办的公共卫生事务对国民党高层具有强烈的吸引力，并得到承诺，即使未来南方的国民党接管了北京，事务所也可以继续开办，除非国内或国际发生大灾难，否则事务所不可能被取消。③ 当年 3 月，国民党第二届中央执行委员会第三次全体会议在汉口召开，宋庆龄提议中央设立卫生部以管理全国卫生行政事务，该提议由会议表决一致通过。④ 虽此事暂缓公布，但仍可反映国民党高层内部对卫生行政的重视程度。至 1927 年底，蒋介石主导的南京国民政府已经成立半年有余，冯玉祥早已选择与国民党进行合作，顾临对国民党政权更为乐观。他认为，在不久的将来，北京唯一可以想象的变化是，由冯玉祥或由南京主导的国民政府的到来。与这两个团体中的任何一个合作，可能都会像与北洋政府合作一样容易。⑤

　　1928 年 10 月，南京国民政府控制全国大部分地区，工作重点转向国内政权建设。为顾及政治派系的平衡，蒋介石为冯玉祥的助手薛笃弼安排了卫生部部长一职。兰安生敏锐地认识到，无论将来会发生什么政治变化，最近的几个月都将决定未来 20 年的政府行政标准，所以应该由具备专业知识的合格官员来担任重要的岗位。薛笃弼虽然诚实勤奋、认真履职，却无法对各种建议做出正确评估，只是出于善意地希望能迅速取得成果。⑥ 因

---

① R. S. Greene to G. E. Vincent（November 18, 1927），Folder 366, Box 44, Series 601, Collection RG, Rockefeller Archive Center.

② H. S. Houghton to R. S. Greene：Dr. Grant's Report（February 5, 1927），Folder 529, Box 75, CMB. Inc., Rockefeller Archive Center.

③ H. S. Houghton to R. S. Greene：Health Center Budget for 1927 - 1928（February 15, 1927），Rockefeller Archive Center.

④ 中国第二历史档案馆编《中国国民党第一、二次全国代表大会会议史料》（下），江苏古籍出版社，1986，第 830～831 页。

⑤ R. S. Greene to G. E. Vincent（December 27, 1927），Folder 366, Box 44, Series 601, RG Collection, Rockefeller Archive Center.

⑥ 〔美〕玛丽·布朗·布洛克：《洛克菲勒基金会与协和模式》，张力军、魏柯玲译，第 140 页。

此，兰安生与冯玉祥第二任夫人李德全（Te-chuan Li）联络，将协和医学院副院长刘瑞恒（J. H. Liu）推介给她，希望其能入职卫生部为政府服务。在此之前，兰安生与刘瑞恒都与冯玉祥或薛笃弼有所接触，加之兰安生的积极运作，刘瑞恒成功进入卫生部担任常务次长一职。①

此外，兰安生利用个人的影响力和洛克菲勒基金会的支持，借助与刘瑞恒在协和结下的私人友谊，成为卫生部的外籍顾问。在刘瑞恒和兰安生的积极参与下，协和公共卫生事务所培养的人才，以及卫生行政模式与经验都被带入卫生部，对卫生部的人事和组织架构人事都产生了重要影响。恰如兰安生在访谈中所提到的，"幸运的是我们走在前面，建立了卫生区事务所。如果我们不能培训公共卫生人才，当有机会成立卫生部时，就不可能有任何有经验的人才担任卫生部的职员"。②

据《国民政府行政院卫生部组织法》，卫生部管理全国卫生行政事务，分设总务司、医政司、保健司、防疫司和统计司等五司（见表1）。较之其前身内务部卫生司，卫生部的组织架构与试办公共卫生事务所更为相似。保健司、防疫司和统计司的设置，不仅包含了生死统计、学校卫生、工厂卫生、妇婴保健等公共卫生专业事务，而且强调卫生专业人才的培养，医政司专门负责卫生人才训练，警察卫生执法监督以及公共卫生宣传等事务。③ 此外，组织法第五条规定设立中央卫生委员会，"讨论全国卫生设施，本会委员定为13人至17人，由卫生部部长延聘富有卫生学识经验之人员充任，卫生部长、次长、技监及中央卫生试验所所长为当然委员"。④ 从负责事项和委员构成来看，中央卫生委员会的设置是对事务所董事会制度的模仿与借鉴，以提高卫生部的行政效率和专业属性。可见，卫生部从成立之始，便深受协和卫生事务所组织架构的影响，开始在全国范围内推广协和试验的卫生行政模式。

---

① 参见叶永文《刘瑞恒与近代中国美式化医学发展》，《人文社会与医疗学刊》2017年第4期，第1~30页。
② Interview with Dr. J. B. Grant, Oral Histories, RG13, RF, Rockefeller Archive Center.
③ 《国民政府行政院卫生部组织法》，《卫生公报》第1期，1929年，第74页。
④ 《国民政府卫生部中央卫生委员会组织条例》，《卫生公报》第1期，1929年，第79页。

表1 内务部卫生司、协和公共卫生事务所与国民政府卫生部组织架构对比

内务部卫生司 *	行政科	医政科	防疫科	药物科		无
试办公共卫生事务所		卫生科	保健科	统计兼防疫科		董事会
国民政府卫生部	总务司	医政司	保健司	防疫司	统计司	中央卫生委员会

注: * 《内务部厅司分科章程》,《政府公报》,1912年8月,第37页,"命令"。

资料来源:《北平特别市公安局公共卫生事务所第二年暨第三年年报》,中国社会科学院近代史研究所、民国时期文献保护中心编《民国文献类编:医药卫生卷》第971册,国家图书馆出版社,2015,第119~322页;《国民政府行政院卫生部组织法》,《卫生公报》第1期,1929年,第74~78页。

更重要的是,具有协和医学院和卫生事务所背景的专业人士出任了卫生部的关键职位。刘瑞恒出任卫生部常任次长,不久升任部长,并长期担任中央卫生行政机构负责人。严智钟(L. C. Yen)出任医政司司长,他曾在北京的中央防疫处任职,与试办公共卫生事务所长期合作,对卫生问题了解得非常透彻。毕业于约翰·霍普金斯公共卫生学院,曾任职于北京的中央防疫处和卫生事务所的金宝善,则出任保健司司长。[1] 如此,卫生部的施政与协和医学院在北京所试办的卫生行政有了某种交集和重合,进而影响到了中国卫生行政专业化的转型。

1929年2月20日和23日,全国第一次市政卫生会议和中央卫生委员会第一次会议在南京召开,分别讨论地方和全国性的卫生行政事务。市政卫生会议的核心成员是来自北京、上海和天津特别市的黄子方、胡鸿基和全绍清(S. H. Chuan),他们都曾在协和卫生事务所工作过。中央卫生委员会的委员除上述三位专员外,还有颜福庆(F. C. Yen)、林可胜(K. S. Lim)和伍连德(Lien-teh Wu)等人,均是卫生界的专业人士。对此,兰安生表示,卫生部已经获得中国医学界人士提供的专业性建议:第一,建立卫生官员训练学校;第二,设立由卫生部直接监管的省级卫生部门;第三,启动消除地方性流行病的实践单位。[2]

卫生部成立之后,北平市卫生局第一卫生区事务所和洛克菲勒基金会

[1] J. B. Grant: Ministry of Health (February 28, 1929), Folder 43, Box 4, Sub-Series China, Series 601, 1-1, Collection RF, Rockefeller Archive Center.

[2] J. B. Grant: Ministry of Health (February 28, 1929), Folder 43, Box 4, Sub-Series China, Series 601, 1-1, Collection RF, Rockefeller Archive Center.

国际卫生部为其卫生行政官员的培训工作提供了直接支持。卫生部在
1928 年 7 月的备忘录中指出，要建立培训机制，分别与莱斯特（Lester）、
北京、上海和广州现有的医学院合作，培训出足够数量的高质量卫生官
员。不久，广东、福建、浙江、江苏和河北的省卫生厅相继成立，卫生部
立即为被提名的人员开设为期 6 个月的课程，后 4 个月的培训实践计划由
北平的事务所来完成。同时，第一卫生区事务所是全国范围内唯一可以进
行公共卫生护士培训的机构，各地卫生局纷纷派遣护士到事务所，接受至
少为期 3 个月的公共卫生护士培训。① 卫生部还积极寻求与国际卫生部合
作，计划挑选约 15 名符合资格的人到国外接受卫生领域的专业培训。② 为
了全国卫生行政事业的发展，事务所也做出了一定程度的牺牲，其工作人
员积极为卫生部和地方卫生局提供材料和培训人员，影响了他们在事务所
的工作时间和质量。③

此外，卫生部积极与事务所合作，推动学校卫生、工业卫生和助产士
训练等领域的发展。事务所成立后，将学校卫生、工业卫生和助产士训练
纳入新式卫生行政管理中，此举得到卫生部的认可和重视。卫生部指出，
学校卫生是公共卫生的基础，而工业卫生是国家医学的先驱，都具有重要
意义。为避免与教育部和劳工部的工作重复，且让受过训练的专业人士参
与其中，卫生部希望与这两个部委分别成立联合委员会。毕业于协和医学
院的李廷安博士，曾担任事务所保健科代理科长，他利用在事务所推行学
校卫生的经验，为教育部和卫生部提供了一份教学大纲。卫生部也希望事
务所编写一份与之类似的工业卫生教学大纲。④ 由于国民政府施政困难重
重，卫生部不久后就被重新调整为内务部下设的卫生署，其计划只能
搁置。

---

① J. B. Grant to R. S. Greene（September 1, 1929），Folder 470, Box 67, CMB, Rockefeller
Archive Center.

② J. B. Grant：Ministry of Health（February 28, 1929），Folder 43, Box 4, Sub-Series China,
Series 601, 1-1, Collection RF, Rockefeller Archive Center.

③ J. B. Grant to R. S. Greene（September 1, 1929），Folder 470, Box 67, CMB, Rockefeller
Archive Center.

④ J. B. Grant：Ministry of Health（February 28, 1929），Folder 43, Box 4, Sub-Series China,
Series 601, 1-1, RF Collection, Rockefeller Archive Center.

虽然如此，在协和医学院卫生事务所的协助下，卫生部建立起助产士培养机制，促进了中国妇婴卫生的发展。1925 年，兰安生和协和医学院卫生系讲师杨崇瑞（Marion Yang）前往北京郊外一个婴儿死亡率高达 80% 的村庄访问，他们调查发现，这是接生婆的操作不卫生导致的，因此兰安生致信海泽，希望国际卫生部支持在北京的卫生部门设立助产科，并出资建立一所助产士培训学校，该学校由事务所与杨崇瑞共同负责。① 1928 年，北京助产学校在北京市政府提供的一座翻修的中式院落开张，杨崇瑞任校长。② 南京国民政府卫生部成立后，杨崇瑞积极寻求国民政府支持，与教育部联合向行政院提交设立助产士委员会的备忘录，并最终获得批准。③ 助产士委员会把北京助产学校改组为国立第一助产学校，且卫生部同意与洛克菲勒基金会国际卫生部共同承担其开支，前者每年为助产学校提供 3 万美元的拨款。④ 在兰安生和杨崇瑞的共同努力下，助产士教育受到政府重视，随后在各地生根发芽。

协和医学院对卫生部的创立在人才和组织架构上有着重要影响，既奠定了南京国民政府的卫生行政模式，也为中央和地方政府发展培养了相当数量的专业行政人士。卫生事务所第四次年度报告中，引用了卫生部为国际联盟中国调查委员会（League of Nations China Commission）准备的备忘录《中国的卫生组织》的一段话，肯定了事务所在中国卫生行政发展中的重要地位："北平卫生事务所对中国公共卫生的最新发展所产生的影响，怎么估计都不过分。卫生部副部长是事务所董事会的成员之一，另一位卫生部高级官员也是，还有一位是特别市的卫生专员。事务所原来的三个科长，现在是上海甚至卫生部的负责人。"⑤

---

① J. B. Grant to V. G. Heiser（September 20, 1926），Folder 449, Box 94, CMB, Rockefeller Archive Center.

② 〔美〕玛丽·布朗·布洛克：《洛克菲勒基金会与协和模式》，张力军、魏柯玲译，第 140 页。

③ "Ministry of Health to Peiping Midwifery School（January 30, 1929），Folder 43, Box 4, Sub-Series China, Series 601, 1-1, RF Collection, Rockefeller Archive Center.

④ J. B. Grant：Ministry of Health（February 28, 1929），Folder 43, Box 4, Sub-Series China, Series 601, 1-1, RF Collection, Rockefeller Archive Center.

⑤ J. B. Grant to R. S. Greene（September 1, 1929），Folder 470, Box 67, CMB, Rockefeller Archive Center.

结 语

南京国民政府卫生部的成立是近代中国卫生行政的重要转型，改变了过去官僚主导的以警察行政为主的部门特征，专业医学卫生人士积极参与该部的组织架构设计和业务开展，推行具有浓烈科学医学色彩的专业行政。协和医学院在其中扮演了重要角色，而这源自该院兰安生教授20世纪20年代在北京展开的社区卫生试验。

美国公共卫生专家兰安生来华之后，既肩负着洛克菲勒基金会推广现代公共卫生的使命，又希望满足自己的雄心——在全中国设立现代公共卫生的行政程序标准。但是，兰安生不得不面对两大难题：一是政局不稳，整个社会缺乏发展现代公共卫生的资金支持和舆论环境；二是体制迥异，已有的日式警察卫生体制与基金会试图推广的美式公共卫生难以兼容。因此，兰安生巧妙地将理想中的卫生中心与卫生系的教学需求结合起来，使中华医学基金会和国际卫生部达成合作，成功在北京设立第一个卫生事务所。

京师警察厅试办公共卫生事务所正式在内左二区成立，兼具教学和行政示范功能。该事务所得到协和医学院的资助，承担了管理社区卫生行政的职能。在管理社区卫生过程中，事务所试办了新式公共卫生项目，探索适合中国实际情况的卫生行政模式，在实践中培养专业人才。事务所下设总务科、保健科和统计科三科，三科科长分别由黄子方、金宝善和胡鸿基担任，并采用董事会制度统合行政和医界力量，充分获得各方对事务所的支持。同时，兰安生以"社区"为基本单元，改进原有的环境卫生事务，积极利用统计科首创适合中国的生命统计系统，并在保健科发展以公共卫生护士为核心的卫生诊疗所、学校卫生、工业卫生、妇幼保健和助产训练等新式公共卫生项目。在具体实践中，协和医学院培养了以李廷安和陈志潜为代表的公共卫生领导者，事务所通过开办短期培训班训练了卫生稽查员和公共卫生护士等基层人员。事务所在人才培养和卫生行政上的探索，为不久后创立的卫生部提供了经验和模板。

在国民革命时期的政治剧变中，协和医学院的顾临和兰安生积极与政界人士联系，最终参与到南京国民政府创立卫生部的过程中。兰安生借助冯玉祥和薛笃弼的私人关系，将与自己关系密切的刘瑞恒推荐到卫生部出任副部长，而他自己亦出任该部的外籍顾问。此外，卫生部各司司长和中央卫生委员会委员，大多与协和医学院或卫生事务所关系密切。在某种程度上，这种人事任命直接影响到卫生部的组织架构，使其带有协和卫生事务所的影子。卫生部下设总务司、医政司、保健司、防疫司和统计司，各司分工与卫生事务所各科分工基本类似，而中央卫生委员会也由行政人员和专业人员构成，可视作对事务所董事会制度的模仿。

简言之，协和医学院通过创办卫生事务所，试行基于预防医学的卫生行政模式，培养具备现代公共卫生知识的专业人才，进而利用政府高层的人脉网络，将协和医学院和卫生事务所培养的专业人才送入中央机构，掌管国民政府卫生部，最终利用中央机构的行政力量和影响力在全中国推广现代卫生行政。如此，协和医学院参与卫生部创立，影响了近代中国卫生行政的转型，这也标志着洛克菲勒基金会在华建立现代公共卫生的目标取得进展。

北洋医学堂沿革考辨[*]

贾江溶　翟海魂^{**}

一　北洋医学堂创办时间考辨

关于北洋医学堂的创办时间，目前医史学界共持有 4 种不同的观点，分别是 1880 年说、1881 年说、1893 年说及 1894 年说。通过对新近发现文献的梳理，兹对上述观点辨析如下。

（一）1880 年说

北洋医学堂创办于 1880 年的观点最早见诸 1946 年河北省立医学院院长齐清心向华北军事管理委员会呈报的《河北省立医学院复员计划书》中，其中提及河北省立医学院"溯自清光绪六年，由直隶总督北洋大臣李鸿章拨款设立北洋医学堂于天津"。① 1948 年教育部编纂的《第二次中国教育年鉴》也提出"该院成立为时已久，溯自光绪六年，由直隶总督北洋大臣李鸿章拨款设立北洋医学堂于天津"。② 美国学者爱德华·吉利克（Edward

---

* 本文为河北省教育厅 2017 年人文社会科学研究重大课题攻关项目"基于校院两级管理模式的大学内部治理结构研究"（ZD201705）的阶段性成果。本文原刊载于《清史论丛》2021年第 2 期，第 142~151 页。

** 贾江溶，河北医科大学校史研究室讲师；通讯作者：翟海魂，河北医科大学医教协同与医学教育研究中心教授。

① 河北省立医学院编《河北省立医学院复员计划书》，河北省立医学院，1946。

② 教育部教育年鉴编纂委员会编《第二次中国教育年鉴》，商务印书馆，1948，第 709 页。

V. Gulick）在《伯驾与中国的开放》一书中提出"尽管伯驾在向中国医生教授西医方面已经迈出了一步，但是他从来没有见证在他的基础上此项事业的发展情况。直到 1880 年，中国第一座近代医学院才由约翰·麦肯齐（John Kenneth Mackenzie）医生在天津建立，而此时伯驾已经是一位退休已久的老人了。从那以后，广州、上海、南京、安庆、福州和北京很快都建立了很好的医学院"。①

然而，北洋医学堂开办于 1880 年的说法并不准确。众所周知，北洋医学馆是由伦敦会医学传教士马根济（J. K. Mackenzie）倡议，经李鸿章创办于天津总督医院内。1879 年，英国伦敦会医学传教士因成功治愈李鸿章夫人莫氏的危症，获得李鸿章的信赖和支持。李鸿章甚至在信中将马根济等西医推荐给丁雨生："夏间内子病危，赖男女三洋医治之立效。至今该医尚月贴数百金在津施诊，前所荐即其人也。"② 为了感谢马根济治愈其夫人，同时改善天津的医疗卫生状况，李鸿章在天津创办了总督医院，并于 1880 年 12 月 2 日举行了盛大的开院典礼。是日，总督李鸿章和天津各军政要员以及英国、德国、俄国和美国等国驻天津领事出席了仪式。李鸿章在发言后，还亲笔题写了"为良相为良医只此疴瘰片念，有治人有治法何妨中外一家"的楹联。由此可以确定，1880 年为天津总督医院的创办时间，并非北洋医学堂的创办时间。

河北省立医学院院长齐清心及 1948 年《教育部第二次中国教育年鉴》中所称光绪六年（1880）创办于天津的北洋医学堂，实指 1881 年天津总督医院内开设的北洋医学馆。1881 年，容闳的官派留美幼童计划夭折，120 名留美幼童除因在美国病故、中途撤回 26 名外，其余 94 名均于 1881 年分作三批返华。当总督医院院长马根济听说大批经受过西方高等教育的学生被召回时，顿时萌生了在中国知识分子群体中传教的想法，希望"学生毕业后开展医疗实践的同时散播福音"。③ 在马根济看来，"这是影响中国受教育

① 〔美〕爱德华·V. 吉利克：《伯驾与中国的开放》，董少新译，广西师范大学出版社，2008，第 135 页。

② 顾廷龙、戴逸主编《李鸿章全集》第 32 册，安徽教育出版社，2008，第 505 页。

③ M. F. Bryson and John Kenneth Mackenzie, *Medical Missionary to China* (London：Hodder and Stoughton，1891), p. 230.

阶层的一次不容错过的机会"。① 马根济在日记中写道："当我听说留美幼童被召回，我写了一封函件，请求总督派给我其中的八名学生来医院学习医学和外科，以期他们最终能培养成朝廷的医官。"② 马根济还向李鸿章承诺，一旦中法战争打响，医院将会竭其所能收治伤兵。李鸿章当时正欲筹建北洋水师，对此建议欣然同意，并认为北洋医学馆章程各条"均尚允协"。③据马根济日记所载，北洋医学馆于 1881 年 12 月 15 日正式开馆，并以中文命名为"医学馆"。④

（二）1881 年说与 1893 年说

一般而言，北洋医学堂创办于 1881 年说和 1893 年说两种观点，是医史学界的两种主流观点。这两种时间说与北洋医学堂及北洋医学馆的关系判断有直接联系。其中，持 1881 年说观点的学者，将北洋医学馆看作北洋医学堂的前身，是一所学堂的两个不同发展阶段。例如，中华医学会医史学会的发起人李涛认为，北洋医学堂是由李鸿章于 1881 年开办的"医药馆。招收学生八名，后仅余六名。主由马根济教授，1885 年第一班毕业。于 1893 年李鸿章奏明政府开办北洋医学堂，委林联辉为总办。以原有之北洋医院为其实习医院。是为中国政府最初创办之医学校"。⑤美国汉学家毕乃德（Knight Biggerstaff）在《中国近代最早的官办学校》(The Earliest Modern Government Schools in China) 中提出，北洋医学馆"于 1881 年 12 月 15 日开学，有学生八名"，1888 年马根济去世后，"总督医院被伦敦会购买。李鸿章用本地商人的捐款在天津创办了一所政府办的新医院，医学校就附属于这所医院。1893 年，学校盖起新校舍，此时称为北洋医学堂"。⑥

1893 年说认为北洋医学堂创办于 1893 年，并未提及北洋医学馆与北洋

---

① M. F. Bryson and John Kenneth Mackenzie, *Medical Missionary to China*, p. 230.

② M. F. Bryson and John Kenneth Mackenzie, *Medical Missionary to China*, p. 230.

③ 顾廷龙、戴逸主编《李鸿章全集》第 37 册，第 179 页。

④ M. F. Bryson and John Kenneth Mackenzie, *Medical Missionary to China*, p. 232.

⑤ 李涛:《医学史纲》，中华医学会编译部，1930，第 287 页。

⑥ 高时良、黄仁贤编《洋务运动时期教育》，上海教育出版社，2007，第 584 页。

医学堂的关系。例如，宣统元年（1909）直隶学务公所主编的《光绪三十四年报告直隶教育统计表图》就明确记载，北洋医学堂的校址天津马家口下海大道，创办于"光绪十九年十月"。① 医史学家钱曼倩也提出，"由我国政府自办的最早的西医学堂，则是 1893 年在天津总医院内附设的医学堂"。② 那么，北洋医学馆与北洋医学堂是否具有承接关系？答案是肯定的，其原因至少可以从以下几个方面分析得出。

1. 创办者相同

北洋医学馆和北洋医学堂均系李鸿章所创办。北洋医学馆由伦敦会医学传教士马根济向李鸿章倡办，经李鸿章创办于 1881 年。1888 年马根济因病去世，总督医院被伦敦会收购，北洋医学馆由此被清政府收回。同年，李鸿章参照西制正式创建了北洋海军。李鸿章深知"泰西医法精益求精，似驾中华而上，北洋创立海军，既参西制，则西医自不可少"。③ 于是，在总督医院被伦敦会收购后，李鸿章督率官商捐筹巨款，在海大道的对面重新建立了一所具有 180 间房舍的大型医院，名为"天津储药施医总医院"，简称"天津总医院"。天津总医院的创办目的明确，是"北洋旅顺、威海各口水陆军营医药之总汇，各口医院海军战舰正副医官皆由总医院选派。平日则诊军民疾病，有事则随行队医伤却病"。④ 由于"北洋创办海军之初，雇募洋医分派各舰，为费不赀"，⑤ 因此，李鸿章以"欲需医士必立医学"⑥ 为由，于 1893 年在总医院内接续开办北洋医学馆，定名为北洋医学堂。待学生毕业后，派赴海军各营舰充当医官，"以为久远之途"。⑦

马根济的同事、原天津总督医院的继任者罗伯茨医生，在得知李鸿章于原总督医院对面重新建立总督医院时，曾评价说："现在的情况不同了，

---

① 直隶学务公所编《光绪三十四年报告直隶教育统计表图》，直隶教育图书局，1909，第 49 页。

② 钱曼倩：《我国最早的西医学堂——北洋医学堂》，《华东师范大学学报》（教育科学版）1985 年第 2 期。

③ 《北洋西医学堂学规》，《万国公报》第 61 期，1894 年，第 14 页。

④ 《北洋西医学堂学规》，《万国公报》第 61 期，1894 年，第 15 页。

⑤ 《医院创立学堂折》，《李鸿章全集·奏稿》卷 78，时代文艺出版社，1998，第 2875 页。

⑥ 《北洋西医学堂学规》，《万国公报》第 61 期，1894 年，第 14 页。

⑦ 《北洋西医学堂学规》，《万国公报》第 61 期，1894 年，第 15 页。

在离我们很近的一个建筑里，总督医院（The Viceroy's Hospital）在很大程度上由三个马根济的头班学生运行，如果运行良好，会有好的前景，会在救治疾患的事业中做得更好。"① 可以看出，在伦敦会及马根济的继任者看来，总督医院与李鸿章重新开办的天津总医院是一脉相承的关系，而北洋医学馆则为北洋医学堂的前身。

2. 办学目标相同

北洋医学堂与前北洋医学馆具有相同的办学目标，即主要为海军培养医官。马根济在向李鸿章建议开办北洋医学馆时，就明确以培养海军医官为直接目的。为此，他向李鸿章阐述了建立北洋医学馆将对北洋水师建设带来的益处："伏思医之一事，固有益于民生，亦能襄乎军务，西国军营、战舰各置医官，盖营阵之间，士卒用命，猝受伤痍，允宜即时医治；战舰则游行江海，或染疾病，无处延医，有医官随之，则缓急有恃，而士卒之勇气自倍。"② 从北洋医学馆毕业生的就业情况来看，头班毕业生均授以从九品官职。6 名毕业生除林联辉和金大廷留校任教外，其余 4 人均担任天津海陆军医官，与北洋医学馆培养医官的办学目标相应。北洋医学堂则延续了前北洋医学馆的办学目标。李鸿章认为"泰西医法精益求精，似驾中华而上，北洋创立海军，既参西制，则西医自不可少"，③ 且深刻意识到"建西医学堂，造就人材，实为当务之急"。④ 因此，在天津总医院建立后，即遵照海军章程在医院内续办北洋医学堂，"挑选生徒分班肄习，俾学成后，派赴海军各营舰充当医官"。⑤

3. 创办地点相同

北洋医学堂的创办地点，位于原北洋医学馆的实习医院原址，即原总督医院对面的养病院内。1884 年底，在中法战事及北方可能发生的战争压力下，李鸿章决定扩充医学馆的班级。为此，他从香港中央书院选拔了 12名学生，编为第三班，从北洋医学馆肄业。为了便于学生随时受老师的学

① M. F. Bryson and John Kenneth Mackenzie, *Medical Missionary to China*, p.376.
② 顾廷龙、戴逸主编《李鸿章全集》第 37 册，第 179 页。
③ 《北洋西医学堂学规》，《万国公报》第 61 期，1894 年，第 14 页。
④ 《医院创立学堂折》，《李鸿章全集·奏稿》卷 78，第 2875 页。
⑤ 《医院创立学堂折》，《李鸿章全集·奏稿》卷 78，第 2874 页。

业指导，李鸿章授权将医院的部分病房改为学生的宿舍和教室。与此同时，"在总督医院的对面新建了一所可容纳 55 名病人的医院"，① 交由马根济管理。这所医院即被称为养病院，既收容住院病人，又作为北洋医学馆学生的临床实践场所。1888 年，原总督医院被伦敦会购买，而位于海大道对面建立的养病院却不在争论之列，由此被保留下来。同年，李鸿章就在养病院的基础上扩建为天津总医院。由此可知，在天津总医院内续办的北洋医学堂，其校舍建筑地址，与前北洋医学院具有一脉相承的关系。

4. 资金的联系

北洋医学堂的办学经费系承接原北洋医学馆的办学经费。天津总督医院及附设医学馆的全部建筑和运行经费，皆来自李鸿章及天津本地士绅、各级官员的捐款。据马根济和李鸿章的私人顾问毕德格统计，至 1880 年 12 月 27 日，共收到总督李鸿章及天津本地士绅、各级官员的捐款 3820 两，合 1146 英镑。开院后 16 个月内，累计收到总督及天津本土居民捐资共 8320 两，合 2496 英镑。伦敦会也承认，在经费方面"蒙中堂月给医院经费银二百两"，② 用于购买医疗器械、药品、教材等。总督医院被伦敦会收购以后，李鸿章即撤回对总督医院和北洋医学馆的所有赞助资金，用于重建天津总医院和医学馆。此外，为了扩大学堂的办学规模，李鸿章还督率官商捐筹巨款，"督饬津海关道等渐次经营"，③ 建造医院房屋 180 余间，又复建教职员、学生宿舍、教室 79 间。其常年经费则继续由李鸿章从海防经费内拨出，除了免除学生的食、宿、学等费外，也供应日常书籍、器具、笔墨、纸张等项。

5. 管理者的联系

北洋医学堂的第一任总办系前北洋医学馆毕业生林联辉，监督也由前北洋医学馆毕业生屈永秋担任。早在北洋医学馆时期，由于不满马根济在总督医院和医学馆内的传教行为，李鸿章就委任林联辉、金大廷两名北洋医学馆成绩最优异的毕业生留校任教。北洋医学堂接续开办后，受李鸿章培养和考察多年的林联辉被委以总办。北洋医学馆第二班毕业生屈永秋则

---

① M. F. Bryson and John Kenneth Mackenzie, *Medical Missionary to China*, p. 255.
② 天津市海关、天津市档案馆编译《津海关税务司为查马根济医院账目等札周馥等》，《津海关秘档解译》，中国海关出版社，2006，第 256 页。
③ 《医院创立学堂折》，《李鸿章全集·奏稿》卷 78，第 2874 页。

被委以监督，负责学堂的教学、管理、考课等事务。除了在管理层中启用前北洋医学馆的优秀毕业生，北洋医学堂的章程也由林联辉和欧士敦"细加考究"。① 此外，据宣统元年（1909）直隶教育统计表图所载，北洋医学堂总办屈永秋及帮办关景贤的履历均为"前北洋医学馆毕业生"。② 由此可知，北洋医学堂的管理者与前北洋医学馆具有不可分割的内在联系。

6. 师资的传承

北洋医学堂开办之初，李鸿章即委任前北洋医学馆教习欧士敦为总教习，"偕同洋汉文教习拟定课程，尽心训迪"。③ 在任北洋医学馆教习之前，欧士敦任英国驻天津税务署医官，因随同马根济治愈了李鸿章夫人莫氏的危症，深受李鸿章信任，被聘为李鸿章的私人医生。欧士敦也成为前北洋医学馆的洋教习之一，同时还担任北洋医学馆的考官。1888 年，马根济去世后，欧士敦被李鸿章委以天津总医院正医官。北洋医学堂接续开办后，教学经验丰富、医学技术高超的欧士敦即被李鸿章委以重任，担任北洋医学堂总教习，负责北洋医学堂头班学生的教学。据北洋医学堂学规规定，"学堂教习拟用正副两人，正教习一人专教第一班学生，拟由英国大书院内延请医学精通，善于教习者"，"设副教习一人，分教第二班学生"。④ 由此可知，在北洋医学堂续办之初，师资有限的情况下，欧士敦是学堂内最主要也是最重要的师资力量。

基于上述分析，北洋医学堂在创办者、办学经费、办学地点、领导者、师资、办学目标等方面皆与前北洋医学馆具有明显的承接关系。此外，据1915 年北洋医学校呈报直隶军务巡按使的公文称"本校暨医局自前清光绪八年，造就医学人才自昔迄今历年三十余载"。⑤ 余松筠于 1947 年所著《卫生行政概要》也明确指出 1893 年"天津医学馆由政府正式管理，改名北洋医学校"⑥。因此，北洋医学馆系北洋医学堂前身的观点应毋庸置疑。由此

① 《北洋西医学堂学规》，《万国公报》第 61 期，1894 年，第 15 页。
② 直隶学务公所编《光绪三十四年报告直隶教育统计表图》，第 49 页。
③ 《医院创立学堂折》，《李鸿章全集·奏稿》卷 78，第 2874~2875 页。
④ 《北洋西医学堂学规》，《万国公报》第 61 期，1894 年，第 15 页。
⑤ 《海军部呈办理北洋医学校出力人员屈永秋等拟请分别给奖以昭激劝文》，《政府公报》1915 年 9 月 20 日。
⑥ 余松筠：《卫生行政概要》，正中书局，1947，第 24 页。

也可得出结论，北洋医学堂始建于 1893 年的说法并不准确，北洋医学堂实始创于 1881 年，其前身为北洋医学馆。

（三）1894 年说

关于北洋医学堂的创办时间还流传有 1894 年的观点。例如，《第一次中国教育年鉴》丙编中，教育概况就记载，天津医学堂设立时间为光绪二十年（1894）九月。① 1934 年江晦鸣在《中国医学教育的过去与今后》中提出，"中国向无医学教育的机关，以往旧医讲学都是设塾授徒，自光绪二十年（1894）始有医学实业馆设在北京，算是中国医学教育的滥觞"。② 值得注意的是，文中实指北洋医学堂，办学地点误作北京。总体上来说，北洋医学堂创办于 1894 年的观点并不多见。那么北洋医学堂始建于 1894 年的观点有何理论依据呢？事实上，这与李鸿章于 1894 年上奏光绪皇帝的《医院创立学堂折》有很大关系，1894 年说由"创立"二字推出北洋医学堂的创办时间。然而，如果对奏稿内容细加考量即会发现，北洋医学堂并非始创于 1894 年。李鸿章在《医院创立学堂折》中明确指出，北洋医学堂"于光绪十九年十一月初一日，开院试办"，"并据天津海防支应局司道核详奏咨立案"。③ 由于"所选头二班学生分习洋文医理，讲贯编摩，均能领悟"，④ 李鸿章具呈此奏折的目的在于"估需经费银两"，⑤ 由此可知 1894 年并非北洋医学堂创办时间。

综上所述，北洋医学堂的创办时间可以追溯至 1881 年 12 月 15 日，其前身为北洋医学馆。狭义上改用北洋医学堂的名称接续办学的时间为光绪十九年十一月初一日，即 1893 年 12 月 8 日。

二　北洋医学堂名称考辨

目前，医史学界关于北洋医学堂的名称存在不同的观点。主要有北洋

---

① 中华民国教育部编《第一次中国教育年鉴》丙编，开明书店，1934，第 142 页。
② 江晦鸣：《中国医学教育的过去与今后》，《东南医学院八周年纪念特刊》，1934。
③ 《医院创立学堂折》，《李鸿章全集·奏稿》卷 78，第 2875 页。
④ 《医院创立学堂折》，《李鸿章全集·奏稿》卷 78，第 2875 页。
⑤ 《医院创立学堂折》，《李鸿章全集·奏稿》卷 78，第 2874 页。

医学堂、天津医学堂、北洋西医学堂、北洋海军医学堂等。通过史料查证及进一步分析，可以对现有成果中北洋医学堂的名称归为两类。

其一为北洋西医学堂、天津医学堂等以地名指称或强调西医办学性质的名称，它们实质上与北洋医学堂为同一办学实体。目前所见"西医学堂"的名称，最早出现在 1893 年 10 月 19 日的《新闻报》，其题为《西医学堂考取头班学生》。李鸿章于光绪二十年（1894）上奏光绪皇帝的《医院创立学堂折》中也提出了西医学堂的说法，称："天津总医院内分西医学堂、施医院、储药处三大端，专司购储材料、诊治弁兵，并挑选生徒分班肄习。"① 1894 年第 61 期的《万国公报》题为《北洋西医学堂学规》的报道，则首次冠以"北洋西医学堂"的全称。② 在中国近代学制形成之前，因西医教育尚不成体系，作为中国官办的第一所西医学堂，北洋医学堂常被称为"北洋西医学堂"，目的在于突出与中国传统中医教育的区别和优越性。尤其在李鸿章看来，"西洋各国行军以医官为最要，而救治伤科，直起沈痼，西医尤独擅专长"。③ 实际上，北洋医学堂与"西医学堂"的名称在此时期皆有使用。例如，1898 年 9 月 2 日版的《新闻报》就以《北洋医学堂考试学生名单》为题，对北洋医学堂的考试情况做了报道："北洋医学堂学生由前直督李傅相委派金巨卿司马大廷在沪招募足额赴津诣学以来业经四载……"④ 随着中国近代西医教育的多元化发展，"西医"二字的名片效应也相应减弱，故"北洋西医学堂"的名称也不再使用，独以"北洋医学堂"为正名；"天津医学堂"则最早见于 1934 年教育部编纂的《第一次中国教育年鉴》丙编，在"专门性质之学堂"列表中，将北洋医学堂记作"天津医学堂"，由"李鸿章奏请设立"，⑤ 而此处"天津医学堂"实指北洋医学堂，仅因时局的变化将"北洋"改作"天津"而已。

其二为北洋海军医学堂、海军医学堂、海军医学校等与海军字样相关

---

① 《医院创立学堂折》，《李鸿章全集·奏稿》卷 78，第 2874 页。
② 《北洋西医学堂学规》，《万国公报》第 61 期，1894 年，第 14 页。
③ 《医院创立学堂折》，《李鸿章全集·奏稿》卷 78，第 2874 页。
④ 《北洋医学堂考试学生名单》，《新闻报》1898 年 9 月 2 日。
⑤ 中华民国教育部编《第一次中国教育年鉴》丙编，第 142 页。

的名称。例如，高晞主编的《医学与历史》提到"1880 年，李鸿章在天津所设海军医学堂"①。袁媛认为北洋医学堂有改名"海军医学堂"之说："1900 年北洋医学堂因义和团运动关闭，1902 年经袁世凯之手恢复，改名为'海军医学堂'。"② 经查，关于海军医学堂的最早提法，实出自医史学家陈邦贤。他在《中国医学史》中提出，北洋医学堂"因为毕业学生多派往海军服务，后改称为海军医学堂"。③ 自陈邦贤后，北洋海军医学堂等与海军相关的名称屡见不鲜，其中"因为毕业学生多派往海军服务"也成为此类观点的立足依据。那么，北洋医学堂是否使用过"北洋海军医学堂"之类的名称？北洋医学堂与海军处（民国称海军部）具有什么样的关系呢？问题的答案还需要从其根源着手，即一方面需要厘清北洋医学堂的毕业生是否"多派往海军服务"，另一方面则需要进一步梳理北洋医学堂与海军处（部）的关系。

　　一方面，北洋医学堂"毕业学生多派往海军服务"的观点本身即存在问题。在庚子事变之前，此观点是成立的。1888 年，李鸿章参照西制正式创建了北洋海军，李鸿章以"泰西医法精益求精，似驾中华而上，北洋创立海军，既参西制，则西医自不可少"，④ 且以"西洋各国行军以医官为最要，而救治伤科，直起沈痼，西医尤独擅专长"，⑤ 于 1893 年在天津总医院内续办北洋医学堂。在办学性质方面，北洋医学堂确系"遵照海军章程开办，原为创办海军而设"。⑥

　　然而北洋医学堂在甲午海战及庚子事变之后，因北洋海军全军覆没，毕业生的去向已不再以海军医官为主，办学性质也相应发生改变。1910 年，直隶提学使派员赴北洋医学堂调阅北洋医学堂档案，认为北洋医学堂"原为创办海军而设，迨经甲午之役，复遭庚子之变，北洋水师既不成军，该堂无所附属，群目为专门学堂之一"。⑦ 据查，自 1900 年之后，北洋医学堂

---

① 高晞主编《医学与历史》，复旦大学出版社，2020，第 241 页。
② 袁媛：《中国西医教育之发端：天津总督医学堂》，《自然辩证法通讯》2010 年第 1 期。
③ 陈邦贤：《中国医学史》，商务印书馆，1957，第 281 页。
④ 《北洋西医学堂学规》，《万国公报》第 61 期，1894 年，第 14 页。
⑤ 《医院创立学堂折》，《李鸿章全集·奏稿》卷 78，第 2875 页。
⑥ 《学司详请将医学堂归入海军处考核文》，《北洋官报》第 2508 期，1910 年。
⑦ 《学司详请将医学堂归入海军处考核文》，《北洋官报》第 2508 期，1910 年。

毕业生的"就业情况"相较之前更具多样化。北洋医学堂毕业生除了少数人如1911年毕业的朱毓芬等被派往法国留学外，其余均被委派为中央及各省级部门医官。例如，仅在东北任职医官的北洋医学堂毕业生就包括长春防疫总医官黄宝森、奉天医官姚啓元、吉林总医官钟穆生等。又如，北洋医学堂毕业生中任职民政部医官的吴为雨，在北洋医学堂任教的全绍卿、张廷翰，任上海红十字会医官的王培元等。北洋医学堂还因"开办多年，储才甚富"，[①] 甚至在1910年由禁卫军大臣从1909年届毕业生中选派孟广仁等赴禁卫军听候差使。

另一方面，也是学者几乎忽略的一个根源问题，即北洋医学堂"衍生"出与海军相关的名称，实与1910年由直隶提学司引发的北洋医学堂名实之争直接相关。

北洋医学堂开办初期，其经费由海防经费内支给。甲午海战、庚子事变，尤其是李鸿章的去世，使得北洋医学堂的经费来源发生了很大变化，改为从直隶省费中拨发。由此，北洋医学堂的经费问题为北洋医学堂的名实之争埋下了伏笔。

1904年，《奏定学堂章程》颁布，拉开了中国近代学制改革的序幕。其中，《大学堂章程》第四节将大学堂分为8科，包括经学、政法科、文科、医科、格致科、农科、工科、商科，其中医科大学分两门，为医学和药学。其中第三节又规定"各分科大学之学习年数均以三年为限，惟政法科及医科中之医学门以四年为限，通儒院以五年为限"。[②] 在课程设置方面，规定医科大学课程分为主课和辅助课两种。主课20门，包括中国医学、生理学、病理总论、胎生学、外科总论、外科各论、内科总论、内科各论、妇科学、产科学、产科模型演习、眼科学、细菌学实习、卫生学、检验医学（法医学）、外科手术实习、检眼镜实习、皮肤病及微毒学、精神病学、微菌学；补助课9门，包括药物学、药物学实习、医化学实习、处方学、诊断学、外科临床讲义、内科临床讲义、妇科临床讲义、儿科临床讲义。

北洋医学堂开办时，中国近代学制系统还未形成。至中国近代学制建

---

① 《北洋医学堂详遵派学生孟广仁等赴禁卫军听候差遣文》，《北洋官报》第2508期，1910年。

② 《大学堂章程》，《大清光绪新法令》卷11，商务印书馆石印本，第21页。

立后，北洋医学堂在学制、课程设置等方面与学部所定专门学堂章程多有出入。1905年学部成立，随后颁布各省学堂章程。时任直隶总督杨士骧因北洋医学堂"系专门学堂，亦在由司拨款之列"，[1] 仍以直隶省负责北洋医学堂的常年经费。至1910年，直隶提学使派员赴北洋医学堂调阅北洋医学堂档案，认为北洋医学堂系李鸿章"遵照海军章程开办"，"原为创办海军而设，迨经甲午之役，复遭庚子之变，北洋水师既不成军，该堂无所附属，群目为专门学堂之一，但其中组织办法按之学部定章，不尽相符"，向继任直隶总督陈夔龙提出，北洋医学堂"既查系养成海军医官而设，本司自不便执学部定章以相绳徒存，由司考核空名殊嫌"，请将北洋医学堂划归海军处直辖考核"以清权限而符名实"。[2] 由此，引发了直隶与海军处关于北洋医学堂的归属权纠纷。虽然在清政府倒台之前，北洋医学堂并没有按照直隶提学司的设想将直辖权交付海军处，但是此"名实之争"持续了多年，直至1916年才得到最终解决。

民国元年（1912），北洋医学堂改称北洋医学校。1913年9月16日，直隶省教育会因北洋医学校名实不符，对北洋医学校的名称做出了更正提议："查该校用款，现纯系直隶，则北洋字样已不适当，应按教育部通令改为直隶公立医学专门学校。"[3] 直隶省教育司根据此前的调查结果，遂将北洋医学校更名为直隶公立医学专门学校。1914年3月，直隶都督冯国璋因教育经费问题，呈请财政部将原北洋医学校及附属医院划归海军部管辖，直隶公立医学专门学校又重新被更名为北洋医学校。至此，北洋医学校在名义上第一次归属海军部管辖。

尽管在名义上改归海军部管辖，但海军部"以款无所出，只得咨请暂为维持"。然北洋医学校因"名实两歧，于军政进行殊多障碍"。[4] 1915年，恰逢直隶高师奉教育部令停办，直隶巡按使提出将"直隶公立医学专门学校"迁至保定办学，得到教育部备案许可。一方面，将直隶公立医学专门

① 《学司详请将医学堂归入海军处考核文》，《北洋官报》第2508期，1910年。
② 《学司详请将医学堂归入海军处考核文》，《北洋官报》第2508期，1910年。
③ 《北洋医学校报告书》，《直隶教育界》，1913年，第4期。
④ 《财政部奏直隶北洋医学校及医院议归海军部管辖并由该省按现在实支经费就近拨发折》，《政府公报》第40期，1916年。

学校暂附设高等师范学校内，将直隶高师的所有经费作为办学之资；另一方面，撤回对原北洋医学校的经费支持，将北洋医学校原有经费划分为二，"提该校原有经费之半为筹办经费"，[①] 作为直隶公立医学专门学校前往保定办学之资，另一半则留在北洋医学校维持办学。

1916 年 7 月 25 日，海军部发布第七号令，颁布海军医学校规则，将收归后的北洋医学校改名为海军医学校，正式完成原北洋医学校天津部分的接收工作。

分开两地办学的海军医学校及直隶公立专门学校这对同胞兄弟，其发展的结局也大不一样。海军医学校自从直隶省款停拨后，海军部也未曾予以"妥善照顾"，以至于经费难以维持，最终于 1932 年被迫停办。1933 年张学良作为北平军事分会委员长与法国领事官签订"清理海军天津医学校有关中法之利益"条款，出让海军医学校及附属医院的所有财产。其中规定："所有积欠曾在海军医学校教授法籍教员之薪金连同利息完全付清，计洋九万七千零二十元；关于办理积欠华籍教员之薪金，法国工部局概不负责；赠送巴斯德化验室现银五万两为扶助费，俾其继续进行医业。"[②] 此协议签订不久，海军部即将北洋医学校及附属医院秘卖。此举动立即引起河北省、天津教育界的强烈抗议。据 1933 年 3 月 31 日的《申报》报道："冀津教育界反对出卖北洋医院，电京云、南京行政院钧鉴，窃查天津海军医校及医院房地，系属河北省产，民四以前直隶医学校及医院改隶海军部，称海军医校、院。迄民十七，多数经费仍由省库拨发，改隶海军部。民十七后，海部停发经费，校务中辍，医院仍勉自维持，惠济地方贫民。冀津教育界同人，方庆政府注重农工、医校址设置，恢复旧观有期，并寄此租界中一段国土，于庚子后与法方妥议，永远作为教育、慈善用地之协定，得以贯彻。海部既无赓续此校之事实，早宜还诸地方。"[③] 然而，原北洋医学校校产和院产虽经省津教育界以及北洋医学校校友会诸君多方努力、设法恢复，最终还是没能保留下来，湮没在历史长河中。与之大相径庭的是，直隶公立医学专门学校迁址保定之后，于 1921 年与直隶高等师范学校、直

---

① 河北省立医学院编《河北省立医学院概况》，河北省立医学院，1949，第 1 页。
② 《冀津教育界反对出卖北洋医院》，《申报》1933 年 3 月 31 日。
③ 《冀津教育界反对出卖北洋医院》，《申报》1933 年 3 月 31 日。

隶法政专门学校、直隶农业专门学校合并成立河北大学，改设为河北大学医科。1932 年河北大学医科独立办学，改称河北省立医学院。1937 年底，河北省立医学院因"七七"事变奉教育部令停办，后至 1946 年复校。河北省立医学院在保定和天津略做辗转之后迁校河北省石家庄办学，历经河北医学院、河北新医大学、河北医学院等办学阶段，最终发展为现今的河北医科大学。

顾临研究[*]

王　勇^{**}

在中国近现代医学发展进程中，来自美国的因素具有重大影响。其中，对洛克菲勒基金会及其所创办的美国中华医学基金会（the China Medical Board，以下简称CMB）所从事的在华医学教育活动的作用应予以充分重视。洛氏基金会作为一个世界著名慈善组织，自1914年开始在中国积极推进中国近代医学科学和医学教育发展，构造了一个颇具规模的医学体系和人脉网络，对中国近代医学发展起到了深远的作用。

顾临（Roger S. Greene），是洛氏基金会在华医学体系和人脉网络的重要人物，是深入解读这段近代医学发展历史的一个要点所在。本文以一手资料的收集为基础，以顾临担任CMB主要负责人期间的在华活动为入手点，在整合了北京协和医学院档案室和洛克菲勒档案中心（the Rockefeller Archive Center）所藏相关档案资料的基础上，对于其中重要的文献做解读，期望通过把握顾临这一重要人物，梳理CMB在华医学活动，从而对中国近代医学科学与医学教育发展的历史脉络的进一步厘清有所裨益。

1881年，顾临生于美国马萨诸塞州韦斯特伯勒（Westboro）的一个传教士家庭。由于他的父母在日本传教，是最早的一批美国在日传教士，顾

---

   * 本文部分内容原刊于《医学与哲学》2016年第7期，第91~95页。

  ** 王勇，北京协和医学院人文和社会科学学院副教授。

临幼年的是在日本度过的，并在那里就读小学和中学，当时正是日本国力日强、图谋扩张的明治维新时期。

顾临后来回美国读大学，他最初的职业选择是做外交官，1902年他在哈佛大学获得文学硕士学位后，进入外交界，先后在巴西里约热内卢、日本长崎、俄国符拉迪沃斯托克（海参崴）等地担任领事。其中，他任美国驻日本长崎领事正值日俄战争时期，日本胜利后国民的军国主义情绪大盛。这段人生经历，让顾临对日本怀有复杂的感情，既很愿意帮助日本人民，又对日本军国主义的侵略动向深感不安。

1907年，顾临开始在中国任职，先后在大连（1907～1909）、哈尔滨（1909～1911）、汉口（1911～1914）等地任领事、总领事。顾临在哈尔滨任领事期间，当地暴发了鼠疫，他支持伍连德开展的防疫事业，赞赏中国医务工作者在对抗鼠疫中的牺牲精神，二人自此结下友谊。后来，伍连德成为中华医学会会长，在中国医学界和世界医学界都拥有很高声望，为顾临在华医学工作积极提供过帮助，包括对于北京协和医学院的发展给予建议和推荐人才。

顾临的外交官生涯本来是一帆风顺的，然而时代的机缘却使他的事业转向了另一个方向。1912年，哈佛大学校长埃利奥特（Charles W. Elliot）在华做教育考察，得到了时任汉口总领事的顾临的帮助，对他有很好印象。1913年洛克菲勒基金会成立后，董事会于1914年召开了专门的中国医学会议，决定派出中国医学考察团，全面调查中国医学状况，以决定未来在华战略。埃利奥特向小洛克菲勒推荐顾临为考察团成员。顾临的哥哥杰尔姆·格林（Jerome Greene）曾经做过埃利奥特的秘书，后来为小洛克菲勒工作，洛克菲勒基金会成立后任董事会董事和秘书，是基金会决策圈内人物。这是顾临成为洛克菲勒基金会骨干的重要人脉。

经洛克菲勒基金会董事会批准，顾临以驻华外交官的身份加入1914年洛克菲勒基金会中国医学考察团，他不仅凭借在华多年外交积累的经验和人脉对考察团的活动多有帮助，而且在考察团著名报告《中国的医学》（Medicine in China）写作过程中也起到了重要作用。该报告直接影响了洛克菲勒基金会之后的在华工作决策，对当时的美国和中国社会都有不小的影响。

顾临因其优异表现得到小洛克菲勒及其他洛克菲勒基金会主要成员的赏识，开始成为洛氏在华医学事业的骨干成员。顾临先后在洛克菲勒基金会及其下属中华医学基金会（China Medical Board of the Rockefeller Foundation，1914~1928）、独立的美国中华医学基金会（China Medical Board Inc.）、北京协和医学院担任重要职务。本文根据相关档案，对顾临在华任职经历做一简要考证。

（1）洛克菲勒基金会：

1927年4月1日至1929年5月1日，任远东部副主任（Vice-President in the Far East）。

（2）洛克菲勒基金会下属驻华医社：

办事处主任（Resident Director in China）（1914年12月11日至1922年1月12日）；

主任（Director）（1922年1月12日至1924年12月31日）；

总监（General Director）（1925年1月1日至1927年4月1日）。

（3）美国中华医学基金会：

主任（Director）（1929年4月18日至1934年12月31日）。

（4）北京协和医学院：

1922年1月20日至1927年4月13日，任北京协和医学院董事会秘书；

1928年1月1日至1935年7月1日，任北京协和医学院代理校长；

1929年5月1日至1935年7月1日，兼任北京协和医学院副校长。①

从顾临的这些经历可以看出，他在洛克菲勒基金会、美国中华医学基金会在华早期历史和北京协和医学院民国时期发展史上是具有重要地位的人物。

顾临的在华医学活动与他的任职情况有着直接联系，他是一个很尽责的管理组织者。本文按他的任职情况，从三个方面，分别对顾临在中国近代医学教育所起作用做具体研究。

一 筹备与创建北京协和医学院（1914~1921）

1914年，顾临被任命为洛克菲勒基金会下属中华医学基金会驻华医社办事主任后，其主要工作就是与英美传教会协商，购买北京协和医学堂。

---

① Roger S. Greene，Folder 242，Box 27，Series 601，1-1，Rockefeller Archive Center.

顾临在进行此项工作时，一直持慎重的态度，他认为基金会在华工作要与英美在华医学传教会协作，并取得中国政府的支持。虽然，当前北京协和医学院的历史被认为是从 1917 年预科学校开始招生算起，但是在当年的协和，情况有所不同。顾临对原有的北京协和医学堂的历史没有持否定态度，特别主张要保留"协和"这一名称，从而保持其在中国教育体制内的连续性，并与英美在华医学传教会及其教育、临床机构继续合作。

顾临作为北京协和医学院早期创建者的一员，在 1923 年写过《北京协和医学院史》一文，总体回顾了协和建校历程。在该文中，他强调，虽然北京协和医学院从组织机构上来讲起始于 1915 年，洛克菲勒基金会在收购北京协和医学堂后对学校进行了重建，新的协和医学院有了很大不同。但是，顾临肯定了协和医学堂的地位，认为协和的历史追溯要从伦敦传教会的在华医学工作开始，也就是要从 1861 年雒魏林（William Lockhart）在北京创办施医院算起，还包括其后继者德贞（John Dudgeon）、科龄（Thomas Cochrane）的工作，此外，顾临还历数了文海等协和医学堂的员工做出的贡献，对这些他也给予了赞扬。

1915 年，洛克菲勒基金会与北京协和医学堂所有者英美各传教会进行了谈判，顾临作为洛克菲勒基金会驻华代表起了重要作用。双方经过反复商讨，最后达成了妥协，在协议中规定："新学校将称为协和医学院，现有的学校是新医学院的核心。它在机构上不与燕京大学保持联系，但是要有一个与燕京有联系的独立的董事会。如果未来条件允许，该医学院可以被转交给燕京大学，成为其一部分，但也可以不并入。"① 之后，洛克菲勒基金会于 1915 年 6 月成功收购北京协和医学堂，对各传教会允诺"以现有的学校为核心，建立一个非常有效率的医学院"。这也可以说明北京协和医学堂和北京协和医学院之间存在着连续性。

1916 年，顾临代表洛克菲勒基金会下属中华医学基金会（当时的名称是罗氏驻华医社）与北京协和医学堂校长查尔斯·W. 扬（Charles W. Young）、教员代表爱德华·J. 斯塔基（Edward J. Stuckey）组成了协和重组时期管理委员会（Committee of Control），负责北京协和医学院的建设工

---

① Folder 9, Box 1, Series1-1, 4, Rockefeller Archive Center.

作。在此后数年里，建设北京协和医学院成为中华医学基金会的工作中心。

洛克菲勒基金会通过中华医学基金会投资于协和医学院的建设、装备和维持。顾临作为中华医学基金会驻华办事处主任，直接负责各项事务的具体运作。他与小洛克菲勒在洛克菲勒基金会在华办学方针上有着默契。小洛克菲勒作为顾临的老板，对他很欣赏，他在致中华医学基金会主任鲍垂克（Buttrick）的信中，针对洛克菲勒基金会在华工作方针，称："顾临的想法与你我完全一致。"这一点对于顾临非常重要。①

洛克菲勒家族的支持是顾临的后盾，他可以使用洛克菲勒基金会提供的巨大财力，利用长期在华担任外交官的资历积累起来的在华人脉，为北京协和医学院建设提供了必要的物质基础和政治保护，这些都使得顾临的在华医学工作顺利展开。1916 年，顾临与洛克菲勒基金会聘任的协和医学院新校长麦克林（Franklin C. Mclean），共同起草了协和医学院发展建议，从硬件设备与组织机构两方面规划了学校的未来，包括提出要建立一个校董会，延请中国杰出的官员和绅士做学校的顾问。这一建议后来付诸实施，蔡元培、施肇基、胡适、翁文灏等人都曾经是校董会成员。1917 年，协和医学院预科班开学，顾临代表中华医学基金会董事会向学生们致欢迎词，他的发言直言不讳地展示洛克菲勒基金会改造中国医学的雄心：

"你们将会开始接受可能是最充分、严格，同时也是最长的科学研究课程教育，这是中国这个伟大国家其他学生所无法做到的。我们希望你们能够按照最高标准修完课程，这个标准是中国的西医从来未有过的，也是可以与任何西方国家最好的医学校相匹敌的。"②

1921 年，北京协和医学院新建筑完工，顾临代表洛克菲勒基金会驻华医社发表了讲话，在讲话里，他从自己的外交官资历角度，提出了对未来协和医学院发展的设想，声明北京协和医学院是带有国际性质的机构，参与协和各方面工作的人员包括了来自美国、英国、加拿大以及其他欧洲国家的人士，中国人员数量也在不断增长，他希望其他国家的人士也能加入

---

① John D. Rockefeller to Buttrick（June 20, 1916），Folder 9, Box 1, Series1-1, 4, Rockefeller Archive Center。

② Roger S. Greene, China Medical Board, Inc. Collection, Box 62, Folder 435, Rockefeller Archive Center.

这一队伍。顾临的外交官职业经历，使得他更倾向于从国际角度来思考协和的地位，希望这一学校能够促进中国与其他西方国家的相互了解，并祝愿协和能在世界和平运动中起到作用。①

二　主持美国中华医学基金会在华医学 教育工作（1914~1934）

洛克菲勒基金会在华医学工作的目的是帮助中国建立全面完备的医学体系，在建设北京协和医学院的同时，还对中国现存的医学院校和西医医院给予支持。顾临作为洛氏驻华代表，其活动主要包括：参与中国医学界活动，联络各方社会力量，为中国各地医学院校、医院和相关教育机构提供资助。

（一）参与中国医学界组织和活动

顾临自参加洛克菲勒基金会 1914 年考察团的工作开始，得到了小洛克菲勒的重视，这奠定了他在基金会的地位。同时，这次工作经历也使他与中国政界、教育界、医学界有了更加广泛的接触，拥有了众多人脉，这对于他主持洛克菲勒基金会驻华办事处工作是有很大帮助的。

当然，顾临由外交官身份向医学教育机构管理者转型还经过必要的培训。1915 年，顾临按照洛克菲勒基金会的安排，到约翰斯·霍普金斯医学院和医院进修了两个月，由霍普金斯医院院长温福德·史密斯（Winford Smith）接待，与实习医生和住院医师每天一起工作，亲身体验了霍普金斯模式的活力。霍普金斯医院的医生除了临床工作勤奋敬业之外，还经常开展院内外医务人员学术研讨活动，每天实验室关门后，他们又到图书馆去苦读。这些让顾临留下深刻印象的场景后来都出现于他亲自经营的北京协和医学院。

顾临进修之后回中国履职，积极与中国各医学团体建立了密切的联系，

---

① Peking Union Medical College, *Addresses &Papers Dedication Ceremonies and Medical Conference* (Rumford Press, 1922), p. 52.

洛克菲勒基金会提供的财力使他长袖善舞，从 1916 年起，他出席中华医学会、中华博医会的会议，被推选为中华医学会的名誉会员。

1916 年，顾临在中华医学会年会上发表了名为《一个外行对现代医学的印象》的演讲。他立足于弗莱克斯纳报告所提出的医学教育改革观点，对约翰斯·霍普金斯医学培养模式做详细介绍，包括了医学生所应具有的基础自然科学知识、专业知识和人文道德素养，重视临床实践，把教学、科研、临床合为一体的教育方式等，其主要内容后来都在北京协和医学院见诸实施。

1917 年，顾临在中华医学会和中华博医会联席会议上，代表洛克菲勒基金会做了发言。他宣示了洛氏在华发展医学教育的计划，在中国发展科学化医学（scientific medicine），指出这将给中国和世界都带来巨大福祉。他在发言中向中国西医界和外国在华医学人士介绍了洛克菲勒基金会在华医学政策，其中的资助政策无疑使他们形成了深刻印象。他自己洛克菲勒基金会在华代言人的身份也得到了中国医学界的接受。[1]

此外，值得注意的是，顾临在报告中提到了公共卫生的重要性，表示公共卫生将作为一门学科列入协和课程。他还提到洛克菲勒基金会国际健康部（International Health Board）的远东部主任海瑟尔（V. C. Heiser）正在进行这项工作。后来，国际著名公共卫生学家兰安生（John B. Grant）因此而被洛克菲勒基金会派到中国，以国际健康部人员的身份在北京协和医学院任职。兰安生在华公共卫生事业的开展与此有直接关系。顾临在与兰安生十多年共事期间，为他提供了一个非常好的工作平台。

顾临自获得洛克菲勒基金会在华医学事业经办人身份以后，在中华医学会与中华博医会一直保持影响力，在协和群体中的佼佼者刘瑞恒、林可胜等人成为中华医学会骨干成员后，其影响更为深远。其中，刘瑞恒能成为民国医学界的领袖人物，顾临的栽培功不可没。

早在 1916 年中华医学会年会上，刘瑞恒的留美背景和出色表现就引起了顾临的注意。之后，顾临积极将其招纳到北京协和医学院任教，并

---

[1]　R. S. Greene, The Work of the China Medical Board, Folder 238, Box 25, Series 601, 1 - 1, Rockefeller Archive Center.

多次为他联系欧美国家，助其访学。刘瑞恒在协和一帆风顺，成为协和医院首任中国籍院长，后来到南京政府卫生部担任常务副部长，顾临一直是他的有力支持者。刘瑞恒经常要征询顾临对中华医学会事务的意见。

（二）在中国建立宽广的人脉网络

洛克菲勒基金会对高级主管有专门规定，要求他们撰写和上报工作日记。这些日记多数保存完好，为研究者考察洛克菲勒基金会在华活动提供了丰富的信息。从《顾临工作日记》所记载的日常活动可以看出，他交游广泛，其中既有梁启超、胡适、丁文江等知识界精英，也有方石珊、颜福庆等医务界人士，政界有北洋政府、国民党政府以及地方军阀首脑人物。

无论民国政府如何走马灯般改换，顾临一直都与执政方保有良好的关系，1919 年，他获得了民国政府授予的三等嘉禾勋章。1928 年后，顾临与南京国民政府的联系也很顺畅，蒋氏夫妇、宋子文等对协和医学院都有关照。协和毕业生和教职员之中，很多人都得到了国民政府的重用，其中刘瑞恒、林可胜都在领导中国医学发展走向上发挥了重大作用。

当然，顾临的在华医学教育工作也不完全是一帆风顺的，20 世纪 20 年代末，爱国民主运动兴起，在国民党南京政府实施收回教育权的措施后，中华医学基金会在华活动也受到中国反帝运动的冲击。但是，顾临在向洛克菲勒基金会提交的报告中指出：虽然洛克菲勒基金会和北京协和医学院的医学教育工作面临风险，依然得到了包括宋子文、张学良、周贻春等民国政、学两界高层人士的信赖，它在中国社会的地位是巩固的。

顾临在这方面的工作大得洛克菲勒基金会主要领导者的青睐。洛克菲勒基金会主席乔治·文森特（George Vincent）在给小洛克菲勒信中赞扬道：

"我想告诉您顾临给我留下了深刻的印象。越是看到他和我们基金会在华工作的联系，我越是发现他的重要价值。他彬彬有礼、知识丰富、有策略、有眼光；他理解东方世界，正如他的一个朋友对我所说，'他有东方化的思维'。很明显，他得到了在华从事传教、外交和商业活动人士的信任。我确信我们非常幸运地找到了他来担任中华医学基金会的驻华代表。"①

三 主持北京协和医学院校务

用洛克菲勒基金会的财力，招纳来自世界各国的医学人才，创造良好的办学环境，把北京协和医学院建成世界第一流医学院校，是顾临的在华使命。顾临自北京协和医学院 1921 年建校起，一直在协和校务上起到重要作用，具体表现在学校校务管理、政策制定、团队建设等方面。他作为中华医学基金会主任和协和医学院代理校长、副校长，既是学校的行政领导，又要起到沟通校方董事会与学校员工的作用，一方面要执行董事会的决议，另一方面要使学校的下情上达，同时还要协调学校与国民政府相关部门的关系。

协和 1921 年建成，在其各主要组成部分，包括基础与临床各学系、护理学院、公共卫生系和第一卫生事务所以及定县卫生实验区的建设中，都可以看到顾临的影响。他也赢得了协和精英人物，包括协和董事会中来自中国社会各界的名流的爱戴，这一点是很不容易做到的。

例如，兰安生在协和工作多年，他对顾临有如此评价："顾临是个非常有能力的人，他来自一个非常有名的传教士家庭。他可以讲日语和汉语。在我与他共事的时光，他对医学基本问题、医学教育问题的出色把握，总是令我惊异，其他共事的医学专业人士也有同感。换而言之，他是个天才的管理者，他能吸取他所要管理的领域的知识。他对于北京协和医学院所取得的成就有极大的贡献，直到日本人跑来把这些都毁了。"②

中华民国建立之后，内忧外患，政局动荡，在日本帝国主义扩张威胁之下，中国反帝爱国运动日盛，洛克菲勒基金会作为一个外来势力，在中国投入巨额资金来办一所医学院，的确是冒很大风险的。不过，顾临一直充满信心，1921 年协和新建筑群落成后，他在协和董事会会议上的讲话里

---

① Vincent to John D. Rockefeller Jr. （July 17, 1919）, Folder 1867, Series 1, 4, Rockefeller Archive Center.

② 兰安生：《兰安生回忆录》，哥伦比亚大学出版社，1962，第 123 页。

称，协和办学的目标是"对医学在中国的发展施加强有力的好的影响"，其首要的目标是培养本科生（八年制），相比中国学生到外国求学，在中国本土兴办达到世界先进水平的教育更有利于中国青年的发展。北京协和医学院所起到的更重要的作用不是训练数量有限的医生，而是使中国的医学教育水平达到一个前所未有的高度，这是学校的定位所在。[①]

从 1921 年至 20 世纪 30 年代是北京协和医学院的黄金时期，也是顾临在华医学教育事业的鼎盛期。1933 年，顾临在《北京协和医学院的现状与需要》一文中，系统回顾了自己主持的中华医学基金会在华医学事业与北京协和医学院的发展历程，他指出，中华医学基金会在华医学工作基于一个计划，即期望使中国医学和公共卫生都最终能实现科学化、现代化。

顾临认为北京协和医学院的起步点基于以下医学现状。

（1）中国古代医学体系没有建立在解剖学和生理学知识基础上，对疾病的自然过程缺乏了解。

（2）外国传教组织在中国建立了数量相当多的医院，但只建立了数量很少的医学校来训练医生，这是无法满足中国迫切的需要的。

（3）中国的中央和地方政府已经开始建立医学教育系统，主要是以日本的二流医学院为模板。这些机构的中国人员多数都是在日本受教育的，他们一般很少受过研究生教育或拥有丰富的临床实践经验。[②]

他还指出，由于维持北京协和医学院的资助完全来自洛克菲勒基金会，而且学校的管理者也在事实上由基金会决定，自 1915 年后，北京协和医学院一直在洛克菲勒基金会实际控制之下。洛克菲勒基金会对于北京协和医学院的建设投入巨资，努力保证协和的教师按照高标准进行科研、教学和临床工作。其目的是让北京协和医学院成为具有中国最高标准，可以影响中国乃至东亚医学家的医学教育机构。这个学校要成为其他学校效仿的榜样，造就一些领导者，他们在医学和公共卫生领域可以引领全国性的发展，同时也培养一大批有用的教师和临床医师，他们可以胜任其他地位稍逊但

---

① 《北京协和医学院对中国医学发展的影响》，北京协和医学院档案室，外国人档案，档案号：189。

② R. S. Greene, Present Status and Needs of the Peiping Union Medical College, Folder 43, Box 62, China Medical Board, Inc. Collection, Rockefeller Archive Center.

是仍很重要的岗位。

顾临认为，由于维持这种高标准办学原则，协和的影响得到了扩大。他指出协和在中国起到了重要的作用，拥有其他机构都无法比拟的独一无二的地位。表现如下。

（1）这些最好的毕业生需求很大，他们得以进入中国最重要的政府和私人机构服务。

（2）协和的前毕业生和员工受到训练离开学校后，可以在其他岗位产生影响。

（3）协和员工与中国其他的科学与医学机构的交流合作，例如地理学会、北京大学、南开大学、燕京大学等，此外还有国家卫生管理部门，他们对于公共卫生和科学地治疗病患已经予以重视，并开始行动以满足这些需求。

（4）协和董事会的中国董事基本上都拥有广泛的社会影响，协和已经赢得了中国知识界领袖的尊重。[①]

顾临在教育理念上，始终坚持主张要用高投入来保证协和高标准办学，实现精英化人才培养。在他主管协和时期，协和进入了一个辉煌期，对中国近代医学科学和医学教育事业都产生了重大影响。顾临在华医学教育工作对中国近代医学教育、医学科学的发展起到了积极的推动作用。

中国近代著名医学教育家颜福庆称赞他："顾临对中国的情况有直接的了解，即使是在中国居住比他更久的外国人也很少拥有。……虽然他不是个医务人员，但是他对一所医学院校的总体需要有充分而深入的了解，特别是那些与北京协和医学院有关的问题。"[②]

顾临主持协和工作期间的成绩得到了南京民国政府的肯定。1934 年，教育部组织了一个委员会，对协和进行了全面的考察。委员会给出的报告赞扬了协和学校和医院建筑壮观，各系的设备和设施精良，教师都是高素质的，并对科研与教学工作充满热情。协和来自美国的资金年度投入，比

---

① R. S. Greene, The Work of the China Medical Board, Folder 238, Box 25, Series 601, 1-1, Rockefeller Archive Center.

② 《颜福庆致 Eggleston 信件》，1928 年 3 月 12 日，北京协和医学院档案室，外国人档案，档案号：188。

中国其他国立和私立院校都要多，学校为学生提供的贷款和助学岗位，使家境贫穷的孩子可以维持学业。在中国的医学院校里，协和无疑是最好的。

这里有一个生动的例子，著名内科学和血液病学家邓家栋当年在燕京大学读完预科后到协和求学，虽然成绩优异，但因家境困难几乎要弃学。顾临了解到邓家栋的情况后，就借款给他，帮助他在协和完成学业。邓家栋入学后，又获得了学校的贷款。毕业时，邓家栋用自己获得的学校奖金归还了顾临的借款。

此外，还需要指出的是，顾临虽然出身于传教士家庭，但是他将协和视为一个科学机构（scientific institution），并不鼓励在协和开展宗教活动。例如，北京协和医学院设有宗教与社会服务部（Department of Religious and Social work），这是协和具有宗教色彩的重要标志。1915 年洛克菲勒基金会买下协和医学堂时，与伦敦传教会达成协议，设置了这个部门，在校内和医院进行传教活动。顾临对于这个机构一直采取怀疑态度。1927 年，在反帝情绪高涨的情况下，协和董事会中以周贻春为代表的中方成员，对协和医学院仍然保持这个传教机构表示不满。顾临虽然知道会遭到董事会外籍董事的反对，但还是赞同中方的意见，主张这个部门可以继续保持，但应当去掉宗教字样，改为社会服务部。关于这一问题的争论甚为热闹，洛克菲勒三世、司徒雷登、胡适、张伯苓、丁文江、翁文灏都参与此事。不过，经过多次讨论，由外籍人员占主导的协和董事会不但没有考虑顾临的意见，依然保持这个部门名称不变，反而对顾临的态度非常不满，这也为顾临后来的命运埋下了伏笔。

1934 年，顾临的医学教育事业达到了顶峰，然而，他的领导权力却被剥夺了。其原因是多方面的，主要在于洛克菲勒基金会在华政策的改变。顾临的领导权力是建立在洛氏家族对他的任用基础上的，他与洛克菲勒家族的新一代领导者洛克菲勒三世的主张发生了原则上的冲突，特别是对北京协和医学院的财政支持问题上的分歧，导致自己失去了洛氏家族的倚重，他的工作也就很快终止了。美国学者玛丽·布洛克（Mary Bullock）对此做过专门论述，此处不加赘述。

1934 年、1935 年，顾临先后被迫辞去了在美国中华医学基金会和北京协和医学院的职务，回到美国，终止了自己的在华医学教育活动，其在中国所经营的医学事业由后任者胡恒德（H. S. Houghton）继续。北京协和医学院董事会对他为学校所做贡献表示极大的敬意，民国政府也授予他勋章以表嘉奖。顾临返美后依然对中国持友好态度，针对日本对中国的侵略，他积极主张美国政府制裁日本，并参与了美国民间组织的对华援助活动。

就个人而言，顾临可能是个失意者，但并不是一个失败者。他从外交官转行，成功经营了一所中国乃至东亚最优秀的医学教育、科研、临床机构，他是洛克菲勒基金会及中华医学基金会的首任驻华代表，这两个国际组织至今仍然在积极促进中国医学发展，北京协和医学院也成为中国医学发展史上的卓越范例。

洛克菲勒基金会及其创办和资助的美国中华医学基金会，以发展中国医学科学与教育为目的，在民国时期开始在中国开展医学活动，其对中国近代社会发展所起到的作用应予以充分重视。顾临作为洛克菲勒基金会和美国中华医学基金会在华医学工作的直接领导者，既是两个基金会的重要成员，又曾在由它们资助的北京协和医学院的建设和发展过程中起到重要领导作用，对于民国初年至 20 世纪 30 年代的中国近代医学科学发展有推动之功，是中国近代医学史上值得做深入研究的历史人物。

致谢：本文在收集材料过程中得到了洛克菲勒档案中心（the Rockefeller Archive Center）的帮助，在此深表感谢。

民国时期医派纷争的原因及影响[*]

夏媛媛[**]

中国的教育主权在 20 世纪 20 年代的教育独立运动中逐渐收回，但国外侵略势力的影响仍然渗透各个方面。这些国外侵略势力在侵略过程中，势必受到被侵略国家的文化对抗，而医学与教育却因其本身特色成为能够很好地破除这种对抗的力量，特别是医学更被视为具有开化及安抚的力量，使这些国外侵略势力的权力得以借此申明自身的正当性。在医学上，各国利益争夺表现尤为明显。德日医学派与英美医学派的纷争从根本上就是这种国外侵略势力利益斗争在医学上的反映，深具权力垄断的特点，同时医派纷争也表现为对医学标准化权力的争夺。而正是在这些侵略势力的权力斗争中，中国的西医教育得以曲折而艰难地建立。

一 英美派与德日派的形成

（一）英美派的形成

第一次鸦片战争后，受到不平等条约的保护，西方传教士大批涌入中

---

[*] 本文原刊于《医学与社会》2016 年第 9 期，第 92~96 页。

[**] 夏媛媛，南京医科大学医学史研究中心副教授。

国。为了减弱来自中国社会的强烈抵抗，基督教各差会借"行医"和"办学"的手段敲开中国大门。从 1875 年起，由于西方国家在华开办的企事业机构日益增多，同时中国人自己办的实业也开始发展，中国近代化需要大批的人才。在这种大环境刺激下，教会学校急剧发展。辛亥革命之前，我国的医学校共 10 个，其中有教会性质的就占了 7 个。[①]

除了教会医学校对中国西医教育产生的影响外，留美归国的医学生也对医学教育的进一步发展起到了促进作用，这股热潮由美国退还庚款而引起。1911 年前后出现了留学美国的高潮，其中医学专业是留学的热门之一，例如 1918 年留美学生 1124 人中，牙科、看护、公共卫生、卫生工程、医学各科的人数共 72 人，占 6.4%，在 74 个科目中仅次于学习普通文艺的人数。[②]

更重要的是，1918 年美国煤油大王洛克菲勒出巨资改组北京协和医院为北京协和医学院，每年招收中国各地的医师入该院各科进修，并选送一批中国医师赴美深造。协和医学院的医学生接受的完全是美国式医学教育，毕业后或从事医疗，或成为卫生官员，或进入各医学院校成为教员，进一步培养了亲英美的医学生。1935 年的统计表明，全国医学校的教员 964 人中曾留学美国的有 142 人，留学英国的有 87 人，协和医学院毕业的又有 70 人，仅这 3 项，在医学校中亲英美的人数就多达 299 人，占全部教员数的 31%。[③]

英美教会医学校，加上留学英美学医归国的毕业生，再加上协和医学院毕业的学生，共同形成了英美派西医，而培养了这些英美派西医的医学校则被称为英美派医学校。

（二）德日派的形成

1895 年，中日甲午战争以中国失败而告终。中国的惨败，使先进知识分子觉醒，开始思考日本迅速强大的原因，发现日本早期派遣的大量留学生对日本的富强起了重要作用，中国也必须仿效。1896 年唐宝锷、胡宗瀛、

---

① 李楚材辑《帝国主义侵华教育史资料　教会教育》，教育科学出版社，1987。
② 李喜所：《中国留学史论稿》，中华书局，2007。
③ 武文忠：《我国医药学院之初步统计》，《医育》（周年纪念刊），1936 年，第 71~79 页。

朱忠光等 13 名学生赴日留学，标志着中国近代留日运动的开始。

1903 年清政府公布《奖励游学毕业生章程》，明确了对留学毕业生给予相应科名的奖励办法。"十年间，留学日本蔚为风气，极一时之盛，其规模之大，人数之多，前所未有。"① 而 1907 年清政府规定，凡官费留学生回国后，皆须充当专门教员五年，以尽义务；在义务期未满之前，不得调用派充其他差使。这使得全国各地各级各类高校，出现了一个数量比较可观、分布十分广泛的留日学生群体，他们成为清末日本高等教育的主要"输送者"。留学日本学医的毕业生归国后，有的直接从事医学教育，有的成为卫生官员，有的开业行医。他们在开办医学校或任用卫生人员时均偏好用一些同样有日本留学背景的人，于是便有了日派西医的称谓。再加上日本的医学又学自德国，于是他们和德国留学归国的学医者合称为德日派西医。这些留学日本、德国的毕业生回国后办的医学校就被称为德日派医学校。

二 德日派与英美派的纷争及医学校的异同

（一）德日派与英美派的纷争

民国初，德日派与英美派势均力敌，两派各有几所具有代表性的医学校，学校无论从声望、规模、质量还是成就上来看，各有千秋。后因两派对于医学标准制定话语权的争夺，医派纷争趋于白热化，逐渐脱离了对学术观点的争论，在 20 世纪 30 年代中期表现最为明显。

这一争斗白热化的导火索是《中华医学杂志》1933 年第 19 卷第 2 期的一篇文章《我国的医学教育》，其中一段写到了日本与中国医学教育，认为民国初年所办的医学校，以毕业于日本的留学生充当校长及教员，而此时日本医学并不发达，很多人学无所长。进入医学校教书，也只是因人才缺乏才荣任教授，不称职是可想而知的。② 这一文章发表后立刻招来了猛烈的炮火，《医事公论》《医事汇刊》上接连刊发了多篇反击和批评的文章，纷

---

① 谢长法编著《中国留学教育史》，山西教育出版社，2006，第 21 页。
② 佚名：《中国的医学教育》，《中华医学杂志》（上海）第 19 卷第 2 期，1933 年，第 197～212 页。

纷谈及医界团结问题，一直到 1936 年后方渐渐平息。

从当时医界人士发表的相关文章来看，德日派与英美派的纷争主要表现在四个方面：一是学会的发展，二是权力机关的任职，三是医学校课程的制定，四是医学校的语言。

从学会的发展来看，中华民国医药学会与中华医学会同在 1915 年先后成立，德日派的中华民国医药学会在北洋政府时期影响力颇大，到 1930 年会员已达 800 多人；英美派的中华医学会在南京国民政府时期的影响力逐渐加强，到 1930 年会员也达 775 人。1932 年中华医学会与博医会合并后，财力和规模都空前壮大，会员达 1500 多人。① 面对英美派的中华医学会如此迅速的发展，再加上言辞上对德日派又有蔑视之意，德日派的中华民国医药学会颇有意见，在言辞上也针锋相对。② 由于言语上的交锋甚为激烈，导致原本两会合并的讨论也暂告终止。

从权力机关的任职来看，德日派与英美派的矛盾也很突出。北京政府时期，中华民国医药学会成为政府在医政方面的主要咨询机构，该会的创始人汤尔和同时也成为炙手可热的政要。南京国民政府成立后，中华医学会对政府的影响力逐渐增强。长期担任卫生部（署）长的刘瑞恒及继任者颜福庆均曾任中华医学会会长。而德日系的侯希民、陈方之、方石珊等人仍在卫生行政部门担任重要职务，但多是技术性强的职务，对卫生决策的影响力已经远不如英美系了。③

医学校的课程制定与教学语言的确定也一直是德日派与英美派角逐的重点。1934 年 9 月 6 日，第二届医学教育委员会第二次会议讨论了六年制医学院及四年制医学专科学校课程标准草案，推吴祥凤、林可胜、胡定安、朱恒璧等 7 人为医学院及医学专科学校课程标准草案审查委员会委员。1935 年 6 月教育部公布了大学医学院及医科暂行课目表。④ 这一课目表的制定引起了德日派的质疑。其一是质疑委员会的组成，认为"这次政府所组织的

---

① 陈清森：《中华医学会 80 年发展历程》，《中华医史杂志》1995 年第 1 期，第 1~6 页。
② 显祖：《中华民国医药学会为什么不像人家的发展》，《医事公论》（创刊号）第 1 期，1933 年，第 27~28 页。
③ 尹倩：《分化和融合：论民国医师团体的发展特点》，《甘肃社会科学》2008 年第 2 期，第 22~27 页。
④ 陈邦贤：《近十年来医学教育大事记》，《医育》第 3 卷第 2~3 期，1939 年，第 30~44 页。

委员会的委员据我们所闻不到十人，而一大部是卫生署和京沪一带几位医界的人物。这种少数力量不平均的委员集合成的委员会试问能代表中国全国吗？而由这少数的委员所造成的草案试问能适合于全国的各学校吗？"其二是质疑课目表制定所参照的对象，"这次由该会拟就的医学院课程大纲是参考北平私立协和医学院的课程大纲作的。关于抄写协和的课程的确有价值我并不反对，不过仔细考虑一下，他并不是十分完善的课程"。其三是质疑其课程设置第一、第二外国语与中国国情不符，认为"该委员会是想用着这种巧妙的手段，拥护中国纯用英文学医的学校，而压迫纯用其他外国文学医的学校"。[①] 他们还认为美国的医学教育在当时还比较幼稚，从课程上看更注重实用而不重理论，应该参考德、奥、瑞、荷、丹麦及日本等国的课程，并另拟了一份课目表作为研究的参考。

很明显，到 20 世纪 30 年代中期，英美派在以上四个方面均取得了优势地位，话语权基本掌握于英美派手中。

（二）德日派与英美派医学校的异同

从表面上看，德日派医学校大多为医学专门学校，英美派医学校大多为独立医学院或大学的医科。但用医学专门学校的标准去和独立医学院的标准比较，也显得较为不公，这种比较只能说明医学专门学校和独立医学院的差别。在德日派医学校与英美派医学校中，国立北京医学专门学校和私立北平协和医学院最具代表性，并且国立北京医学专门学校于 1928 年改为国立北平大学医学院，[②] 从医学专门学校升格为独立医学院，与协和医学院也有一定的可比性。下面用这两个学校 20 世纪 30 年代初的情况做个比较。

1. 基本概况

第一是办学宗旨，协和明确提出培植医学教员，这与培养医师的实用目的有较大差异；第二是学制，协和实际的学制较长，从中学毕业后需要 8

---

① 李赋京、张静吾：《对于南京医学教育委员会所拟医学课程大纲之意见》，《医事汇刊》第23 期，1935 年，第 153~163 页。

② 李涛：《民国二十一年度医学教育》，《中华医学杂志》（上海）第 19 卷第 5 期，1933 年，第 681~700 页。

年时间；第三是师生比，协和是 1∶5.4，北平大学医学院是 1∶1.4；第四是经费，协和更具优势，每年 350 万，而北平大学医学院只有 28 万；第五是学费，相对而言协和也是较贵的，学费每年 100 元，是北平大学医学院的 5 倍。两者比较，协和精英化的趋势更加明显，北平大学医学院则更趋于大众化，但这种办学宗旨的区别并不能说明教学质量的差异。更何况在当时的中国，大众化的医学院更具生存力，上海哈佛医学院停办就是一个典型的教训。[①]

2. 师资情况

北平大学医学院的教员总数为 75 人，其中教授 20 人，讲师 20 人，助教 35 人；协和医学院教员总数为 109 人，其中教授 16 人，副教授和助教授 50 人，讲师 2 人，助教 41 人。两校师资构成的最高级别和最低级别相差不大，而副教授和讲师这两个中间级则相差较多，这可能与协和较为重视师资的培养、晋升有关。

3. 课程情况

以往最多的评论是英美派的课程注重实用而不重理论，从实际情况来看，两者总课时分别为北平大学医学院 3453 学时，协和医学院 4000 学时，相差 547 学时，而基础课程只有 25 学时之差，主要是在临床课程上拉开了差距，临床课程协和医学院为 2358 学时，北平大学医学院为 1836 学时，[②] 相较而言英美派的确更加注重实用，但并不能得出其不重理论的结论。况且，偏重理论与偏重实用是否能成为决胜优劣的关键也值得商榷。

可以看出，德日派与英美派并没有学理上的真正分歧，其与所属派别也没有根本关联，学校实力的强弱与经费的投入有很大关系。学校宗旨本来就不尽相同，以适应社会不同的需要，唯一可称为差别的只是教学语言不一致，所以形成医派并导致医派对立的背后深层原因则更值得深思。

---

① 夏媛媛、张大庆：《昙花一现的中国哈佛医学院》，《中国科技史杂志》2010 年第 1 期，第 55~69 页。

② 李涛：《民国二十一年度医学教育》，《中华医学杂志》（上海）第 19 卷第 5 期，1933 年，第 681~700 页。

三　医派纷争的原因与启示

中国虽然在政治上是独立的，但国外侵略势力的影响却渗透到了各个方面，在医学科学领域更是如此。由于深受国外现代教育的影响，医学精英强烈向往现代化，因而其常在国家建设过程中扮演重要角色。帝国主义国家对于这一类民族资产阶级专业精英的争夺最为激烈，因为这是他们掌握实质利益与文化霸权的有效途径。因此不同国家通过医学进行入侵，导致西医内部出现派别分化。医派纷争即可以看作这一入侵的具体表现，而且这种纷争是全方位的，从政治到经济再到文化，都深刻反映到了医派纷争之中。客观上，纷争本身也促进了中国西医高等教育的发展，并促使医学教育者更好地对医学教育规律进行探讨和反思。

（一）医派纷争的背后的政治、经济与文化争夺

首先是政治权力斗争的医学表现。派系斗争在蒋介石政权内始终存在，使民国政局出现官随"派"换的奇特局面。从 1927 年到 1937 年，内政部长换了 12 人，平均任期不到 8 个月。① 这种局面自然也延伸到卫生与教育部门，因此可以认为医派纷争充其量只是国民党派系斗争的表现之一。亲美派西医的主要靠山是与蒋有姻亲关系的宋、孔两家，德日派的主要靠山是"CC系"（中央俱乐部）。英美、德日两派西医之间的对立，正是随着蒋介石政权里的亲美派和"CC系"的对立而趋于尖锐。对于这种情况，当时医界已有所认识，正如当时的南京卫生局局长及省立江苏医政学院院长胡定安所言："今日中国医界派别之开端也，吾言不曰在社会服务之医师，而曰在政之医事当局。"②

其次是经济利益争夺。由于当时中国医学的不发达，从药品到器械都是国外的更好，于是中国便成了国外药品与器械最好的推销地。各国为了使本国的药品和器械能够推销到中国，最好的办法便是在中国设医院、办学校、

---

① 王国君：《论国民党内的派系斗争》，《松辽学刊》（社会科学版）1994 年第 2 期，第 39～44 页。

② 胡定安：《中国医事前途急待解决之几个根本问题》，《医事公论》第 6 期，1934 年，第 17～26 页。

选送留学生，通过种种途径培植倾向自己的中国医生，最终达到其经济上的侵略目的。正是这些国家幕后的扶植，助长了当时各派西医之间的斗争，其目的明显在丁排挤他国在华的势力，以便达到经济上的独家获利。①

最后是文化殖民与身份认同。对医派斗争影响最大的是文化的殖民性，因为现代生物医学本身就具有帝国主义或殖民主义的特性。殖民医学史家大卫·阿诺认为"在某种意义上，所有的现代医学都在进行一种殖民的过程"，现代医学在欧美透过与国家的"共生"关系排除民俗医学而取得垄断地位的历史，可以说是一种殖民的过程。② 在中国，由于引入医学的渠道不同，西医又各自扩张，相互排斥，终于引发了西医内部的医派斗争。

另外，近年来科技史、医学史以及科技与社会（STS）的研究指出，现代医学与科学的这种帝国扩张过程主要推动力量之一来自标准化，包括器械与仪器的标准化，也包括人员训练过程与专业资格检定的标准化。③ 在当时的中国，这种不同国家对医学标准化中地位的争夺自然也就导致了医派之间的不和。

再有，不同医派的纷争还源于身份认同的需要。威廉·布鲁姆（Williams Bloom）曾指出："身份确认对任何个人来说，都是一个内在的、无意识的行为要求。个人努力设法确认身份以获得心理安全感，也努力设法维持、保护和巩固身份以维护和加强这种心理安全感，后者对于个性稳定与心灵健康来说，有着至关重要的作用。"④ 当时的英美派与德日派人士，留学海外后经历了不同文化的碰撞，更由于当时的中国正处于全面落后之时，他们回到祖国后便产生强烈的传播海外文化的使命感。他们虽是中国人，但在身份、心理上都倾向于留学国。留学同一国家的人士自然抱成一团，以巩固这种身份的确认；留学不同国家的自然就相互排斥，避免被对方同化。

---

① 柯士铭：《向第三届全国医师联合会代表诸君进一言》，《医事公论》第 6 期，1934 年，第 6~7 页。
② 李尚仁：《医学、帝国主义与现代性：专题导言》，《台湾社会研究季刊》2004 年第 54 期，第 1~16 页。
③ 乐黛云：《文化传递与文化形象》，北京大学出版社，1999，第 332 页。
④ 李尚仁：《医学、帝国主义与现代性：专题导言》，《台湾社会研究季刊》2004 年第 54 期，第 1~16 页。

（二） 医派纷争带来的影响

一方面，国外侵略势力试图利用医学达到巩固帝国利益、破除文化对抗的目的；另一方面，先进医学技术也随之在中国得到了发展。正如医派纷争虽深深打上了权力争夺的烙印，但客观上却促进了医学的进步及对医学教育的思考。

无论英美派还是德日派，均是学习他国先进的医学技术并带回国内，从而在一定程度上改变了之前中国医学落后的状态。首先是西医教育体系的引入给中国传统中医带来了强有力的冲击，也迫使中医思考自身的生存与发展问题，为中医教育提供了一个学习的样板。其次在医疗卫生方面，各派人士最初均抱着学成归国报效祖国的想法，为祖国的医疗卫生事业做出了不少贡献。开业医师人数的增加，为百姓的疾病诊治提供了有效途径；公共卫生人才的养成，为城市的卫生防疫提供了有力保障。最后从医学教育方面来看，各种模式的医学校为当时的中国培养了不同层次的医学人才，既有独立开业医师，也有医学科研精英，还有卫生管理专才。

最重要的是，在医学教育领域，这种派系纷争引发了人们对医学教育规律的思考。英美派与德日派的教育宗旨各不相同，但这种不同目标下培养出的医学生恰恰适应了不同层次的需要。可见，当时中国的国情决定了医学培养宗旨的多样化，哪一派的宗旨是标准或是否优于对方并无所谓。英美派与德日派尤其在课程设置方面有所争议，德日派重视理论基础，英美派重视实践操作，今天看来这些争议对医学教育的发展均是有益的，因为两者对于医学而言同样重要，况且重视理论并不一定意味着忽视实践，反之亦然。由此可见，英美派与德日派在课程设置上各有侧重，形成了互补而非对立的关系。

归结起来，医派的纷争还是缘于当时中国医学不发达，各方面还不能独立自强，对外来的各类事物缺乏正确评价，更由于未能形成适应本国国情的医学教育体系。所以，建立起中国自己的医学教育体系便成为当时医界有识之士的共识。最终西医教育体系的建构便是在与帝国主义和西方复杂的现代医学关系所涉利益与权力的纠缠拮抗中完成的。

第三篇

学科的创立与发展

战时营养保障体系的建立
与中国营养学的建制化（1937～1945）[*]

王 公 杨 舰^{**}

近代科学向中国移植的过程中，不同阶段的社会历史环境对不同学科的形成产生着不同的影响。全面抗战时期，持久抗战的全面展开不仅对军事技术的引进、消化和提升产生着持续的推动作用，更是对战地保障和大后方建设的相关领域提出了更高的要求，由此推动了中国近代科学在全民抗战这一特殊环境下的演进和发展。本文将讨论的营养学科的形成即是这一特殊环境的产物。持久战所造成的物质极端匮乏的局面使科学家各自从战前不同的相关领域汇聚到一起，为减少相持阶段的非战斗减员和解决大后方军民的基本营养保障问题而开展了一系列工作。他们在此期间所从事的战地调研、理论与应用研究和人才培养体系的建立一同构成了战时中国营养学科形成的步骤和线索。笔者依据新近公开和发现的战时中国的档案资料，大致梳理出了中国营养学科在战时的建制化过程，通过对这一历史过程的揭示和分析，从科学社会史的维度展现出不同历史时期近代科学在中国的不同发展形式，进而更深刻地领悟科学与社会的相互作用。

---

* 基金项目：国家社科基金"抗战时期中国军民营养与卫生保障问题的史料整理与研究"（19BZS093）。本文原刊载于《自然辩证法通讯》2019年第8期，第62～70页。

** 王公，中国科学院自然科学史研究所副研究员；杨舰，清华大学深圳国际研究生院人文社科学部教授。

一 持久战及其营养保障架构的建立

1937 年 7 月 7 日全面抗战爆发，中华民族奋起反抗日本帝国主义的侵略。交战双方悬殊的实力，决定了作为弱者一方的中国军民若想赢得最后的胜利，就必须以不屈的意志开展一场持久的抗战。持久战长期性和残酷性的特点，导致其对战时保障体系有极大的依赖。全面抗战爆发初期，主要的伤亡来自前方战场的战斗减员，而随着相持阶段的到来，主要的死伤转变为断粮、缺医少药、疫病流行等因素造成的非战斗减员。有资料显示，相持阶段中，"战斗减员与非战斗减员的比例曾一度达到 1∶5，军医院中，超过 20% 的疾病是由于缺少营养"。① 据曾担任国民政府卫生署署长的金宝善回忆，当时"我国每年由于卫生问题死亡的人数可达到 675 万"。② 这些问题呼唤着中国自己的战时营养学研究。

全面抗战爆发前，中国没有专门的营养研究机构和从事专门教育的营养学科。其相关工作分布在诸如生物化学、农业科学、家政学等相关学科中。随着全面抗战的爆发，尤其是相持阶段的到来，前方和后方产生急迫需求，科学家从各自相关领域集结起来，投入了巩固防线和稳定后方的营养保障体系建设。

1939 年 9 月，中国红十字会救护总队总队长林可胜③决定聘请汤佩松、沈同为营养指导员，负责在救护总队下属各分队中推进战地营养调查及中国军队营养膳食的改良工作。④ 汤佩松系清华大学战时设立的农业研究所生理组负责人，1928 年在美国约翰霍普金斯大学获得生理学博士，后在哈佛大学普通生理学研究室工作，此时在清华农业研究所主要从事植物生理学

① 《中国红十字总会救护委员会第三次报告》，贵州省档案馆，中国红十字会救护总队档案，档案号：M116-14。
② 北京医科大学公共卫生学院编《金宝善文集》（样本），北京医科大学公共卫生学院内部出版，1991，第 80~91 页。
③ 林可胜（1897~1969），新加坡华侨，生理学家，1924 年博士毕业于爱丁堡大学，回国后担任北平协和医学院生理学系第一位华人系主任，曾任中国红十字会救护总队总队长，后为美国科学院院士。
④ 张思敬、孙敦恒、江长仁主编《国立西南联合大学史料（三）教学科研卷》，云南教育出版社，1998，第 621 页。

方面的研究。沈同于 1936 年公费留学美国康奈尔大学，主攻生物化学，全面抗战爆发后转向营养学研究，1939 年获得博士，在归国前往西南联大任教途中，他接到了前往红十字会救护总队工作的安排。[①]

1939 年，教育部所属的国立四川大学在农学院设立了农业化学营养研究室，聘请陈朝玉为负责人，开展营养研究。[②] 1940 年，在西迁至贵州遵义的浙江大学农业化学系，负责人罗登义也根据当地生产生活需要开展了营养学研究。[③] 罗登义和陈朝玉都是农业生化领域走向战时营养研究的重要代表人物。全面抗战前，他们都在北平大学农学院陈宰均[④]教授主持的农业化学系学习和工作。

1940 年，由教育部和卫生署共同管理的中央大学医学院决定由郑集教授领导，在生理学和公共卫生学研究部中开展营养学方向的研究，以改良国人膳食，进而消除由此引发的健康、疾病等问题。[⑤] 郑集 1934 年在美国俄亥俄州立大学获得生物化学获博士学位后，回到中央大学医学院，创办了生物化学科，并担任负责人。1937 年 11 月，中央大学医学院迁往成都，与华西协合大学及同时迁往此处的齐鲁大学医学院一起进入相互依托、共同办学的战时状态。[⑥] 此外，1942 年 2 月，燕京大学也由北平迁往成都，其家政系设立了营养学、儿童教养两个专业，其中营养专业主要研究食物的性质及其与健康的关系，先后聘请了哥伦比亚大学化学博士龚兰真和燕京大学家政系毕业生，当时正在协和医院营养部担任部主任的俞锡璇等人。[⑦]

1941 年 4 月，卫生署下属的中央卫生实验院设置了营养研究所，其工作内容包括："关于营养之调查与研究事项，关于膳食之研究与改良事项，关于生物化学之实验研究事项，关于食物之化验与研究事项，关于营养宣

① 沈同：《追求真理 乐于教学》，《生理科学进展》1988 年第 1 期，第 1～3 页。
② 四川农业大学校史编写组编《四川农业大学史稿（1906～1990）》，四川农业大学出版社，1991，第 24 页。
③ 邹先定主编《浙江大学农业与生物技术学院院史（1910～2010）》，浙江大学出版社，2010，第 25 页。
④ 陈宰均（1897～1934），浙江杭州人，农业化学和动物营养学家，1924 年博士毕业于德国柏林大学，后回国，1928 年起任国立北平大学农学院教授至去世。
⑤ 《关于成立生理学与公共卫生学研究两部申请》，南京大学档案馆，国立中央大学档案，档案号：01-ZDLS-2475。
⑥ 郑集：《中国早期（1917～1949）生物化学的发展概况》，《生命的化学》1986 年第 6 期，第 2～7 页。
⑦ 陈远：《燕京大学 1919—1952》，浙江人民出版社，2013，第 168 页。

传事项及其他有关营养研究事项。"① 营养研究所所长由北平协和医学院生物化学系主任吴宪担任，实际工作由王成发教授主持。王成发战前曾在协和医学院跟随吴宪从事生物化学和营养学研究，于1940年前往贵阳，在卫生署从事战时卫生人员的培训工作。

1941年6月，军政部陆军军医学校也正式成立了营养研究所，该所计划开展军队膳食、生理生化、试验医学三方面的研究。② 所长万昕少将1928年在美国普渡大学获得营养学及生物学硕士。回国后，在协和医学院跟随吴宪工作了一个时期后，1935年转到南京军医学校创建了生化科，1936年改为生化系。全面抗战爆发后，军医学校迁往贵州安顺。营养学研究所成立当初，在万昕带领下，从事该方向研究的还有从康奈尔大学归来的生物化学博士陈慎昭和东吴大学生化系毕业生陈尚球。以后又增聘了美国哥伦比亚大学生物化学系博士陈美瑜。③

经过以上机构与人员的整合，抗战相持阶段中国大后方开始建立针对中国前后方不同地区的士兵、伤员、民众等群体的战时营养保障体系（见图1）。

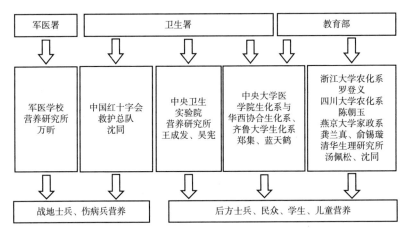

图1　战时营养保障体系

资料来源：笔者自行绘制。

① 《中央卫生实验院规程条例》，中国社会科学院档案馆电子档案，中央卫生实验档案，档案号：防003/1443。
② 万昕：《陆军营养研究所》，《军医杂志》（贵州、安顺）第2卷第3~4期，1942年，第360页。
③ 万昕：《生理化学系》，《军医杂志》（贵州、安顺）第2卷第3~4期，1942年，第240页。

二 战时营养调查及保障方案的提出

战时保障体系建设的当务之急，是摸清各战区士兵的膳食供应和身体的营养状况，这是改善士兵营养状况的第一步。上面提到的万昕、郑集、王成发、沈同、罗登义等不同机构科学家在该方面的工作，都是从对战时军民营养状况的调查开始的。

1940年10月至1941年2月，万昕主持的军医学校营养研究所针对位于贵州、湖南、广西、广东地区21个连队的7966名士兵和18家军医院中4733名伤病兵的膳食状况展开了调查。截止到1943年5月，像这样的调查共进行了6次。其结果发现，战地士兵每人每天的膳食情况大致如下。（1）平均食用米760克，蔬菜约600克，豆类30克，仅有极少量的肉类及油脂。（2）以此推算，该饮食结构大致可提供碳水化合物578克，蛋白质61克，脂肪17克，其总能量为2867卡。在士兵每日获取的能量中，96%来自主食，4%来自脂肪。由此可推断，士兵摄取的蛋白质中，94%为植物蛋白，且绝大部分来自谷物。（3）随着区域和季节的变化，各连队食用蔬菜的种类亦有变化，因而士兵膳食中矿物质和维生素的含量差异很大，导致营养状况出现波动。此种状况导致士兵营养不良，进而造成的健康不良情况如下所示：（1）因缺乏维生素 A 而患干眼病（干眼症）的比例高达12.9%，此种疾病将会导致夜盲症，进而对夜间的军事行动造成不良影响；（2）因缺乏维生素 B2 患有口唇炎的士兵比例超过30%；（3）40%以上的士兵患有蛔虫；（4）因缺乏维生素和矿物质而患有龋齿的比例高达50%，25%的士兵因食物过硬而造成牙齿缺失珐琅质。[①]

为扭转上述情况，万昕等人通过参考美国营养学权威亨利·谢尔曼[②]制定的热量标准和此前吴宪教授在中华医学会营养委员会制定的关于中国城市居民的"最低限度之营养需要"的标准，兼顾到中国士兵的体质和欧美

---

① 万昕、陈慎昭、陈尚球：《军队膳食与普通膳食之比较》，《营养研究专刊》（陆军军医学校内部出版）第1号，1941年，第1～12页。

② 亨利·谢尔曼（Henry C. Sherman，1875～1955）美国人，食品化学和营养学家，因对营养物质的量化研究而世界知名，曾担任美国国家营养研究所所长和美国生物化学学会主席。

士兵大不相同，以及战地士兵和城市居民营养需求的不同，制定出了中国士兵的最低营养标准。其内容为：战地士兵每人每天所需最低能量为 2750卡，蛋白质 69 克，脂肪 47 克，碳水化合物（糖）515 克，钙 0.534 克，磷1.037 克，铁 0.012 克。与该标准对照，如表 1 所示，实际状况与保持战力所需最低标准之间存在明显差距。[1]

表 1　万昕调查军队和军医院的调查结果与标准及折算标准比较

	热量（卡）	蛋白质（克）	脂肪（克）	糖（克）	钙（克）	磷（克）	铁（克）	维生素（国际单位）		
								A（克）	B（克）	C（克）
军队	2867	61	17	578	0.440	2.444	0.022	2784	455	2440
军医院	2702	70	23	538	0.473	2.034	0.047	2600	422	2500
折算标准	2750	69	47	515	0.534	1.037	0.012	3300	236	787

资料来源：万昕、陈慎昭、陈尚球：《军队膳食与普通膳食之比较》，《营养研究专刊》（陆军军医学校内部出版）第 1 号，1941 年，第 6 页。

为了弥补上述差距，万昕在建议有关方面提升士兵膳食供给基准的同时，制定了若干在同一基准下满足最低标准的不同路径，尤其是考虑到当时战区条件艰苦，难以保障有效的供应，他们还制定了在特殊情况下满足膳食营养的一些临时措施。在各种措施中，万昕着重强调了士兵营养保障中米和黄豆的重要性。

1942 年，万昕的调查报告和相关提案上报之后，军政部将每名士兵战时营养的供应标准的大米从之前的每天 687 克提升至 782 克，同时提升了黄豆、蔬菜和油脂的供应标准。而对于那些因这样那样的具体困难而无法完全依照新的供应标准的战区，按照万昕的方案，也大都可以采取以杂粮、芋薯等现地条件所允许的临时替代措施。[2]

此外，针对不同类型伤病兵的有效康复，万昕等人设计了有效的营养治疗方案。这些方案被纳入军医署下发给各地军医在培训和实际工作中使

---

[1]　万昕、陈慎昭、陈尚球：《军队膳食与普通膳食之比较》，《营养研究专刊》（陆军军医学校内部出版）第 1 号，1941 年，第 6 页。

[2]　万昕：《国军给养之商榷》，《陆军经理杂志》第 7 卷第 5 期，1944 年，第 16~22 页。

用的军医手册《军医提絜》中。军医手册是战时军医重要且实用的工具书，国民政府编制的第一本军医手册是 1936 年出版的《军医必携》。全面抗战后，其已经不能满足战时军医工作的需求。1940 年 1 月中国红十字会救护总队林可胜总队长在给军医署署长卢致德的信中就提到"《军医必携》为部队军医唯一之参考书，影响甚大，该书一些内容不和战地需要，应予改编"。[①]《军医提絜》就是在这样的背景下诞生的，其中营养治疗部分包括营养通论、食物之性状、特别营养三部分，此外还有干粮制备法、脚气病膳配合法、痢疾膳食配合法、胃溃疡膳食配合法、糖尿病膳食配合法、各种食物之成分表等几个附录。[②]

与万昕等人的工作齐头并进，浙江大学的罗登义等人分别于 1939 年和 1941 年对浙江大学学生群体进行了营养状况调查，其调查人数分别为 439 人和 440 人。其结果显示，在艰苦的战争环境中，浙江大学学生的营养状况呈现出明显恶化的趋势。当时浙江大学学生的膳食组成如表 2 所示。[③] 除每日摄入食物总量有明显减少之外，各类食物中，主食、豆类和油脂的减少更为明显。

表 2 1939 年和 1941 年浙江大学学生的膳食组成

时间	人数（人）	五谷（克）	蔬菜（克）	豆类（克）	肉蛋（克）	油脂（克）	杂类（克）	总计（克）
1939 年 11 月	439	484.9	251.8	159.8	51.8	16.5	15.2	980
1941 年 11 月	440	446.5	253.7	77.7	52.5	7.9	16.1	854.4

资料来源：罗登义：《战时大学生营养问题》，《东方杂志》第 39 卷第 2 期，1943 年，第 44~46 页。

上述膳食组成换算成每日摄入的营养成分，如表 3 所示，豆类的减少超过 50%，导致蛋白质的摄入大大降低。根据战前吴宪等人制定的中华医学会膳食营养标准，成年人每日摄入饮食的最低热量标准为 2400 卡，摄入蛋白质的总量为 82.5 克，与之相比，表 3 中的两组调查数据表明：浙江大学学生的营养状况均未标，且有继续恶化的趋势。

---

① 《关于各队、站工作报告 1940—1944》，贵州省档案馆，中国红十字会救护总队档案，档案号：M116-8。

② 《军医提絜》有多个版本，内容大体相似，本处采用军医学校 1944 年初版为例。

③ 罗登义：《战时大学生营养问题》，《东方杂志》第 39 卷第 2 期，1943 年，第 44~46 页。

表 3　1939 年和 1941 年浙江大学学生的营养组成

时间	人数（人）	总热量（卡）	蛋白质（克）	脂类（克）	糖类（克）	钙（克）	磷（克）	铁（克）
1939 年 11 月	439	2333.8	74.2	38.6	423.5	0.424	1.271	0.012
1941 年 11 月	440	2000.5	61.8			0.358	0.884	0.023

资料来源：罗登义：《战时大学生营养问题》，《东方杂志》第 39 卷第 2 期，1943 年，第 44～46 页。

在罗登义的带领下，浙江大学师生一方面通过将糙米、马铃薯、黑面等既便宜又含热量高的杂粮掺和到日常主食当中，以改善热量不足的现状，另一方面，则通过将有限的豆类制成豆芽或豆腐，以提升蛋白质和维生素的摄入量及吸收率。除此之外，他们对贵州当地的柑橘、辣椒、黄瓜、南瓜、番茄、花生、莜麦、黑豆等食物的营养成分进行了分析和研究，并在此基础上探索物资紧缺情况下提升营养水平的膳食方案。[①] 这些工作不仅对维持浙大师生战时艰苦环境中的营养保障发挥了作用，而且对提升当地军民的营养意识并改善其战时条件下的饮食结构产生了影响。

在旨在改善战时军民的营养状况而展开的广泛调查中，郑集、王成发、沈同等科学家也都在不同的地区，围绕各自周边的不同对象展开了卓有成效的调查工作，如郑集在四川针对当地驻军、工人、学生、回族居民的调查，沈同针对湘赣前线士兵和西南联大学生的调查，王成发针对重庆的机关职员、工人、学生、儿童的调查。这些科学家共同展开的战地调查和保障方案研究，也各自带有不同的特色。首先，其所在机构的不同，体现出各自的研究对象有所侧重。万昕所在的军医学校和沈同所在的红十字会侧重于战地士兵的营养调查和保障研究，其中红十字会更关注伤病士兵的恢复，而军医学校除了伤病士兵的恢复还关注战地士兵战力的保障。王成发所在的中央卫生实验院和郑集所在的中央大学医学院则侧重于后方国民的营养调查和保障，其中王成发关注重庆地区普通民众的营养状况，郑集则关注四川地区少数民族和矿工的营养状况。其次，这些科学家学术背景的不同，体现出各自研究问题的侧重。医学院校出身的科学家，如万昕、王

① 罗登义：《战时我国营养科学之动向》，《新中华》复 3 第 1 期，1945 年，第 121～126 页。

成发、郑集，特别关注营养调查中疾病状况的研究和治疗；农业化学出身的科学家，如罗登义和陈朝玉，侧重于食物成分的分析和营养物质含量提高的研究。

三　研究的学理化及其成果

上述科学家基于其各自所开展的调查，围绕其各自所提出的改善方案，开展了内容广泛的研究，并在学理的探究上取得了一系列成果。

万昕主持军医学校营养研究。其在进行战地士兵营养调查和改善过程中，围绕着保障战地士兵的最低营养标准进行了一系列研究。这些研究形成了"军队膳食与普通膳食之比较研究""军队士兵夜盲症研究""士兵体格研究""士兵胸围与身长之关系研究""黔籍与非黔籍男子体格之比较研究"等关于战时士兵营养问题的专题成果。还针对士兵补充蛋白质和维生素 C 的需要，开展了像"鱼类蛋白之生理价值"与"水果中维生素 C 含量"等学理上的研究。这些研究成果自 1941 年 7 月开始，发表在研究所面向同仁和各相关军事机构发行的《营养研究专刊》（见图 2）上。此外，从1943 年 3 月起研究所还发行了面向一般大众的《营养简刊》。该刊不仅介绍上述研究过程中的一些阶段性成果，如"战时军队营养补救办法""陆军医院食谱""增食维生素 C 简法""焖饭与蒸饭之比较""热之新陈代谢""脚气病""杂粮食谱""营养标语"等，还刊登了介绍国内外通俗性质营养知识的文章。[1]

罗登义围绕其制定的浙大师生和后方军民营养保障的改进方案，集中探讨了"杂粮蛋白质营养价值及补缺""食物的营养成分分析和提高研究""野生刺梨的营养析及利用"等问题。这些关于食物营养成分及其增产方式的研究成果，发表在《农学杂志》《科学》《东方杂志》等期刊上。[2]

王成发针对其战时重庆市民不同群体营养调查所提出的问题和制定的改进方案，展开了相关学理研究，其有关战时营养问题研究、学生营养卫

---

① 详细内容可参见《营养研究专刊》《营养简刊》各期目录及内容。

② 何照范：《罗登义教授》，《营养学报》2001 年第 1 期，第 94~96 页。

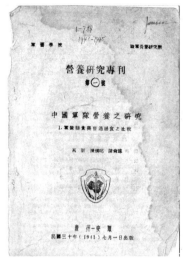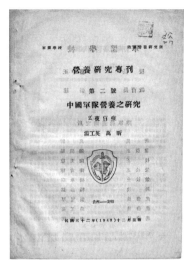

图 2 　《营养研究专刊》书影

注：《营养研究专刊》现存很少，笔者在南京旧书店购得一套，应为郑集先生去世后散落出。该套《营养研究专刊》为万昕在战时发送给郑集，图中可见第 2 号封面右上角有郑集的图章，这套杂志内还有多处郑集的签名和批注。

生问题研究、刺梨之化学成分与丙种维生素含量之研究"的论文发表在卫生署中央卫生实验院创办的《实验卫生》和《中华医学杂志》上，也有部分发表在《科学》杂志上。①

郑集对四川地区军民和回族群体的调查活动，形成了"松潘中等汉回人膳食之调查""彭县铜矿工人营养状况""成都龙泉驿士兵膳食调查""成都中学生夏季膳食调查"等调查报告。在此基础上，他还进行了营养标准、食谱制定、食物营养分析等方面的研究，其"国军营养改进研究""军粮研究""民众最低营养标准研究""成都地区食物分析"等研究成果，发表在《中华医学杂志》、《军医杂志》和《科学》等期刊上。②

沈同在其战时进行的战地士兵和后方学生营养调查与改善的基础上，开展了食物营养成分分析和营养成分提高等方面的研究。他将其战地调查报告"战时中国士兵和大学生的饮食"和研究论文《氯化镁和硝酸亚锰对

---

① 孙明堂、顾景范：《王成发教授》，《营养学报》1995 年第 3 期，第 352～356 页。
② 程义勇、贾健斌：《沉痛悼念我国营养学奠基人郑集教授》，《营养学报》2010 年第 4 期，第 313～314、389 页。

大豆发芽时维生素 C 含量的影响》《中国西南部维生素 C 含量丰富的野果余甘的研究》寄往美国的《科学》（*Science*），英国的《自然》（*Nature*）、《生物化学》（*Biochemristry*）等国际期刊发表。①

上述科学家在战时调查基础上展开的学理性研究，其特点可以总结为如下几个方面。首先，它们集中于战时营养保障的最低标准的制定，改善方案的可行性分析，以及提升营养供给等战时急需解决的现实问题。其次，不同机构科学家的研究成果大都发表在各自机构或联系密切的期刊上，并且大多是以研究报告、内部印刷品的形式出现的。这些在服务于全面抗战时期前后方急迫需求的工作基础上形成的文章、报告、简报等，总计 200 余篇。② 这些研究成果，按照郑集的说法，尽管"已为后方有关单位采用"，但不少"因客观环境关系，未能及时发表"，如图 3 所示。③

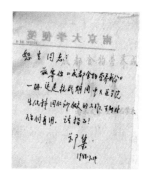

图 3　郑集《成都食物营养成分》前言及其赠书给彭恕生的说明信

资料来源：说明信粘贴在这本《成都食物营养成分》第 1 页，为笔者在孔夫子旧书网购得，目前收藏在笔者处。

四　从人才培养到专门教育的实现

针对战地与大后方调查和营养保障对于医疗卫生人员的需求，营养学

① 王公、杨舰：《沈同在抗战时期的营养学研究》，《中国科技史杂志》2016 年第 2 期，第162～173、142 页。

② 郑集：《中国营养学三十年》，《科学杂志》1950 年第 S 期，第 17 页。

③ 郑集：《成都食物营养成分》，南京大学生物化学系内部出版，1988，第 1～34 页。

家开展了营养技术人员的培训工作。而针对在此营养调查和改善基础上开展营养研究的需要，营养学家开始了营养学教学和研究人员的培养。

在医疗卫生人员培养方面，1941 年，卫生署致函教育部，要求各医学院校与各卫生机关紧密合作，针对所在地区的医药卫生问题开展协作和研究。教育部向所属院校发出训令，要求："各卫生机关与所在地医学院校对于当地医药卫生问题之研究实验与实施以及训练各项医生人员应取得密切联系。"①其中，营养技术人员的培训是战时前后方急需进行的工作，这从红十字会仅 1939 年下半年就为 11 万名士兵提供特别营养服务也可以看出。②沈同在红十字会救护总队担任营养指导员期间就开展了营养技术员的培养，为红十字会救护总队完善了膳食调查方案，这一方案被林可胜下令推行。③沈同回到大后方后，又在与中央畜牧实验所的合作中开展了营养技术员的培养。④王成发在中央卫生实验院开设了数期膳食管理人员训练班，对后方各机关、学校、医院的食品卫生管理人员进行营养膳食教育。⑤

在营养教学方面，教育部此时将营养学定为高等院校生物化学系、农业化学系和家政学系的必修课程。⑥ 在中央大学医学院，郑集和李学骧、周同璧、唐愫等同人开设了 5 门生化营养方面的课程，分别为营养学、高阶营养学、食物分析、维生素研究和基础生物化学。⑦ 其所使用的营养学讲义《实用营养学》，是郑集根据其战时中国的营养需求及研究写作的系列文章"营养讲话"编写的。全书共 23 章，前 14 章为各类营养物质的需求和作用等基本的营养学常识，后 9 章，则是从战时研究展开的讨论，包括"中国

① 《卫生署致函教育部要求各医学院校与各卫生机关紧密合作》，南京大学档案馆，国立中央大学档案，档案号：01-ZDLS-2330。
② 《红十字会第五次报告》（英文），贵州省档案馆，中国红十字会救护总队档案，档案号：M116-1078。
③ 《关于各站、队膳食调查》，贵州省档案馆，中国红十字会救护总队档案，档案号：M116-129。
④ 《农林部中央畜牧实验所、国立清华大学农业研究所动物营养研究合作规约》，清华大学档案馆，清华大学特种研究所档案，档案号：X1-3：3-97-004。
⑤ 《中央卫生试验院关于告知举办第三期膳食管理人员训练班的代电》，重庆市档案馆，中央卫生试验院，档案号：01820009006250000001。
⑥ 陈朝玉：《营养化学》，国立四川大学出版部，1948，序言。
⑦ 《李约瑟 1943 年 5 月笔记》，剑桥大学图书馆，李约瑟档案，档案号：C58。

人的膳食营养状况""吃荤与吃素"等内容。[1] 该讲义经过不断完善后，于 1947 年正式出版，以后又多次再版，一直沿用到 1960 年代。[2]

除了医学院校，一些普通大学也开设了营养学课程。罗登义在浙江大学农化系开设了营养化学课程，培养了徐达道、彭恕生等学生，这两名学生本科毕业后均前往中央大学跟随郑集做研究生。[3] 陈朝玉在四川大学也开设了营养化学课程，其编制的讲义《营养化学》，除介绍西方营养学知识外，还讲述实验方法，这些方法都是战时陈朝玉从事战时营养研究所采用过的。[4] 1941 年燕京大学迁往成都后，营养教学采用了家政系教师龚兰真和周璇于 1939 年编写的教材《实用饮食学》，其内容就包括食物分配与膳食计划等当时正在研究中的内容，旨在指导女性学习饮食和营养知识，以达到健康标准。[5] 此外，根据郑集回忆，全面抗战期间，他曾多次受邀前往燕京大学家政系（成都）讲授生化营养课程，并于 1944 年 4 月做了题为"我国战时国民的营养问题"的演讲。[6]

在教学展开的同时，此一时期营养学专业人才的培养也开始了。沈同从红十字会救护总队回到西南联大后，在清华农业研究所建立了从事营养研究的实验室，并接收西南联大的学生在此从事专门研究。跟随沈同从事研究的助教有刘金旭、陈德明、谢广美等人。[7] 曾经跟随沈同进行前线调研的刘金旭，回到昆明后继续跟随沈同和汤佩松在清华农业研究所工作，开展了生化营养研究，抗战胜利后前往康奈尔大学攻读动物营养学博士学位，后来成为我国著名的动物营养专家。此外，沈同还允许西南联大生物系高年级的邹承鲁[8]、

---

① 郑集：《实用营养学》，正中书局，1947，序言及目录。
② 郑集：《实用营养学》，人民卫生出版社，1957，序言及目录；郑集：《实用营养学》，正中书局，1977，序言及目录。
③ 黄承钰、彭志英、周小乔：《彭恕生教授》，《营养学报》2010 年第 6 期，第 621~624 页。
④ 陈朝玉：《营养化学》，国立四川大学出版部，1948，序言及目录。
⑤ 姚瑶、章梅芳、刘兵：《民国时期高校女子家政教育与烹饪技术的科学化改造》，《科学教育与博物馆》2016 年第 3 期，第 191~197 页。
⑥ 《郑集科学文选》，南京大学出版社，1993，第 147、290 页。
⑦ 《关于沈同教授聘用助教的说明》，清华大学档案馆，国立清华大学档案，档案号：1-4：2-103：3。
⑧ 邹承鲁当时是西南联大化学系学生，选修了沈同在生物系开设的生物化学课程，从此对生物化学产生了极大的兴趣，随后参加了沈同实验室的工作，后前往剑桥大学攻读生物化学博士。详见 1995 年北京大学生物系内部出版的《沈同教授纪念文集》。

何申等人来到他的实验室从事研究。大四的学生何申在毕业论文研究中，选择跟随沈同从事余甘所含维生素 C 的测量及人体对其吸收程度的研究，这正是沈同战时从事的余甘营养成分分析和利用研究的一部分。①

1945 年，郑集在中央大学医学院创办了具有硕士授予权的生物化学研究所，开始在其中培养营养学方向的研究生。第一批研究生有 4 名，分别是杨光圻、徐达道、彭恕生和丁光生，其中前 3 位均从事营养学研究。② 他们是我国自行培养的第一批营养学方面的研究生，所做的题目正是面向战时需求的营养学研究。例如，彭恕生的硕士论文题目是《苏氨酸与大豆蛋白质营养价值补偿作用之研究》，苏氨酸是一种主要存在于鸡蛋、牛奶等食物中的人体必需氨基酸，彭恕生的题目正是针对因战时鸡蛋、牛奶等食物来源不足而使用的替代方案（见图 4）。

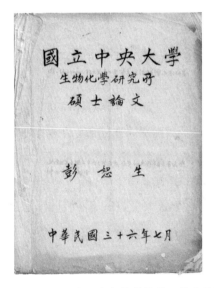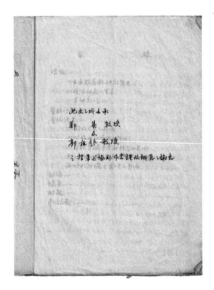

图 4　中国自行培养的第一批营养学方面的研究生彭恕生的硕士论文

资料来源：此论文为笔者随一大批彭恕生教授的资料在成都旧书店购得，由笔者收藏。

---

① 何申：《在生理组的日子里》，《陈德明教授纪念文集》，北京大学出版社，2000，第 23 页。
② 彭恕生：《六十四年前受业恩师门下的回忆——祝郑集教授一百十岁华诞》，《营养学报》2009 年第 2 号，第 108 页。

五 学术共同体的形成

通过以上内容，我们可以看到作为个体的每位科学家，分别从各自的专业领域入手，沿着不同的路径从面向战地需求的调查出发，开展战时营养学研究，进而完成人才培养和专业教育的过程。此外，还可以将战时中国的营养学研究作为一个整体，来考察营养学共同体的形成过程。

1940年12月，国民政府行政院副院长孔祥熙作为主持人，在一周之内连续两次召集内政部、军政部、教育部、社会部、经济部等部门负责人，举行了全国第一次和第二次食物营养问题讨论会。孔祥熙提到"目前我国之营养问题极应注意，我国目前训练空军，体格能合乎标准者颇少……国民营养问题，关系民族健康极巨，亟应改进。目前问题在使食物营养之合理分配，以我国现有之物资用科学方法使国人以极经济之代价获得最高之食物营养"。会议决议在全国范围内推行营养改进运动。并委托卫生署展开营养咨询、营养知识训练、改良食品之示范与指导三项工作。[1]

针对行政院的要求，1941年2月17日至22日，卫生署召开了第一次全国营养研究会议，署长金宝善邀请营养学家郑集、万昕、王成发、汤佩松、沈同、林国镐、陈慎昭、陈朝玉等人参会。此外，卫生署的卫生实验处、公共卫生人员训练所、医疗防疫队、乡村建设研究所，农林部，中央大学医学院公共卫生系，中央卫生实验院卫生教育系和妇幼卫生系等相关机构也派代表参会。与会学者决定着重讨论实际问题，以营养改进方法增进战时国民营养以利抗战工作为目标展开研究，讨论制定了"国民营养救急办法"、"营养教育"和"营养研究"三个方案。也正是在这次会议上，与会营养学家明确提出成立中国营养学会。会议决定由万昕、郑集、汤佩松、林国镐、王成发、任邦哲、陈慎昭等9人为筹备委员，推举前5位担任理事，万昕为主席，林国镐为书记。[2]

---

[1] 《第一次和第二次全国食物营养问题讨论会》，中国第二历史档案馆，中华民国内政部档案，全宗号：十一，案卷号：7553。

[2] 金宝善：《第一次营养研究会议记录》，《公共卫生月刊》（营养研究专号）第3期，1941年，第1~16页。

这次会议推动了战时营养学事业的进一步展开，营养学家也开启了作为学术共同体的交流。在这次会议后，卫生署创办的《公共卫生月刊》杂志专门发行了一期"营养研究专号"，其上刊登了此次大会报告的会议记录和决议，还刊登了郑集的研究报告"国军营养改进研究"、王成发的研究"战时国人营养概况初步报告书"，以及万昕的文章《国人之主要食物——米》等。

尽管此时很多战时营养研究的成果还没发表，但通过这一学术共同体，他们得以更好地交流。例如，沈同未发表的战地营养调查，通过这一共同体，分别被万昕（《军队膳食与普通膳食之比较》，《营养研究专刊》第1号）和王成发（《战时营养问题研究》，《实验卫生》第1卷第1期）所引用。而万昕在军医学校主持的《营养研究专刊》出版之后，也很快就到了郑集等非军队系统研究人员的手中。

此后，中国营养学家群体同国际学界之间的交流也得到了强化。一方面，他们的工作既得到了来自西方学界的支援，一批批药品、资料被运往中国，用于解决战时营养学研究面对困难；① 另一方面，一些战时中国营养学研究独具特色的成果，也被西方科学家所吸纳。战时来华的李约瑟调研了前述所有的营养研究机构。他发回英国的报告中，在中国所需要支援一项特别列入了英国《营养学文摘与评论》（*Nutrition abstracts and reviews*）杂志，② 并推荐沈同的文章《氯化镁和硝酸亚锰对黄豆维生素 C 含量的作用》③ 和罗登义的文章《化学处理对维生素 P 含量的影响》④ 到英国《生物化学》和美国《食物研究》杂志上发表。这些文章发表后其成果被西方学

---

① 王公：《美国康奈尔大学师生战时捐赠中国维生素始末》，《北京社会科学》2016 年第 4 期，第 41~50 页。

② Seymour, "Letter from Sir H. Seymour to Mr. Anthony Eden," *Scientific and Cultural Co-operation between British and Chinese Universities* (April 21, 1943), L2433/38/410, London: The National Archives, FO370/716.

③ T. Shen, K. M. Hsieh and T. M. Chen, "Effects of Magnesium Chloride and Manganous Nitrate upon the Content of Ascorbic Acid in Soybean during Germination, with Observations on The Activity of Ascorbic Acid Oxidase," *Biochemical Journal*, Vol. 39, No. 1 (1945), pp. 107 – 110.

④ T. Y. Lo, S. M. Chen: "Vitamin P Content of Vegetables as Influenced by Chemical Treatment," *Food Research*, Vol. 11 (1946), pp. 159–162.

者吸纳。沈同的研究因有助于植物维生素的提高①和植物发芽过程中氧化酶与维生素关系②等相关研究的开展，先后被引用了 16 次。罗登义的文章被印度乌特卡尔大学农业化学实验室的米士拉（D. Mishra）引用，米士拉指出该文对研究植物维生素生成和矿物质的关系有极大的贡献。③

1945 年，随着科学家在营养学教育、研究和应用方面不断取得新的业绩，抗日战场上也捷报频传，并终于迎来了最后的胜利。这一年，根据第一次全国营养学会议的决议，第二次全国营养学会议在重庆中央卫生实验院召开。出席的营养学家有万昕、郑集、汤佩松、沈同、王成发、任邦哲、罗登义、陈朝玉、周启源、鲁宝重、陈慎昭、叶恭绍、俞锡璇等人。与会者听取了以万昕为主席、林国镐为书记的中国营养学会筹备委员会的工作报告，一致通过成立中国营养学会，并选举万昕、郑集、汤佩松、王成发、沈同 5 人组成第一届理事会，万昕为理事长、郑集为书记。会议还推选了林可胜、吴宪为中国营养学会名誉会员。④ 自此，全国性的营养学共同体组织正式建立起来了。

中国营养学会成立后，营养学家继承了战时研究的内容，并继续推进营养学事业在中国的发展。他们创办了第一本全国性的营养学专业学术期刊《中国营养学杂志》（Chinese Journal of Nutrition），第一届编委会由万昕、郑集、王成发、沈同、陈朝玉组成，万昕担任总编，编辑部设立在贵州安顺军医学校营养研究所。1946 年 1 月出版的《中国营养学杂志》第 1 期上，刊登了陈朝玉等的《野鸟肌肉蛋白质之生理价值》、罗登义等的《化学处理与生长对于莴笋中丙已两种维生素之影响》、万昕等的《医学生膳食调查 1. 战前与战时膳食之比较》以及周超⑤的《动物类食物中甲种维生素之含量》等研究论文。作者来自不同的机构，而他们汇聚到一起的研究则在一定程

---

① G. Fred Somers and Kenneth C. Beeson，"The Influence of Climate and Fertilizer Practices upon the Vitamin and Mineral Content of Vegetables," *Advances in Food Research*，Vol. 1（1948），pp. 291-324.

② Helen A. Stafford，"The Distribution and Development of Enzymes in Pea Seedlings," *Bulletin of the Torrey Botanical Club*，Vol. 79，No. 5（1952），pp. 351-358.

③ D. Mishra and M. Kar，"Nickel in Plant Growth and Metabolism," *Botanical Review*，Vol. 40，No. 4（1974），pp. 395-452.

④ 郑集：《现代中国营养学（1920—1953）史料》，《营养学报》1995 年第 1 期，第 96～112 页。

⑤ 周超（1914～1982），江苏兴化人。1941 年毕业于江苏医学院，前往军医学院营养研究所跟随万昕教授做助教，后在江苏医学院（重庆北碚）任教。

度上展示了中国营养学界研究工作的整体面貌。

中国营养学会的成立，标志着中国营养学共同体的形成进入了一个新的时期，作为全面抗战环境下中国近代科学的成就之一，它构成了日后新中国营养学科建设和发展的重要基础。

六　结语

营养学研究在中国的开展与建制化是抵抗日本侵略、坚持持久抗战的结果。其直接动因是战地和后方建立营养保障体系的急迫需求。为此，中国科学家从不同的学科领域汇聚起来，成为巩固战地和大后方的一支重要力量。

近代营养学在中国从无到有的发展可大致分为三个阶段：首先是为改善战时军民的营养保障而开展的战地调查和膳食方案的提出；其次是围绕具体方案的实施进行的学理研究和探索，最后是营养保障人才的培养和专门教育的实现。在上述过程中，不同机构和不同地区的科学家面对各自的问题，沿着不同的途径，展开卓有成效的工作，终于汇聚到一起，使战时中国营养保障体系的建设成为面向全局的整体事业，这就促成了中国营养学研究和教育和共同体的形成。

全面抗战背景下兴起的中国营养学有着自身鲜明的特色。在紧迫需求拉动下的学科体系建设，不仅在与国际反法西斯科学共同体的密切交流与合作中立足于前沿，而且融入了中国特殊环境下具体实践的经验和探索。从国际同行的高度评价中，我们看到了中国营养学家战时独具特色的学术成果对世界学术的贡献。

由上可以看到不同社会环境对学科发展的塑造，以及在此过程中科学技术与社会之间深刻的互动。通常说来，近代科学向中国的移植，具有从教育到研究再到应用这样的一般过程。但笔者发现，在特殊时代背景下所形成的科学，具有特殊环境下的演进和发展形式。从科学社会史的维度对上述历史过程的研究，能使我们更深刻地领悟科学与社会的相互作用。

中国生化巨人的起步：吴宪
与 Folin-Wu 法的发明[*]

杜海琳　谷晓阳[**]

吴宪是中国著名生化学家，在生物化学（下文简称"生化"）及营养学领域做出过诸多杰出成绩，被誉为"中国化学的巨人"。[①] 吴宪研究生涯中最早，也是他最广为人知的成果，是他在临床生化领域提出的血糖检测方法——Folin-Wu 法（又称福林—吴宪法）。该方法于 20 世纪 20 年代初问世，由吴宪和他的博士生导师、美国生化学家奥托·福林（Otto Folin）联合发明。医学界、医学史学界有关吴宪的研究中常提及这一方法的重大意义。[②] 但关于 Folin-Wu 法发明的具体历史过程，当时的学术界反馈以及吴宪

* 基金项目：教育部人文社会科学研究青年基金项目"20 世纪中国糖尿病史研究"（19YJCZH040）。本文部分内容原刊于《协和医学杂志》2022 年第 6 期，第 1114～1120 页，原题目为《Folin-Wu 法发现史研究——兼论吴宪在其中的贡献》。

** 杜海琳，首都医科大学附属北京世纪坛医院；通讯作者：谷晓阳，首都医科大学医学人文学院副教授。

① 曹育：《杰出的生物化学家吴宪博士》，《中国科技史料》1993 年第 4 期，第 30～42 页。

② 吴瑞：《吴宪：世界级生物化学家》，《二十一世纪双月刊》1998 年第 49 期，第 75～78 页；M. Ebrahimi, "Hsien Wu and His Major Contributions to the Chemical Era of Immunology," *Open Chemistry*, Vol. 19, No. 1 (2021), pp. 23-26; L. Rosenfeld, "Otto Folin and Donald D. Van Slyke: Pioneers of Clinical Chemistry (1)," *Bull. Hist. Chem.*, Vol. 24 (1999): pp. 40-47; C. Bishop, "Hsien Wu (1893-1959): A biographical Sketch," *Clin. Chem.*, Vol. 28 (1982), pp. 378-380; T. M. Annesley, "We Know Folin, But Who was Wu?," *Clin. Chem.*, Vol. 66 (2020), pp. 1577-1578; J. M. Davison and G. Cheyne, "History of the Measurement of Glucose in Urine: A Cautionary Tale," *Med. Hist.*, Vol. 18 (1974), pp. 194-197; 曹育：《杰出的生物化学家吴宪博士》，《中国科技史料》1993 年第 4 期，第 30～42 页；郑木、蒋希萍：《吴宪——中国生物化学及营养学的奠基者》，《生物物理学报》2012 年第 11 期，第 857～859 页。

在这一研究中的学术贡献，目前尚无系统研究。

笔者通过查阅福林、吴宪等人的原始论文及相关史料，梳理了 Folin-Wu 法的发明过程，在此基础上考察了 Folin-Wu 法的影响和吴宪在该方法发明过程中的学术贡献，希望能对已有的生化史和吴宪研究进行完善和补充。

一　Folin-Wu 法诞生的背景

早在公元前 1500 年前后，埃及的医学文献中即对糖尿病有所记载。[①] 后世医生通过尝尿来对尿液进行"检查"，记录了患者尿液尝起来发甜、能够吸引蚂蚁的现象。17 世纪，英国医生托马斯·威利斯（Thomas Willis）推测，糖尿病患者尿中的糖最初来源于血液。[②] 18 世纪，英国医生马修·多布森（Matthew Dobson）对糖尿病患者的血液和尿液进行了检测，发现糖尿病患者尿液蒸馏后会有糖存留，并确定尿中的糖来自血液。[③] 虽然许多医学家怀疑糖尿病患者的血糖和尿糖升高，但由于不了解这种糖的化学结构，一直无法进行测定。直至 1815 年，法国化学家米歇尔·谢弗勒尔（Michel Chevreul）从糖尿病患者的尿中分离出糖，并指出其化学性状类似于葡萄糖，才为后来的生化检测奠定了基础。[④] 1841 年，德国化学家埃尔哈德·米切利希（Eilhard Mitscherlich）发现，将含有氢氧化钠和硫酸铜的溶液与尿液共同加热至沸腾，若尿液中含有还原性物质（如葡萄糖、乳糖、果糖等），就会生成淡黄色或淡红色的沉淀。1848 年，德国化学家赫尔曼·冯·斐林（Hermann von Fehling）在此基础上设计出由氢氧化钠、硫酸铜和酒石酸钾钠配制而成的试剂（后称斐林试剂），用于检测尿液中的葡萄糖。[⑤] 19

---

① 谷晓阳、甄橙：《从多尿到糖尿：糖尿病命名的历史》，《生物学通报》2015 年第 12 期，第 55~58 页。

② G. Eknoyan and J. Nagy, "A History of Diabetes Mellitus or How a Disease of the Kidneys Evolved into a Kidney Disease," *Adv. Chronic Kidney Dis.*, Vol. 12 (2005), pp. 223-229.

③ Prof. Dr. phil. Dietrich von Engelhardt, "Mathew Dobson (1735? -1784) Clinical Investigator of Diabetes Mellitus," *JAMA*, Vol. 205, No. 10 (1968), p. 698.

④ M. E. Chevreul, "Note sur le sucre de Diabétique," *Annales De Chimie*, Vol. 95 (1815), pp. 319-320.

⑤ J. Litwins, "Sugar in Urine Determination by Reduction of Copper Method from 1841 to 1941," *N. Y. State J. Med.*, Vol. 77 (1977), pp. 1001-1002.

世纪末，数位生化学家先后提出了适于实验室开展的血糖测定方法，其原理大多与斐林的实验类似（基于对还原性物质的检测推测血糖含量），但所需血量较大，定量测量的准确性也有限。①

1908 年，美国生化学家斯坦利·本尼迪克特（Stanley Benedict）在斐林试剂的基础上设计出了一种新的尿糖检测试剂，即现在为医学生所熟知的"本尼迪克特试剂"，其中包含硫酸铜、柠檬酸钠和碳酸钠。本尼迪克特指出，碳酸盐对葡萄糖的破坏性明显小于斐林试剂中的氢氧化铜试剂。② 这种方法的原理依然是还原性物质检测，但对尿中葡萄糖含量测定的敏感度显著高于其他方法，因此成为当时临床检测中应用最广的方法。③

不过，尿糖检测不能反映人体血液中糖代谢的真实情况，患者短时间内摄入葡萄糖过多，或者患甲状腺功能亢进等疾病时，都会表现出尿糖检测阳性。20 世纪初，临床医生们呼吁，急需一种便捷的血糖测定方法以了解患者的血糖情况。④ 正是在这样的历史背景下，生化学界不少学者都投身到血糖检测方法的研究之中。

吴宪的导师福林早年间就一直致力于临床生化检测方法的研究。1904 年，福林将比色计应用于尿肌酐定量分析，这一举措极大地推进了临床生化检测方法的发展。⑤ 随后，他在《美国生理学杂志》（Am. J. Physiol.）接连发表 3 篇文章，描述了尿液中尿素、氨、肌酸、肌酐和尿酸的分析方法。⑥ 在此方面有了一定积累后，福林逐步认识到血液生化检测的重要性，决心寻找更准确的血糖测定方法。

1913 年，前文已经提到过的本尼迪克特和生化学家罗伯特·刘易斯

① R. E. Waymouth, "A Method for the Estimation of Sugar in Blood," *Physiol.*, Vol. 20 (1896), pp. 316-321.

② J. M. Davison and G. Cheyne, "History of the Measurement of Glucose in Urine: A Cautionary Tale," *Med. Hist.*, Vol. 18 (1974), pp. 194-197.

③ J. Litwins, "Sugar in Urine Determination by Reduction of Copper Method from 1841 to 1941," *N. Y. State J. Med.*, Vol. 77 (1977), pp. 1001-1002.

④ F. M. Allen, *Studies Concerning Glycosuria and Diabetes* (Cambridge: Harvard Univ., 1913), p. 25.

⑤ M. Ebrahimi, "Hsien Wu and His Major Contributions to the Chemical Era of Immunology," *Open Chemistry*, Vol. 19, No. 1 (2021), pp. 23-26.

⑥ R. D. Simoni, R. L. Hill and M. Vaughan, "Analytical Biochemistry: The Work of Otto Knuf Olof Folin on Blood Analysis," *J. Biol. Chem.*, Vol. 227 (2002), pp. 19-20.

（Robert Lewis）共同发表了一篇使用苦味酸法估算少量血液中血糖含量的文章。文章指出，当葡萄糖与苦味酸、碳酸钠共热时溶液变红，可利用此显色反应进行比色，从而估计血液中葡萄糖的含量。随后几年，本尼迪克特及其团队在此基础上不断改进，发表了以改进版苦味酸法测定血糖和尿糖的一系列文章。[①] 而福林在考察本尼迪克特的苦味酸测血糖法研究之后思考：能否在此基础上，再做一些改进呢？正是该研究思路，催生了 Folin-Wu 法。

二 Folin-Wu 法的发明

福林把改进本尼迪克特苦味酸测血糖法的研究任务指派给了自己的博士生吴宪。吴宪出生于中国福州的一个书香门第。1911 年，他怀揣投身中国海军的梦想，远赴重洋，进入麻省理工学院学习造船工程。机缘巧合之下，他阅读了托马斯·赫胥黎（Thomas Huxley）的《生命的物质基础》（On the Physical Basis of Life）等一系列文章，遂对生命科学产生兴趣，于是转而攻读化学和生物学。1916 年获得学士学位后，他考入哈佛大学医学院，进入福林的实验室，开始对血糖测定进行研究。[②]

吴宪和福林最初的想法是对本尼迪克特的苦味酸盐测血糖法做一些改进，但在多次实验后却发现了更好的途径。早在 1912 年，福林曾阅读了一篇以磷钨和磷钼酸化合物作为显色剂的文章，此后他便以此为基础开启了进一步研究。同年，福林及其助手、美国生化学家威利·丹尼丝（Willey Denis）共同研制出了一种 Folin-Denis 试剂。该试剂由钨酸钠、磷钼酸、磷酸组成，用于测量血液中的非蛋白含氮物质。[③]

福林和吴宪发现，Folin-Denis 试剂与苯酚混合后，可与氧化亚铜发生强烈而稳定的显色反应，这远比通过苦味酸反应得到的颜色明显。而用于还

---

① J. M. Davison and G. Cheyne, "History of the Measurement of Glucose in Urine: A Cautionary Tale," *Med. Hist.*, Vol. 18 (1974), pp. 194–197.

② 曹育：《杰出的生物化学家吴宪博士》，《中国科技史料》1993 年第 4 期，第 30~42 页。

③ A. Marble, "Otto Folin: Benefactor of Diabetics through Biochemistry," *Diabetes*, Vol. 2, No. 6 (1953), pp. 503–505.

原的溶液，是一种对微量糖极为敏感的碱性酒石酸铜试剂（由碳酸钠、酒石酸和硫酸铜组成），不受肌酸或尿酸的影响。除此之外，为了进一步提高测量的准确度，福林与吴宪还研制出了一种钨酸滤血法来沉淀血液中的蛋白质。此过程无须加热，也不存在过量酸的加入，可产生接近于中性的滤液。如此，便可排除血液中蛋白的存在对试剂氧化还原反应的干扰，从而降低测量误差。这种滤过血液中蛋白质的方法可以说是临床生化研究发展的里程碑，其不仅可用于血糖测定，还可广泛应用于血液中肌酐、尿酸、非蛋白氮和氯化物等的测定。[①] 福林和吴宪把自己的检测结果和苦味酸法测得的数值进行比较，认为"相较于现存的测血糖法，我们的方法最为准确"。[②]

1919 年，该研究成果发表于《生物化学杂志》（*J. Biol. Chem.*），其中对血糖含量的测定方法，便是 Folin-Wu 法的雏形。而文章中呈现的丰富、精确的研究细节，也被后世学者视为福林生化研究风格的典型代表。[③]

二人的文章发表后不久，美国生化学家协会（American Association of Biological Chemists）年会召开。在此次会议上，本尼迪克特公开指出了 Folin-Wu 法的缺陷，"这种方法存在大量的、不可避免且不可控制的亚铜再氧化"，即在实验的过程中，铜离子被葡萄糖还原所生成的亚铜离子又会被空气中的氧气重新氧化成铜离子，使实际测得的亚铜离子量变少，导致血糖测定值不准确。[④]

吴宪立刻着手解决本尼迪克特提出的问题。考虑到导师福林与本尼迪克特之前在学术上常有争论，他在研究出确切的改进方法前并未告诉福林，直到独立完成改进工作后才向福林汇报。1920 年，吴宪和福林在《生物化

① L. Rosenfeld, "Otto Folin and Donald D. van Slyke: Pioneers of Clinical Chemistry (1)," *Bull. Hist. Chem.*, Vol. 24 (1999), pp. 40–47.

② O. Folin, and H. Wu, "A System of Blood Analysis," *J. Biol. Chem.*, Vol. 38, No. 1 (1919), pp. 81–110.

③ R. D. Simoni, R. L. Hill and M. Vaughan, "Analytical Biochemistry: The Work of Otto Knuf Olof Folin on Blood Analysis," *J. Biol. Chem.*, Vol. 227 (2002), pp. 19–20.

④ J. M. Davison and G. Cheyne, "History of the Measurement of Glucose in Urine: A Cautionary Tale," *Med. Hist.*, Vol. 18 (1974), pp. 194–197.

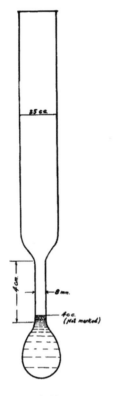

图1　1920 年的 Folin-Wu 式血糖管

资料来源：O. Folin and H. Wu，"A System of Blood Analysis Supplement I. A Simplified and Improved Method for Determination of Sugar，" *J. Biol. Chem.*，Vol. 41（1920），pp. 367-374。

学杂志》上再次发文，文中对本尼迪克特的批评做出了详细回应。首先，他们承认在实验过程中的确存在亚铜再氧化现象，但指出该问题所造成的误差并不会太大。其次，针对再氧化问题，他们设计出了一种特殊试管（见图1），如此可最大程度降低亚铜再氧化的发生，这种试管至今仍在生化实验中使用。[①]

同时，吴宪还独立提出了Folin-Denis 与苯酚混合试剂的改进版本，该试剂由磷酸、钨酸钠和钼酸组成，可在酸性环境下与亚铜离子反应。[②]旧版本试剂中由于碱性酒石酸铜显蓝色，而酚试剂显黄色，在进行比色定量时会影响实验结果。但新试剂为比色反应提供了弱酸性环境，无酒石酸铜（碱性）生成，且无酚类物质参与反应，故误差减小。[③] 这使 Folin-Wu 法得到了进一步完善，测得的血糖值更加准确。

1925 年，本尼迪克特对改进后的 Folin-Wu 法又提出了新的批评。他提出了一种改良版的铜还原测血糖法——在碱性铜试剂中加入亚硫酸氢钠。当用此法测定血糖时，得到的结果数值明显低于 Folin-Wu 法，"新方法测得

---

① O. Folin and H. Wu，"A System of Blood Analysis Supplement I. A Simplified and Improved Method for Determination of Sugar，" *J. Biol. Chem.*，Vol. 41（1920），pp. 367-374.

② 曹育：《杰出的生物化学家吴宪博士》，《中国科技史料》1993 年第 4 期，第 30~42 页。

③ O. Folin and H. Wu，"A System of Blood Analysis Supplement I. A Simplified and Improved Method for Determination of Sugar，" *J. Biol. Chem.*，Vol. 41（1920），pp. 367-374.

的数据始终是 Folin-Wu 法的 1/3 左右"，也就是说比 Folin-Wu 法更准确。[①] 此外，本尼迪克特还批评了 Folin-Wu 式血糖管。他认为，可以用普通的试管代替 Folin-Wu 式血糖管，只需用惰性气体取代试管内的空气，并用棉塞封闭试管口就可以得到同样的效果。[②]

1926 年，福林发表了《测定血液和正常尿液中糖含量》（The Determination of Sugar in Blood and in Normal Urine）一文，该文对 Folin-Wu 法的碱性酒石酸铜试剂改进方法进行描述，并反驳了本尼迪克特的看法。福林指出，"铜试剂中碳酸钠的存在给铜还原反应营造了一种过强的碱性环境"，且葡萄糖在碱性溶液中性质不稳定，会与碱性试剂缓慢发生反应，由此他在原始试剂的基础上加入了碱性更弱的碳酸氢钠，组成了一种新型的弱碱性酒石酸铜试剂。这种测试方法的适用范围很广，可用来测定血糖和尿糖。同时，他在文章中提到，他重复了本尼迪克特的实验，认为没有证据能证明用本尼迪克特新方法测得的血糖值低于 Folin-Wu 法，且本尼迪克特改进时使用的亚硫酸氢盐性质不稳定，会自发氧化成硫酸盐。而关于 Folin-Wu 式血糖管，福林写道："我们试验过本尼迪克特提出的方法，但并没有效果，因此才设计出了 Folin-Wu 式血糖管。"[③]

面对福林的回应，本尼迪克特承认亚硫酸氢盐的不稳定性，他表示，"很抱歉在这点上犯错误"，但接着又指出了福林这篇新文章中的错误——改良版铜试剂无法用于测定尿糖含量。本尼迪克特将定量的葡萄糖加入尿液中，并应用福林改进后的 Folin-Wu 法测定尿糖，"添加的 40 mg 葡萄糖中损失了约 25%。显然，改进后的 Folin-Wu 法不适用于尿液中糖含量的测定"。福林也最终接受了本尼迪克特的批评，认可"以此种方法测量尿糖含量误差很大"。[④] 至此，Folin-Wu 法基本得到确立，成为如今我们熟知的血糖测定方法（见表 1）。

---

① J. M. Davison and G. Cheyne, "History of the Measurement of Glucose in Urine: A Cautionary Tale," *Med. Hist.*, Vol. 18 (1974), pp. 194-197.

② S. R. Benedict, "The Determination of Blood Sugar," *J. Biol. Chem.*, Vol. 64 (1925), pp. 207-213.

③ O. Folin, "The Determination of Sugar in Blood and in Normal Urine," *J. Biol. Chem.*, Vol. 67, No. 2 (1926), pp. 357-370.

④ J. M. Davison and G. Cheyne, "History of the Measurement of Glucose in Urine: A Cautionary Tale," *Med. Hist.*, Vol. 18 (1974), pp. 194-197.

表 1   Folin-Wu 法的主要试剂及改进过程

年份	主要试剂及实验步骤	学界批评	改进方法及优点	改进方法的主要提出者
1919	①钨酸钠溶液+血液——滤除血液中的蛋白质 ②碱性铜试剂（碳酸钠、酒石酸和硫酸铜）——发生铜还原反应 ③Folin-Denis 试剂（钨酸钠、磷钼酸、磷酸）与苯酚混合——比色定量	实验过程中存在亚铜再氧化	①引入 Folin-Wu 式血糖管，避免亚铜再氧化 ②改良版比色试剂，提高比色准确性	吴宪
1920	①钨酸钠溶液+血液——滤除血液中的蛋白质 ②碱性铜试剂（碳酸钠、酒石酸和硫酸铜）——发生铜还原反应 ③改良版试剂（磷酸，钨酸钠和钼酸）——比色定量 ④反应在 Folin-Wu 式血糖管内进行	测量准确率较低	提高测量的准确性：改良版的铜试剂为葡萄糖和铜离子反应提供更稳定的环境	福林
1926	①钨酸钠溶液+血液——滤除血液中的蛋白质 ②改良版碱性铜试剂（碳酸氢钠、酒石酸和硫酸铜）——发生铜还原反应 ③改良版试剂（磷酸，钨酸钠和钼酸）——比色定量 ④反应在 Folin-Wu 式血糖管内进行	无法测定尿糖	（一）	（一）

资料来源：根据福林与吴宪 1919 年、1920 年和福林 1926 年发表于《生物化学杂志》的原始文献总结而成。

三　Folin-Wu 法的影响

Folin-Wu 法如今被誉为最经典的血糖测定方法之一，但在当时，它对于整个学术界产生了怎样的影响呢？此前，我国学术界和大众媒体评价 Folin-Wu 法时，经常引用生化学家汪猷的说法："学术界认为，如果没有吴宪先生的血糖测定方法，胰岛素的发现就会受到阻碍。"① 笔者通过对史料的考察，对这一评价进行了验证、补充，认为 Folin-Wu 法对当时学界产生的最大影响，体现在如下两点。

（一）钨酸滤血法极大改进了血液生化检测的方法学

Folin-Wu 法相较于当时其他测血糖法，尤为突出的优点便是其中钨酸滤血法的提出。利用钨酸沉淀血液中的蛋白质，以此制备无蛋白滤液，便避免了血液中多种蛋白质的存在对实验准确性造成的影响。这对于当时正蓬勃发展的临床血液分析研究来说，是强有力的助推剂。这种滤血方法广泛应用于世界各地的实验室，直到20世纪50年代后期才被自动分析仪所取代。② 当此法与福林所研究的比色法配合应用时，还可用于检测其他微量代谢产物，这是临床生化发展史上的里程碑事件。③ 此外，福林和来自瑞典隆德大学的哈克文·马尔姆罗斯（Haqvin Malmros）在 1929 年发表的微量测血糖法（Folin-Malmros 法）也是基于这种无蛋白滤液设计出的。这种方法用 α-氨基联苯试剂代替碱性硫酸铜和酸性钼酸盐，如此便排除了除葡萄糖外的其他还原物质对实验的影响，极大提高了血糖测量的准确性，也被视为非常优秀的临床测血糖法。④

（二）Folin-Wu 法助力了胰岛素的临床试验

胰岛素研发的早期动物实验是由弗雷德里克·班廷（Frederick Banting）和查尔斯·贝斯特（Charles Best）在多伦多大学完成的。在动物实验中，贝斯特负责血糖测定，他采用了迈尔斯—贝利法（Myers-Bailey method）测血糖，这种方法首次发表于 1916 年，是本尼迪克特和刘易斯于 1913 年设计出的血糖测定法的改良版本。⑤ 医史学家迈克尔·布利斯（Michael Bliss）

---

① 汪猷：《中国现代科学家传记·吴宪》第 2 集，科学出版社，1991，第 453 页。

② L. Rosenfeld, " Otto Folin and Donald D. van Slyke: Pioneers of Clinical Chemistry（1），" *Bull. Hist. Chem.*, Vol. 24（1999），pp. 40–47.

③ C. Bishop, "Hsien Wu（1893–1959）: A Biographical Sketch," *Clin. Chem.*, Vol. 28（1982），pp. 378–380.

④ 陈钧辉等：《生物化学实验》，科学出版社，2003，第 4 页。

⑤ A. de Leiva, E. Brugués and A. de Leiva-pérez, "The Discovery of Insulin: Continued Controversies After Ninety Years," *Endocrinol. Nutr.*, Vol. 58（2011），pp. 449–456.

在其著作《胰岛素的发现》（*The Discovery of Insulin*）一书中对此方法评价道："这种方法的存在使 1919 年的动物实验更容易进行，跟以前比起来，只需很少量的血液样品，便可测量血糖。"[①] 而在胰岛素研究后期，加拿大的生化学家詹姆斯·科利普（James Collip）加入了多伦多大学团队，帮助进一步纯化牛胰岛素提取物。1922 年 1 月，一例糖尿病患儿使用了科利普提纯的牛胰岛素，血糖在 24 小时内从 28.9 毫摩尔/升下降到 6.7 毫摩尔/升，糖尿从 71 克下降至 9 克，酮尿消失。同年 2 月，6 例患者使用了相同的方案进行治疗，临床症状均得到极大改善。整个临床试验期间，采用的血糖测量方法即是当时较为先进的 Folin-Wu 法。[②] Folin-Wu 法仅需少量血液样本，操作步骤简单，推动了临床试验的顺利进行。胰岛素的发现获得了 1923 年的诺贝尔生理学或医学奖。后来，班廷在诺贝尔奖演讲中，还特意提到了福林和吴宪。[③]

四　吴宪在 Folin-Wu 法研究中的具体贡献

吴宪曾在福林指导下攻读博士学位，因此，评价他在 Folin-Wu 法发明过程中独立做出了多少贡献就非常重要，亦是一个必须解答的科学史问题。笔者通过梳理 Folin-Wu 法的改进过程，认为吴宪实际上是福林的合作者。他主导设计了极具突破性的钨酸滤血法，且在 Folin-Wu 法的完善过程中，独立对其进行了一次改进和完善。[④] 从研究贡献来看，吴宪完全匹配得上共同命名的荣誉。

在加入福林实验室的两年内，吴宪便与福林联名发表了著名的《血液分析系统》一文。该文一经发表，立即引起了生化学界的极大重视，被认为"引发了一场血液化学方面的革命"。与福林齐名的生化学家唐纳德·范·斯莱克（Donald van Slyke）曾在北京协和医学院与吴宪共事，他在晚

① Bliss M, *The Discovery of Insulin* (Chicago: The University of Chicago Press, 1982), p. 41.
② A. de Leiva, E. Brugués and A. de Leiva-pérez, "The Discovery of Insulin: Continued Controversies After Ninety Years", *Endocrinol. Nutr.*, Vol. 58 (2011), pp. 449-456.
③ *Nobel Lectures Physiology or Medicine 1922-1941* (Amsterdam: Elsevier, 1965), p. 51.
④ D. Y. Wu, *Hsien Wu 1893-1959 in Loving Memory* (Boston: University of California, 1959), p. 2; 曹育：《杰出的生物化学家吴宪博士》，《中国科技史料》1993 年第 4 期，第 30~42 页。

年回忆起吴宪时，用了这样一句话来介绍当时还年轻的吴宪："北京协和医学院的化学教授是吴宪，就是福林-吴宪法的那个吴宪。"[1]

福林和他身边的人也高度赞扬吴宪的工作。福林对学生颇为挑剔，但当看到吴宪的论文时，激动地说这值得第二个博士学位。[2] 福林夫人也认为，吴宪对福林来讲远不只是个学生，她评价他们之间的关系，"不仅是同事，更是朋友"。[3] 福林作为 20 世纪最著名的生化学家之一，一生有无数的学生和合作者。当生化学界回顾临床生化史的时候，吴宪被认为是福林最杰出的合作者之一。[4]

五　Folin-Wu 法引入中国

吴宪不仅发现了 Folin-Wu 法，还很可能是第一个将其引入中国的学者。1920 年，吴宪回国任职于北京协和医学院，创建了生物化学系（见图 2）。1923 年 2 月，吴宪在上海参加中华医学会年会，在临床生理学的讨论会上宣读了名为《血液分析新方法》（Blood Analysis with Especial Reference to Some New Methods）的论文，该文后来被全文刊载在《中华医学杂志》（The China Medical Journal）英文版上。在这次学术会议上，吴宪对全球临床血液生化研究进展进行了综述，并简要介绍了 Folin-Wu 法。

吴宪指出，人体任何器官的代谢紊乱都会或多或少地反映在血液之中，因此，血液的化学分析可以为我们提供重要的临床信息。在过去的 10 年中，血液生化检测取得了巨大进步。相比于 10 年前，血液分析所需血液样本量大大减少，检测所需时间也显著缩短，比如"大约 10 年前，布鲁格施（Brugsch）和希滕海姆（Scliittenhelm）还需要用 200 毫升的血液完成一次血尿酸测定，测试需要大约 2 天才能完成。但根据最新的方法，只需要 0.5

---

① Donald Dexter van Slyke: An Oral History ［Sound Recording］/ Interviewed by Peter D. Olch（May 27-28, 1969）, Oral History Collections, National Library of Medicine.

② 曹育：《杰出的生物化学家吴宪博士》，《中国科技史料》1993 年第 4 期，第 30～42 页。

③ C. Bishop, "Hsien Wu（1893-1959）: A Biographical Sketch," Clin. Chem., Vol. 28（1982）, pp. 378-380.

④ L. Rosenfeld, "Otto Folin and Donald D. van Slyke: Pioneers of Clinical Chemistry（1），" Bul. Hist. Chem, Vol. 24（1999）, pp. 40-47.

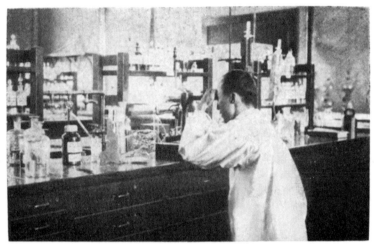

Dr. Hsien Wu—Experimenting   吴 主 任 實 驗 情 形

图 2　吴宪在北京协和医学院的工作照

资料来源：《生理化学科主任吴宪博士》，《协医校刊》第 2 期，1927 年，第 47 页。

毫升血液，在 10~15 分钟内便可以完成一次测定。"[1]

吴宪在文中介绍了他和福林所研究的血液分析方法："在福林博士和我提出的血液分析系统中，经单次沉淀后的滤液适合于血液中各种成分的测定。这套分析系统整合了大量的方法，很大程度上节省了时间和材料，得到了很多临床医生的认可……我对血液中的非蛋白质含氮化合物和糖进行了详细阐述，因为它们最具实用价值。这几种血液中的化学成分大多与疾病有关。从科研的角度来看，理应对血液中所有相关成分进行分析，以便尽可能完整地了解代谢紊乱的过程和机制。然而，为了方便诊断，通常只需测定一种或两种成分即可。测定时应选择最简单、最快速的方法，如Folin-Wu 系统中的血液分析方法。"

之后，吴宪以血糖和糖尿病为例，再次解释了血生化检测对临床诊断的重要意义。"从克劳德·伯纳德（Claude Bernard）时代起，人们就知道糖尿病患者的血糖升高。正常人每 100 毫升血液中含有 80~120 毫克葡萄糖，

---

[1]　本段及以下 2 段均出自 "Blood Analysis with Especial Reference to Some New Methods," *The China Medical Journal*, Vol. 37, No. 12（1923），pp. 1019–1024。

摄入碳水化合物食物后，这一数字略有上升。如果餐前血糖远高于正常值，则表明碳水化合物代谢紊乱。但由于不同个体肾脏排糖的阈值不同，血糖升高可不伴有尿糖的出现。因此，对于血糖的测定可使临床医生在患者糖尿症状出现前就进行明确诊断。"

最后，吴宪还鼓励国内开展对临床血生化的研究："在美国和欧洲的每所大型医院中，血液分析都被认为是一项重要的辅助检查，尤其是在疾病诊断和患者预后方面。""诚然每个国家有自己的国情，但我国也应该开始对于血液分析的研究。血液分析所需的实验室设备并不昂贵，技术也不难学习。血液分析只需要一次试验就可以证明其价值。"在文章最末，吴宪附上了一系列参考文献，列出了他认为最好或最简单的方法以供想要开展血生化检测的同行参考，其中包含血氧、血二氧化碳、血清蛋白、血红蛋白、血脂、血尿酸、血糖等许多检测项目。吴宪极具前瞻性地捕捉到了临床血生化的重要价值，呼吁并帮助中国同行开展相关的研究和临床应用。他对 Folin-Wu 法的贡献没有止步于发明和推广，后来，吴宪还指导并参与了北京协和医院的临床血糖检测，用自己发明的 Folin-Wu 法服务患者。[①]

Folin-Wu 法是最基础、最重要的临床血液生化检查之一，被广泛用于全世界的临床实验室长达 50 年之久。直至 20 世纪 60 年代，在美国临床化学标准方法（Standard Method of Clinical Chemistry）中 "Folin-Wu 法"和 "Nelson Somogyi 法"还被同时推荐。[②] 如今，Folin-Wu 法依然是所有医学或生化相关专业学生必学的重要生化实验，在生化史上有无可取代的地位。哈佛大学医学院的约瑟夫·奥布（Joseph Aub）教授曾评价，"Folin-Wu 法的诞生为生化代谢研究开启了新的篇章"。[③]《生物化学杂志》百年纪念经典论文中，就包括吴宪和福林于 1919 年发表的《血液分析系统》。[④]

美国的中国史专家詹姆斯·里尔登-安德森（James Reardon-Anderson）将吴宪誉为"中国化学的巨人"，评价道："毫无疑问，吴宪是 20 世纪前半

---

① 笔者参观北京协和医院第六届病历展所见。

② 迟家敏主编《实用糖尿病学》，人民卫生出版社，2015，第 74 页。

③ D. Y. Wu, *Hsien Wu 1893 – 1959 in Loving Memory*（Boston：University of California Press, 1959），p. 2.

④ R. D. Simoni, R. L. Hill and M. Vaughan, "Analytical Biochemistry：The Work of Otto Knuf Olof Folin on Blood Analysis," *J. Biol. Chem.*, Vol. 227（2002），pp. 19–20.

叶中国最伟大的化学家，或者说是最伟大的科学家。"[1] 吴宪求学和工作过的两所机构以相似的方式纪念着他：哈佛大学医学院设立了一间以"Folin-Wu"命名的研讨室，[2] 而北京协和医学院在生化系建系 100 周年之际，以吴宪的名字命名了新的科研大楼。

对于西方科学界来说，相比于盛名在外的福林，吴宪的名字却显得有些陌生。《临床化学》（Clin. Chem.）杂志的副主编托马斯·安内斯利（Thomas Annesley）曾为此专门写过一篇文章介绍吴宪的贡献。美国著名生化学家约翰·埃德索尔（John Edsall）则感叹："遗憾的是，今天的许多生化学家都不知道吴宪的贡献，他不应该被忘记。"[3]

对吴宪在 Folin-Wu 法发明中的贡献进行研究、宣传，无疑是必要的，而笔者的这次历史研究正是试图厘清这一段医学史，对这位伟大生化学家的早期工作进行梳理，对其贡献进行审慎的评价，希望能够对现有的吴宪研究、生化史研究起到补充作用。

---

① 曹育：《杰出的生物化学家吴宪博士》，《中国科技史料》1993 年第 4 期，第 30~42 页。

② "Harvard Medical School, Deck the Halls: New Campus Artwork Brings Scientific Achievements to Life," 2022-01-05, https://hms.harvard.edu/news/deck-halls, 2022-07-12.

③ T. M. Annesley, "We Know Folin, But Who was Wu?" Clin. Chem., Vol. 66 (2020), pp. 1577-1578.

从 ROD 到 CKD-MBD：肾性骨营养不良疾病命名的历史沿革[*]

李乃适　　夏维波　　周学瀛^{**}

1942 年 4 月，刘士豪和朱宪彝所著论文《肾性骨营养不良的双氢速甾醇与铁剂治疗》（Treatment of Renal Osteodystrophy with Dihydrotach-ysterol（A. T. 10）and Iron）发表于著名期刊《自然》（*Science*）①，提出"肾性骨营养不良（renal osteodystrophy，ROD）"这一独创性的疾病命名，并且指出对这类患者使用双氢速甾醇有着非常显著的效果。此后 ROD 这一疾病命名为学术界广泛接受，并且相关基础研究和临床诊治均发生了令人欣喜的进展。② 然而，进入 21 世纪后，肾脏病学界要求用"慢性肾脏病—矿物质和骨异常（chronic kidney disease-mineral and bone disorder，CKD-MBD）"取代 ROD 的观点逐渐占了上风。③ 本文拟从历史的视角对这一疾病命名的起源和变迁进行深度梳理和思考。

＊ 本文原刊载于《中华骨质疏松和骨矿盐疾病杂志》2021 年第 1 期，第 4~8 页。

＊＊ 李乃适，夏维波，周学瀛，中国医学科学院北京协和医学院、北京协和医院内分泌科、国家卫生健康委员会内分泌重点实验室，主任医师、教授。

① S. H. Liu and H. I. Chu，"Treatment of Renal Osteodystrophy with Dihydrotachysterol（A. T. 10）and Iron，"*Science*，Vol. 95（1942），pp. 388-389.

② M. J. Damasiewicz and T. L. Nickolas，"Rethinking Bone Disease in Kidney Disease，"*JBMR Plus*，Vol. 2（2018），pp. 309-322.

③ M. Ketteler et al.，Executive summary of the 2017 KDIGO Chronic Kidney Disease-Mineral and Bone Disorder（CKD-MBD）Guideline.

一 代谢平衡法和北京协和医院早期的
钙磷代谢研究

北京协和医学院的建立，在世界医学史上是一个极为独特的存在。自弗莱克斯勒报告发表以后，北美医学教育改革如火如荼；而以 W. 韦尔奇为首的一批医学教育改革领导者，在洛克菲勒基金会的支持下，希望在中国建立一所能够作为全球医学教育典范的医学院，他们提出的建校宗旨就包括了"提供科研机会，尤其是针对远东地区的特殊问题"，而骨软化症恰恰属于这"特殊问题"之一，因此长期受到重视。

在协和，最早重视骨软化症的学者是妇产科主任马士敦（J. P. Maxwell）。[①]他受聘协和以前就在中国行医，在行医过程中积累了诸多因骨软化症导致难产的病例，因此进行了流行病学的研究，最终在 1925 年发表了《中国的骨软化症》（Osteomalacia in China）一文，[②] 提示日晒不足和饮食特点跟骨软化症有着极为密切的联系。后来，妇产科第 3 任主任麦凯尔维（J. L. McKelvey）设计了一种阴道重建的术式专门治疗骨软化症引起的阴道问题。

然而，要想解决骨软化症，必须从钙磷代谢着手。当时在美国麻省总医院已经出现专门的代谢实验室和代谢病房，用代谢平衡法研究这方面问题。代谢平衡法通过观察各种干预对钙磷在摄入、代谢、排泄等生理过程的改变判断发病机制，并可以之为依据制订治疗方案。通常以 4 天为 1 个代谢期，每个代谢期施以不同的干预，对于饮食、粪便、尿液中的钙磷量均要求得到详细数据；每个代谢期结束时查血清钙、磷水平，获得每种干预对钙磷代谢产生的效果。代谢平衡法需要非常精细的操作和专门的代谢病房，并且需要较长的住院时间，因而在一般的医院是几乎不可能施行的。

而北京协和医院则紧跟学术前沿，1924 年秋季成立了代谢实验室，1926 年 1 月开始设立代谢病房。刘士豪在医学生阶段已经开始进行骨软化

---

① 李乃适：《马士敦与北京协和医学院妇产科的早期骨软化症研究》，《中华骨质疏松和骨矿盐疾病杂志》2009 年第 1 期，第 70~72 页。

② J. P. Maxwel and L. M. Miles, "Osteomalacia in China," *J. Obstet Gynaecol Br.*, Vol. 32（1925），pp. 433-473.

症（佝偻病）相关实验研究，并于 1924 年发表了第 1 篇论文。①

1930 年起，北京协和医院内分泌代谢与肾脏病学研究团队逐渐成熟，1934 年韩诺恩（R. R. Hannon）返美以后，钙、磷代谢研究团队以刘士豪为核心，用代谢平衡法做了大量工作，以《骨软化症的钙磷代谢》为标题，先后发表了 13 篇论文，② 在整个钙磷代谢相关医学史中有重要地位，以至于后来加拿大医学家 A. M. Parfitt 称之为"有关人类维生素 D 缺乏症及其治疗的知识宝库"。③

---

① S. H. Liu, "The Influence of Cod Liver Oil on the Calcium and Phosphorus Metabolism in Tetany," *Chin. Med. J.*, Vol. 38（1924），pp. 793-804.

② R. R. Hannon et al., "Calcium and Phosphorus Metabolism in Osteomalacia Ⅰ, the Effect of Vitamin D and Its Apparent Duration," *Chin. Med. J.*, Vol. 48（1934），pp. 623-636; S. H. Liu et al., "Calcium and Phosphorus Metabolism in Osteomalacia Ⅱ, Further Studies on the Response to Vitamin D of Patients with Osteomalacia," *Chin. Med. J.*, Vol. 49（1935），pp. 1-21; S. H. Liu et al., "Calcium and Phosphorus Metabolism in Osteomalacia Ⅲ, the Effects of Varying Levels and Ratios of Intake of Calcium to Phosphorus on Their Serum Levels, Paths of Excretion and Balances", *Chin. J. Physiol.*, Vol. 9（1935），pp. 101-118; H. I. Chu et al., "Calcium and Phosphorus Metabolism in Osteomalacia Ⅳ, Report of an Unusual Case in a Male with Acute Parathormone Poisoning", *Chin. Med. J.*, Vol. 50（1936），pp. 1-16; S. H. Liu et al., "Calcium and Phosphorus Metabolism in Osteomalacia Ⅴ, the Effect of Varying Levels and Ratios of Calcium to Phosphorus Intake on Their Serum Levels, Paths of Excretion and Balance in the Presence of Continuous Vitamin D Therapy," *J. Clin. Invest.*, Vol. 16（1937），pp. 603-611; S. H. Liu et al., "Calcium and phosphorus Metabolism in Osteomalacia Ⅵ, the Added Drain of Lactation and Beneficial Action of Vitamin D," *Chin. J. Physiol.*, Vol. 11（1937），pp. 271-294; H. I. Chu et al., "Calcium and Phosphorus Metabolism in Osteomalacia Ⅶ, the Effect of Ultraviolet Irradiation from Mercury Vapor Quartz Lamp and Sunlight," *Chin. Med. J.*, Vol. 55（1939），pp. 93-124; H. I. Chu, T. F. Yu and W. T. Liu, "Calcium and Phosphorus Metabolism in Osteomalacia Ⅷ, the Effects of Ingestion of Acid and Alkali in Patients with and Without Chronic,"（*Chin. J. Physiol.*, Vol. 14（1939），pp. 117-131; S. H. Liu et al., "Calcium and Phosphorus Metabolism in Osteomalacia Ⅸ, Metabolic Behavior of Infants Fed on Breast Milk from Mothers Showing Various States of Vitamin D Nutrition," *J. Clin. Invest.*, Vol. 19（1940），pp. 327-347; H. I. Chu et al., "Calcium and Phosphorus Metabolism in Osteomalacia Ⅹ, Further Studies on Vitamin D Action: Early Signs of Depletion and Effect of Minimal Doses," *J. Clin. Invest.*, Vol. 19（1940），pp. 349-363; S. H. Liu et al., "Calcium and Phosphorus Metabolism in Osteomalacia Ⅺ, the Pathogenetic Role of Pregnancy and Relative Importance of Calcium and Vitamin D Supply," *J. Clin. Invest.*, Vol. 20（1941），pp. 255-271; H. I. Chu et al., "Calcium and Phosphorus Metabolism in Osteomalacia Ⅻ, a Comparison of the Effects of A. T. 10（Dihydrotachysterol）and Vitamin D," *Chin. J. Physiol.*, Vol. 17（1949），pp. 117-134; K. Wang et al., "Calcium and Phosphorus Metabolism in Osteomalacia ⅩⅢ, the Availability of Inorganic Phytin, and Dietary Phosphorus and the Effect of Vitamin D," *Chin. Med. J.*, Vol. 61（1942），pp. 61-72.

③ A. M. Parfitt and H. I. Chu, "Pioneer Clinical Investigator of Vitamin D Deficiency and Osteomalacia in China: A Scientific and Personal Tribute," *Calcif. Tissue. Int.*, Vol. 37（1984），pp. 335-339.

因此，在命名"肾性骨营养不良"之前，以刘士豪为核心的协和团队已经对骨软化症进行了极为详尽的研究，对于国际前沿的代谢平衡法也应用得非常熟练，这一系列研究，为此后认识肾性骨营养不良打下了坚实的基础。

二　ROD 的命名、历史背景和意义

1935～1940 年，北京协和医院代谢病房陆续收治 5 例慢性肾功能不全合并钙、磷代谢异常的患者。在他们住院期间，协和医院用常规的代谢平衡法观察各种干预措施对其钙、磷代谢的影响。整理后的数据显示，该类患者与此前所收治的骨软化症或佝偻病患者有所不同，用维生素 D 治疗无效，而双氢速甾醇治疗有效，于是刘士豪和朱宪彝先是合作写了一篇短文，于 1942 年 4 月发表于《自然》（Science），接着在次年以 59 页的长文发表于《医学》（Medicine），[①] 将研究过程与结果以及对其机制的思考均清晰表达于文中。

在 1942 年以前，国际上已经观察到慢性肾功能不全可引起骨质病变，但命名很不一致，主要有四种命名，分别为"肾性骨软化"、"肾性侏儒"、"肾性骨发育不全"和"肾性纤维囊性骨炎"。刘士豪和朱宪彝在论文中指出，前三种命名都具有各自的片面性，不足以全面概括该疾病的特点，而最后一种命名实际上是一个病理学命名，未进行病理活检则不能诊断。他们着眼于疾病的本质，提出了"肾性骨营养不良"的疾病命名，从原理上高度概括了这一类疾病的发病机制，同时，对这类疾病进行单独命名也有利于其特有的药物治疗——A. T. 10 的开展。更为令人佩服的是，关于为什么 A. T. 10 对 ROD 治疗有效而维生素 D 无效，刘士豪和朱宪彝在发表于《医学》（Medicine）的论文中对其机制进行了大胆的预测。他们认为，ROD 和一般维生素 D 缺乏性骨软化症的关键区别在于肾功能衰竭，肾脏是影响维生素 D 作用发挥的场所，因此提出假说：肾脏在肾功能衰竭时可能分泌

---

① S. H. Liu and H. I. Chu, "Studies of Calcium and Phosphorus Metabolism with Special Reference to Pathogenesis and Effect of Dihydrotachysterol（A. T. 10）and Iron," *Medicine*, Vol. 22（1943）, pp. 103-161.

一种物质，影响了维生素 D 的活性，但该物质不影响 A. T. 10 活性，因此 A. T. 10 对 ROD 治疗有效而维生素 D 无效。[①]

因为 ROD 命名直接提示了疾病本质且极为简洁，涵盖了当时这类疾病的各种临床表现且有独特的治疗方法，可以解决该类疾病命名混乱的问题，故很快为学术界广泛接受。此后几十年内，ROD 的命名被国际内分泌学界和肾脏病学界广泛使用，成为临床医学领域内极为少有的由中国人命名的疾病名。

三　内分泌学和肾脏病学的进展对 ROD 诊治的改变

科学技术的进展使慢性肾功能不全的诊治得到了长足进展，无论在基础研究还是临床诊治上，人类对 ROD 的认识都获得了飞跃，同时 ROD 患者的寿命大大延长。

（一）维生素 D 作用机制的阐明

20 世纪 70 年代初，M. F. Holick 和 H. F. Deluca 运用翔实的资料，证实了真正发挥激素作用的是维生素 D 的活性代谢产物 1，25 双羟维生素 D ［1，25-dihydroxyvitaminD，1，25-（OH）$_2$D］。而接下来又发现 1α 位的羟化这一步恰恰主要由肾脏 1α 羟化酶催化完成，因为维生素 D 在肾功能衰竭情况下不能代谢为 1，25-（OH）$_2$D，故治疗无效，但 A. T. 10 是 1，25-（OH）$_2$D 的类似物，可直接发挥药理学作用。[②] 这与刘士豪和朱宪彝提出的假说尽管并不完全吻合，但是思路却是一致的。

（二）透析治疗和放射免疫测定法的出现对 ROD 临床诊治的改变

透析疗法的广泛应用大大延长了 ROD 患者的预期寿命，也使 ROD 的内

① S. H. Liu and H. I. Chu, "Studies of Calcium and Phosphorus Metabolism with Special Reference to Pathogenesis and Effect of Dihydrotachysterol（A. T. 10）and Iron," *Medicine*, Vol. 22（1943），pp. 103-161.

② H. K. Deluca and H. K. Schnoes, "Vitamin D: Recent Advances," *Ann. Rev. Biochem.*, Vol. 52（1983），pp. 411-439.

容较透析治疗出现以前大大丰富了，病程中出现的各种新问题也相应增多。而放射免疫测定法的建立，使以前不能测定的许多物质都能够得到精确测定，① 于是有一批新的生物标志物进入临床应用阶段，尤其是甲状旁腺素（parathyroid hormone，PTH）的测定，对判断 ROD 长期透析后是否出现继发性及三发性甲状旁腺功能亢进症有重要作用。这些均是刘士豪和朱宪彝在命名 ROD 的时代不可能预期到的。另外，在透析治疗出现以前，ROD 患者的预期寿命几乎不会太长，因而刘士豪和朱宪彝的 2 篇文献均未提及血管钙化和骨折的问题，而这两者后来也成为评价 ROD 的重要组成部分。因此在 ROD 内容越来越丰富的情况下，对 ROD 的具体评价和进一步分类逐渐得到了深入研究，此后有学者将 ROD 分为高骨转换型和低骨转换型，骨矿化正常和异常类型等，均在一定程度上促进了临床诊治的进展。

四　CKD-MBD 的提出和 ROD 定义的修订

有关 ROD 的研究越深入，则有关其定义和评价指标的讨论就越热烈，2002 年美国肾脏病学会提出慢性肾脏疾病（chronic kidney disease，CKD）的概念以来，有关 CKD 的研究进展很快，其中就包括 ROD 的进展。2005 年，改善全球肾脏病预后组织（Kidney Disease：Improving Global Outcomes，KDI-GO）发表了有关 ROD 的立场声明，提出用 CKD-MBD 替代 ROD，来泛指 CKD 患者发生的骨矿盐代谢异常、骨结构与组分改变和骨骼系统外钙化的表现，而用 ROD 特指经骨活检证实的 CKD-MBD。

五　从科技术语角度对 CKD-MBD 和 ROD 的比较

科技术语强调对象客体—概念—符号对应，基本要求是准确性。从对于疾病的概念描述看，ROD 更加反映本质，是借助其内涵对疾病的概念进行描述，而 CKD-MBD 则是借助其外延对疾病概念进行描述，也是一种常见

---

① R. S. Yalow and S. A. Berson，"Immunoassay of Endogenous Plasma Insulin in Man，" *J. Clin. Invest.*，Vol. 39（1960），pp. 1157–1175.

的术语构建途径。两者相比较，ROD 强调疾病的机制，而 CKD-MBD 则更加强调 CKD 的疾病范畴以及骨质改变和骨外钙化的问题，因此两者各有优点，难分伯仲。一方面，在 CKD 概念推行并大获成功后，强调关注 CKD 引起的骨矿盐代谢异常和相关问题，尤其是之前关注不够的骨外钙化等问题，确实在当前的时代有着积极的意义，相信这也是 CKD-MBD 为多数肾脏病学者支持的原因之一。另一方面，成功的术语通常具有的共同特征是简洁性，从这一角度考察，ROD 的简洁性毋庸置疑，在绝大多数语言中均是两个词构成的词组，而 CKD-MBD 作为简称时简洁性尚可。即便如此，在 CKD-MBD 命名提出以后，有文献从这一视角提出了异议：CKD-MBD 仅对英语使用国家符合简洁性的要求，非英语国家对于"慢性肾脏病—矿物质和骨异常"的缩写是不一样的，极易造成混乱。[①] 这一观点也有诸多支持者。当然，对于我国读者来说，因为汉语并非拼音文字体系，则采用 CKD-MBD 术语并不易造成混淆。总之，从准确性上来说两者难分高下，但从简洁性上看 ROD 远胜 CKD-MBD。

六　ROD 未来向何处去？

作为第一个中国人命名的疾病名称，ROD 是否会逐渐消亡呢？目前 ROD 已经被限定在 CKD-MBD 骨活检后证实其病理学改变，但相当多学者认为，骨活检在 CKD-MBD 的地位是不可替代的，[②] 这也意味着 ROD 至少短期内无消亡可能。未来这一领域的一个可能研究方向就是如何用无创形态学检查代替骨活检，目前已有部分研究致力于此，[③] 如果这一目标真的能够实现，则 ROD 作为术语就更加不会消亡，而更可能的是 ROD 因其简洁性取代

① 〔俄〕格里尼奥夫：《术语学》，郑述谱等译，商务印书馆，2011。

② F. Aguiar et al., "Bone Biopsy: An Ally in the Management of Fragility Fractures in Chronic Kidney Disease," *Acta. Reumatol. Port.*, Vol. 43 (2018), pp. 201 – 209; P. Evenepoel et al., "Update on the Role of Bone Biopsy in the Management of Patients with CKD-MBD," *J. Nephrol.*, Vol. 30 (2017), pp. 645 – 652.

③ A. K. Sharma and N. D. Toussaint, "Is There a Practical Role for a Virtual Bone Biopsy Using High Resolution Imaging of Bone in Patients with Chronic Kidney Disease?," *Nephrology*, Vol. 22 (2017), pp. 27 – 30.

CKD-MBD 而一统天下。

"肾性骨营养不良"的命名根植于北京协和医院对骨软化症钙磷代谢的长期深入研究，这一术语对该领域的发展有着正面的推动作用，一直受到学术界认可。但是，随着科学技术的进展，ROD 的预后大为改观并出现一系列新问题。在 CKD 概念提出并推动学科发展之后，在 CKD 的框架下用 CKD-MBD 取代 ROD，但对于经骨活检证实的情况则保留 ROD 的诊断，已经为大多数学者接受。无论如何，刘士豪和朱宪彝提出 ROD 的疾病命名，在该领域曾经产生的推动作用，将永远为历史所铭记。

教育、临床与科研相结合：北京协和医学院妇产科学早期发展史（1919~1942）[*]

吴　苗^{**}

北京协和医学院（下文简称"协和"）是以美国约翰斯·霍普金斯医学院（下文简称"霍普金斯"）为范本创建的，尤为强调教育、临床与科研相结合的医学模式。该模式实行院（附属医院）校一体制度，设置课程时加强实验室研究和临床实习，注重培养学生的科研和临床能力。① 霍普金斯模式的成功移植使得协和成为中国现代医学的发源地，深刻地影响了中国的医学教育、科学和医疗卫生事业。近代著名医学教育家颜福庆如是评价协和："其设备与人材，仍足称道，除造就医界中良好医师外，最大供（贡）献为促进全国医界之进步，提倡研究，提高程度，鼓励出版与昭示社会以科学医事之价值等。凡所成就，皆非金钱所能估计，而其对于全国之医学科学，影响尤大。"②

协和妇产科③也培养了很多优秀的人才，随着这些人才向其他机构播散，现代妇产科学的理念和培养模式也在各地根植。可以说协和妇产科的

---

　*　本文原刊于《协和医学杂志》2023 年第 2 期，第 442~448 页。

　**　吴苗，中国科学院自然科学史研究所助理研究员，研究方向：医学史、妇产科史。

　①　葛海涛：《全球史的视角下医学教育变革与北京协和医学院的创建》，《自然辩证法通讯》2021 年第 9 期，第 76~83 页。

　②　颜福庆：《中国医学教育概况》，《卫生月刊》（上海）第 4 卷第 4 期，1934 年，第 14~17 页。

　③　协和是院校一体制，本文涉及的妇产科包括医学院的妇产科学系和医院的妇产科室。

建立和发展是现代妇产科学在中国传播和根植的缩影。前人关于协和妇产科学的考证散见于对协和的整体研究①或者妇产科人物研究②之中，尚未有对协和妇产科学整体情况的专门研究。本文结合档案、书信、回忆录、报刊等相关史料，系统梳理和考证从 1919 年马士敦（J. P. Maxwell）被任命为协和首任妇产科主任到 1942 年协和暂时关闭这一时期协和妇产科的教育、临床和科研相关工作，试图勾勒从协和管理层的谋篇布局到妇产科各项具体实践的全景图，展现协和妇产科的定位与特色，并总结其带来的影响。

一 协和妇产科教育工作

（一）教员概况

协和管理层在物色妇产科学系教员时极为慎重，对候选人的教学、临床和科研能力进行仔细考察，并结合相应职位要求安排进修计划，让候选人到国际顶尖医学中心跟随一流学者学习，增强专业能力。一般还会为正式教员提供出国访问和学习的机会，保证教员处于国际化的学术交流网络之中。

以协和首任妇产科主任马士敦的任命为例。马士敦出生于苏格兰长老会医疗传教士之家，1896 年毕业于伦敦大学学院（London University College），后于圣巴塞洛缪医院（St. Bartholomew's Hospital）接受临床训练，在此期间系统学习了妇产科、眼科和外科知识，获产科金奖。1896 年成为伦敦皇家内科学会（Royal College of Physicians of London）成员，1897 年成

---

① 中国协和医科大学编《中国协和医科大学校史（1917—1987）》，北京科学技术出版社，1987；〔美〕鲍尔斯：《中国宫殿里的西方医学》，蒋育红、张麟、吴东译，中国协和医科大学出版社，2014；政协北京市委员会文史资料研究委员会编《话说老协和》，中国文史出版社，1987；董炳琨、杜慧群、张新庆：《老协和》，河北大学出版社，2004；矗之编著《协和医脉——1861~1951》，中国协和医科大学出版社，2014。

② 李乃适：《马士敦与北京协和医学院妇产科的早期骨软化症研究》，《中华骨质疏松和骨矿盐疾病杂志》2009 年第 1 期，第 70~72 页；崔军锋、吴巍巍：《英国医学传教士马士敦在华活动研究（1899—1937）》，《海交史研究》2021 年第 2 期，第 78~89 页；吴苗：《马士敦及其对近代中国妇产科的贡献》，《科技史研究论丛》2018 年第 4 期，127~144 页。

为英国皇家外科学会（Royal College of Surgeons of England）成员，1898 年伦敦大学外科学士考核，马士敦高居榜首，获外科金奖。可以说马士敦获得了当时伦敦大学外科和产科的最高荣誉。[①] 1899 年马士敦接受英国长老会（English Presbyterian）的任命，到中国行医传教。1899~1904 年，他服务于福建莒蒲医院，1904 年起一直在福建永春医院担任院长。1915 年，马士敦成功申请中华医学基金会（China Medical Board，CMB）的奖学金项目（见图 1），1917 年到美国罗切斯特的梅奥医学中心（Mayo Clinic）进一步深造，[②] 在此期间与协和管理层鲍垂克（W. Buttrick）和顾临（R. S. Greene）建立了联系。[③]

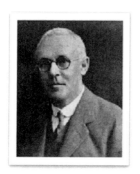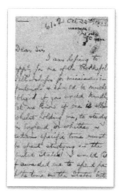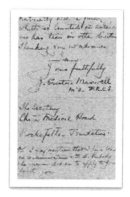

图 1　马士敦及其申请 CMB 奖学金的手稿

资料来源：1927 年《协医校刊》和洛克菲勒档案馆。

1916 年 9 月，伦敦会外事秘书，同时也是协和首任校董之一的郝金斯（F. H. Hawkins）为马士敦写了一封内容详细的推荐信，建议为马士敦提供协和外科方面的教职，并在推荐信中详细介绍了马士敦的教育背景、医院工作经验、在中国的影响力、教学以及学术研究能力等各方面情况，特别

①　崔军锋、吴巍巍：《英国医学传教士马士敦在华活动研究（1899—1937）》，《海交史研究》2021 年第 2 期，第 78~89 页。

②　Maxwell to CMB（October 22, 1915），Folder 453, Box 64, FA065, China Medical Board, Inc. Records, Rockefeller Archive Center.

③　Greene to Buttrick（October 25, 1916），Folder 453, Box 64, FA065, China Medical Board, Inc. Records, Rockefeller Archive Center.

强调了马士敦在教学、临床、科研三方面的突出表现。^① 协和管理层收到信后并未认真考虑马士敦的任命问题，可能存在两方面的原因，一是协和外科职位管理层已有初步人选，二是马士敦本人未提交职位申请。1918 年 3 月至 5 月，郝金斯多次来信询问马士敦的职位，协和董事会秘书鲍垂克才开始关注并着手处理相关事宜。^② 马士敦在此后提交了协和外科职位申请表，而此时泰勒^③（A. S. Taylor）已被任命为协和外科教授兼主任，鲍垂克建议马士敦与泰勒会面交流。^④ 泰勒对马士敦评价甚高，建议管理层为马士敦提供妇产科方面的职位。^⑤ 协和管理层经过征求曾与马士敦共事的相关专家的意见，经过一系列讨论后，决定为马士敦更换奖学金项目，到霍普金斯跟随妇科权威卡伦（T. S. Cullen）以及产科权威威廉姆斯（J. W. Williams）进修，之后再决定是否任命。^⑥ 进修期间马士敦得到了泰勒、卡伦、威廉姆斯的一致认可，他们向管理层建议任命马士敦为妇产科教授和主任。马士敦最终于 1919 年受聘成为协和妇产科学系教授和首届妇产科主任。

总体来看，马士敦从被推荐给协和管理层到被正式任命，经历了长达两年半的考察期，其间中间管理层还为马士敦更换了奖学金项目以确保其接受合适的训练，最终才在多方权威人士的推荐下被正式任命。实际上，协和对于一般教员的遴选标准也极其严格。具体来说，协和妇产科学系外籍教员（见表1）一般均在国外著名的医学院接受过训练，中国教员（见表 2）大多是协和自己培养的学生，但多于国外著名医学院进修过，专业水平很高。这些精英后至全国各地承担妇产科工作，并成为各院校的骨干。正

① Hawkins to Buttrick （September 30, 1916）, Folder 453, Box 64, FA065, China Medical Board, Inc. Records, Rockefeller Archive Center.

② Hawkins to Buttrick （March 21, May 16, 1918）, Folder 453, Box 64, FA065, China Medical Board, Inc. Records, Rockefeller Archive Center.

③ 泰勒，美国人，1905 年毕业于弗吉尼亚大学，加入南方浸礼会，到中国扬州行医；1915 年受 CMB 资助到美国进修，因表现优异，获得 CMB 延长资助，至霍普金斯跟随霍尔斯特德学习外科，后担任霍普金斯外科住院医师；1918 年受聘成为协和首任外科主任。

④ Buttrick to Maxwell （July 4, 1918）, Folder 453, Box 64, FA065, China Medical Board, Inc. Records, Rockefeller Archive Center.

⑤ Taylor to Buttrick （July 27, 1918）, Folder 453, Box 64, FA065, China Medical Board, Inc. Records, Rockefeller Archive Center.

⑥ Flexner to Buttrick （August 9, 1918）, Folder 453, Box 64, FA065, China Medical Board, Inc. Records, Rockefeller Archive Center.

如著名医学教育家法伯尔（K. Faber）所说，"（协和）在一定程度上，成为给其他医学院培养教师的示范学校"。①

表 1 1919~1942 年协和妇产科学系外籍教员

人名	国别	最高职位*	教育背景	在协和工作时间(年)
J. P. Maxwell（马士敦）	英国	教授/系主任	伦敦大学医学院毕业，后在梅奥医学中心和霍普金斯进修	1919~1936
D. E. Ford	美国	助教	密歇根大学医学院毕业	1921~1922
L. M. Miles（麦尔斯）	美国	讲师	芝加哥大学 Rush 医学院毕业	1922~1926
N. J. Eastman（伊斯特曼）	美国	教授/系主任	印第安纳大学医学院毕业	1924~1929 1933~1935
P. D. Hoffman	美国	助教	康奈尔大学医学院毕业	1923~1925
P. E. Loudenslager	美国	助教	宾州大学医学院毕业	1926~1927
K. Gordon（王国栋）	英国	讲师	伦敦大学医学院毕业	1928~1931
M. Crooks	英国	助教	贝尔法斯特女王学院	1930~1931
S. W. Moris	美国	助教	明尼苏达大学医学院	1933~1934
J. L. Mckelvey（麦克韦）	加拿大	教授/系主任	女王大学医学院毕业，后在霍普金斯专修妇产科	1934~1938
E. Whitacre（槐达科）	美国	教授/系主任	依阿华州立大学医学院毕业	1939~1942

注：*参考《话说老协和》一书中的翻译，协和当时的职位等级为助教（assistant）、讲师（associate）、助教授（assistant professor）、襄教授（associate professor）、教授（professor）。

资料来源：1918-1920 PUMC annual announcement，Peking Union Medical College；Annual Report of the Medical Superintendent of the Peking Union Medical College Hospital，Peking Union Medical College Hospita，1921-1940。

表 2 1919~1942 年协和妇产科学系中国籍教员

人名	最高职位*	毕业院校	出国进修情况	在协和工作时间(年)	去向
吴伟德	讲师	伦敦大学医学院	1916~1918 年至霍普金斯进修	1919~1923	香港大学
杨崇瑞	荣誉讲师	协和女子医学堂	1925~1926 年至霍普金斯进修，同时考察英、法、德、荷等地的公共卫生和助产教育	1926~1942	协和公共卫生科，同时在协和妇产科担任荣誉讲师

---

① 〔美〕鲍尔斯：《中国宫殿里的西方医学》，蒋育红、张麟、吴东译，第 155 页。

人名	最高职位*	毕业院校	出国进修情况	在协和工作时间(年)	去向
王逸慧	助教授	上海圣约翰大学医学院	1926~1928年至霍普金斯进修	1928~1934	上海医学院
李士伟	讲师	协和	1930~1931年至霍普金斯、纽约产院、麦克吉尔大学进修	1928~1933	南京中央医院
林巧稚	助教授	协和	1932~1933年至英国曼彻斯特大学、伦敦大学医学院进修,1939年至芝加哥大学医学院进修	1930~1942	协和妇产科
钟品梅	助教	上海圣约翰大学医学院	无	1931~1932	云南大学医学院
周穆英	助教	夏葛医学院	无	1932~1933	上海医科大学
林崧	助教授	协和	1936~1937年至德国基尔大学、莱比锡大学、柏林大学等进修	1933~1942	天津妇幼保健院、天津医学院
柯应夔	讲师	协和	1940~1941年至纽约癌症纪念医院进修	1935~1942	天津中心妇产科医院
林爱群	助教	协和	1937~1938年至密歇根大学进修	1938~1940	美国
郭泉清	讲师	齐鲁大学医学院	无	1937~1941	上海第二医学院
王鸿文	助教	协和	1941年至霍普金斯进修	1938~1942	重庆中央医院、上海医学院
熊荣超	助教	协和	无	1939~1940	上海国防医学院
曾绵才	助教	上海圣约翰大学医学院	无	1939~1942	中国医学科学院肿瘤医院
田雪萍	助教	上海圣约翰大学医学院	无	1940~1941	南京中央医院
方连瑜	助教	协和	无	1941~1942	不详
俞蔼峰	助教	协和	无	1941~1942	天津医学院

注 与资料来源同表1。

协和也是亚洲重要的医学交流中心，其专门设立了客座教授制度，邀请国际知名学者来协和进行短期交流，承担教学工作，这一制度提高了协和的教育和科研水平，也在一定程度上解决了师资不足的问题。1922年5月至1923年5月，芝加哥大学妇产科教授达德利（E. C. Dudley）到协和担任客座教授并承担教学工作。[1] 正如福梅龄所说："客座教授和来访者都起到了加强和发展该学科的作用，在帮助消弭协和与外界科学界之间的隔阂方面，他们亦发挥了重要作用……客座教授项目有利于获得并留住宝贵的人力资源，使协和成为整个东方科学活动和兴趣中心。"[2]

（二）课程设置

1. 本科生课程

本科生的课程设计极为重视临床实践和实验室工作。学生从第三学年开始系统学习妇产科课程，包括课堂讲授（tutorial classes）、查房（ward rounds）、临床手术操作（clinical operation）三种形式，周六设有讲座和门诊。手术通过模型展示，有实际案例时，学生可在产房观看手术方法。课程设置特别强调结合病例进行教学，并注重通过珍贵的临床和病理资料提升教学效果。第四学年开始临床实践课程，学生在老师一对一的指导下至少完成8例接生任务，鼓励学生尽可能多地参与接生实践。同时继续开设妇产科病理课程，结合各地标本教授学生病理诊断知识。学生需要参加一周一次的门诊工作，在老师的监督下对患者进行体格检查，并做好记录。第五学年开始临床轮转实习，妇产科轮转为期两个月。下午需参加门诊，协助开展产前检查、膀胱镜和输卵管通气实验等工作。[3] 协和妇产科其后对课程设计进行了一些调整，如将病房学习时间提前到第三学年，让学生更早接触患者，同时延长在病房学习的时间，由此可见协和妇产科对"床边教学"的重视。

---

[1] J. P. Maxwell, Report of PUMC Department of Obstetrics and Gynecology（1921–1922），Folder 453, Box 64, FA065, China Medical Board, Inc. Records, Rockefeller Archive Center.

[2] 〔美〕福梅龄：《美国中华医学基金会和北京协和医学院》，闫海英、蒋育红译，中国协和医科大学出版社，2014，第33页。

[3] J. P. Maxwell, Peking Union Medical College Department of Obstetrics and Gynecology（1924），Folder 454, Box 64, FA065, China Medical Board, Inc. Records, Rockefeller Archive Center.

2. 毕业后教育课程

毕业后教育课程一般安排在 9 月份，为期 2~3 周，一些学员会被选拔留任为协和妇产科实习医师。[①] 这一课程吸引了全国各地的学员，在开办过程中教学形式越来越多样，内容越来越丰富，影响也越来越广泛。1925 年起，课程从 14 天延长至 21 天，共有 15 名学员参加，大部分为医学传教士。课程主要展示了剖宫产和其他产科手术，特别讲授了与妊娠毒血症和产褥热相关的现代医学观点。[②] 1926 年共有 16 名学员（10 名中国学员，6 名外籍学员）参加，课程采取专题演讲、查房、示教手术、参观学习、会议讨论等形式。其中，专题演讲主要包括妇产科解剖、生理、诊断、治疗等理论知识；示教手术包括正常分娩、横位分娩、回转术、产钳术、剖宫产术、子宫切除术、引产术等手术操作；参观学习包括到实验室、病理室、卫生事务所等地参观，学习实验室诊断、病理学和公共卫生学知识。课程由妇产科主办，同时得到了神经科、病理科、公共卫生科、儿科等科室的协助。[③] 1928 年课程名额为 25 名，提前在当年召开的中华医学会上进行了宣传，同时在《中华医学杂志》上刊登了通告，[④] 课程形式无变化，课程内容增加了不育症的诊断和治疗、女性泌尿学、妇科疾病的镭锭疗法等内容。

妇产科毕业后教育课程由协和开创，满足了当时对医学专科化教育的迫切需要，具有极为重要的价值。当时参加进修课程的传教士学员如是说："对中国医生进行专科训练，可使教会医院临床得以专科化。这对教会医院是多么大的福祉！这样，患者可以得到更加专业的治疗，医院的名声会更好……"[⑤]

---

① 25th Annual Report of the Medical Superintendent of the Peking Union Medical College Hospital, Peking Union Medical College Hospital, 1933, p. 45.

② Report on the Post Graduate Class in Obstetrics and Gynecology（1925），Folder 453, Box 64, FA065, China Medical Board, Inc. Records, Rockefeller Archive Center.

③ J. P. Maxwell, Obstetric and Gynecological Department Report of the Post Graduate Class（1926），Folder 453, Box 64, FA065, China Medical Board, Inc. Records, Rockefeller Archive Center.

④ "Postgraduate Course in Obstetrics and Gynecology," *Chin. Med. J.*, Vol. 46（1932），pp. 439–439.

⑤ 〔美〕鲍尔斯：《中国宫殿里的西方医学》，蒋育红、张麟、吴东译，第 154 页。

3. 教材

由于采用英文教学，协和妇产科所用教材基本是比较经典的原版教材。1925 年马士敦去欧洲访问各个医学中心，其目的之一就是"了解德国、法国最好的产科教科书，以便指导协和医学院图书馆购买相关书籍"。[①] 协和妇产科教员在发表论文时多次引用《威廉姆斯产科学》《产科学原理与实践》等国际权威产科学教材。

马士敦开设的系列妇产科演讲，由方石珊、李士伟译述并收录为《产妇科讲演集》一书（见图 2），1930 年由北平私立协和医学院出版，被作为妇产科教学之用。方石珊在序中强调此书对妇产科教育的价值："吾国科学的医书寥若晨星，产妇科书尤属罕见。协和医学院教授马士敦博士产妇科讲演录足为实地医家及医学生之宝鉴。"[②] 书中的主要内容还在 1928~1929 年的《中华医学杂志》上连续刊载，共有 10 篇，涉及妇产科诊断、疾病、手术等相关知识。

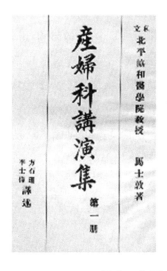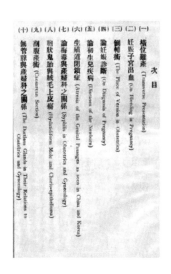

图 2　《产妇科讲演集》书影

资料来源：笔者拍摄。

---

① J. P. Maxwell, Report on the Visit of Some of the Continental Clinics（May 18, 1925）, Folder 453, Box 64, FA065, China Medical Board, Inc. Records, Rockefeller Archive Center.

② 〔英〕马士敦：《产妇科讲演集》，方石珊、李士伟译述，北平私立协和医学院，1930，"序"。

二 协和妇产科临床工作

（一）诊疗业务

妇科方面。1921~1922 年妇科手术共 104 例。有 10 例子宫切除术、10 例子宫脱垂术、3 例卵巢肿瘤切除术、6 例输卵管手术、多例纤维瘤等手术。治疗了一些妊娠毒血症患者，其中 1 例是食物缺乏导致。医护人员观察了很多宫颈癌患者，由于医院没有镭锭，无法提供治疗。有 1 例通过诊刮术确诊的宫颈癌患者，用子宫全切术成功治愈，恢复良好。[①] 后续随着镭锭和放射疗法的日益成熟，到医院就诊的妇科肿瘤患者逐年增多，很多是远道而来、等候多时的。[②]

产科方面。1921 年共有 44 例分娩产妇，但大部分为院外接生。1922 年分娩产妇数目提高至 97 例，仅 4 例为院外接生，13 例为剖宫产。[③] 1925 年共 300 例分娩产妇，1930 年分娩总数上升为 402 例，1933 年超过 700 例，1934 年为 896 例，1935 年为 1133 例。[④] 1924 年产科重建后，环境设备方面也有很大的提升。产科设有两个 1 张床位的一等病房，三个 2 张床位的二等病房，一个 10 张床位的三等病房，共 18 张床位（见图 3~图 5）。产房经由通道和办公室相连，旁边有一个小实验室用于检验病理标本。产房中配备齐全、设备先进，包括 Ziegler 式产床、电动吸奶器等。[⑤]

总体来讲，协和妇产科接诊的数量逐年增多，且主要为疑难杂症，一般性医疗业务不多，原因可能在于"收治患者的主要标准是看其教学

---

① J. P. Maxwell, Report of PUMC Department of Obstetrics and Gynecology (1921-1922), Folder 453, Box 64, FA065, China Medical Board, Inc. Records, Rockefeller Archive Center.

② 27th Annual Report of the Medical Superintendent of the Peking Union Medical College Hospital, Peking Union Medical College Hospital, 1935, pp. 47-49.

③ 27th Annual Report of the Medical Superintendent of the Peking Union Medical College Hospital, Peking Union Medical College Hospital, 1935, pp. 47-49.

④ Annual Report of the Medical Superintendent of the Peking Union Medical College Hospital, Peking Union Medical College Hospita, 1930-1935.

⑤ J. P. Maxwell, Peking Union Medical College Department of Obstetrics and Gynecology (1924), Folder 454, Box 64, FA065, China Medical Board, Inc. Records, Rockefeller Archive Center.

和临床研究价值"，以免"疲于应付大量诊疗工作，而无暇顾及教学和科研"。①

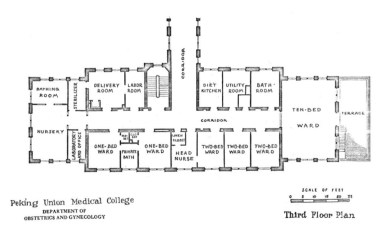

图3 协和产科病房设计

资料来源：J. P. Maxwell, Peking Union Medical College Department of Obstetrics and Gynecology（1924），Folder 454, Box 64, FA065, China Medical Board, Inc. Records, Rockefeller Archive Center。

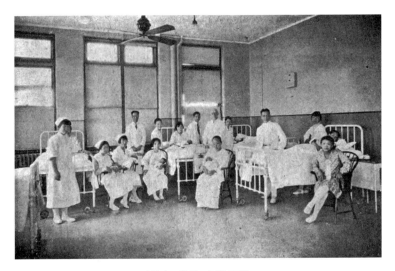

图4 协和产科病房

资料来源：1931年《协医校刊》。

---

① 〔美〕鲍尔斯：《中国宫殿里的西方医学》，蒋育红、张麟、吴东译，第126~128页。

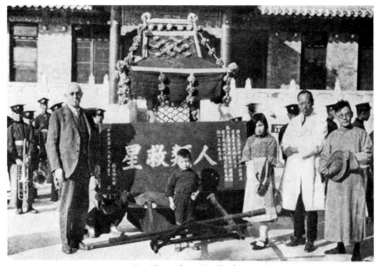

Dr. Maxwell and His Tablet

图 5 马士敦与他的牌匾

资料来源：1931 年《协医校刊》。

（二）住院医师制度

协和的住院医师制度亦源自霍普金斯。妇产科住院医师制度由曾在霍普金斯工作过的伊斯特曼（N. J. Eastman）负责建立和完善。这一制度要求刚毕业的青年医师住在医院里，每天 24 小时对其诊治的患者负全部责任，当时称之为助理住院医师。助理住院医师的工作在科主任和主治医师的指导下进行，要保证质量，一丝不苟，并且在同辈之间进行竞争，一年后进行评定，决定续任、提升或不续任[①]。

李士伟、林巧稚、林崧、柯应夔、方连瑜这些协和毕业生均先后担任过协和妇产科总住院医师（见表 3）。林崧对此有着深刻的记忆："妇产科总住院医师的职责是管全科患者和各级住院医师。当主治医师不在科内时，全科临床上的一切事务，住院总医师都得管……所以住院总医师担负的责任重大……协和的要求之严格是出了名的，那时血、尿、粪便三大常规检验等工作要求住院医师亲自动手做，所以住院总医师的工作头绪特别多，

---

① 政协北京市委员会文史资料研究委员会编《话说老协和》，第 70~71 页。

工作也特别累。"[1] 尽管住院医师很忙很累，但在回忆这一制度时，林崧甚为感激，认为住院医师制度确实提高了他的医术，让他成长为合格的临床医生："正是这种严格的训练，使我在以后的几十年中，能够自如地应付繁重的临床工作。"[2] 可以说，住院医师制度是对医学生的再教育，有助于年轻医学生成长为合格的医生。协和的住院医师制度延续至今，造就了一批基础知识扎实、医疗技能熟练、临床经验丰富的医学人才。

表3　1919~1942年在协和担任过妇产科住院医师的协和毕业生

毕业时间（年）	人名
1926	李士伟
1928	凌筱瑛、吴烈中、汤汉志、王世伟
1929	林巧稚、林元英
1932	林崧、何碧辉、汪培娟
1933	柯应夔、魏淑贞
1934	程育和
1935	林爱群
1936	王鸿文、陈本贞、黄翠梅
1937	熊荣超
1938	司徒亮、卢青山、方连瑜
1939	俞霭峰
1940	严仁英
1942	康映渠、曾昭懿

资料来源：Annual Report of the Medical Superintendent of the Peking Union Medical College Hospital，Peking Union Medical College Hospita，1921-1940。

三　协和妇产科科研工作

协和妇科患者多是疑难病症，产科住院患者主要是病理性妊娠，因此科学研究工作也非常活跃。[3] 妇产科教员基本都有自己的研究方向，如马士敦和麦尔斯的骨质软化症研究、王国栋的子痫研究、李士伟的骨盆测量研究、王逸慧的宫颈癌研究、林巧稚的破伤风免疫研究。协和医院年报资料

---

[1]　政协北京市委员会文史资料研究委员会编《话说老协和》，第70~71页。
[2]　政协北京市委员会文史资料研究委员会编《话说老协和》，第70~71页。
[3]　董炳琨、杜慧群、张新庆：《老协和》，河北大学出版社，2004，第141页。

显示，妇产科开展科研工作时十分注重与不同学科之间的合作，包括与病理系合作开展妇科病理研究，与影像科合作开展肿瘤放射治疗研究，与基础医学部门合作开展骨质软化、破伤风免疫研究。在开展科研工作时，既关注国际新近研究进展，如镭锭治疗妇科肿瘤、Zondek-Ascheim 妊娠诊断试验、子宫输卵管 X 线摄影术等，也结合本土疾病情况，对当时发病率高、威胁大的妇产科疾病，如骨质软化症、产褥热等进行了研究，并将这些研究结果应用于临床，取得了丰富的成果。此外，还开展了女性生理骨盆的测量研究，填补了中国本土骨盆常数的空白。

以骨质软化症研究为例，1921～1924 年，马士敦和麦尔斯合作研究骨质软化症，马士敦负责临床和流行病学方面，麦尔斯负责化学改变方面，详细研究了骨质软化症的地区分布、发生率、症状（见图 6）、原因以及治疗方法。[①] 1923 年二人在《博医会报》上发表《中国的骨软化症》（Osteomalacia in China）一文，1924 年该文被译成中文刊登于《齐鲁医刊》上，1925 年该文经补充后在《妇产科研究》（*Obstet Gynaecol Sect*）上发表。[②]

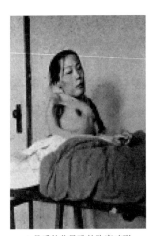 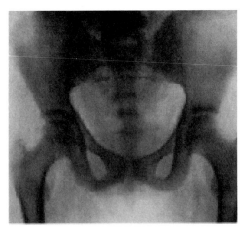

A.骨质软化导致的胸廓畸形   B.15岁骨质软化症女性的骨盆X线图

图 6　骨质软化症患者典型症状

资料来源：1925 年《大英帝国妇产科杂志》。

---

① 马士敦、钱宝源：《中国的骨质软化病》，《齐鲁医刊》第 4 期，1924 年，第 117～128 页。

② J. P. Maxwell, " Miles LM. Osteomalacia in China," *Obstet. Gynaecol. Sect.*, Vol. 32（1925），pp. 433-473.

　　直到 1936 年卸任回国，马士敦始终在完善其对骨质软化症的研究，并同国际学术界保持交流，这项研究也为他带来了国际声望。1924 年，马士敦去欧洲休学术年假，其中的一个目的就是"了解欧洲大陆对于骨质软化症问题的研究进展，并和这一领域的主要研究者讨论骨质软化症的分布和病因学问题"。① 马士敦先后在汉堡、哥本哈根、斯特拉斯堡、柏林和巴黎的诸多著名医学机构观看了骨质软化症患者的骨盆标本、骨盆 X 线照片、X 光机彩色成像和实验室代谢分析仪器等资料和设备，同时向同行展示了他所收集的骨质软化症照片并进行主题演讲。② 1928 年，马士敦受邀至日本、英国等地的一些医学院和研究机构做骨质软化症相关报告。③ 1935 年，马士敦将其关于骨质软化症和胎儿佝偻病的研究结果提交给英国皇家医学会，随后又在温尼伯、多伦多、蒙特利尔、曼彻斯特、伯明翰、剑桥、贝尔法斯特等地进行了学术演讲。④

　　具体来看，马士敦关于中国骨质软化症的研究既借助了协和丰富的病例资源以及放射科和代谢实验室得天独厚的条件，也得益于新兴的流行病学方法，在研究思路和具体方案上均具有开创性。其进行骨软化病研究时所用的尸体解剖样本和影像学资料，至今仍在妇产科教科书中使用。⑤ 这一研究成果在之后有关骨软化症的评述中屡屡被引用，成为该领域临床研究的经典之一。⑥ 正如著名妇产科学家尼克松（W. C. W. Nixon）所说，"马士敦关于骨质软化症的研究是经典的、里程碑式的，这一疾病在美国以他的名字命名，被称为 Maxwell's 疾病"。⑦

　　协和妇产科在促进中国妇产科学术共同体的形成以及建制化发展方面

① J. P. Maxwell, Report on the Visit of Some of the Continental Clinics（May 18, 1925），Folder 453, Box 64, FA065, China Medical Board, Inc. Records, Rockefeller Archive Center.

② J. P. Maxwell, Report on the Visit of Some of the Continental Clinics（May 18, 1925），Folder 453, Box 64, FA065, China Medical Board, Inc. Records, Rockefeller Archive Center.

③ 崔军锋、吴巍巍：《英国医学传教士马士敦在华活动研究（1899—1937）》，《海交史研究》2021 年第 2 期，第 78～89 页。

④ 27th Annual Report of the Medical Superintendent of the Peking Union Medical College Hospital, Peking Union Medical College Hospital, 1935, pp. 47-49.

⑤ 〔美〕鲍尔斯：《中国宫殿里的西方医学》，蒋育红、张麟、吴东译，第 145 页。

⑥ 李乃适：《马士敦与北京协和医学院妇产科的早期骨软化症研究》，《中华骨质疏松和骨矿盐疾病杂志》2009 年第 1 期，第 70～72 页。

⑦ "Correspondence: Obituary," *BMJ*, Vol. 2（1961），p. 590.

也发挥着重要作用。马士敦多次参加博医会年会，并担任妇产科分组主席，妇产科其他成员在会议上做报告。1934 年，中华医学会年会由杨崇瑞担任妇产科分组主席，李士伟任秘书，妇产科分组共 13 篇论文，其中 10 篇来自协和妇产科。[①] 1936 年，马士敦和林巧稚代表协和妇产科参加中华医学会年会。[②] 1937 年中华医学会召开第 12 次大会，共有 16 个分组，论文 240 余篇，妇产科分组有 12 篇论文。在这次大会上，中华医学会妇产科分会宣告成立，马士敦被选举为会长，胡惠德为副会长，王逸慧担任秘书，李士伟和丁懋英为委员。[③] 中华医学会妇产科分会的成立标志着我国妇产科初步建制化的完成。

四 小结

本文梳理了协和妇产科学的早期发展历史，其高标准的教员、教材和课程设置，先进的诊疗技术和完善的住院医师制度，结合国际前沿和本土特点的科研工作，共同促使协和妇产科成为中国现代妇产科学的摇篮。协和培养的妇产科人才也成为中国现代妇产科学的奠基人，随着人才谱系的发展壮大，其影响遍及全国，推动了妇产科学在中国的建制化和专业化发展，为中国现代妇产科学的发展做出了重要贡献。

致谢：感谢洛克菲勒档案馆提供相关档案，感谢陈达维老师、首都医科大学的谷晓阳副教授和上海师范大学的姚霏副教授对本文提出的修改意见。

---

① 26th Annual Report of the Medical Superintendent of the Peking Union Medical College Hospital, Peking Union Medical College Hospital, 1934, p. 62.
② 28th Annual Report of the Medical Superintendent of the Peking Union Medical College Hospital, Peking Union Medical College Hospital, 1936, p. 47.
③ 中华医学会编《中华医学会纪事》(1915~2010)，中华医学电子音像出版社，2010，第 22 页。

中国近代药学教育的发展[*]

王海燕　程　伟[**]

中国医学与药学的分业是世界最早的。《后汉书·百官志》记载："太医令一人，六百石。本注曰：掌诸医。药丞、方丞各一人。本注曰：药丞主药，方丞主药方。……右属少府。"其中"药丞"即指药师，主管药物；"方丞"指医师，是负责开方子的。即在公元 1 世纪，中国已经将医与药分为两个职业。但是在药学教育方面，一直是统一教育，未明确分开。直至1902 年袁世凯在天津设北洋军医学堂，1906 年改名称为陆军医学堂，内设医、药两科。这是目前药学教育独立于医学，自成一个独立的教育科目的最早的记载。通常认为，中国近代药学教育自此开始。

一　高等药学（西药）教育开创中国药学教育的先河

新中国成立以前，中国处于半殖民地半封建社会，药学事业也是十分落后的，药学教育受到轻视、歧视，得不到应有的发展。

1911 年辛亥革命后，南京政府成立，教育部公布《大学规程》，其中明

---

　*　本文原刊于《中医药导报》2018 年第 6 期，第 124~126 页。

**　王海燕，黑龙江中医药大学中医药高等教育研究院副研究员，博士，教育科学研究部主任；
　　程伟，哈尔滨商业大学药学院教授。

确医科大学分为医学、药学两门。其修业年限，医学门定为四年，药学门定为三年。《大学规程》同时对医学门和药学门需要教授的课程科目做了明确的规定，其中要求药学门需教授的科目分为通习科目、修生药学者之专习科目，修卫生裁制化学者之专习科目、修药化学者之专习科目、修筑工学者之专习科目。由此可知，民国初年，药学教育领域对药学学科的分类和药学人才培养的方向已有比较明确的共识，并制定了相对细化的统一规定，学生在学习完通用科目后，还可以选择一个比较细化的专业方向继续学习和实习，这也是近代药学专业生药学、生药制药学、分析药学、化学制药学等药学分支学科的雏形。

《大学规程》中对药学门需教授的课程科目具体规定如下。

通习科目共 26 个，其中实习科目 13 个。通习科目包括：无机药化学、有机药化学、药用植物学、植物解剖学、制药化学、卫生化学、裁判化学、生药学、细菌学、药制学、制药比较学、制剂学、定性分析化学及实习、定量分析化学及实习、工业分析及实习、植物学实习并显微镜用法、无机药化学实习、有机药化学实习、制药化学实习、卫生化学实习、裁判化学实习、生药学显微镜实习、细菌学实习、制药化学药品实验法实习、药制生药药品实验法实习、制药学实习。

通习科目之外的细化专业共 4 个，分别如下。

修生药学者之专习科目，即生药专业教学的科目，为 8 个，其中实习科目 4 个。包括：植物化学、本国生药学、外国生药学、粉末生药学、植物化学实习、本国生药学实习、外国生药学实习、粉末生药学实习。

修卫生裁判化学者之专习科目，近似于现代药品检验检疫专业教学科目，为 6 个，其中实习科目 3 个。包括：卫生化学、裁判化学、细菌学、卫生化学实习、裁判化学实习、细菌学实习。

修药化学者之专习科目，即药物化学专业教学的科目，为 5 个，其中实习科目 4 个。包括：动植物成分研究法讲义、动植物成分研究法实习、元素分析分子量测定法实习、有机体构造研究法实习、新药合成法实习。

修筑工学者之专习科目，近似于现代药剂学和制药工程学教学科目，为 7 个，其中实习科目 5 个。包括：药品工业学、无机性药品制造法实习、有机性药品制造法实习、化学工艺品制造法实习、药剂制造法实习、药品赋形术实习、工场计划及制图。

此外，民国初年，教育部还公布有《医学专门学校规程》，其中对公立医药专门学校所办药学部规定了学制和科目。即在民国初年，中国不仅在医科大学中有专门的药学教育学科，在当时北京、直隶、江苏、浙江、广东等省市设立的公立医学专门学校中，也有药学部，专门培养药学人才。其修业年限为预科一年，本科三年，并设立研究科，年限为一年以上。《医学专门学校规程》中规定的药学专门学校所教授学科为 31 个，除德语外，其余理论课和实习科目均包含在上书医科大学药学科所授科目内。

近代中国，在国民政府时期，政府部门虽然颁布了一些教育规程，但政府对药学教育没有做过明确的规定，缺乏足够的重视，加之社会的动荡，药学教育领域的师资严重缺乏，药学教育难以形成体系。

1906~1949 年，中国建立的药科校系累计 20 余所，其中办学时间较久、毕业人数较多、影响面较大者，有军医学校药科（1906 年设立，中国之有现代药学教育自军医学校药科始）、浙江省立医药专科学校药科（1913 年设立）、私立齐鲁大学理学院药学系（1920 年设立）、私立中法大学药学专修科（1929 年设立）、私立华西协合大学理学院药学系（1932 年设立）、国立药学专科学校（1936 年成立，是国内唯一独立设置的高等药学教育机构）、国立上海医学院药学专修科（1936 年创办）、国立北京大学医学院药学系（1943 年建立）等 8 所药科学校（系）。

当时高等药学（西药）教育机构（药学校、系或科）的设置极为混乱：有的设在医学院内，有的设在理学院内，有的设在专科学校内；有的是国立，有的是省立，有的是私立（多数接受外国教育津贴）。独立的药学专科学校全国仅有一所，即 1936 年在南京成立的国立药学专科学校。大部分学校药科根据自己的课程设置安排药学课程，各个学校各自为政。没有统一的学制和教育制度，两年、三年、四年以至五年等不同学制并存。既无明确的专业设置、培养目标和一定的培养要求，也缺乏统一的教学计划、教学大纲和本国的教科书。[①] 各校系（科）大多直接搬用外国教材，往往因人设课，教师凭自己兴趣讲授，各搞一套，根本谈不上什么保证教学质量。

---

① 陈执瑾：《新中国药学教育的发展》，《药学通报》1957 年第 9 期，第 347 页。

然而，不可否认的是，这些药学高等教育机构为我国药学教育奠定了一定的基础，开创了我国药学教育之先河，一些近代药学人才得以涌现，进而建立了对后世有影响的药学教育机构、药学教育体制和药学教育方法。

二　中初等药学（西药）教育培养了近代中国第一批司药人员

在中初等药学（西药）教育方面，新中国成立前各地曾办过一些药学讲习所（如上海药学讲习所、北平药学讲习所）、药剂职业学校（班）（如上海广澄高级药学职业学校、上海东南高级药科职业学校）、药科学校（如江西省药科学校、重庆西南药科学校）以及补习学校（班）等。这些校所（班）主要办在大城市，如上海、北京、天津、南京、广州、武汉、重庆、青岛、杭州、福州、成都、济南、沈阳、南昌等，由私人或药学团体主办。

此外，高等药学校系（科）如国立药学专科学校、中法大学药科、军医学校药科、西北药学专科学校等也办过一些中等药剂班（有的称为高级药剂职业科）、调剂训练班、补习班等。广州夏葛医学院曾附设药剂士学校一所。①

这些中初等药学教育机构，培养对象主要是近代医院的药剂人员，从此，中国有了学习近代医药学知识的司药人员，其意义和作用不可低估。但是在当时的历史条件下，这些教育机构不为国民党教育当局所重视，长期处于自生自灭的状态。这样的教育机构当时并不多，且其中多数校所既缺乏办学要求和培养规格，又没有统一的学制和教学计划，师资力量薄弱，教学质量难以保证。但不可否认，这些校所虽办学条件很差，可是由于办学人士的努力，毕竟为我国药学事业培养了一大批可用之才。

三　中药教育的主要方式是传统的师带徒

中药人员的培养主要靠以师带徒。在旧中国，中药店的徒工（学徒）

---

① 谢惠民、丛骆骆主编《中国药学史参考》，人民卫生出版社，2014，第38页。

大多是来自农村的青少年，文化程度不高。下面以北京中药店培养学徒为例，说明中药人员的一般培养过程。

北京较大的中药店多采用"一师多徒"的带徒方式，因为每批进店的学徒至少也有4~5人，多时9~10人，只能采用这种方式。学徒进店后，多数先从斗子房开始学起。学满三年后，大部分留在斗子房，有的要调到丸药房或其他部门。进刀房的学徒可以不经过斗子房，但为数很少。在大型药店，斗子房的学徒可多至20人，都称斗子房头目为"师父"（药店经理也是"师父"）。每晚是学徒们学习毛笔字或读医药书的时间（纸笔墨等都由药店供给）。练写字多数写一些中药别录、药性歌赋之类，也有兼写《三字经》、《百家姓》、《朱子治家格言》或新体尺牍等启蒙读物的。学徒学习的基本方法是抄书，抄写的蓝本是手抄本。手抄本很多是由以前的学徒（大徒弟）抄写的，学徒们仔细地、一段一段地用毛笔抄写下来，有不懂的地方，及时向师父或师兄（大徒弟）请教。学徒抄写的本本归个人所有。一些文化程度较高的学徒往往不满足于只学习手抄本，还自学《本草备要》《本草纲目》《寿世保元》之类的中医药书籍（这类书籍也多由药店供应）。药店常用药有500余种，加上不常用的有1000余种。学徒们在挑拣、翻晒药材等实践中，三年间一般可以认清500余种中药。但要鉴别各种中药的真伪，鉴定药品质地的优劣，却是很不容易的，那需要在以后多年的不断实践和学习中才能逐渐掌握。中药的炮制需要严格遵照传统炮制方法，即"遵古炮制"。需要加以炮制的中药有很多种，方法各异，一个人要掌握多种中药的炮制方法也是很不容易的，特别是火候难以掌握。学徒三年中一般只能学到一些基本的主要的技术。其他如成药（丸散膏丹等）配制、切药技术等，都不是很容易就能学会的，学徒期间仅能学到一些有关的基本知识。至于小药店，同大型药店不一样，不是一师多徒，而往往是一师一徒或二徒，药店掌柜（老板）亲自带一两个徒弟（有子女的带子女，或子女与徒弟同时带）。在这类药店中，掌柜自己多兼"坐堂"（即看病），徒弟抓药，师徒关系常常亲如父子。学徒不仅学药，也兼学医。这种师带徒，多要经过一定的拜师程序。①

---

① 刘文巨：《解放前北京的老药店》，《药学通报》1987年第8期，第501页。

中药人员大都是通过上述方式培养的，通过学校这一途径培养出来的则为数很少。各地虽开办过一些名为"中医药学校"的学校，例如1918年包识生等在上海创办的神州医药专门学校，1924年卢乃潼在广州创办的广东中医药专门学校，[①] 1928年陈芷皋等在北京创办的中国医药专科学校，[②] 但实质上培养的都是中医，并没有专门培养中药人员。1935年由于国民党政府卫生署对中药店施加压力，指摘中药店不设中药师，配制方法不科学，北平市国药业公会为了使中药业的经营得以维持下去，在中医的协助下，开办了北平中药讲习所。先是委托中医雷震远代管，1940年国药业公会收回自办，改名为北平市国药业公会中药讲习所。当时北平市卫生局对于办讲习所提出两个条件：一是要开设日文课，取得日本占领当局的同意并接收监督；二是要学习西医药知识，增设一门公共卫生课。国药业公会一一照办，于是讲习所便在故宫的西朝房开学。北平名中医汪逢春任名誉所长，国药业公会会长杨彦文、刘一峰先后任所长，赵树屏任教务主任。开设的课程尚有中药学、制药学（均由杨书澄讲授）、中医诊断学、中医病理学、中医处方学、国语（主要讲古汉语）等。共办了4期，培训400余人。学制前两期一年半，后两期一年。学员系招收北平各药材行栈及药店15~18岁的青年学徒，白天工作，晚上学习。学费由店主交纳。期末考试及格者，讲习所发给毕业证书，卫生局发给中医开业执照，以致后来有些人改业当了中医。[③]

类似这样的讲习所、讲习班等，除北京外，其他地方也办过一些。

四　有限的教育规模及质量

新中国成立前，由于条件的限制，各级药学（西药）教育的规模一般都较小。高等药学校系（科）每年招收的学生多数为一二十人，个别校系

---

① 甄志亚主编《中国医学史》，上海科技出版社，1984，第6页。

② 唐廷猷：《中药教育的历史与现状》，《药学通报》1988年第2期，第103页。

③ 唐廷猷：《中药教育的历史与现状》，《药学通报》1988年第2期，第103页；北京医学院医史教研组、北京医学院保健组织学教研学教研组编写《北京医药卫生史料》，北京出版社，1964，第12~16页。

招生较多（如中法药科曾一年招收 60 人），但毕业时人数大都下降很多。有的药学系（科）一年只招收几个学生；有的名义上是一个专科，而实际上仅办了一个班，只毕业了四五个学生，因此培养出来的人数很少。据 1949 年统计，当时培养出来的药师累计不过 2000 人，到卫生部门登记领取执照的药师仅 484 人，药剂师有 2873 人。

数量不多，质量也不高。当时的师生有一种浓厚的崇洋媚外思想。课堂上用的是外国课本，参考的是外国书籍，教的是外国药品和外国资料；轻视中药，认为中草药是草根树皮，不科学，不合外国药店的规格要求。因此，培养出来的为数不多的人才，其思想多是混乱、空虚的，能够自觉地为祖国的药学事业做贡献的人不多。有些人为了多挣几个钱，甚至不惜争着去为外国人效力。有人统计，上海一个大学的药科 1939 年毕业 8 人，其中 2 人在私人药厂工作，1 人在外商药房工作，1 人在药业公司工作，2 人留校，1 人去香港，1 人去美国，可见一斑。即使是留学归国的药学博士、硕士，有的也甘心为外商药房或药厂工作。

半殖民地半封建社会的旧中国，醉心于宣传和推销外国药品，无情扼杀本国制药工业和药学事业。在这种情况下，药学教育受到轻视、歧视，从而使药学教育培养出来的人才少、质量不高。

五　小结

在中国，千百年来，中医药的师传靠磕头拜师，近代中国的历史变革，开始使药学教育发生变化。尽管近代药学事业处于萌芽阶段，但受到"西学东渐"的影响，传统中医药体系受到西医西药的强烈撞击，近代药学教育开始出现。其高等、中等、初等教育的机构还不能形成体系，但是其奠定了药学教育的基础，培养出来的药学人才对医药事业发展起到了积极的作用。

近代药学教育机构使用的教材多来自西方，有些国外教会以文化渗透等不纯目的兴办医药学校，有些教师受到西方药学正规教育的影响，有些学校的教学方法直接来自西方教育体系，使长期受封建影响的国内教育体系受到了前所未有的冲击，因此应该肯定它的进步性。

　　在内忧外患、社会动荡的历史环境中，无论是药学教育的规模还是培养出的人才及教育方法和手段，都无法适应中国药学的发展，无法满足社会的需要。这些药学教育还是初步的，处于探索阶段，多数药学专业毕业生缺乏系统的教育，专业素养暂且无法达到更高要求。

第四篇

疾病的预防与控制

"鼠疫"概念的形成及其知识史意义[*]

余新忠　田　宇[**]

鼠疫是鼠疫杆菌导致的烈性传染病，主要流行于鼠类、旱獭等啮齿类动物，属于自然疫源性疾病，也是人与动物共患病。[①] 鼠疫不仅是当今国际传染病防治法中的两大甲类传染病之一，也是历史上对人类生命和社会造成重大影响的疫病。由于其历史久远，不可避免地在历史上留下了诸多不同的名称，比如黑死病、核瘟和百斯笃等。一般来说，plague 是当今国际上指称这一疾病的普遍性名词，在人们一般性的认识中，往往会将鼠疫视为中国历来的称呼，而黑死病则被视为西方的历史名称，故有当代研究传染病的科学家认为这两种不同的称呼反映了中西之间对疫病认识的不同取向。[②] 而实际上，从中国疾病史的角度来看，鼠疫似乎并非中国传统的疾病概念，1930 年代，陈邦贤就已在修订版的《中国医学史》之中指出："鼠

---

* 本文原以英文发表于 *Chinese Medicine and Culture* 2023 年第 1 期，第 4～16 页，原题目为 "The Establishment of the Concept of Shu Yi and Its Significance in the History of Knowledge"。本文为国家社科基金重大项目"宋元以来中医知识的演进与现代'中医'的形成研究"（18ZDA175）的阶段性成果。

** 余新忠，南开大学中国社会史研究中心暨历史学院教授；田宇，南开大学中国社会史研究中心暨历史学院研究生。

① 李兰娟、任红主编《传染病学》，人民卫生出版社，2021，第 190 页；〔美〕古德曼（L. Goldman）、奥斯罗（D. Ausiello）主编《西氏内科学》（下）第 23 版，谢毅译，世界图书出版西安有限公司，2015，第 3167～3168 页。

② 《徐建国院士谈微生物："人类是地球的后来之客"》，中青在线，http：//m. cyol. com/gb/articles/2022-04/29/content_ Y4oYpSm96. html，最后访问时间：2022 年 7 月 20 日。

疫，新医学输入以后，始有鼠疫之名。"① 由此来看，"鼠疫"非但不是中国旧有的病名，而是一个新医学的概念，那么，情况究竟如何呢？

由于鼠疫对人类历史的影响巨大，国际史学界对于鼠疫史的研究十分丰富，就中国的情况而言，鼠疫史研究也可谓中国疾病医疗史研究的热点议题，20世纪后半叶以来，已出版的专门论述鼠疫的史学专著就已不下6部，② 论文更是不计其数，这些论著主要论述的是中国历史上，特别是近代以来鼠疫的流行情况、影响及社会应对，同时，也有些研究会论及古代恶核、疙瘩瘟等病名与鼠疫的关系等问题，③ 但只有很少的研究关注到"鼠疫"这一概念本身的历史。吴文清在朱建平主编的著作中从中医的角度论述了鼠疫病名的确立，曹树基和李玉尚则通过比较系统的史料梳理，探讨了"鼠疫"的出现。这些研究都清楚地说明了"鼠疫"一词最早出现于1890年左右出版的吴宣崇的《治鼠疫方》一书，在这一概念出现之前，民间已有痒子病、核瘟等诸多名称来称呼这一疾病，而后鼠疫之名开始流行。④ 这些研究虽然已经明确地指出了"鼠疫"概念的源起以及当时其与多种相关概念并存的情况，但并没有从概念史的角度对这一概念从出现到确定通行地位的过程做一个比较系统的梳理，也未能具体地探究其内在的缘

① 陈邦贤：《中国医学史》，商务印书馆，1937，第232页。
② Carl F. Nathan, *Plague Prevention and Politics in Manchuria, 1910-1931* (Cambridge, Mass.: East Asian Research Center, Harvard University Press, 1967)；〔美〕班凯乐：《十九世纪中国的鼠疫》，朱慧颖译，余新忠校，中国人民大学出版社，1996；〔日〕饭岛涉：《鼠疫与近代中国：卫生的制度化和社会变迁》，朴彦、余新忠、姜滨译，社会科学文献出版社，2019；曹树基、李玉尚：《鼠疫：战争与和平——中国的环境状况与社会变迁（1230~1960年）》，山东画报出版社，2006；焦润明：《清末东北三省鼠疫灾难及防疫措施研究》，北京师范大学出版社，2011；William C. Summers, *The Great Manchurian Plague of 1910-1911: The Geopolitics of an Epidemic Disease* (New Haven: Yale University Press, 2012)。
③ 关于当前国内鼠疫研究的基本情况，可参阅上官定一《25年来中国近代鼠疫史研究的回顾与反思》，《中华医史杂志》2016年第3期，第182~187页。古代史籍中的恶核等病名是否可对应于今天的鼠疫，目前学术界存在较大的争议，相关的探讨可参阅曹树基、李玉尚《鼠疫：战争与和平——中国的环境状况与社会变迁（1230~1960年）》，第57~67页；余新忠《中国疾病、医疗史探索的过去、现实与可能》，《历史研究》2003年第4期，第158~168页；费克光《中国历史上的鼠疫》，刘翠溶主编《积渐所至：中国环境史论文集》（下），台湾中研院经济研究所，1995，第673~737页。
④ 朱建平主编《近代中医界重大创新之研究》，中医古籍出版社，2009，第204~208页；曹树基、李玉尚《鼠疫：战争与和平——中国的环境状况与社会变迁（1230~1960年）》，第67~74页。

由和逻辑。另外，班凯乐较早有关近代鼠疫的专著虽然没有对鼠疫概念本身的形成过程进行梳理，但她也注意到中国医史在 19 世纪末就已开始使用"鼠疫"概念，并以中西比较的视角，注意到了概念背后的历史文化意涵。[1] 而多年来从事鼠疫史研究的林特里斯（C. Lynteris）则聚焦于鼠疫可在人与动物间传播的特质，对中俄边境的第三次鼠疫大流行进行了考察，通过梳理不同的疾病专家在民族志基础上对鼠疫做出的研究和阐释，凸显了疫情发生地土著居民对鼠疫杆菌宿主动物的认识在鼠疫认识中的重要性，[2] 并进一步表明了土著的地方性知识和殖民医学知识之间的紧张甚至对抗。[3] 他的研究虽然未曾对中文语境中的"鼠疫"概念本身进行探讨，但揭示了鼠疫的可视化媒介"鼠"对于鼠疫这一疾病概念确立（人们确立对鼠疫这种疾病的认识）的重要作用，以及其在地方意义网络中不可忽视的地位。[4] 这提醒我们，"鼠疫"概念的形成并不只是汉语中多了一个新的词语那么简单，背后还蕴含新的疾病认知和不同知识体系之间复杂的关系，还有很大的进一步探究空间。不仅如此，除了鼠疫，像狂犬病、禽流感、猪流感和猴痘等类似的疫病名称，同样是近代以来才出现的新病名，而且出现的时间都晚于鼠疫，也就是说，由此出现了一种今天已为大家所熟悉的以动物之名来指称人类疫病的新的疾病命名方式。放在知识史的视域下，"鼠疫"不只是一种新的病名，还可能是一种反映瘟疫认知演变的新的疾病命名方式。那么，这一概念的出现与流行又有怎样的意义呢？

针对上述问题，本文将在既有研究的基础上，从概念史和知识史的双重视角出发，对"鼠疫"概念出现和流行的来龙去脉及其意义做一探讨。

一 "鼠疫"概念的出现

鼠疫作为人与动物共患的烈性传染病，对人类社会的危害历史悠久，

---

① 〔美〕班凯乐：《十九世纪中国的鼠疫》，朱慧颖译，余新忠校，第 8~9、106~110 页。

② C. Lynteris, *Ethnographic Plague: Configuring Disease on the Chinese-Russian Frontier*（London: Palgrave Macmillan, 2016）, pp. 149-156.

③ C. Lynteris, "Mahamari Plague: Rats, Colonial Medicine and Indigenous Knowledge in Kumaon and Garhwal, India," *Medical Anthropology*, Vol. 41, No. 4（2022）, pp. 373-386.

④ C. Lynteris ed., *Framing Animals as Epidemic Villains: Histories of Non-Human Disease Vectors*（London: Palgrave Macmillan, 2019）, pp. 15-18.

特别是在欧洲中世纪，这一被名之为"黑死病"的瘟疫，对欧洲的人口和历史演进造成了十分深刻的影响。在中国，虽然古代史上的多次大疫以及史籍中的"恶核""疙瘩瘟"等病名与鼠疫有相当大的关系，不过，学术界对于在18世纪之前文献中的一些大疫是否可能是鼠疫，仍存在很大的争议，而对于18世纪后期云南有鼠疫流行则几无异议。① 但不管怎样，直到19世纪后期，这一疾病才引起中国医学界及社会特别的关注，大概也是不争的事实。鼠疫是一种病情凶险、特征比较明显且有较强传染性的疾病，而且还往往伴随着老鼠死亡等比较特别的现象，但搜诸中国传统医书等史籍，却很难找到比较全面符合这些特征的疾病及医疗记录，更不用说专门集中的论述了。现有的研究均认为，光绪十七年（1891）出版的吴宣崇的《治鼠疫法》为中国第一部论治鼠疫的专著，而后，相关的论著大量涌现，不仅有中医方面的罗汝兰《鼠疫汇编》、黎佩兰《时症良方释疑》、郑奋扬《鼠疫约编》、劳守慎《恶核良方释疑》和余伯陶《鼠疫抉微》等系列著作，也出版了陈继武的《鼠疫要览》（商务印书馆，1918）、伍连德等《鼠疫概论》（卫生署海港检疫处、上海海港检疫所，1937）等西医方面的专著，还有具有中西医结合特征的李健颐《鼠疫治疗全书》（中国医药书局，1935）等著作。②

以"鼠疫"这一概念来命名由鼠疫耶尔森菌（Yersinia pestis）引起的传染病，其最显著的特点是表明了该疾病与老鼠的关系。关于这一概念的出现，现有的研究几乎均认为始于吴宣崇成书于光绪十七年（1891）的《治鼠疫法》。③ 该书最初的刊本目前已经无存，光绪二十年广州鼠疫流行，

---

① 参阅曹树基、李玉尚《鼠疫：战争与和平——中国的环境状况与社会变迁（1230～1960年）》，第57～67页；余新忠《中国疾病、医疗史探索的过去、现实与可能》，《历史研究》2003年第4期，第158～168页；费克光《中国历史上的鼠疫》，刘翠溶主编《积渐所至：中国环境史论文集》（下），第673～737页。对于这一争议在判断上的困难，陈光华、皮国立、游智胜的《论证中国疫病史之难：以金末"汴京大疫"是否为鼠疫为例》（载复旦大学历史学系、复旦大学中外现代化进程研究中心编《药品、疾病与社会》，上海古籍出版社，2018，第50～92页）一文有细致而深入的探讨，可参阅。

② 参阅吴文清、杜松、张志斌《近现代传染病防治的发展（1840～2006年）》，曹洪欣总主编，张志斌主编《温病大成·第六部》，福建科学技术出版社，2008，第1025～1029页；黄子天、刘斌《近代七部防治鼠疫专著传承关系的研究》，《中医文献》2013年第5期，第32～36页。

③ 朱建平主编《近代中医界重大创新之研究》，第204～208页；曹树基、李玉尚：《鼠疫：战争与和平——中国的环境状况与社会变迁（1230～1960年）》，第67～74页。

陈兆祥将其翻刻重版，名之为《急救鼠疫传染良方》。① 当时，石城儒医罗汝兰也正在寻求鼠疫治法，于吴著成书的当年的冬天，读到了该书，遂结合自己的经验和思考，对吴著进行增删修订，纂成《鼠疫汇编》一书。该书影响甚广，六七年间便刊刻不下五次。② 对于这一概念的出现，民国时期的不少医家往往将其视为中国医学发展的体现。比如李健颐认为，"其疫之发源地，为印度及前亚细亚地方，继传及欧洲诸邦，至前清乾隆年间，传至中国。中国名医知此疫是鼠为媒介，故名鼠疫"。③ 而陈邦贤则直接认为"新医学输入以后，始有鼠疫之名"。④ 当代的研究者也多将其视为中国医生对"鼠疫"的最早命名。⑤ 这是我们目前所见最早的有关鼠疫的记载，当无疑问，不过若将其看作中国医生对一种新疾病有意识的新命名，则可能多有臆测的成分。吴宣崇《治鼠疫法》一书首叙"鼠疫原起"，其言：

> 光绪十六年冬，鼠疫盛行。鼠疫者，疫将作则鼠先死，人感疫气，辄起瘰疬。缓者三五日死，急者顷刻，医师束手。间有打斑割血，用大苦寒剂得生者，十仅一二而已。先是同治间，此症始于安南，延及广西，遂至雷廉沿海城市，至是吴川附城作焉。……所虑者广西雷廉，二十年来，皆十一月疫起，五月疫止；城市者重，村落者轻，恐高州亦难免后祸。吾不知医，无从剖析方剂，姑就所闻于朋友者，述其避法、治法于后。⑥

从上述叙述中，可以看到，鼠疫从光绪十六年开始在吴川流行，而此前已在粤西雷廉地区流行了 20 年。他本人并"不知医"，只是将从朋友那

---

① 吴宣崇：《急救鼠疫传染良方》，上海沪北吴云记书局刊本，刊行时间不详。参阅郑洪《晚清岭南鼠疫流行下的中医知识生产与变革》，《复旦学报》2021 年第 1 期，第 106 页。

② 黄子天、刘斌：《近代七部防治鼠疫专著传承关系的研究》，《中医文献》2013 年第 5 期，第 33 页。

③ 李健颐：《鼠疫之研究：鼠疫略史》，《医药卫生月刊》第 5 期，1932 年。

④ 陈邦贤：《中国医学史》，第 232 页。

⑤ 曹树基、李玉尚：《鼠疫：战争与和平——中国的环境状况与社会变迁（1230～1960年）》，第 68 页。

⑥ 吴宣崇：《急救鼠疫传染良方》，第 2a～3a 页。

儿听闻的经验疗法加以辑录而已。而根据今人的研究，吴宣崇，字存甫，吴川人，清代光绪八年贡生，为清代吴川名士举人吴懋清之孙。① 由此可见，吴宣崇并非医生，而只是当地士绅，如果这一名称是他的新发明，则很难想象一个不知医的文人，会不做任何说明就直接以新病名来称呼一种当地流行已久的疫病。同时也很难理解，石城同为贡生但也业医的罗汝兰在光绪十七年冬，"遇吴川友人吴子存甫于郡"，看到《治鼠疫法》之书，②会对这一新名词无动于衷，而直接沿用，将自己的著作命名为《鼠疫汇编》。揆诸常理，鼠疫这一名称，虽然尚未见于载籍，但应是当地民众比较通行的称呼。这一点，从晚清文人金武祥当时的一则笔记中，恰可得到很好的印证：

> 甲午春，余重至粤东。适时疫盛行，数月不已，亡者约以万计。疫作之前，各户见鼠多死，人每触气而病，土人谓为鼠疫。③

由此可见，"鼠疫"这一病名，虽然尚未成为通行的书面语，但无论在粤西还是粤东，都应已是当地民众常用的称谓。在吴宣崇和罗汝兰的两部最早的鼠疫专著中，他们都在谈到"鼠疫"一词时说，"鼠疫者，疫将作则鼠先死，人感疫气，辄起瘰疬"，④ "鼠疫者，鼠死而疫作，故以为名"。⑤说明"鼠死"和"疫作"之间的关系显而易见。虽然这一名称并不符合中国传统疾病命名的一般规律⑥，但在民间社会，面对这两者确定而显见的关联，以"鼠疫"这一合乎其特征且简洁明了的词汇来称呼这一疫病，是完全可能的。

当然，也必须指出，当时滇粤地方对这一疫病的称呼很多，鼠疫可能还不是最通行的名称。关于鼠死和疫作的关系，早在乾隆后期，已有文人

---

① 陈伟军、陈鸣超：《榕荫书话》，中国书店，2019，第 258 页。
② 罗汝兰撰《鼠疫汇编》，广东科技出版社，2008，第 10 页。
③ 金武祥撰，谢永芳校点《粟香随笔》（下），凤凰出版社，2017，第 984 页。
④ 吴宣崇：《急救鼠疫传染良方》，第 2a 页。
⑤ 罗汝兰撰《鼠疫汇编》，第 9 页。
⑥ 参阅陈萌等《中医学疾病命名方式探析》，《中医杂志》2016 年第 6 期，第 451～457 页；梁其姿《麻风：一种疾病的医疗社会史》，朱慧颖译，商务印书馆，2013，第 23～24 页。

注意到云南地方与鼠的疫死关联的人的奇疫，① 而自嘉庆元年（1796）师道南完成了著名的《鼠死行》并相继被收入袁文典、袁文揆的《滇南诗略》和著名士人洪亮吉的《北江诗话》后，② 这一疫病与鼠死的关联更为人们所关注。虽然该疫与鼠死之间的关系很容易被观察到，而且也受到了一些文人的关注，但就文献的记载和后人的调查来看，人们似乎更多地以疾病的症状来描述和命名这一疾病。由于 19 世纪的鼠疫多为腺鼠疫，不仅与鼠死相伴，而且都会出现淋巴结肿大的症状，所以更多地以"痒子病""疠子病"来称呼。③ 1878 年，一份西文有关云南鼠疫的报道也称，"The sickness known in Yunnan under the name of Yang-tzu（痒子）"。④ 不过，我们在此前的文献中没有发现以鼠疫或鼠瘟来表示 plague 的记录，并不表示当地民众没有鼠疫或鼠瘟这样的称谓。其实古代的典籍中常有牛瘟、马疫、猪瘟等说法，不过这些都是对家畜瘟疫的称呼，与人的瘟疫不同，文献若直接采用类似的说法指代人疫，恐怕会引起歧义；相较之下，更为通行的以疾病特征来命名疾病的方式，不仅更容易被接受和采用，而且不容易产生误解。但随着这一疫情的持续和反复流行，人们越来越习惯以鼠瘟或鼠疫来指称人间的瘟疫，"鼠疫"概念在民间的使用也自然会日益增加。这一点，很好地证明了林特里斯关于当地民众认知对鼠疫认识的重要性，而且也展现了民间和主流医学知识体系之间的差异，⑤ 不过从吴宣崇和罗汝兰很自然地采用了民间的称谓这一点看，两者之间并不存在较强的对抗性。

由此可见，"鼠疫"这一病名在 19 世纪 90 年代初期在文本中出现，不仅与新医学的引入没有关系，而且也应该不是中国医生有理论意识的发明，

---

① 曹树基、李玉尚：《鼠疫：战争与和平——中国的环境状况与社会变迁（1230～1960年）》，第 68 页。

② 周锦国：《清代白族诗人师道南及其名作〈鼠死行〉评析、考订》，《民族文学研究》2013年第 1 期，第 124~129 页。

③ 曹树基、李玉尚：《鼠疫：战争与和平——中国的环境状况与社会变迁（1230～1960年）》，第 68~74 页。

④ "Notes on the plague in Yunnan," *The Shanghai Courier*, July 15, 1878, p. 4.

⑤ C. Lynteris, *Ethnographic Plague: Configuring Disease on the Chinese-Russian Frontier*, pp. 149-156; "Mahamari Plague: Rats, Colonial Medicine and Indigenous Knowledge in Kumaon and Garhwal, India," *Medical Anthropology*, Vol. 41, No. 4 (2022), pp. 373-386.

而只是吴宣崇、罗汝兰等文人和医生巧合性地选择了民间的某一种称呼。而随着 19 世纪末鼠疫流行的日趋严重以及他们的著作日渐受到重视，"鼠疫"之名也开始由民间的称谓变成了书面的名称。

二 "鼠疫"概念的流行及其机缘

"鼠疫"之名见诸载籍后，并没有很快就被广泛关注和接受。现有的研究已经指出，这一名词"在光绪年间并不是为所有人所接受……'鼠疫'一词被广泛接受是很晚的事"。[①] 其实从全国的范围来看，该概念甫一出现，也许一时还上升不到是否被广为接受的层面，更符合当时实情的可能还是这些地方性的病名，尚未得到国内文化界足够的关注。一个显著的例证就是，光绪甲午年（1894）粤港发生了具有广泛影响的鼠疫，当时罗汝兰的《鼠疫汇编》已多次刊刻出版，陈兆祥还以《急救鼠疫传染良方》之名翻刻了《治鼠疫法》，金武祥在当年到访广东，也采用"鼠疫"之名来记录当时的疫情，但当时已具有重要影响力、对这次疫情有详尽报道的《申报》，却仍以当时常用的"疫""时疫""疫疠"等词来表示该疫[②]，也有少量报道言及地方称其为"痒子""疬子"的[③]，而完全未见有"鼠疫"及相关的词汇。第二年，《申报》在报道福州的疫情时，连续两次使用了"鼠瘟"，"福州鼠瘟盛行，时疫蜂起"，[④] "据闽中人言，当疫气未发时先有鼠瘟，与去岁广东无异云"。[⑤] 虽然就内容上看，其报道的瘟疫乃鼠疫无疑，但"鼠瘟"之意却非 plague，而是指流行于老鼠间的瘟疫。而两年后，在论及这场瘟疫时也使用了"鼠瘟"一词，但意涵则已转变，不再指老鼠瘟疫，而即为鼠疫之意。其言："说者谓此症与前年福州鼠瘟相似，不治者十居八九，数月

---

① 曹树基、李玉尚:《鼠疫:战争与和平——中国的环境状况与社会变迁（1230～1960年）》，第 70 页。
② 参阅赖文、李永宸《岭南瘟疫史》，广东人民出版社，2004，第 423 页。
③ 有 5 篇报道言及，即《辟除污秽示》（1894 年 5 月 27 日，第 3 版）、《应验治疫奇方》（1894 年 6 月 13 日，第 10 版）、《续应验验方》（1894 年 6 月 15 日，第 9 版）、《北海疫报》（1894 年 6 月 18 日，第 2 版）和《验疫染疫》（1894 年 7 月 3 日，第 2 版）等。
④ 《八闽丛谈》，《申报》1895 年 7 月 1 日，第 2 版。
⑤ 《时疫流行》，《申报》1895 年 7 月 2 日，第 2 版。

之内已死至二三万人之多矣。"① 稍后，还直接使用"鼠疫"来指称 plague，"前年广东有奇证，或名之曰鼠疫，伤毙人命不计其数"。② 再一年，《申报》还全文刊发了吴宣崇的《鼠疫原起》一文。③

该文的刊发，无疑有利于时人对"鼠疫"概念的关注。此后，这一概念开始日渐增多地出现在《申报》等当时的报纸杂志等文献中。笔者对晚清民国报纸杂志中鼠疫用词的检索结果（见表1~表3）显示，在20世纪之前，除了疫、疫疠等笼统性的称谓外，在表示鼠疫的概念中，"鼠疫"的使用频数与"核（子）瘟""痒子瘟"等概念，大体相当，但进入20世纪以后，就开始逐步占据优势，而到1910年以后，则拥有压倒性的优势。

表1 《申报》鼠疫用词检索结果

单位：条

年份	鼠疫	鼠核（瘟）	鼠瘟	核（子）瘟	痒子（瘟、症）	百斯笃（配斯脱）	黑死病
1884~1899	11	1	3	0	7	0	7
1900~1909	19	1	5	2	1	1	2
1910~1919	1971	35	32	64	2	85	89
1920~1929	472	10	0	1	0	45	18
1930~1939	567	0	5	9	0	19	23
1940~1949	365	0	0	0	0	1	33

注：《申报》中出现"鼠疫"概念始于1897年，表中1884~1899年这一时间表示，并不是说从1884年开始《申报》就出现了"鼠疫"概念，而是说从那时开始，已经出现了指称由鼠疫杆菌引起的传染病的词汇了，比如"痒子"等。

资料来源：选取申报数据库为检索工具，分别以"鼠疫""鼠核""核瘟""核子瘟""痒子""百斯笃""配斯脱""黑死病"等为关键词，将时段限定在1872年至1949年间进行检索。统计结果剔除"鼠瘟"词条下明显与鼠疫病名无关者1条、"痒子"词条下明显与鼠疫无关者8条、"配斯脱"词条下明显与鼠疫无关者18条。

---

① 《庇能患疫》，《申报》1897年7月25日，第2版。
② 《畅谈疫患》，《申报》1897年10月4日，第2版。
③ 《鼠疫原起》，《申报》1898年6月16日，第3版。

表2 "全国报刊索引"鼠疫用词检索结果

单位：条

年份	鼠疫	鼠核（瘟）	鼠瘟	核（子）瘟	痒子（瘟、症）	百斯笃（配斯脱）	黑死病
1897～1899	2	0	0	0	0	0	1
1900～1909	33	0	4	2	0	4	9
1910～1919	1023	2	6	7	0	55	8
1920～1929	486	0	0	0	1	29	11
1930～1939	1293	0	0	0	0	98	30
1940～1949	1199	0	0	0	0	3	60

资料来源：选取全国报刊索引文献数据库为检索工具，除去英文数据，分别以"鼠疫""鼠核""核瘟""核子瘟""痒子""百斯笃""配斯脱""黑死病"等为关键词，将时段限定在1833年至1949年，进行精确检索。统计结果剔除"配斯脱"词条下明显与鼠疫无关者4条。

表3 《大公报》鼠疫用词检索结果

单位：条

年份	鼠疫	鼠核（瘟）	鼠瘟	核（子）瘟	痒子（瘟、症）	百斯笃（配斯脱）	黑死病
1902～1909	11	3	5	2	0	0	5
1910～1919	372	0	5	5	1	65	18
1920～1929	156	0	1	0	0	28	9
1930～1939	309	0	1	0	1	19	21
1940～1949	651	1	0	0	0	2	41

资料来源：以大公报数据库为检索工具，分别键入"鼠疫""鼠核""核瘟""核子瘟""痒子""百斯笃""配斯脱""黑死病"等关键词，将时段限定在1902年至1949年进行检索。统计结果剔除"鼠瘟"词条下明显与鼠疫病名无关者1条，"配斯脱"词条下明显与鼠疫无关者1条。

从上述通过大数据检索所得的结果可以清楚地看出，至20世纪第二个十年，"鼠疫"作为指代plague的通行甚至标准用词的地位已经完全确立。这一点，从当时的词典中亦可以得到更进一步的证明。自19世纪初马礼逊编纂华英词典以来，至20世纪早期，外国传教士和学者编纂出版了一系列英华和华英词典，这些词典中对于pest和plague的汉语解释，在1910年之前，都为瘟疫、时疫、疫症等，直到1911年出版的卫礼贤《德英华文科学字典》才将 pest 汉译为"鼠疫",[①] 1916 年出版的赫美玲《官话》才把 plague 解释为"鼠疫""核子瘟"等。[②] 而华英词典中仍没有收入"鼠疫""核瘟""黑死病"等词条。不过,商务印书馆从 1908 年开始编纂,完成出版于 1915 年的《辞源》,则收入了这些词,该词典有关的鼠疫词条及解释如下:

> **鼠疫** 即黑死病,由鼠体寄生之蚤传染,故名。患者发强热,身体生核,故又名核子瘟。死后体现黑斑,故又名黑死病。参看黑死病条。
>
> **黑死病** Pest 传染最烈。因鼠为此病之媒介物,故又名鼠疫。日本译作百斯笃,由百斯笃菌发生。此菌侵入血液,蔓延全身。淋巴腺等肿胀疼痛者,为腺百斯笃;咳嗽痰有红色兼发肺炎者,为肺百斯笃;兼生疮疔者,为皮肤百斯笃。发热剧烈,全愈者甚少,病人之排泄物易于传染,亟宜远避。
>
> **核子瘟** 即鼠疫。详鼠疫条。
>
> **百斯笃** Pest,即黑死病,亦称鼠疫。详黑死病条。[③]

《辞源》是我国第一部由中国人编纂的大规模的辞书,具有很高的权威性。从这些词条来看,就语言学的角度来说,当时显然已将"鼠疫"和"黑死病"当作最通行而正规的词汇,不过由于鼠疫系本土词汇,在实际的使用上,其通行程度显然远高于黑死病。那么,自"鼠疫"一词出现以后,其能够在众多的相关词汇中,比较快地成为最为通行而标准的术语,除了其系本土词汇外,又有怎样的机缘呢?

前面已经论述过,吴宣崇和罗汝兰在谈到鼠疫这一病名时,往往都会突出该病的两个特点:鼠死而疫作;发病后,"初起红肿,结核如瘰疬"。[④] 这两个特点,自 18 世纪末以来,云南的地方人士就已认识到。在"鼠疫"

---

① 台湾中研院近代史研究所"英华字典资料库",https://mhdb.mh.sinica.edu.tw/dictionary/image.php?book=1911&page=378,最后访问时间:2022 年 7 月 29 日。

② 台湾中研院近代史研究所"英华字典资料库",https://mhdb.mh.sinica.edu.tw/dictionary/image.php?book=1916&page=1049,最后访问时间:2022 年 7 月 29 日。

③ 《辞源》,商务印书馆,1915,第亥 132、亥 119、辰 125、午 107 页。

④ 罗汝兰撰《鼠疫汇编》,第 9 页。

概念出现之前，云南等地的民众往往以"痒子（瘟、病）"等名称来称呼。"痒子"并非古代汉语中常用的词汇，其意涵多有令人迷惑之处，根据民国时期医生在云南地方的调查，在当地的语言中，"痒子"乃羊睾丸之意，之所以称"痒子病"，是因为得这种病往往会在鼠蹊（腹股沟）、腋窝或颈部等处生痒子也即羊睾丸大的核，①显然这是一种表示疾病特征的病名，与后来常用的核瘟实为一个意思。在 1890 年代以来出现的诸多有关鼠疫的著作中，除了"鼠疫"概念外，"核瘟"、"鼠核"以及"核症"等名词也不时出现。比如黄仲贤在其 1909 年出版的《鼠疫非疫六经条辨》中开首即言："鼠疫核症，广州起自甲午，厥后传染远近村乡。"②余伯陶的名著《鼠疫抉微》中也言"鼠疫初名核疫"，并将鼠死或有核作为诊断鼠疫两个必要条件之一。③"痒子"乃地方方言，其意难明，而且细究起来，文辞也不够雅驯，所以随着"鼠疫""核瘟"等概念兴起，便很快受到了冷遇，进入 20 世纪以后，除了云南等地地方志还不时使用这一概念外，已很难在通行的文章中看到这一名词了。

而"鼠疫"一词能够在与当时也比较流行的"核瘟""核症"等词汇的竞争中胜出，成为最为通行的标准用语，除了吴宣崇、罗汝兰等人在日后影响日广的医学著作中采用了这一概念这一有些偶然且重要的原因外，也与该疫病的防治特点以及当时中国正处于积极引建近代卫生防疫机制的过程中这一时代背景密切相关。鼠疫这一烈性传染病，病情十分凶险，在抗生素发明之前，不仅病死率高，而且在治疗上中外均无良策。所以，面对疫情，港英当局和上海的工部局等殖民机构，往往将防治的重点放在清洁、消毒、检疫、隔离等公共卫生举措上，还根据鼠疫的特点，特别主张通过捕鼠、灭鼠等办法来预防和控制疫情。④ 19 世纪末 20 世纪初，西方和

---

① 缪安成、陈世光：《云南迤西区腺鼠疫》，《中华医学杂志》第 9 期，1948 年，第 405 页。

② 黄仲贤：《鼠疫非疫六经条辨》，广东科技出版社，2011，第 5 页。

③ 余伯陶辑述，曹洪欣总主编《中国医学大成》第 4 册《鼠疫抉微》，中国中医药出版社，1997，第 739 页。

④ 当时《北华捷报》等英文报刊对此大量报道，如 "Plague prevention：To the Editor of the *North-China Daily News*," *The North-China Herald and Supreme Court & Consular Gazette*（*1870-1941*），September 18, 1899, 第 31 版；"RATS：To the Editor of the 'North-China Daily News'," *The North-Chinad Daily News*（*1864-1951*），July 2, 1900, 第 4 版。

日本对中国的影响不断加深，中国社会也开始关注近代卫生防疫观念和制度并开始逐步引建这一机制，虽然在这一过程中，存在各种不同的声音，尤其是不少中医还颇不认可鼠疫无法治愈，① 但这些观念和举措总体上还是得到了官方和主流社会的认可的。比如 1903 年天津市卫生局的一则示谕指出：

> 照得本局查得营口山海关一带瘟疫四起，此种瘟疫生之于鼠，鼠死则鼠身所生虮虫转而咬人，肤肿如核，毒气即由此入人身体，顷刻发烧救治不及，逾时即毙，名曰鼠核瘟。……须知防疫之道不外捕鼠、洁净两端，捕鼠以清其源，洁净以节其流。②

当时的报刊也往往以白话和画报的方式大力宣传捕鼠灭鼠以防治鼠疫，比如 1908 年《安徽白话报》的一篇报道称：

> 传染病的名子〔字〕很多，要算鼠疫第一厉害。……所以外国人把鼠疫当做至强无对的大敌，他们防备的法子，只有把老鼠除尽。西洋是不必说的了，就是日本，对于这事也十分的慎重，人民捉一老鼠送交警察，警察当时就给他钱五十文，另外又给票子一张。……所以他国内的人民，那一个不拼命的捕捉，一面有钱，一面除害。……现在天津巡警局知道这个厉害，不能不预防，所以现在也出示收买老鼠十文钱一个，随时掩埋。③

既然要将捕鼠灭鼠作为防治鼠疫的重要策略，疫病名直接与鼠相关联，无疑是最有利的选择。加之"鼠疫"一词简洁明了，也符合汉语的构词习惯，其在众多词汇中脱颖而出，成为大家普遍采用的通行词，也就不足为奇了。

---

① 关于晚清近代卫生防疫机制的引建，可参阅余新忠《清代卫生防疫机制及其近代演变》，北京师范大学出版社，2016，第 102~126、236~256 页；《以新守旧 以中化西：近代天津名医丁国瑞的中西医汇通之道》，《近代史研究》2022 年第 3 期，第 4~21 页。
② 《津郡卫生》，《申报》1903 年 10 月 5 日，第 9 版。
③ 《各省要闻：慎防鼠疫（天津）》，《安徽白话报》第 5 期，1908 年，第 8~9 页。

随着这一名词的使用日广，其也得到科学界的认可。1910 年东北鼠疫暴发后，著名文人同时也是当时很有影响的医学家丁福保在《时报》《新闻报》《大公报》等著名报刊上以连载的方式发表了颇具科学性的长文《鼠疫病因疗法论》，该文首先就对名称做出说明：

> 百斯笃之病因，为鼠族所传染而发，故名鼠疫。又谓之黑死病，因死后尸身现黑色故也。俗呼核疫，一作疫子瘟。凡患此病者周身必发腺肿，旧译腺字作核字，核者取腺肿之形似果中核也。……其发病之原因，由于百斯笃菌毒，所谓菌毒者，即鼠子身上之虱含有百斯笃菌，嘬人而传染于人也。[①]

在丁福保的基础上，留日的医学士李祥麟还进一步对鼠疫的历史和诊断鉴别做了探讨，他亦言："鼠疫西名 Plague 或 Pest，吾国又有痞子、痒子、核子瘟、黑死病等病名。"[②] 后来，在国际医学界具有广泛声誉的"鼠疫斗士"伍连德，也在专业论文中认为，相较于其他词汇，"鼠疫为妥"。[③] 这些论述显然表明，这一名词业已得到科学界的认可，而学术上的背书无疑更有利于该词被确立为通行的标准术语。

三　"鼠疫"概念的知识史意义

前面的论述业已表明，"鼠疫"概念出现于 19 世纪 90 年代初的文献中，不过这一称谓在两广地区的民间社会应已存在多年，地方的文人选择了这一称谓，当是尊重地方习惯的无意之举，既非中国医生的发明，也未见得是他们有理论自觉的有意选择，更与新医学的传入无关。这一非常能展现疾病特征且简洁明了的用词，在民间出现应该不难理解，不过放在中国传统的病名史中来看，这一病名却很另类。中国古代对疾病的命名并没

---

① 《时报》1910 年 11 月 15 日，第 2 版；《新闻报》1910 年 11 月 16 日，第 14 版；《大公报》1910 年 11 月 25 日，第 15 版。
② 李祥麟：《鼠疫之历史》，《中西医学报》第 8 期，1910 年，第 1 页。
③ 伍连德：《中国之鼠疫病史》，《中华医学杂志》第 22 卷第 11 期，1936 年，第 1040 页。

有比较确定的规则，不仅有很强的随意性，而且还经历了长期的历史演进中的积累流变，所以病名往往五花八门，颇为凌乱。不过若深入探究，也大体有规律可循，主要以症状、病情、病因、病位、病性和病机为名，① 而无以共患疾病的动物来指称的。当然，古代也不乏关于动物特别是牲畜疫病的病名，比如牛疫、鸡瘟、马疫等，不过都指动物本身的疫病，而且关注的也多为与人类生活密切相关的家畜、家禽。到明清时期，医学界已经认识到，无论是人还是动物，疫病都缘于致疫之疫气、戾气、杂气等。明末著名医学家吴有性在《温疫论》称：

> 至于无形之气，偏中于动物者，如牛温，羊温、鸡温、鸭温，岂但人疫而已哉？然牛病而羊不病，鸡病而鸭不病，人病而禽兽不病，究其所伤不同，因其气各异也。知其气各异，故谓之杂气。②

清代兽医学家郭怀西亦言："夫时疫者，四时之传染也。……因疾相类而传染，故为疫之名也。在人为时疫之症，在畜为温疫之症也。"③ 而且时人还意识到了疫气同类相染的特性，甚至还谈到了人可能传染牲畜。比如清初的张宗法言："人疫染人，畜疫染畜，染其形似者。豕疫可传牛，牛疫可传豕，当知避焉。"④ 稍晚的李南晖亦称："瘟疫流行，乃天地四时不正之杂气为殃，……如牛有患，马难免殃。"进而谈道："瘟疫流行，传染乡井市镇，或瘟人染畜，俱当避之。牛马染证，豕当避焉。"⑤ 这些论述表明，当时医界对于疫气在人和动物中感染已有颇为细致而合理的观察和论述，不过也应看到，除了吴有性外，对此展开论述的都为兽医学者，一般的医籍甚少关注这一议题，而且也没有进一步指出动物之疫对人的传染，以及

---

① 参阅陈萌等《中医学疾病命名方式探析》，《中医杂志》2016年第6期，第451~457页。
② 吴有性：《温疫论》，张成博、李晓梅、唐迎雪点校，天津科学技术出版社，2003，第41页。
③ 郭怀西注释《新刻注释马牛驼经大全集》卷9《〈新刻注释牛经大全集〉卷二·牛患天行时疫第六十七》，农业出版社，1988，第588页。
④ 张宗法原著，邹介正等校释《三农纪校释》卷19《畜属·豕》，农业出版社，1989，第585页。
⑤ 李南晖著，四川省畜牧兽医研究所校注《活兽慈舟校注》，四川人民出版社，1980，第386~387、411页。

探究人和动物疫病间的关系。所以，在时人通常的认识中，不仅很少去关注动物，特别是无关人们生计的动物的疫病，而且觉得动物疫病与人类疫病并不直接相干。故而，当时并无以动物病名来混指人类病名之情形，实乃理所当然。

这样的认识也不限于中国，在西方同样如此。现代医学将人与动物的共患疾病称为"Zoonosis"。一般认为，这一概念最早由 19 世纪德国著名病理学家鲁道夫·魏尔肖（Rudolf Virchow）提出，他在研究猪旋毛虫时，认识到动物疾病与人类健康之间的联系，提出了这一概念，用以指代人类感染的动物疾病。[①] 不过人与动物共患病真正引起医学界的关注和系统研究，则是 20 世纪以后的事，直到 1930 年，由休伯特等教授主编的第一部专著才问世。[②] 1959 年，"Zoonosis"被世界卫生组织明确定义为"由共同病原体引起、可以在人和脊椎动物之间自然传播的疾病和感染"。[③] 进而，美国流行病学家卡尔文·施瓦贝（Calvin Schwabe）于 1964 年将人类和动物健康整合为一，提出了"one medicine"一词，该术语建立在所有物种的解剖学、生理学、病理学、流行病学和病因学的共同知识基础上，强调动物医学和人类医学之间的相似之处，认为人类医学和兽医学两个学科之间没有范式差别。[④] 而随着传染病学和公共卫生学研究的日渐深入，人们也越来越认识到，人与动物共患病研究的重要。现有的研究表明，这类疫病占所有已知传染病的 60%，近年来，75%的人类新发传染病来源于动物，这类疫病业已成为新发和再发传染病的主要驱动因素。[⑤]

放在这样的知识演进脉络中，我们很容易发现"鼠疫"这一因为各种机缘巧合而形成的通行疫病名称，实际上无意中开创了中国人与动物共患

---

① 这一名词在我国曾有过多种译名，如"动物源性疾病""人与动物共患病""人兽共患病""人兽共通病"等。参阅蔡宝祥主编《人畜共患病学》，农业出版社，1991，第 1 页；曾光、李辉、廖苏苏主编《现代流行病学与中国应用》（下），中国协和医科大学出版社，2021，第 956 页。

② 李镜辉、李贵昌、刘京立：《传染病生态系与人畜共患病》，《中国媒介生物学及控制杂志》2004 年第 6 期，第 423 页。

③ 文心田主编《人兽共患疫病学》，中国农业大学出版社，2016，第 3 页。

④ 周晓农、郭晓奎、谢青主编《全健康科技进展》，上海交通大学出版社，2021，第 98 页；曾光、李辉、廖苏苏主编《现代流行病学与中国应用》（下），第 956 页。

⑤ 周晓农、郭晓奎、谢青主编《全健康科技进展》，第 97~98 页。

病学的历史。随着这一从传统来看十分奇特的疫病名称的广被接受,不仅自觉不自觉地促进了医家更多地去关注和思考人和动物疫病的关系,而且类似的病名也不断出现,成为今人十分熟悉的疫病名称类型。随着"鼠疫"名称的被采用,当时的诸多医学著作或报刊文章,往往多会讨论这一疫病与老鼠之间的关系,虽然也有人仍对人鼠相互感染抱有疑问甚至不认可,比如黄仲贤著《鼠疫非疫六经条辨》,辩称:"是书名曰鼠疫非疫者,以鼠疫,乃鼠之患疫也,非疫,乃人之病而非疫也。"① 杜子良还为鼠喊冤,"西人独重鼠疫,以为世苟无鼠,则疫可不生。大有灭此朝食之概,然而徒自扰扰,无补事实。夫疫不专钟于鼠,鼠特感疫之一耳。六畜之中,马牛羊鸡犬豕,皆能感疫,而西医并不论及,独于鼠搜寻不已,我为鼠冤。"② 但显然也都促进了当时学人更多关注疫病体系中人与动物的相关性,而更多的论述,则相信人鼠共疫,开始思考动物疫病对人类的影响,从而推动了对人与动物共患病学的思考。比如1915年的一则论述指出:

> 疫为天地戾气,即西人所谓微菌。其类不一,各含一种毒质,随风飘荡。或偏于一邑,或偏于一乡。疫气流行,人触之则病人,物触之则病物,各有不同。亦有病骡马不病牛羊,病鸡犬不病鱼虾,病人而不病物,病物而不病人,或人物俱病之异。又有一种疫气,病人兼能病鼠,人病能传不病之鼠,鼠病能传不病之人,各国呼为鼠疫者是也。然人鼠病疫,其状若何?因病疫之家,其鼠不知避忌,反窃病人饮食而食之,由此而鼠亦受病矣。夫鼠病,则烦渴不安,满地奔走,不知畏惧。遇水则饮,饮多腹大撑胀而死。死之多在隐暗之处,人不知觉,延久蛆虫集合,腐臭不堪,而毒菌较之尤甚。奈群鼠仍以同类相亲,因之互相传染,攻串各家,为一方疫邪传染之媒介。正亏之人,感受此气。③

同时,随着"鼠疫"病名的通行,"狂犬病"之病名也随之出现,至迟

---

① 黄仲贤:《鼠疫非疫六经条辨》,广东科技出版社,2011,第9页。
② 杜子良:《论鼠疫》,《神州医药学报》第2卷第3期,1914年,第7页。
③ 任养和:《鼠疫症治验》,《神州医药学报》第3卷第1期,1915年,第5~6页。

到 1911 年，"狂犬病"已开始在报刊上出现。[①] 如今，疯牛病、禽流感、猪流感、猴痘等，早已成为人们习见的病名。

四　结语

尽管瘟疫始终与人类社会相伴随，鼠疫等人与动物共患病也有十分悠久的历史，但以自身乃"万物之灵"的心态来傲视世界的人类，似乎总倾向于将自身的疾病视为一个相对封闭的体系，至少在近代之前，并没有意识到，人终不过是自然界的一员，与动物一样共同暴露在极其繁杂的病原微生物面前，而且还可能相互感染。如前所述，现有的研究业已清晰地表明，人与动物共患病不仅种类繁多，而且对人类的危害巨大，近年来，每年至少造成 25 亿人感染和 270 万人死亡。[②] 因此，在自然生态体系视野下，更多关注这类疫病，并更全面地认识人与动物的关系，实乃我们当下必须面对的课题。诚如芭芭拉·纳特森-霍洛威茨和凯瑟琳·鲍尔斯在《共病时代》一书的结尾所言："我们与动物的关系悠久且深刻。从身体到行为，从心理到社会，形成了我们日常生存奋斗的基础。医生和患者都需要让思考跨越病床，延伸至农家院、丛林、海洋和天空。因为这个世界的健康并不只取决于我们人类，而是由这星球上所有生物的生活、成长、患病与痊愈来决定。"[③]

为此，国际学术在提出"one medicine"的基础上，又进一步提出了"one health"理念，该理念涉及人类、动物、食品、环境、城市规划等诸多方面，是跨学科、跨地域协作和交流的全球拓展战略，致力于结合人类医学、兽医学和环境科学以促进人和动物健康，维护和改善生态环境。全球

---

① 《传染病之警告（下编）：各论：狂犬病》，《函授新医学讲义》第 12 期，1911 年，第 225~227 页。

② Wondwossen A. Gebreyes et al., "The Global One Health Paradigm: Challenges and Opportunities for Tackling Infectious Diseases at the Human, Animal, and Environment Interface in Low-Resource Settings," *Plos Neglected Tropical Diseases*, Vol. 8, No. 11 (2014), https://journals.plos.org/plosntds/article? id = 10.1371/journal.pntd.0003257, 2022-08-07.

③ 〔美〕芭芭拉·纳特森-霍洛威茨、凯瑟琳·鲍尔斯：《共病时代：动物疾病与人类健康的惊人联系》，陈筱宛译，生活·读书·新知三联书店，2017，第 291 页。

公共卫生部门和学术界通过设立相关机构、推动学术研究等举措来推广这一理念，促进其落实于公共卫生建设和疫病预防等具体的实践中。[①]

在这样的背景下，从中国的人与动物共患病的知识演进脉络而言，"鼠疫"这一或许有些歪打正着的疫病名的确立，实际上在无意中洞开了一个新的疫病认知领域，其在知识史上的意义值得我们关注并给予更多的阐发。不仅如此，相较于国际学术界，国内对于人与动物共患病和"one health"的关注和研究，无论在数量还是深度上，均还存在着相当的差距，[②] 对于我们实际上早已处在一个"共病时代"，还缺乏普遍的自觉。就此而言，重新关注"鼠疫"概念并挖掘其知识史意义就更具有学术价值和现实意义。

---

① 参阅郭超一等《"全健康"理念下的人兽共患病防控研究：基于 CiteSpace 的文献计量分析》，《中国病原生物学杂志》2021 年第 8 期，第 910 页。

② 郭超一等：《"全健康"理念下的人兽共患病防控研究：基于 CiteSpace 的文献计量分析》，《中国病原生物学杂志》2021 年第 8 期，第 911~915 页。

日本防治血吸虫病医学代表团
来华始末[*]

颜宜葳[**]

20世纪50年代，中共中央在全国范围内主导展开了一场有卫生部门、各级政府和群众组织参与其中的防治人体寄生虫病的运动，其中尤以血吸虫病防治投入的力量为多。这一段往事自21世纪初开始受到中国史学界的注意，诚如董晓艳等[①]在回顾该时期成果的综述中所注意到的，中国国内的研究一开始较多地从社会史、政治史的方向切入，采取的视角也以宏观为主，探讨血吸虫病的流行状况、影响、防治对策及民众反响等方面的问题。此外，综述中未及引证的一些工作[②]更多的是与党史研究相关联，通过回顾血吸虫病的成功防控，彰显新政权的优越性和社会动员能力。最近几年，

---

[*] 本文原刊载于《自然科学史研究》2019年第3期，第287~307页，原题为《20世纪50年代中国血吸虫病防治工作中的国际合作——日本防治血吸虫病医学代表团来华始末》，标题及部分内容有更改。

[**] 颜宜葳，中国科学院自然科学史研究所副研究员。

① 董晓艳、黄华平：《10余年来中国血吸虫病防治史研究回顾与反思》，《中华医史杂志》2018年第6期，第376~380页。

② 赖静萍：《党政关系的演进与当代中国政治发展——基于对防治血吸虫病工作领导小组的历史考察》，《学海》2011年第1期，第149~155页；施亚利：《新中国成立初期中共中央对血防工作的重视与领导》，《党史文苑》2011年第8期，第4~6、24页；王冠中：《20世纪50年代中共整合组织资源防控血吸虫病的实践及启示》，《党史研究与教学》2011年第3期，第89~96页；李洪河：《20世纪50年代国家对血吸虫病的防治》，《当代中国史研究》2012年第4期，第63~69、126页；张晓丽：《论毛泽东与新中国血吸虫病防治事业的发展》，《党史文苑》2014年第8期，第33~36页。

详细记述某一地区血吸虫病防治过程的专著①和学位论文②数量逐渐增多。医疗活动的内容在这些研究中已经略有体现，不过，尚未见有作者提到过，对于日本血吸虫病这样一种传播范围广、传染源多、症状严重、病程长、有效药物又迟迟未能面世的疾病，中国卫生部门和医学界在防控过程中是否借鉴过他人的成熟经验。

事实上，在开展工作的初期，中国曾经寻求国际医学界的帮助。1956年，一个由日本寄生虫学专家组成的防治血吸虫病医学代表团在中日尚无正式外交关系的时期，经由中国政府最高层领导人的安排来到中国，并为中国的血防工作提出了许多很有价值的意见。代表团建议的措施贯穿了日后中国血防工作的各个阶段。令人遗憾的是，今天这段旧事几乎淡出了中国人的记忆。与中国大陆的情况迥异，谈及这次访问的少数外文文献给予它极高评价。例如饭岛涉（Iijima，Wataru）2008 年论述日本殖民地医学与中国血防运动关系的英文文章③以及高敏（Miriam Gross）2016 年从政治制度和民众反响的互动角度重新审视中国血防运动的专著《送瘟神：毛主席为中国除虫的运动》（*Farewell to the God of Plague*：*Chairman Mao's Campaign to Deworm China*）④。两位作者均表示日本血吸虫病代表团的来访对中国血防运动产生了决定性的影响。之后，也有研究血防史的学者提出新看法。范家伟在 2018 年认为，代表团提出的建议并未在中国真正实行。⑤ 然而范氏的文章完全围绕代表团团长小宫义孝的个人经历以及代表团来访的经过展开。尽管日本、美国和中国香港的学者率先注意到日本代表团这次来访

---

① 王小军：《疾病、社会与国家——20 世纪长江中游地区的血吸虫病灾害与应对》，江西人民出版社，2011；施亚利：《江苏省血吸虫病防治运动研究（1949—1966）》，"李良玉教授与其博士生文丛"，合肥工业大学出版社，2014。

② 谢晗：《浙江省血吸虫病防治研究（1949—1958）》，硕士学位论文，浙江大学，2018；张丽敏：《当代苏州地区血吸虫病的防治（1950—1990）》，硕士学位论文，苏州科技学院，2018；余双旗：《松江县血吸虫病防治运动研究（1951—1970）》硕士学位论文，上海师范大学，2019。

③ W. Iijima，"'Farewell to the God of Plague'：Anti-Shistosoma Japonicum Campaign in China and Japanese Colonial Medicine，" *The Memoirs of the Toyo Bunko*，Vol. 66（2008），pp. 46-79.

④ M. Gross，*Farewell to the God of Plague*：*Chairman Mao's Campaign to Deworm China*，（Oakland，Ca.：University of California Press，2016）.

⑤ K. -w. Fan，"Yoshitaka Komiya's Visits to China and Schistosomiasis Investigation，" *Journal of Medical Biography*，Vol. 26，No. 3（2018），pp. 210-216.

的重要性，但他们利用的文献限于日文和英文记载，而且从叙述的字里行间，多少可以感觉到他们与中国人实际生活间的隔膜。这种隔膜感或许也促成了他们忽高忽低的评价。本文则试图搜集前述学者未曾利用的更多材料，综合各方记载，回顾这次来访的前因后果及其在医学知识交流上的意义。

一 血吸虫病防治在 20 世纪 50 年代的中国

新中国成立之初，百废待兴，全国人民的卫生和健康水平普遍低下。1950~1955 年，卫生部门的当务之急是扑灭北方各省及闽粤滇赣浙等地流行的烈性传染病，如天花、鼠疫和霍乱[①]，防治人体寄生虫病的工作自 1955 年冬天才开始提到日程前列。当时纳入防治范围的"五大人体寄生虫病"包括血吸虫病、疟疾、丝虫病、钩虫病和黑热病，血吸虫病是首要的防治对象。

世界范围内，血吸虫病主要流行于发展中国家的农村。寄生于人体的血吸虫在全世界有数种，中国流行的血吸虫病均由日本血吸虫（*Schistosoma japonicum*）引起。日本血吸虫病是所有人体血吸虫病中症状最为严重的一种，在中国流行的历史有 2000 年以上。据估计，20 世纪 50 年代中国受血吸虫病威胁的有 1 亿多人口，感染人数超过 1000 万人。无论是患病人数，还是血吸虫中间宿主——钉螺——的分布面积，中国都居于世界之首。[②]

1949~1950 年，解放军第三野战军部分兵团移师到苏浙沪地区进行水上训练，准备南下台湾追击国民党残部。然而，数以万计驻扎在血吸虫病流行地区的官兵发生急性感染。华东军政委员会紧急组织了专家和医护人员

---

① 赖静萍：《党政关系的演进与当代中国政治发展——基于对防治血吸虫病工作领导小组的历史考察》，《学海》2011 年第 1 期，第 149~155 页；施亚利：《新中国成立初期中共中央对血防工作的重视与领导》，《党史文苑》2011 年第 8 期，第 4~6、24 页；王冠中：《20 世纪 50 年代中共整合组织资源防控血吸虫病的实践及启示》，《党史研究与教学》2011 年第 3 期，第 89~96 页；李洪河：《20 世纪 50 年代国家对血吸虫病的防治》，《当代中国史研究》2012 年第 4 期，第 63~69 页；张晓丽：《论毛泽东与新中国血吸虫病防治事业的发展》，《党史文苑》2014 年第 8 期，第 33~36 页；《新中国预防医学历史经验》编委会编《新中国预防医学历史经验》第 1 卷，人民卫生出版社，1991，第 275~278 页。

② 钱信忠：《中国卫生事业发展与决策》，中国医药科技出版社，1992，第 256~258 页。

2000 余人投入治疗抢救工作，在此过程中，发现当地群众中间也有大批病人需要治疗和救护。[①] 血吸虫病急性感染的病人表现为间歇性高热和一系列类似中毒的症状，病情发展迅猛，可直接进入衰竭状态，导致死亡，或在短期内发展成为晚期病人；慢性病人中有症状者最常见的是腹痛和慢性腹泻、贫血、营养不良、消瘦乏力；晚期病人肝脾肿大，下痢便血，骨瘦如柴，腹大如鼓，丧失劳动能力；少年儿童患者成为侏儒，妇女不能生育。血吸虫病成为贻误军机、改变战局的祸首，引起了军方的高度重视，地方政府发现了农村劳动力蒙受的巨大损失，也愈益关注这种疾病。[②]

1955 年 11 月，中共中央根据毛泽东的提议，成立了中共中央防治血吸虫病九人小组，流行区各省、市、地、县相继成立了血防领导组织机构，把消灭血吸虫病工作列到党委的议事日程中。中共中央九人小组于 1955 年 11 月与 1956 年 3 月先后召开了第一次和第二次血防会议，制订血防工作的方针政策，并决定在南方 12 个省、市、自治区范围内全面开展血吸虫病的防治工作。[③]

1955 年 11 月在上海召开的第一次全国防治血吸虫病工作会议上，提出了必须把消灭血吸虫病当作一项政治任务，并确定了"加强领导，全面规划，依靠互助合作，组织中西医力量，积极防治，七年消灭"的血吸虫病防治工作方针及"一年准备，四年战斗，两年扫尾"的大体规划。1956 年 1 月 26 日中共中央向全国公布的《一九五六年到一九六七年全国农业发展纲要（草案）》中，将消灭血吸虫病列入日程。1956 年 2 月 17 日，毛泽东在最高国务会议上又发出"全党动员，全民动员，消灭血吸虫病"的号召。至此，血吸虫病防治已俨然成为中共中央领导的一项声势浩大的群众运动，不仅医疗卫生部门投入大量资源，农田水利、宣传教育部门和妇联等群众团体也纷纷加入。[④]

---

① 《新中国预防医学历史经验》编委会编《新中国预防医学历史经验》第 1 卷，第 225～228 页；钱信忠：《中国卫生事业发展与决策》，第 267 页。
② 俞顺章：《上海市消灭血吸虫病历程：健康促进的又一例证》，《上海预防医学》2016 年第 10 期，第 693～696、712 页。
③ 施亚利：《新中国成立初期中共中央对血防工作的重视与领导》，《党史文苑》2011 年第 8 期，第 4～6、24 页。
④ 施亚利：《新中国成立初期中共中央对血防工作的重视与领导》，《党史文苑》2011 年第 8 期，第 4～6、24 页；张晓丽：《论毛泽东与新中国血吸虫病防治事业的发展》，《党史文苑》2014 年第 8 期，第 33～36 页；钱信忠：《中国卫生事业发展与决策》。

二 "民间外交"之路促成的来访

1953 年，国家卫生部"为了配合国家过渡时期总路线中改造农村经济的任务，保证农民的健康"，[1] 开展了血吸虫病防治的筹备工作，3 月份组织华东地区的专家在上海召开血吸虫病防治会议，随后又转到北方地区发动力量，11 月由中央卫生研究院牵头，吸收协和医学院的专家参加，在北京召开了日本血吸虫病防治工作座谈会。会议认为"血吸虫病的防治，虽有进展，但距离问题的全面解决尚远"，具体而言：

> 关于日本血吸虫病的防治工作，目前的情况是：
>
> 1. 疫情的了解不充分……
>
> 2. 治疗方面，目前除吐酒石[2]以外，还没有新的特效药。吐酒石毒性大，疗效低，容易发生医疗事故……
>
> 3. 预防工作：针对着血吸虫病流行的三个环节（粪便下水，水中有钉螺，人和水接触），预防方法可从管理粪便、杀灭钉螺以及避免与有尾蚴的水接触三方面着手。但在目前，任何一项，都还缺乏切实可行的具体办法。……[3]

可见防控工作的各个环节都处在起步阶段。1955 年前，国家卫生部只集中进行了大规模的发病率筛查。

1955 年底，中共中央九人小组全面接管后，消灭血吸虫病与农业合作化运动结合起来，成为党的任务，备受重视。[4] 中央集中领导，多个单位分工合作，在灭螺和人体防护等方面都开发出新的方法及药物。不过，中国在这

---

[1] 中央卫生研究院：《中央卫生研究院召开日本血吸虫病防治工作座谈会》，《科学通报》1954 年第 2 期，第 59~60、80 页。

[2] 酒石酸锑钾的旧称。

[3] 中央卫生研究院：《中央卫生研究院召开日本血吸虫病防治工作座谈会》，《科学通报》1954 年第 2 期，第 59~60、80 页。

[4] 赖静萍：《党政关系的演进与当代中国政治发展——基于对防治血吸虫病工作领导小组的历史考察》，《学海》2011 年第 1 期，第 149~155 页。

样大规模的防控工作上缺乏实际经验，仍然需要与外界进行交流，汲取成熟经验。但是，当时的大环境比较特殊，举国上下正处在学习苏联的热潮之中，全国医学界的最高学术团体中华医学会交往的国家基本限于以苏联为首的社会主义阵营，外加少数几个北欧国家，① 而那些国家境内都没有血吸虫病发生。

驻北京的国家卫生部苏联专家组组长波尔德列夫教授 1955 年应中国之请，根据在苏联防治疟疾的心得，就中国的血吸虫病防治工作发表了指导意见。② 波尔德列夫坚信血吸虫病防治能否成功取决于社会制度，作为公共卫生专家，他也就防治工作的大方向提出了颇具专业水平的建议，如应采取综合措施治理，尽力切断传染源，加速研制新药和个人防护用品等。不消说，这些意见被中国卫生部门奉为圭臬。③ 但论到今后所应采取的具体措施，苏联专家给出的方案则不免过分理想，比如：对所有血吸虫病人展开包括多项指标在内的精确登记，全部无条件给予治疗；把江南水田改为水旱轮作以消灭钉螺；为了杜绝虫卵经粪便的传播，要通过"广泛地开展宣传"让农民放弃使用马桶而改用合作社设立的公共厕所，或在不得不使用马桶时每天用沸水给马桶消毒，等等。这些措施是否真能在中国农村或类似环境中推行，恐怕波尔德列夫自己也不曾有机会实地验证。

其实，就这种特定疾病的防治而言，世界上经验最丰富的国家是中国近旁的邻居日本。日本流行的血吸虫病与中国的类型相同，都是由日本血吸虫引起的，流行区域仅局限在范围不大的几个特定地区。但因为日本的寄生虫病学研究比中国起步早，有关这种病的重要发现最初都在日本做出。1847 年藤井好直（Fujii, Yoshinao）首先描述了该病的症状并将之命名为"片山病"；1904 年桂田富士郎（Katsurada, Fujiro）第一次从山梨县家猫的门静脉内发现了日本血吸虫成虫，证实日本血吸虫是日本血吸虫病的病原体，并给该虫定名为 *Schistosomum japonicum*；1909 年藤浪鉴（Fujinami, Akira）通过实验证实血吸虫病的感染途径是接触疫水后的经皮感染；1913 年

---

① 傅连暲：《中华医学会十年来工作的成就》，《人民保健》1959 年第 10 期，第 887~969 页。

② 〔苏〕波尔德列夫：《关于消灭血吸虫病措施的几点意见》，《中华医学杂志》1956 年第 4 号，第 393~405 页。

③ 李德全：《学习苏联的先进工作经验更好地建设我国卫生事业》，《中医杂志》1957 年第 11 期，第 561~563 页。

宫入庆之助（Miyairi，Keinosuke）和铃木稔（Suzuki，Minoru）发现了血吸虫的生活周期并确定其中间宿主为钉螺。在这些发现的基础上，血吸虫病的流行范围、病理、诊断、临床、预防各方面的研究在日本均有长足进步。①

相形之下，中国的研究远为落后。1941 年有人统计，日本医学界有关血吸虫病的研究文章已有数千篇，而同时期中国除了零散的病例报告之外，全面介绍和深入研究均付阙如。② 防治措施方面，虽有国民政府中央卫生实验处自 1929 年起将血吸虫病的研究调查列为工作内容，派遣人员前往江浙两省调查该疾病分布，并在浙江几个地点成立工作队实施过一些防治措施，抗战胜利后，中央卫生实验处又与国联防疫处联手，赴广西宾阳和云南大理调查血吸虫病的分布情况，③ 不过，当年这些工作投入的物资人员都十分有限，加上受抗日战争影响，直至 1948 年，全国的血吸虫病防治专门机构仅限于江苏省苏南地方病防治所一处。这个防治所的医务人员不足 10 人，1949 年之前的工作主要是在苏州、镇江一带进行发病率普查和卫生宣传教育。④ 1953 年时，上海医学院的流行病学家苏德隆教授仍感觉到“近十年来中国学者发表之研究著作寥若晨星”。⑤

在具体的防治措施上，尽管波尔德列夫认为因受资本主义制度落后性的阻碍，日本与血吸虫病做斗争的工作“进行得毫无结果”，⑥ 然而实际上，日本政府从二次大战结束以来，一直与学术界通力合作，基于对血吸虫生活史的了解，在流行地区采用散布石灰杀灭钉螺的方法来防止疾病蔓延，20

---

① 岡部浩洋「日本住血吸虫及び日本住血吸虫症の生物学及び疫学」森下薫・小宮義孝・松林久吉編『日本における寄生虫学の研究』目黒寄生虫館、1961、55~80 頁。

② 吴光、许邦宪：《吾国血吸虫病之大概（一）绪言》，《中华医学杂志》（上海）第 27 卷第 8 期，1941 年，第 475~482 页。

③ 吴光、许邦宪：《吾国血吸虫病之大概（一）绪言》，《中华医学杂志》（上海）第 27 卷第 8 期，1941 年，第 475~482 页；吴征鉴、毛守白：《战后苏南之日本血吸虫病初步调查》，《中华医学杂志》（北京）第 35 卷第 3 期，1949 年，第 131~133 页。

④ 沈松年：《苏南地方病防治所访问记》，《医潮月刊》第 2 卷第 7 期，1948 年，第 17~20 页；李胜明等：《中国血吸虫病防治机构的演进及评价》，《中国血吸虫病防治杂志》2018 年第 3 期，第 353~356 页。

⑤ 苏德隆：《近年日本血吸虫病研究之进展》，《中华医学杂志》1950 年第 1~2 期，第 35~50 页。

⑥ 〔苏〕波尔德列夫：《关于消灭血吸虫病措施的几点意见》，《中华医学杂志》1955 年第 4 期，第 393~405 页。

世纪 50 年代这个措施已经收到确实的成效。①

　　看来，中国在血吸虫病防治方面向日本学习，是一条方便有效的途径。只不过，中国医学界的精英人物多数出身于英美系的医学院，了解国外研究动向时基本上依赖英文刊物揭载的成果，② 那些研究涉及的致病生物多是埃及血吸虫或曼氏血吸虫，它们引起的感染与日本血吸虫病相比较，后者因有人畜交叉感染以及其他一些因素，防治难度高得多，③ 防治策略和措施也无法直接搬用。一方面，虽然中国医学家知道日本的血吸虫病研究成果丰硕，但他们"以文字隔阂，不悉底蕴"，④ 无法充分利用日文文献。另一方面，中日两国医学界人士若想正式互访，在冷战时期的世界背景中阻力极大。中日分属苏美两大阵营，彼此之间又没有正式外交关系，再加上日本侵华战争刚刚结束，中国人民对战争的苦难记忆犹新。

　　尽管如此，20 世纪 50 年代的中日之间倒是存在相当规模的民间往来。日本产业界出于现实的经济考虑，极力寻找途径绕开政府的限制与中国通商，中国政府为了打破外交上的孤立处境，也积极推进中日民间的交往。国务院总理兼外交部部长周恩来致力推行"民间先行、以民促官"的对日外交路线，将之视为中日邦交正常化的前期铺垫。一开始，周恩来做了大量工作以促进经济贸易方面的交流，1955 年随着日本新一届鸠山内阁上台，中日双方都加大了民间交往的步伐，到访中国的日本代表团数量增加，代表团的人员也从单纯的经贸界人士扩大到文化艺术科学界。访华的日本代表团基本上都得到周恩来接见。同时，中国也向日本陆续派出代表团。⑤

---

① 岡部浩洋「日本住血吸虫及び日本住血吸虫症の生物学及び疫学」森下薫・小宮義孝・松林久吉編『日本における寄生虫学の研究』、55~80 頁。

② 毛守白：《近年来血吸虫病国外文献摘录》，《中华医学杂志》1956 年第 4 期，第 405~408 页；《近年来血吸虫病国外文献摘录（续完）》，《中华医学杂志》1956 年第 5 期，第 478~487 页。

③ 陈名刚：《世界血吸虫病流行情况与世界卫生组织防治血吸虫病的策略》，《中国血吸虫病防治杂志》1992 年第 2 期，第 78~81 页；徐小林等：《日本埃及和曼氏血吸虫病的寄生虫学特征及防治措施》，《中国血吸虫病防治杂志》2013 年第 3 期，第 302~306 页。

④ 苏德隆：《近年日本血吸虫研究之进展》，《中华医学杂志》1950 年第 1~2 期，第 35~50 页。

⑤ 王玉贵：《周恩来与中日民间外交》，《当代中国史研究》2001 年第 2 期，第 60~69 页；梅兆荣：《民间外交对中日关系的贡献——纪念中日邦交正常化 30 周年》，《求是》2002 年第 17 期，第 11~14 页；李文字：《中日民间外交的肇始》硕士学位论文，东北师范大学，2011。

1955 年 10 月 25 日，应中华医学会邀请来华访问的日本医学代表团一行 15 人到达北京。日本代表团向中华医学会赠送了大量书籍药品，中华医学会为日本代表团组织了有各科专家参加的大型座谈会。① 11 月 4 日周恩来在中南海紫光阁接见了日本代表团，交谈中明确表达出要加强学术界交流互访的意向。周说，过去中日两国往来非常频繁，16 世纪以来日本派很多人到中国留学，后来中国人又到日本留学。近几年断了来往，最近又来往起来了。我们希望恢复过去的样子。② 尤为突出的是，周恩来直接向日本医学家提出了要学习防治血吸虫病的经验。据日本国立公害研究所所长、寄生虫学家佐佐学（Sasa，Manabu）1978 年在《每日新闻》上发表的回忆文章，周恩来一见面就向他问到血吸虫病防治问题，为了加深听者的印象，周在一些地方甚至抛开翻译，用早年留学日本时学到的日语表达自己。佐佐学回忆道：

> 在那里，首先使我感到吃惊的是，周总理一开口就问我："佐佐先生，听说日本已经消灭了血吸虫病。那是用什么方法消灭的？"我是这个代表团一行人中最年轻的。被问及这个问题时，我在传染病研究所是病理学的副教授。
>
> 在日本访华医学团一行对所问及的问题不知如何回答时，周总理接着又说起中国的血吸虫病。他讲话时就象大学教授给学生讲课似的。时而微笑，重要的地方他不通过翻译而直接用不太熟练的日语讲。他说，中国有两亿多的人民居住在这种病的流行区，患者现在恐怕达几千万人。如何消灭血吸虫病，对中国来说，是首先要采取的一个重点政策。于是周总理一再问我"佐佐先生，你看如何解决才好"。③

周恩来介绍说，中国的卫生工作提倡预防，但方法还有待完善。中国几种传染范围较广的病，其中血吸虫病在长江流域分布很广，希望能够得到日

---

① 中华医学会编《中华医学会纪事》（1915—2015），中华医学电子音像出版社，2015，第 57 页。
② 新华社：《周恩来总理接见日本医学代表团》，《光明日报》1955 年 11 月 5 日，第 1 版；陈答才、潘焕昭：《以民促官——周恩来与中日关系》，重庆出版社，1998，第 286~287 页。
③ 佐佐学：《周总理关怀血防工作》，《人民日报》1978 年 10 月 22 日，第 4 版。

本医学界人士的帮助和指导，在中国开展一个运动，推广日本的先进方法来消灭钉螺。① 佐佐学事后去考察了南京、无锡、上海等长江沿岸的流行地区。就是在这次会谈中，周恩来与日方商定了邀请日本血吸虫病专家访华的计划。②

尽管出自最高层的筹划，但政府部门不便出面，计划仍由中华医学会负责实施。日本医学代表团在京期间，中华医学会与他们签订了一份友好协议，③ 协议包含的三大部分内容都相当具体。第一部分提出中日双方准备交换医学专家教授到对方指定的机构进行研究或讲学，第二部分列出了条件和待遇，第三部分便是"中华医学会总会愿在下列项目内邀请日本医学界派教授以上人员前来中国参加研究和讲学：甲、寄生虫病；……"事实上，这份协议在签订前经过周恩来总理的亲自修改。④

一年之后，日本防治血吸虫病医学代表团（以下简称代表团）根据这个协议来到了中国：

> ［新华社北京5日电］日本防治血吸虫病医学代表团今晚乘火车到达北京。他们是根据中华医学会和日本医代表团签订的友好协议，应中华医学会邀请来中国进行交流医学经验的。代表团团长是日本国立预防卫生研究所寄生虫部部长小宫义孝，团员有：久留米大学教授吉住好夫，久留米医科大学教授冈部浩洋⑤，静冈大学教授伊藤二郎，日本国立预防卫生研究所所员安罗冈一男。⑥

这5人里，伊藤二郎（Ito，Jiro）和安罗冈一男（Yasuraoka，Kazuo）曾先后在国立预防卫生研究所小宫义孝（Komiya，Yoshitaka）的手下工作，⑦ 他们来华很可能出于后者的促成。吉住好夫（Yoshizumi，Yoshio）和冈部浩洋

---

① 中共中央文献研究室编《周恩来年谱（1949—1976）》上卷，中央文献出版社，1997，第514页。

② 〔日〕佐佐学：《周总理关怀血防工作》，《人民日报》1978年10月22日，第4版。

③ 《中华医学会和日本医代表团的友好协议》，《新华社新闻稿》1955年第1985期，第6页。

④ 中华医学会编《中华医学会纪事》（1915—2015），第57页。

⑤ 此处报道吉住好夫和冈部浩洋的所属研究机构不够确切，此二人均供职于久留米大学医学部。

⑥ 《日本防治血吸虫病医学代表团到北京》，《新华社新闻稿》1956年第2312期，第7页。

⑦ W. Iijima，"'Farewell to the God of Plague'：Anti-Shistosoma Japonicum Campaign in China and Japanese Colonial Medicine，" *The Memoirs of the Toyo Bunko*，Vol. 66（2008），pp. 46-79.

（Okabe，Koyo）来自日本福冈县的久留米大学，他们之加入访华团，则未知是否与当时在该校任教又对中国友好的稗田宪太郎（Hieda，Kentarou）教授①有关。可以肯定的是，代表团成员在血吸虫病防治方面各有专长。吉住好夫是久留米大学医学部内科系主任，专长血吸虫病的临床诊断和手术治疗；②冈部浩洋在日本调查过血吸虫病的流行状况，并研究血吸虫病的早期诊断和化学治疗方法；小宫义孝不仅在中国进行过血吸虫病的流行病学调查，还在日本率领伊藤二郎和安罗冈一男进行血吸虫生活史的实验室研究。③ 5 人合起来，作为防治力量是一套相当整齐的阵容。

三　团长小宫义孝与中国

担任日本血吸虫病专家代表团团长的小宫义孝教授与中国有很深的渊源。

小宫义孝（1900～1976）生于日本埼玉县，1921 年进入东京帝国大学医学部学习。读书期间，小宫对德国的社会医学和公共卫生深感兴趣，与几名同学一起在大学里组织了"社会医学研究会"，同时还积极参加日本共产党领导的学生运动。1925 年他大学毕业，留校担任卫生学助教，却因 1930 年参加学运游行遭到日本警方逮捕，出狱后被东京大学开除。或许由于这个缘故，他离开日本，远赴中国谋职，在上海自然科学研究所获聘为研究员。④

① 稗田宪太郎，日本著名病理学教授，长期在满洲医科大学任教，日本投降后参加华北地区八路军，在白求恩医科大学（后更名为华北医科大学、天津第一军医大学、中国人民解放军第一军医大学）工作 8 年。1951/1952 年率中央人民政府派出的考察团到太湖地区考察血吸虫病问题。1953 年返回日本，任久留米大学教授。1957 年担任久留米大学医学部院长。1962 年曾以日本日中医药学交流团团长身份率日本学者访华。见刘民英《稗田宪太郎——八路军中的一位日本著名教授》，人民军医出版社，1989。

② 久留米大学医学部第一内科，歴代主任教授，http://kurume-ichinaika.com/new/medical_staff/index6.php；Y. Yoshizumi，"A New Diagnosis of *Schistosomiasis Japonica* by Needle Biopsy of the Liver，" *The Kurume Medical Journal*，Vol. 1，No. 2（1954），pp. 118-128；吉住好夫「生肝スライド法による日本住血吸虫症の診断について」『肝臓』第 2 巻第 4 号、1961 年、373～380 頁。

③ 岡部浩洋「日本住血吸虫及び日本住血吸虫症の生物学及び疫学」森下薫・小宮義孝・松林久吉編『日本における寄生虫学の研究』、55～80 頁。

④ W. Iijima「The Establishment of Japanese Colonial Medicine：Infectious and Parasitic Disease Studies in Taiwan, Manchuria, and Korea under the Japanese Rule before Wwii」『青山史学』第 28 巻、2010 年、77～106 頁。

自 1931 年进入上海自然科学研究所工作，至 1946 年离华返日，除 1936～1937 年在德国汉堡的热带病研究所进修一年外，小宫前后在中国生活了大约 14 年。[①]

上海自然科学研究所是日本在中国建立的殖民科研机构之一。设立之初声称要办成"由中日科学家共同从事合作研究的场所"，目的在于"自然科学的纯粹学术研究"。1923 年开始筹备，1931 年在上海法租界内的祁齐路（Route Ghisi，今上海市徐汇区岳阳路）落成开始运转，1945 年 9 月抗日战争结束时，被国民政府中央研究院接收改造为"上海医学研究所"。研究所筹备初期也曾有中国学者参与其事，但 1928 年 5 月日本蓄意制造"济南惨案"之后，上海委员会中方委员正式声明退出了这项计划，从此该所成为日本单方面的"事业"，收入来源也从庚子赔款逐渐转变为"兴亚院"资助的经费，最终沦为日本帝国主义侵华战争的工具，除与日本军方开展各种合作外，还为侵略军进行过多项调查工作。[②] 日本投降后，研究所的日籍工作人员与滞留在上海的数十万日俘日侨一起，迁入国民政府划定的集中区暂住，然后被分批遣送回了日本。[③] 包括小宫义孝在内的一些人曾表示愿意留在中国工作，但最终未获中研院接收。[④]

上海自然科学研究所初建时分为理学部和医学部两个部，医学部下设病理、细菌、卫生、生药四个研究室，卫生学研究室 1937 年的成员除小宫义孝外，还有中国人陶炽孙和研究所副所长、来自东京帝国大学的元老级人物横手千代之助。[⑤] 1942 年时，研究室人员有小宫义孝、陶炽孙和一位姓杨的同事，3 人的研究都以寄生虫病为主。[⑥] 小宫为人兴趣广泛，居住在上

---

① Anonymous「小宫義孝博士略歴」『目黒寄生虫館ニュース』（*The Meguro Parasit. Museum News*），第 121 号、1976 年、885 頁。

② 梁波、翟文豹：《日本在中国的殖民科研机构——上海自然科学研究所》，《中国科技史料》2002 年第 3 期，第 189～198 页。

③ 忻平、吕佳航：《"身有所寄、心有所托"——战后上海待遣日侨的集中管理》，《社会科学家》2010 年第 10 期，第 7～12 页。

④ 管辉、刘鼎铭：《抗战胜利后国民政府留用日本原子能专家的一组史料》，《民国档案》1994 年第 3 期，第 43～51 页。

⑤ 陶炽孙：《上海自然科学研究所卫生学研究室概况》，《中华医学杂志》（上海）第 23 卷第 4 期，1937 年，第 523～526 页。

⑥ 〔日〕小宫义孝：《上海自然科学研究所轮廓》，陈宝华译，《江苏教育》第 3 卷第 45 期，1942 年，第 122～130 页。

海期间加入了文学爱好者的圈子，曾在刊物上撰文介绍日本文学，[①] 时而也发表一些随笔类的文字。[②] 虽在殖民科研机构工作，但他十分亲华，学会了不少上海话，经常深入江南的街坊巷市观察当地人的生活，研究所的中国工役遇到日本管理人员刁难，他也会出面为中国人说情。[③] 抗战结束后他作为敌侨被遣送回日本，临行之际仍在一篇杂文中表示"等到日本成了和平的民族，那时如果中国再需要我来的话"，要再次回来为中国服务。[④] 返回日本后，小宫辗转进入新成立的国立预防医学研究所担任寄生虫部部长。[⑤] 他将在华观察风土人情的部分手记结成一集，题为《城壁——中国风物志》，交给左倾的岩波书店出版。该书收入书店新推出的以学术性和纪实性为特色的"岩波新书"系列。书中第二章"クリーク"（沟渠、河浜）花费大量笔墨介绍了中国江南地区纵横交错的水系及其与当地人生活密不可分的关系。作者感叹说江南的水系"像这样由当地人开凿、养育而成，并被当地人使用和喜爱。可以说它是当地农耕民族的血脉，"[⑥] 他同时也注意到，是贯通四面八方的水系助长了疟疾、血吸虫病等疾病的发生和传播。

小宫义孝在华期间，对于肝片吸虫、疟原虫和日本血吸虫都有研究，[⑦] 也多次深入乡村进行统计调查。[⑧] 他了解血吸虫病在中国流行的严重程度，做过估计说，长江三角洲地带的患者数当在 100 万人左右。[⑨] 抗战结束前的两三年间，小宫为了调查钉螺的血吸虫自然感染率，曾走遍江南各地的河

---

① 〔日〕小宫义孝：《值得介绍的日本文学》，晶孙译，《文友》第 4 卷第 2 期，1944 年，第 19~20 页。

② 〔日〕小宫义孝：《土》，绿妮译，《文协》第 2 卷第 1 期，1944 年，第 21~24 页；《花侨》，苏济生译，《导报》第 8 期，1946 年，第 21~22 页。

③ 〔日〕小宫义孝：《杂感——三木的事·丁芝》，《导报》第 12 期，1946 年，第 15~16 页。

④ 〔日〕小宫义孝：《杂感——三木的事·丁芝》，《导报》第 12 期，1946 年，第 15~16 页。

⑤ Anonymous：「小宫義孝博士略歴」『目黒寄生虫館ニュース』（*The Meguro Parasit. Museum News*）、第 121 号、1976 年、885 頁。

⑥ 小宫義孝『城壁——中国風物誌』岩波書店、1949、45 頁。

⑦ W. Iijima，"'Farewell to the God of Plague'：Anti-Shistosoma Japonicum Campaign in China and Japanese Colonial Medicine"，*The Memoirs of the Toyo Bunko*，Vol. 66（2008），pp. 46-79.

⑧ 小宫義孝·陶熾「中華民國江蘇省無錫ト淮陰地方ニ於ケル二三ノ生態統計學的調査」『上海自然科學研究所彙報』第 6 卷別冊五、1936 年、117~210 頁。

⑨ 小宫義孝『城壁——中国風物誌』、48 頁。

湖地带采集样本。据他报告，在嘉善、嘉兴、昆山、青阳江、青浦区、镇江等各地的河浜中都发现了钉螺，钉螺的血吸虫自然感染率为 2%～30%。在淀山湖以东的小镇朱家角统计钉螺密度时，发现每平方米沟岸泥土栖息的钉螺数以千计，"实在令人愕然"。他甚至具体考虑过如何才能消灭这些钉螺，也联想到日本山梨县撒石灰杀灭钉螺的例子，但又觉得"在这广阔的江南水域中，采取一般寻常的手段很难消灭这类钉螺。仅仅在纸上计算这笔巨大的费用，情势绝不会得到改善。灾害波及范围之广以及当地地域之辽阔，导致该现象频繁发生，因此预防灾害的方法不得不发生质的改变"。[①] 这说明，小宫从那时起已经开始思考适用于中国的血吸虫病预防方法。

四　代表团在华的交流合作

日本防治血吸虫病医学代表团初抵中国是在 1956 年 9 月 26 日。由于当时中日之间没有正式外交关系，一团人先乘飞机从东京羽田机场飞到香港，由香港经广州入境，再取陆路北上。9 月底的香港，天气仍然暑热蒸人，小宫回想起以前从日本福冈乘飞机数小时即可抵达上海，在行程结束后出版的游记《新中国风土记》中感慨这次的旅程真是"麻烦的事情"。[②]

一行人在广州盘桓四五天后，乘车沿粤汉铁路北上武汉。[③] 在武汉出面接待代表团的人员中间有小宫义孝的旧交，武汉医学院病理学教授杨述祖[④]。小宫与杨述祖交流了近况，得知留日出身的学者在新中国仍然可以受到重用，颇感欣慰。

① 小宫義孝『城壁——中国風物誌』、50 頁。
② 小宫義孝『新中国風土記』メヂカルフレンド社、1958、95 頁。
③ 小宫義孝『新中国風土記』、102 頁。
④ 小宫在书中未提到杨述祖的名字，只称之为"杨君"，但说这个人是武汉大学病理学主任教授，曾与自己在上海自然科学研究所共事，现在担任中华医学会武汉分会会长（小宫義孝『新中国風土記』、87 頁）。这些线索与时任武汉医学院病理学教研室主任的杨述祖教授的情况一一吻合，因此这位杨君应该就是杨述祖。杨述祖与小宫同在 1931 年加入上海自然科学研究所，杨入病理学研究室，小宫入卫生学研究室，杨氏在该所工作 9 年，小宫在该所工作 14 年，两人有很长时间的交往。参见佚名「小宫義孝博士略歴」『目黒寄生虫館ニュース』(The Meguro Parasit. Museum News)、第 121 号、1976 年、885 頁；朱朋成、王国平《百年同济梦述祖奠伟业——纪念我国著名病理学家杨述祖教授诞辰 110 周年》，《中华病理学杂志》2013 年第 12 期，第 867～868 页。

在广州和武汉这段时间的滞留，估计是为了避免在国庆节期间到达首都。1956 年 10 月 5 日，代表团乘火车自武汉抵达北京。[1] 一开始在北京停留 4 天，主要时间用于与全国血吸虫病研究委员会在京的成员进行讨论。中华医学会副会长、寄生虫学家钟惠澜见小宫义孝终日忙于工作，无暇游览北京，某日特地抽出时间带他到处参观。钟惠澜比小宫早两年去过汉堡的热带病研究所进修，两人可以使用德语交谈，而且彼此年纪相若，见面后觉得十分相投。小宫对钟氏赞赏有加，称后者是一位豁达的绅士。[2] 代表团此后的工作日程也借在京的机会商定，计划是离京后先去上海，然后到血吸虫病流行严重的太湖地区停留一段时间。[3]

下一站到达上海。这里是新中国成立后首个成功控制了血吸虫病疫情的地区，又是中共中央血防领导小组办公室的常驻地点，血防专家聚集于此，代表团在这里的日程应该非常繁忙。不过，这段行程对小宫义孝来说更重要的是一次"情感之旅"。[4] 他利用休息时间骑着自行车遍游市区各处，发现上海的街道布局依旧，但是，

> 曾经街道中央的庄严赛马场变成了人民公园，开池塘，种树木，营造庭园，修跑道。赛狗场变成了人民广场，回力球场变成了人民体育馆，原来的法国俱乐部变成了人民俱乐部。……以前的大烟馆、赌场、夜总会等都不复存在。全部变成了健康的娱乐场所。[5]

他回到了上海自然科学研究所旧址（见图 1），该处的建筑正由中国科学院使用。小宫在这里拍摄了很多照片，并在《新中国风土记》中回忆了自然科学研究所的旧事。他也专程探访了鲁迅公园及岳阳路上的普希金铜像，在每个有纪念意义的地方留影。[6]

---

[1] 《日本防治血吸虫病医学代表团到北京》，《新华社新闻稿》1956 年第 2312 期，第 7 页。

[2] 小宮義孝『新中国風土記』、88 頁。

[3] 小宮義孝『新中国風土記』、102 頁。

[4] W. Iijima，"'Farewell to the God of Plague'：Anti-Shistosoma Japonicum Campaign in China and Japanese Colonial Medicine，" *The Memoirs of the Toyo Bunko*，Vol. 66（2008），pp. 46-79.

[5] 小宮義孝『新中国風土記』、90 頁。

[6] 小宮義孝『新中国風土記』、3~38 頁。

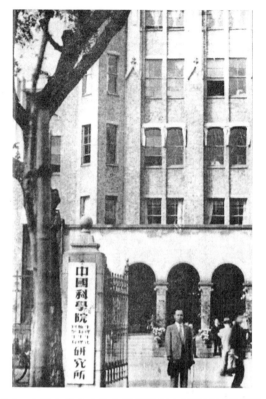

图1 小宫义孝在上海自然科学研究所旧址门前留影。

资料来源：小宫義孝『新中国風土記』メヂカルフレンド社、1958。书前插图。

代表团在太湖周边共计巡游了一个月左右，考察了杭州、无锡、常熟、宜兴等地（见图2）。① 访问的重点放在无锡。太湖周围是血吸虫病流行的重灾区，民国时期的苏南地方病防治所便设立在太湖东岸吴县的木渎镇，新中国成立后，华东军政委员会卫生部1950年底又在无锡梅园附近成立了一个防治血吸虫病的专业机构——无锡血吸虫病防治所。防治所初建时只有11个工作人员和3架显微镜，所长肖荣炜两年前从圣约翰大学医学院毕业，1949年解放军部队在江浙地区大批感染血吸虫病时，肖氏在救治工作中担任过上海医疗队副中队长。② 1953年该所改名为江苏省无锡血吸虫病防

① 小宫義孝『新中国風土記』、111頁。

② 佚名：《血吸虫病专家肖荣炜》，许文博、赵成杰主编《中国当代医学家荟萃》，吉林科学技术出版社，1990，第322~325页。

治所，拥有自己的附属医院，人员也扩充至 140 余人。[1] 1956 年，江苏省卫生厅考虑到该省面临 5 年内消灭血吸虫病的任务，需要有一个专门的研究防治机构，以资吸取经验和进行业务指导，因此报请省人民委员会批准将无锡血吸虫病防治所提升为省级机构，更名为江苏省血吸虫病防治研究所。[2]这个研究所不仅在短短数年间地位屡次提升，规模快速扩大，而且是日本代表团这次传授经验的重点对象。日本代表团来访期间，《光明日报》以《一个出色的"血防"研究所》为题，对它进行了专门报道。[3]

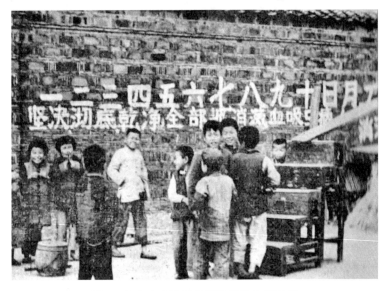

图 2 小宫义孝拍摄的常熟郊外农村景象

注：小宫义孝注意到了墙上刷有"坚决彻底干净全部地消灭血吸虫病"的标语。
资料来源：小宫義孝『新中国風土記』メヂカルフレンド社、1958。书前插图。

代表团在江苏省血吸虫病防治研究所驻留了两周，其间，双方合作完成了几项实验（见图 3）。当时中国化学灭螺的方法主要是在沟岸田间喷洒磷酸钙，而日本使用的主要是五氯酚钠。代表团设计了一项实验，将两种

---

① 江苏省血吸虫病防治研究所：《江苏省血吸虫病防治研究所十年史》，1959，江苏省档案馆，档案号：4018-002-0393。

② 江苏省人民委员会文教办公室：《批复关于将"江苏省无锡血吸虫病防治所"改为"江苏省血吸虫病防治研究所"等问题》，1956，江苏省档案馆，档案号：4018-002-0176。

③ 钟光贵：《一个出色的"血防"研究所》，《光明日报》1956 年 12 月 14 日，第 2 版。

药物进行了比较，结论是五氯酚钠灭螺效果明显更好，杀灭钉螺所需的有效浓度仅是酸性磷酸钙的几十分之一，而且中国生产的五氯酚钠与日本的制品在效果上并无显著性差异。文章次年发表在《中华卫生杂志》上。① 这个结论对后来的工作有直接影响，因为文章的第二作者、血防所所长肖荣炜参加这一实验后，建议用五氯酚钠取代酸性磷酸钙杀灭钉螺，根据他的建议，中国先是进口，继而在国内自行生产这种药品，五氯酚钠遂成为后来中国化学灭螺使用的主要药物。②

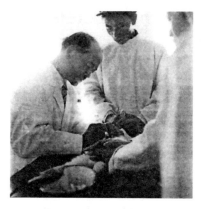

图 3 日本防治血吸虫病医学代表团的成员与江苏省血吸虫病防治研究所的医务人员合作进行动物实验。左一吉住好夫，右一小宫义孝

资料来源：江苏省血吸虫病防治研究所：《江苏省血吸虫病防治研究所十年史》，江苏省档案馆，1959，档案号：4018-002-0393。

小宫义孝一直主张中国防治血吸虫病的重点应该放在灭螺工作上，他又听说中国普遍使用的化学灭螺药物酸性磷酸钙需要通过钉螺吞食才能起作用，但当时对钉螺食性的研究仍比较匮乏，因此他设计了一套可以定量的方法来观测钉螺的摄食习惯。实验特别测试了钉螺如何摄入酸性磷酸钙。他与中方合作者发现药物需要与泥土混合才能被钉螺吞食，且土里的药粉越多，钉螺吃得越少。实验还找出了在江南一带人工饲养钉螺可以因地制宜采用的饲料。他们从这些结论出发，给出了日后灭螺工作应如何进行的具体建议。该项结果发表在 1957 年 8 月号的《中华医学杂志》上。③

代表团发现无锡地区的钉螺体内常常寄生一种不知名的线虫，它对钉螺生长似乎有不利的影响。小宫义孝想到以后是否可以用这种线虫作为生

---

① 〔日〕小宫义孝等：《关于五氯酚钠和酸性砒酸钙的灭螺效果》，《中华卫生杂志》1957 年第 6 期，第 365~367 页。

② 佚名：《血吸虫病专家肖荣炜》，许文博、赵成杰主编《中国当代医学家荟萃》，第 322~325 页。

③ 〔日〕小宫义孝等：《关于钉螺食性的检查新法（附述钉螺食性的二三知见）》，《中华医学杂志》1957 年第 8 号，第 651~654 页。

物天敌杀灭钉螺。他对线虫进行了分类鉴定，并与合作者研究了人工饲养这种线虫的方法。实验结果由日方3名团员及江苏省血吸虫病防治所的杨存性等3名工作人员联名发表在与上一篇文章同期的《中华医学杂志》上。①文章尚未发表之前，相关成果已经报告到了1956年12月举行的全国防治血吸虫病科学研究委员会第二次会议上，且《光明日报》在会议报道中特别提到了这件事情：

> 在全国防治血吸虫病科学研究委员会第二次会议上公布的新成果中，生物灭螺，是今年科学家探索出来的一条新路。……江苏省血吸虫病防治研究所发现一种线虫能使钉螺死亡，日本防治血吸虫病代表团团长小宫义孝鉴定这种线虫的学名是 *Rhabdits cylindrica*，团员们对这线虫很有兴趣，已经带了一些回国去，准备作进一步的研究。②

从这条报道可以看出代表团在中国的活动受到相当密切的关注。

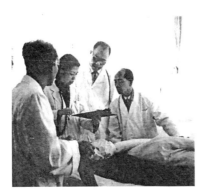

图4　日本防治血吸虫病医学代表团的成员对江苏省血吸虫病防治研究所的医务人员进行临床指导。右一吉住好夫，右二小宫义孝

资料来源：江苏省血吸虫病防治研究所：《江苏省血吸虫病防治研究所十年史》，江苏省档案馆，1959，档案号：4018-002-0393。

除以论文形式发表的成果外，代表团中擅长血吸虫病临床诊断和手术治疗的吉住好夫教授还对江苏省血防所的工作人员进行了实地指导（见图4）。

中日双方的研究者初次合作，便在两周时间里设计并完成了几项实验，又将结论发表在中国权威的医学期刊上，这是相当高效的工作。日本代表团的诚恳态度也给江苏省血防所的人员留下了良好印象。收

---

① 〔日〕小宫义孝等：《寄生于钉螺中的线虫的形态学分类及实验室培养的研究》，《中华医学杂志》1957年第8号，第648~649页。
② 钟光贵：《不平凡的一年——全国防治血吸虫病科学研究委员会第二次会议旁听记》，《光明日报》1956年12月21日。

藏在江苏省档案馆的一份油印材料《江苏省血吸虫病防治所十年史》在回顾该所对外交流成绩的时候，尽管先声言"自建所以来，我们曾接待苏联、印度、波兰、英国、巴西、阿根廷、日本等国家的外宾参观。……苏联专家对防治工作提出的宝贵的意见，指出了我们的工作方向，使我们工作少走了许多弯路"，[1] 但并未说明他们与其他各国的专家具体是如何交流的，只有在提到日本代表团的时候，特地加上了这样一段话：

> 56 年接受上级任务，接待日本医学代表团，与他们一起进行血吸虫病的研究工作二个多星期，由于党教导我们热情积极地招待，细心踏实地工作，按时完成了共同研究计划，工作中有了较多发现，与他们建立了医学上的联系，促进了防治工作。[2]

简短的记录反映出十分融洽的合作气氛。不过，作者没有忘记指出，所有这些热情积极的招待只是按照党组织的教导行事。这种提法再一次体现出中日合作关系中仍然存在的那些微妙的隔阂。

除与江苏省血吸虫病防治所合作进行的实验研究外，代表团还在血吸虫病流行地区举行了一系列学术报告会和座谈会。冈部浩洋的报告是有关锑剂治疗血吸虫病用于实验动物的结果，以及慢性血吸虫病患者的可的松疗法；吉住好夫报告了他对锑剂三日疗法的观察；小宫义孝谈了他对中国血吸虫病预防工作的建议，重点讲了控制钉螺问题，并讨论了针对不同寄生虫病的预防措施，特别指出，任何防控手段若与群众的生活习惯相冲突，则施行时必有难度。代表团成员对于中国血防工作的成就评价很高，小宫义孝非常称许中国为粪便管理而进行的卫生教育，冈部浩洋则称自己相信中国必能按照计划在 7 年内消灭血吸虫。[3]

11 月底，代表团结束了在无锡的工作，再次来到北京（见图 5）。代表

---

① 江苏省血吸虫病防治研究所：《江苏省血吸虫病防治研究所十年史》，1959，江苏省档案馆，档案号：4018-002-0393。

② 江苏省血吸虫病防治研究所：《江苏省血吸虫病防治研究所十年史》，1959，江苏省档案馆，档案号：4018-002-0393。

③ Anonymous, "Visit of Japanese Schistosomiasis Specialists," *Chinese Medical Journal*, Vol. 75, No. 1 (1957), p. 84.

团第二次到京期间参观了北京医学院、中国医学科学院、故宫、长城。① 12月 1 日，国务院总理周恩来在国家卫生部部长兼中华医学会名誉会长李德全、国家卫生部副部长崔义田、中华医学会副会长钟惠澜等人陪同下，接见了全体成员。② 中国科学院院长郭沫若在 12 月 2 日晚上接见了代表团，并听取了他们关于防治血吸虫病的意见，12 月 4 日晚上李德全设宴为代表团饯行。1956 年 12 月 5 日晨，全团人员离京南下广州，重拾"麻烦"的旅程，于 12 月 10 日取道香港返回日本。③

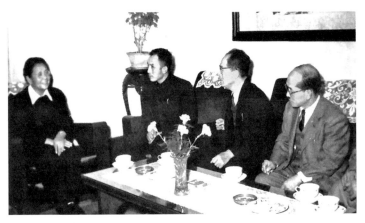

图 5 卫生部部长李德全接见日本防治血吸虫病医学代表团。
左一李德全，左三小宫义孝，左四吉住好夫

资料来源：中华医学会编《中华医学会百年纪念画册》(1915—2015)，中华医学电子音像出版社，2015，第 141 页。

五 《关于血吸虫病防治工作的意见书》
与合作交流的成果

访问结束后，小宫义孝代表全体团员将心得建议总结成文，以《关于

---

① Anonymous, "Visit of Japanese Schistosomiasis Specialists," *Chinese Medical Journal*, Vol. 75, No. 1 (1957), p. 84.

② 中华医学会编《中华医学会纪事》(1915—2015) 第 61 页；中华医学会编《中华医学会百年纪念画册》(1915—2015)，中华医学电子音像出版社，2015，第 141 页。

③ 《日本防治血吸虫病医学代表团离北京回国》，《新华社新闻稿》1956 年第 2373 期，第 21 页。

血吸虫病防治工作的意见书》（以下简称《意见书》）为题，发表在《中华医学杂志》1957 年第 4 号上。[①] 文中首先肯定中国血防工作的成绩，其次谈及治疗和预防的关系问题，建议中国将工作重点置于预防，最后又分析了治疗和预防工作中各自所应注重之点。文章长而全面，有条不紊，时时引述日本的成熟经验作为参照，述及措施时说得也很具体，几乎像是一份血吸虫病的防治手册。《意见书》一开头就引用了中国寄生虫学家、全国血吸虫病研究委员会秘书长毛守白的文章，曰："重点放在预防的意见，中国方面主张的人也很多，例如毛守白教授在中华卫生杂志 1954 年 2 号的报告，就是这方面的代表；我们完全同意他这个意见，……"

毛守白 3 年前的这篇文章题为《国内血吸虫病研究方面尚待解决的若干问题》，其中详细列出了中国血防工作在预防和治疗方面亟须解决的问题。[②] 将两篇文章对照阅读，可以看出《意见书》中许多地方与毛文遥相呼应，提出的是一些颇有针对性的建议。例如，毛守白认为在当时缺乏良好特效药的条件下，把治疗血吸虫病患者当作消灭血吸虫病的主要方法是错误的，《意见书》不仅对此表示肯定，而且进一步说明若从中国 7 年内消灭血吸虫病的目标出发，为何必须将重点放在预防，且就毛守白文中确定治疗标准的问题和新药研发的问题给出了建议，推荐以副作用较小的酒石酸锑钠代替中国使用的酒石酸锑钾，并推荐了减轻锑剂副作用的解毒剂。毛文中问到的血吸虫病流行病学调查、诊断方法和预防手段问题，《意见书》都提供了日本的具体事例来解释回答。特别是在预防手段上，《意见书》明确提议"将重点放在灭螺上，作为根本的对策，并且需要长期不懈，切实执行"，同时辅以管理粪便的措施。因为小宫义孝在访问途中，注意到尽管卫生部门进行了密集的宣传教育，南方农村居民仍习惯在同一条河滨内洗刷马桶和汲取生活用水（见图 6），农民和船户的粪缸也常常破损缺漏或没有盖子，致使粪便污染附近水源。他知道这些都是疾病传播的重要来源，但也很现实地承认，"在改善粪便管理的方案中，牵涉到农民的千百年风俗

① 〔日〕小宫义孝：《关于血吸虫病防治工作的意见书》，《中华医学杂志》1957 年第 4 号，第 297~302 页。
② 毛守白：《国内血吸虫病研究方面尚待解决的若干问题》，《中华卫生杂志》1954 年第 2 期，第 111~114 页。

习惯"，积习牢固，改变殊难，"而在灭螺工作方面，则无论怎样彻底地严格执行，即使做得过火，也不会发生流弊"。他结合在中国的考察所见和日本以往的经验，提出用改变环境的方法消灭钉螺，具体措施为土埋钉螺，在河滨湖沼砌筑石岸，将灌溉沟渠改为水泥渠，以及浚湖填滩排干沼泽。

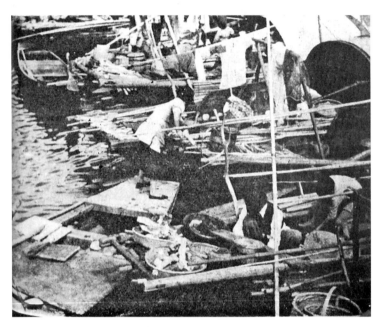

图6 上海郊区青浦的船户清晨在河滨中洗刷马桶

资料来源：小宫義孝『新中国風土記』メヂカルフレンド社、1958。书前插图。

最后这条意见改观了中国的血吸虫病预防工作。在此之前，除了大型水利工程按照上级指示要用改变环境法在施工的同时附带消灭钉螺，农业合作社灭螺还是依靠洒药、水烫、火烧等手段，在人口密集处则使用人海战术手工捕捉。① 代表团来访之后，农村主要的灭螺方法便改成了土埋钉螺、沟渠改造和沼泽垦殖。②

《意见书》的结尾展望中国通过改变环境消灭钉螺战胜血吸虫病的可能

---

① 中共江苏省委防治血吸虫病七人小组办公室：《江苏省1956年防治血吸虫病工作计划（草案）》，1956，江苏省档案馆，档案号：4018-002-0231。

② 农业部：《农业部关于大力加强家畜血吸虫病防治与灭螺和粪便管理工作的通知》，《中华人民共和国国务院公报》1959年第28号，第545~546页。

性。小宫义孝对此很有信心，他联想到自己曾在旧作《城壁——中国风物志》里专章介绍，并赞叹不已的中国江南的农田水利工程，用下面的句子结束了《意见书》的全文：

> 我们想到封建时代的中国，江南地区河滨的开掘，水田的开拓，俱是人工做成的。何况新中国为人民谋福利的伟大建设事业正在蓬勃发展，在中央的坚强领导之下，何事不可为，何业不能成。这是代表团所诚恳期待而深信的。①

代表团的建议得到中国政府认真对待。国家卫生部部长助理齐仲桓在1956 年 12 月召开的全国血吸虫病研究委员会第二次会议上代表国家卫生部做总结发言，曾明确表示：

> ……世界科学进展一日千里，我们必须紧跟上去。……在国际上必须虚心学习苏联，社会主义国家或其他资本主义国家的经验。苏联专家和日本医学代表团，给我们很多的帮助和启发，我们要虚心学习。②

1959 年农业部下发文件，提醒血防工作中必须注意的几个问题，这些问题诸如防治家畜血吸虫病，结合兴修农田水利大规模灭螺，加强粪便管理，都是《意见书》中曾经强调过的措施。③《意见书》中最关键的一点，是建议用改变环境的方法消灭钉螺。小宫义孝认为这乃是灭螺的根本对策，然而顾虑是"经费太大"。这里所言经费主要是人工，其实在日本土地私有化的经济架构中，筑堤开沟兴修水利还将涉及不赀的土地成本。而中国因有农业合作化的背景，又结合大规模兴修水利的运动，终究将改变环境灭

---

① 〔日〕小宫义孝：《关于血吸虫病防治工作的意见书》，《中华医学杂志》1957 年第 4 号，第 297~302 页。

② 齐仲桓：《在全国血吸虫病研究委员会第二次会议上的总结发言》，全国血吸虫病研究委员会编辑小组编辑《血吸虫病研究资料汇编（1956 年）》，上海卫生出版社，1957，第 5 页。

③ 农业部：《农业部关于大力加强家畜血吸虫病防治与灭螺和粪便管理工作的通知》，《中华人民共和国国务院公报》1959 年第 28 号，第 545~546 页。

螺法变成了血防工作的常规手段。①

访华期间进行的学术交流也很有成效。江苏省血吸虫病防治研究所在该所的十年史中所说与日本医学代表团建立了"医学上的联系"并非空言，1961~1965 年，日本寄生虫学者曾联合编写了一套权威著作《日本的寄生虫学研究》(『日本における寄生虫学の研究』)。这套书的第一卷有小宫义孝执笔的一篇文章《日本血吸虫病的预防》，② 从这篇文章末尾的参考文献目录中，我们可以看到代表团回到日本后，将他们与中国科研人员合作的文章一一整理出来，重新投寄给日本的各大医学刊物。③ 代表团在华的工作成果同样并未被中国科学家遗忘。如前所述，这次合作中引入的灭螺药物五氯酚钠后来在中国广泛使用。另外，小宫义孝与江苏省血吸虫病防治研究所的研究人员合作研究钉螺食性④时建立的新的检查方法，至 20 世纪 80 年代还在该所的同类研究中采用。⑤ 由小宫鉴定学名的线虫 *Rhabdits cylindrica*，发现之初曾得到《光明日报》的报道，中日学者当时在无锡的实验室里对该种线虫进行人工繁殖并做了侵染钉螺的实验，这项结果在三四十年之后，也仍有中国学者，诸如中国农科院或湖南省寄生虫病研究所的

---

① 何基澧：《结合兴修水利开展灭螺运动——农业部副部长何基澧在灭螺电话会议上的讲话》，《农田水利》1959 年第 16 期，第 6 页；徐运北：《加强组织领导充分发动群众进一步结合兴修水利开展灭螺工作》，《中国农村水利水电》1959 年第 16 期，第 7 页。

② 小宫義孝「日本住血吸虫症の予防」森下薫・小宫義孝・松林久吉編『日本における寄生虫学の研究』、99~127 頁。

③ 小宫義孝「中共の住血吸虫防治対策に対する意見書」『日本医事新報』第 1711 号、1957 年，45~49 頁；小宫義孝・蕭栄煒・徐国清・姚士春・孫慶旗「Oncomelania の食性に関する一新検査法と O. Hupensis の食性に関する二，三の知見(Oncomelania の食性に関する研究 I)」『日本生態学会誌』第 7 巻第 1 号、1957 年、18~22 頁；小宫義孝・蕭栄煒，"A Crossing of *Oncomelania Nosophora* with *O. Hupensis* (Preliminary Report)," *Japanese Journal of Medical Science and Biology*，Vol. 11，No. 2 (1958)，pp. 185 – 186；安羅岡一男・小宫義孝・岡部浩洋・楊存性・陳云庭・孫慶旗：《日本住血吸蟲中間宿主中国產ミヤイリガイ *Oncomelania Hupensis* に寄生する線虫の分類形態とその実験室内培養について》，《臨床消化器病学》，7 巻第 1 期，1957 年，第 18~22 頁；安羅岡一男・楊存性・陳云庭・王雅珍「水で稀釈された日本住血吸虫卵に対する殺卵効果」『寄生虫学雑誌』第 7 巻第 2 号、1958 年、60~63 頁。

④ 〔日〕小宫义孝等：《关于钉螺食性的检查新法（附述钉螺食性的二三知见）》，《中华医学杂志》1957 年第 8 号，第 651~654 页。

⑤ 徐国余、肖荣炜：《垂盆草诱螺作用的初步观察》，《中国寄生虫学与寄生虫病杂志》1989 年第 3 期，第 207~209 页。

研究人员，在相关文章中征引。[①]

只不过，代表团返回日本后，中国国内的政治运动开始持续升温，中外科学家晤面款谈的机会日见稀少。敢于在全国性会议上宣称要学习"资本主义国家的经验"的齐仲桓部长助理一年多以后便在反右运动中被定性为极右分子并开除党籍。[②] 1959 年起始的"三年困难时期"使得严重营养不良及由此引发的各种疾病成为卫生部门需要应付的头等急务，寄生虫病防治工作被暂时搁置在一旁。1966 年后，"文化大革命"期间，中国与国外科学界的来往实质上陷于断绝。从目前能找到的记载来看，除了 1957 年底中华医学会向日本派出的新中国首个访日医学代表团中仍有寄生虫学家之外，[③] 日本防治血吸虫病医学代表团访华期间建立的学术联系似乎没有继续保持下去。

从 1965 年开始，日本与美国合作开展了国家级别的"日米医学协力计画"，旨在研究和解决亚洲地区的传染病、流行病、癌症和营养问题。多位日本医学家借助这一项目与美国同行展开深入的合作交流，登上了国际舞台。小宫义孝教授作为日本领先的寄生虫学家，本来也准备前往美国访问，但由于他有这次率领血吸虫病防治代表团访华的经历，申请入境签证遭到美方拒绝，他从此失去了踏足大洋彼岸的机会。[④]

六　代表团考察的影响及其评价

如本文开始所述，谈及代表团这次访问的国外学者对它评价极高。日本寄生虫学家佐佐学在回忆文章中称小宫义孝执笔的《意见书》是"载入史册"之作。[⑤] 饭岛涉将小宫义孝代表团访华的意义描述为："在小宫代表

① 李平淑等：《格氏线虫侵染日本血吸虫中间寄主钉螺的初步试验》，《生物防治通报》1986年第 2 期，第 50~53 页；姚超素等：《微生物及寄生虫防治钉螺的研究》，《实用预防医学》1995 年第 4 期，第 198~200 页。

② 健康报记者：《卫生部整风第四阶段挖出极右分子齐仲桓》，《新华半月刊》1958 年第 23期，第 20~22 页。

③ 中华医学会编《中华医学会纪事》（1915—2015），第 65 页。

④ 和气朗：《小宫義孝先生の思い出》，《医学史研究》1977 年第 48 期，第 6~11 页。

⑤ 佐佐学：《周总理关怀血防工作》，《人民日报》1978 年 10 月 22 日，第 4 版。

团到来，提出建议并离开之后，中国共产党便决定自 1956 年起全力以赴展开一场消灭血吸虫的战役。"① 高敏则称："正如研究者饭岛涉所提到的，小宫的建议改观了早期的血吸虫病防治运动，并在两国停止互派代表团之后很久仍对这个运动产生着影响。"② 若仅就血防工作中采用的灭螺方法而言，这个说法无懈可击，但下面又说，"作为毛主席的干预与小宫建议的结果，血吸虫病防治运动改变了它的目标、时机、结构、行动者和活动内容"，③这就将《意见书》所起的作用抬升到了决策性的地位。

这些评价在今日看来有过誉之嫌。首先，防治血吸虫病的运动在 1955 年与 1956 年冬春之交已经作为一项政治运动在中国全面展开，也正是因为有了这样一个前提，日本防治血吸虫病医学代表团才能够经由中国国务院总理的亲自安排，绕开重重障碍于 1956 年 9 月来到中国。所以说中共中央并非在代表团提出了建议之后才决定全面展开血防战役。其次，中国的血防工作方针一向是预防为主，周恩来在 1955 年接见日本医学代表团时也将这一点说得很清楚。尽管这个"预防为主"在多大程度上是实际的举措，多大程度上只是遵照党一贯的卫生工作路线提出的口号，尚需存疑，但地方上在制订计划时确实一直将预防工作置于前列，例如江苏省 1956 年初提出的工作计划便是如此，预防方案中也已经包括了管理粪便、消灭钉螺和管理水源等重点。④ 血吸虫防治预防为主的方针和血吸虫防治的目标，亦即毛泽东主席提出的 7 年内消灭血吸虫病的目标，在当时都是中央下达的政治任务，下级执行者所做的一切都只能是尽力地向着这个既定的结构和目标靠拢，在 1956 年的政治氛围中，它们绝少可能因外国专家的一席意见而发生改变，即使这些专家是国际知名的学者，且享受着中国邀请方的礼遇。《意见书》确曾建议将重点放在预防对策上，但文中只是举出无锡血防所的例子婉转地说"将治疗与预防两方面的研究工作专门人员相比较，……总

① W. Iijima, " 'Farewell to the God of Plague': Anti-Shistosoma Japonicum Campaign in China and Japanese Colonial Medicine," *The Memoirs of the Toyo Bunko*, Vol. 66 (2008), pp. 46-79.

② M. Gross, *Farewell to the God of Plague*: Chairman Mao's Campaign to Deworm China., p30.

③ M. Gross, *Farewell to the God of Plague*: Chairman Mao's Campaign to Deworm China., pp. 30-31.

④ 中共江苏省委防治血吸虫病七人小组办公室：《江苏省 1956 年防治血吸虫病工作计划（草案）》，1956，南京：江苏省档案馆，4018-002-0231。

嫌预防方面的比例稍轻"。将这个建议理解为要在原有的框架中增加从事预防的医务工作者，更为适当。

高敏在专著中沿用的是饭岛涉的评价，而饭岛涉记述这次访问所依据的直接材料除了《意见书》之外，主要是日本寄生虫学家的回忆文章，如代表团成员安罗冈一男的追述，[①]他的观点难脱当事人主观感受的影响。由于 20 世纪 50 年代中国国际处境和国内政治气候的特殊性，此次访问本应是一次常规的学术访问，却动用了中国最高层领导人的力量才得以成行。高规格的接待不仅给来访者，也给国外的历史学家留下深刻印象，或许这一点导致他们不由自主地夸大了代表团访问起到的作用。

范家伟 2018 年的文章[②]中有些具体观点与本文立场相近，例如他认为饭岛涉和高敏的看法不尽确切，中国防治血吸虫病的战役在小宫义孝代表团提出建议之前已经展开，且中国血防运动的目标、时机、结构、行动者和活动内容也未曾因代表团的建议而完全改变。但是，范氏在结论中说，"小宫的报告集中关注当时中国防控计划的实施情况。没有证据显示他的建议得到充分实行"，根据仅是《意见书》发表的时间太迟。范氏的文章主要依据英文文献，他认为《意见书》首先以英文发表在日本的《日本医学与生物学杂志》(*Japanese Journal of Medical Science and Biology*) 上，随后才译成中文出现在《中华医学杂志》上，此时，中国血防运动的布局已定，代表团的意见来不及产生影响。

姑不论《意见书》的英文版发表在该日本刊物 1957 年第 6 期上，[③] 即 11～12 月的一期，而中文版在同年 4 月发表，因此中文不可能从英文译出转载，即从当时的情况也可以知道，学术刊物上的文章不是决策者察知代表团意见的主要途径。档案材料显示，20 世纪 50 年代的外国人来访，对于接待单位来说是严肃的政治任务，访问者未到时就要先拟定详尽的方案报请上级批准，方案中不仅列出每到一地的接待人员及其职务和背景，而且连

---

① K. Yasuraoka, "小宫義孝先生," *Igakushi Kenkyu*, No. 48 (1977), pp. 11–12.

② K. -w. Fan, "Yoshitaka Komiya's Visits to China and Schistosomiasis Investigation," *Journal of Medical Biography*, Vol. 26, No. 3 (2018), pp. 210–216.

③ Y. Komiya, "A Recommendatory Note for the Control Problem of Schistosomiasis in China," *Japanese Journal of Medical Science and Biology*, Vol. 10, No. 6 (1957), pp. 461–471.

每到一处住何旅馆，坐何汽车，旅馆几人一间，汽车从哪个单位摊派，每顿饭餐费多少，甚至到达时是否献花，离去后发不发新闻报道，都要一一写明，参观访问的日程表精确区分上下午。接待结束后还要写出总结报告上交。总结报告中除了记录外宾对新中国的看法等，有时也报告其是否喜欢中国饭菜，或游览时情绪如何。① 在这样密切的注视之下，恐怕没有什么意见是日本代表团曾经提出而有关部门无法很快知晓的。另外，就学术交流而言，日本学者与中国科学家的互动频繁而深入，代表团成员无论使用日语、德语还是英语，中国方面都有科学家能够不通过翻译与他们直接对话，双方的沟通没有障碍。日本代表团的专业意见能够以最快捷的方式传递给中国的血防专家们。考虑到以上因素，范氏文章中的结论便不是很有说服力了。

历史研究者的说法莫衷一是。相对而言，1975 年到访中国的美国血吸虫病代表团从目击者和同行专家的角度做出的判断可能更接近实际。这个代表团在中美学术交流委员会的安排下于 1975 年 4~5 月来到中国，访问了北京、上海、苏州、无锡、杭州、广州等 6 个城市以及城市周边的若干人民公社，在此期间由中华医学会出面接待。团员中共有 10 位来自美国顶尖学术机构、疾控中心和大公司的专家，他们归国后以代表团的名义在美国的医学刊物上发表了长达 30 页的访问报告。② 报告中有一段相当仔细地评价了日本防治血吸虫病医学代表团的工作，说道：

> 这个代表团的建议书——1957 年发表在中国和日本——惊人地预见到了中国工作者后来在他们消灭钉螺的努力中所采取的环境控制的措施。报告书促使人们注意到需要投入比届时已有的人数多得多的专业工作者来进行预防工作。代表团在他们的访问中观察到预防工作比治疗工作获得的关注为少。他们指出控制血吸虫病需要大力强调预防，

① 江苏省卫生厅：《本厅关于接待医学外宾工作的报告》，1956，南京：江苏省档案馆，4018-003-0204。

② The American Schistosomiasis Delegation, "Report of the American Schistosomiasis Delegation to the People's Republic of China," *The American Journal of Tropical Medicine and Hygiene*, Vol. 26, No. 3 (1977), pp. 427-457.

预防的中心目标即是消灭虫媒钉螺，……报告书为防控措施的每一个阶段提供了蓝图。[1]

美国代表团的报告中还说：

> 我们在访问中越来越清楚地认识到，中国人遵循并实施了小宫及其同事们的建议（尽管他们的访问和其后的报告书从未被人提起）。日本人的贡献影响十分可观，尤其因为他们提出建议时适逢"大跃进"的前夜。[2]

也就是说，尽管中国方面所谈甚少，日本防治血吸虫病医学代表团考察的影响仍然是确实而显著的，而影响发挥最著之处，在于根据丰富实践经验提出的预防对策和消灭钉螺的措施。

七　结语：特殊的背景、切实的合作

所谓万事开头难。血吸虫病防控工作大规模启动的阶段，中国卫生部门和医学界面临许多未知和亟待解决的问题。日本医学家在这个时刻提供了关键的帮助。不凑巧的是，这段史实的相关记载零星散落在中日英几种不同文字的来源。英文文献仅有医学专业文章且发表时间滞后，日文文献过分集中于代表团成员的个人感受，中文文献的一大部分沉潜在数十年后方始解禁的档案之中。信息来源无法整合导致研究者对这段往事或置之罔顾，或各执一词。今天仍值得重新梳理这次访问的前因后果并再次认识它的意义，因为代表团的来访虽未对中共中央防治血吸虫病的方针和目标产生决定性的影响，但是日本学者的确向中国医学界传授了无可取代的实践

---

[1]　The American Schistosomiasis Delegation, "Report of the American Schistosomiasis Delegation to the People's Republic of China," The American Journal of Tropical Medicine and Hygiene, Vol. 26, No. 3 (1977), pp. 427-457.

[2]　The American Schistosomiasis Delegation, "Report of the American Schistosomiasis Delegation to the People's Republic of China," *The American Journal of Tropical Medicine and Hygiene*, Vol. 26, No. 3 (1977), pp. 427-457.

经验，帮助解决了防治工作中的难题，并体现出了真诚的合作态度，代表团建议的一些具体措施很快被中国随后的防治工作所采纳。日本防治血吸虫病医学代表团的来访是特殊历史背景中的一次可贵而富有实效的国际医学交流合作。

致谢：本文使用的部分日文文献由浙江工商大学东方语言学院刘开丽同学协助汉译，并承浙江工商大学东方语言学院久保辉幸教授审阅译文，特致感谢。

让公众理解医学：比较人痘
与牛痘接种本土化的历史[*]

苏静静[**]

人痘（variolation 或 inoculation）自土耳其传入英国和牛痘传入中国，都发生在医学科学并不昌明的时代，即 18 世纪末 19 世纪初。人痘和牛痘均是以经验医学为基础，而非实验室医学的产物，与之相关的疑虑、犹豫、拒绝，甚至抵制绝非今日之疫苗所能比。人痘在英国传播的历史过程已经较为清晰，往往和玛丽·蒙塔古夫人的杰出贡献和个人魅力相联系。[①] 海伦·埃斯凡迪亚里（Helen Esfandiary）则从母亲角色的视角审视了人痘在英国传播的历史。[②]

栗山茂久在《身体的语言——古希腊医学和中医之比较》中提到，对于身体的看法不但仰赖于思考方式，同时也仰赖各种感官的作用，认为古

[*] 本文为国家社科基金重大项目"当代重大传染病防治史研究及数据库建设"（项目编号：20&ZD224）阶段性成果。本文原刊于 Giovanni Silvano ed., *L'Arte Medica. La Scuola Padovana E La Medicina In Europa E Nel Mondo*（意大利文，book chapter："La lotta al vaiolo in chiave comparata：Venezia e Cina"）（Libri Donzelli，2022）。

[**] 苏静静，北京大学医学人文学院副教授。

[①] Helen Halsba, "New Light on Lady Mary Wortley Montagu's Contribution to Inoculation," *Journal of History of Medicine and Allied Sciences*, VIII (1953), pp. 390 – 405; R. P. Stearns and G. Pasti, "Remarks upon the Introduction of Inoculation for Smallpox in England," *Bulletin of History of Medicine*, XXIV (1950), pp. 103–122; A. Eriksen," Cure or Protection? The Meaning of Smallpox Inoculation, CA. 1750–1775," *Medical History*, VII (2013), pp. 516–536.

[②] Helen Esfandiary, "'We Could Not Answer to Ourselves Not Doing It': Maternal Obligations and Knowledge of Smallpox Inoculation in Eighteenth-Century Elite Society," *Institute of Historical Research*, Vol. 92, No. 258 (2019).

代中国的医学与古希腊医学的歧异不可能以理智的规划或成套的观念加以概括。[①] 他提出的"地方生物学"（Local biology）的概念强调，医学或身体的知识影响个人的主观体验，反过来，身体的感知也会形塑医学的知识。个人的身心经验与文化象征系统之间有相互渗透的关系。

至于牛痘在中国的传播则有一些争论，李约瑟曾认为"中国人确实热情地接受了牛痘"，近年来的医学史研究发现并非如此，尤其在牛痘刚传入之时。很多人对牛痘表示怀疑与担心，害怕接种后会为其所害；中国传统人痘师更加诋毁这一新的接种法，担心其得到广泛传播后自己会失去利益。牛痘在华传播的过程中，一些个人，如邱熺（A. Hequa，Dr. Longhead）、英国医生皮尔逊（A. Pearson）、斯当东（G. T. Staunton，1781~1859），痘师群体，方书，地方社会力量，官府和国家的角色，特别是牛痘局的作用引起历史学家的注意。[②] 两种文化语境中业已相对丰富的研究为本文从比较史的视角予以探索提供了可能。事实上，人痘和牛痘技术传播与说服公众的策略以及外行和医学专业的疾病观，即希波克拉底—盖仑体液论与传统中医，有密切的关系，通过借助主导性的医学观念对人痘或牛痘进行解释，在一定程度上实现了外来技术的本土化，提高了公众对这一技术的接受度，这对于技术传播的推动或阻碍作用则是大相径庭的，人痘在英国和牛痘在中国的不同际遇，将是本文的主要切入点。

本文将仔细地审视牛痘和人痘在传播过程中既有主流医学理论被挪用的细节，以思考医学知识和技术在面向公众的传播过程中所必然经历的本土化。

---

① 〔日〕栗山茂久：《身体的语言——古希腊医学和中医之比较》，陈信宏、张轩辞译，上海书店出版社，2009。

② 廖育群：《牛痘法在近代中国的传播》，《中国科技史料》1988年第2期，第36~44页；董少新：《论邱熺与牛痘在华之传》，《广东社会科学》2007年第1期，第134~140页；梁其姿：《19世纪广东的牛痘接种业》，董建中译，任可译校，收入国家清史编纂委员会编译组编著《罗威廉专辑》，浙江古籍出版社，2010；余新忠：《清代江南种痘事业探论》，《清史研究》2003年第2期，第28~37页；侯毅：《英国牛痘接种术传入中国的桥梁：斯当东与〈英吉利国新出种痘奇书〉》，《中国社会科学院研究生院学报》2009年第3期，第121~126页；张嘉凤：《十九世纪牛痘的在地化——以〈暎咭唎国新出种痘奇书〉、〈西洋种痘论〉与〈引痘略〉为讨论中心》，余新忠、杜丽红主编《医疗、社会与文化读本》，北京大学出版社，2013。

一 人痘在英国的正统医学化

接种的出现标志着医学史上的过渡时期开始，主导医学史两千年的体液理论开始被应用科学所取代。一脚站在过去，一脚站在未来的医生们试图将人痘与过去的解释理论融合在一起。

（一）体液论对天花的认识

近代早期患者对于疾病的认知，很大程度上是由当时对身体的盛行态度决定的。人体被视为由四种体液组成，它们独特的平衡、组合方式和流动决定着健康与否。这是一个灵活的、有适应能力的系统，人们用它来解释一系列身体现象，包括衰老、性别差异、月经和疾病。各人独特的体质和生活方式决定其体液的性质和黏稠度，而正是体液的性质和黏稠度影响着健康。在许多情况下，他们并不把发烧、肿胀、痉挛、嗜睡视作疾病的症状或体征，而是将它们理解为疾病本身。对于疾病的治疗，正统医学最常用的手段便是纠正"体液失衡"，包括通便、催吐、灌肠、放血等。

英国海军行政官员塞缪尔·皮普斯（Samuel Pepys，1633-1703）在1660~1669年持续写日记，为我们理解当时作为外行的患者对身体和疾病的认识提供了重要的补充资料。皮普斯在1663年感到"下身有些疼痛"时，他认为是感冒所致。感冒大概也使皮普斯的肠道不太通畅，因此他吃了一些外科医生开的通肠药丸，几天后又进行了灌肠。疼痛持续不断，以致他无法下床，排尿也很困难。皮普斯并没有把这些症状和结石复发联系起来，而是认为这是"未放屁，也未排便"所致，并且外科医生向他保证疼痛与结石无关。八天后，皮普斯在妻子的帮助下使用了一种用啤酒、糖和黄油制成的灌肠剂，并自认症状得以缓解。可见这种体液论在精英阶层的身体观中所占据的主导地位。

关于流行病，有"英国希波克拉底"之誉的托马斯·西登汉姆（Thomas Sydenham，1624-1689）提出了一种很有影响力的观点，即当"流行要素"（epidemic constitution）适宜时，传染病就会复发，所谓的流行要素，在当时只是被界定为气候与其他环境要素的结合。赫尔曼·布尔哈维

（Hermann Boerhaave，1668-1738）认为，汞剂可以杀灭天花这种微生物。

当时主流的西方医学理论认为，在某种意义上，天花是注定要发生的，或者是不可能避免的，但这是由个人素质（禀赋）或先天决定的。如法国拉孔达明（Charles Marie de La Condamine，1701-1774）所言，"它存在于我们每个人的血液里"。这种疾病已经在人群中存在了很长一段时间，人们认为它在血液中处于休眠状态，直到它通过接触传染（contagion）被激活。因此，尽管天花被认为是通过接触传染的，但人体对天花的易感度是重要因素。某些体质的人更容易感染它，也比其他体质的人更容易发展成重型天花。威廉·巴肯（William Buchan）在《家庭医学》（Domestic Medicine）中曾警告："因为跑步、摔跤等运动而导致身体过热的孩子，或者是生活放荡的成人更容易得天花。"像佝偻病一样，富人被认为更容易感染天花，因为久坐、富裕的生活方式使他们通常体质较弱。

此外，接种人痘和天花被认为能净化体质，尤其是在已经存在体液失衡时。事实上，巴肯认为"体液失衡的儿童更应该接种人痘，因为它可以修补身体"。当然，卡罗琳·福克斯（Caroline Fox）在给妹妹艾米丽的信中就祝贺其子查尔斯获得痊愈，查尔斯之前染上了天花，她强调得一次天花对于身体素质整体是有利的："我认为体液失衡可能会好转，天花会排出很多体液，这样一来，其他的病症也会更快地好起来。"

因此，人痘接种提供了一种避免个人日后染上更严重的天花的方式，且它对整体的体质有净化作用——特别是如果孩子已经出现体质失调的话。实际上，这意味着父母可以为自己的孩子选择感染天花的时间和程度。虽然这并没有消除家长们在让孩子接种人痘时的焦虑，但这确实让他们真正感觉到他们能够减轻这种疾病的危险程度。

（二）土式人痘接种：非专业的技艺

蒙塔古夫人将人痘从土耳其引入英国的故事众所周知。值得注意的是，英国精英家庭并没有照搬土耳其的方法。在土耳其，他们是用一根沾取少量感染痘浆的针轻轻划破皮肤，并不需要任何药物干预。

根据 1717 年蒙塔古夫人在信中的描述，"每年秋天，在大暑退去的 9 月，都有一群老妇人来做这种手术。一位老妇人会用一个坚果壳装着最好的天花浆液，问大家要切开哪根血管。她会用一根大针划开你选定的血管（疼痛程度和划破皮差不多），然后将针头上沾的所有毒液挤入血管中。然后用空壳盖住伤口，包扎起来"。这让英国人感到震惊，不仅在于土耳其人似乎对这种看上去十分危险的做法司空见惯，而且在于整个过程十分简单，并不需要由具有资质的专门医生来做，这一点是至关重要的。

蒙塔古夫人分别与英国大使馆的医生和法国大使讨论了人痘术在欧洲实施的可行性和安全性。当时若干位来自欧洲的医生也在信中描述了人痘接种术，其在医学实践中并没有产生很大的反响。因此，她考虑给自己的儿子接种人痘。这是蒙塔古夫人的个人情结：如果她的弟弟也接种了同样的疫苗，他可能还活着；如果她接种了疫苗，她的美貌就会完好如初。她决心把这种土耳其技术带回家。

（三）名人和科学的背书

1720 年，回国前夕，蒙塔古夫人找到了一位技术娴熟的老妇人，并说服大使馆的外科医生查尔斯·梅特兰（Charles Maitland，1620-1691）担任其助手。老妇人从当地一个轻度病人身上采集了新鲜的痘液，用生锈的长针划破了男孩的手臂，然后将痘液混合男孩的血抹进了伤口中。为了确保结果，人痘通常要在两只手臂上接种。梅特兰提出，用外科医生的柳叶刀在另一只手臂上划伤，以避免男孩因被针划伤而更加疼痛。他在切口里放了一点痘液，然后包扎了伤口。正如所希望的那样，一个星期后，男孩出现了轻微的天花症状，之后完全康复，没有任何疤痕。

在蒙塔古夫人回国次年，1721 年春，一场天花在伦敦肆虐，这次的致死性特别高。蒙塔古夫人在离开君士坦丁堡之前生下了女儿（因为太小，当时还没有接种疫苗），女孩这时已经 3 岁，正好可以接种疫苗。蒙塔古夫人请已回家的梅特兰来做这件事。梅特兰很不情愿，因为如果出了什么差错，他在医学界的声誉将受到重大打击。为了保护他并鼓励其他人，蒙塔古夫人邀请了见证人来观察整个过程，她希望能够以此向公众证明它的功效。由于她对医学界没有太大的影响力，蒙塔古夫人开始和社交圈的朋友们宣传这次接种。她有一些高层的朋友，甚至在王宫里，包括英国王储威尔士王子的夫人——卡罗琳王妃。卡罗琳请御医担任了人痘接种的见证人。

各界知名人士见证了人痘接种的全过程。梅特兰用手术刀切开女孩的皮肤，将来自轻度病人的脓液种在了切口中。一切都很顺利，蒙塔古夫人的女儿轻松地度过了预期中的轻度疾病。

不久，随着天花的继续肆虐，许多贵族开始给自己的孩子接种人痘，其中包括最有影响力的卡罗琳王妃本人，未来乔治二世（George II）的妻子。卡罗琳在德国出生，当时是五个小孩的母亲，其中的一位还将在未来继承王位。卡罗琳也是一位聪慧、知识渊博的女性。伏尔泰称卡罗琳为穿着皇袍的哲学家。在看到蒙塔古夫人给女儿接种疫苗之后，卡罗琳决定给自己的孩子接种疫苗。她开始游说她的公公国王乔治一世，但国王拒绝了。如果没有进一步的安全证明，国王是不会拿自己的血脉来冒险使用这种外国技术的。无奈的卡罗琳安排了进一步的试验，这次是在新门监狱的志愿者身上接种。作为交换，被选中的囚犯将得到皇家的赦免。

3名男囚犯和3名女囚犯在几十名科学家和医生的见证下接种了人痘，然后被严密监视。几周之内，其中5人出现了预期的轻度天花并痊愈。为了验证接种疫苗是否真的能让他们对肆虐伦敦的"野生"天花产生抵抗力，一名19岁的女囚被命令每晚躺在一个患有严重天花的10岁男孩的床上。她照顾了他好几个星期，没有得这病。之后又安排了一次演示试验，这次用11名伦敦孤儿作为试验对象。结果再次证明人痘有效。1721年9月，新门监狱的6名刚接种过人痘的健康囚犯获得了自由。这是一个历史性的时刻。这些在6名囚犯和11名孤儿身上进行的试验是人类历史上第一次所谓"临床试验"。按照当时的标准，这些都是真正的科学试验，医学正在变成一门科学。蒙塔古夫人和卡罗琳的公开试验产生了效果。人痘接种引起了更多科学家和医生的兴趣，他们开始试探性地采用这种方法，另一位名人代言则彻底赢得了公众的信任。事情发生在1722年春天，卡罗琳最终得到国王的许可，为两个较大的女儿接种人痘。两位公主接种了人痘，都活了下来。

这次事件产生了两个效应。首先，越来越多的英格兰贵族为自己的孩子安排了疫苗接种，引发了连锁反应，越来越多的医生开始提供疫苗接种，这样就有更多的公众可以接种。其次是公众的反人痘运动。英国乔治王朝时期的反人痘接种者在小册子、报纸、酒吧和咖啡馆里发表他们的观点。一些人认为这种做法是外来的和野蛮的行为；有些人对女性推广人痘（在土耳其，甚至是由女性来实施接种）的做法持怀疑态度；有些人认为这是不虔诚的；许多人认为这很危险。这其中也有政治因素：因为皇室支持，反保皇派自然会对其持怀疑态度。

到 1729 年，在英格兰进行的 897 次接种中，有 17 人死亡。死亡率大约是 1/50，远远低于天花的 1/4 病死率，所以一些顶尖的内科医生继续支持这种新方法。这种做法进而传到了美国和整个欧洲。

（四）"英式"人痘接种：体液论的移植

罗伊·波特认为，医学界发现了人痘疫苗接种的机遇，并利用了公众。根据波特的说法，人痘的"民间实践"被带到英国后，"医生们试图将其神秘化，嘱其在接种前进行仔细的准备和用药，接种后要休息并进行适当的身体隔离。原本几分钟就可以完成的工作，变成了专供有钱有闲之人的仪式，历时两周，并需要精心的筹备"。[1] 波特认为，医生之所以要把人痘接种变得十分"神秘"，是因为希望独揽人痘这项技术，而不是把它交给"江湖郎中"。

土耳其式接种方法遭到了拒绝，其中有来自宗教层面的反抗（这些伊斯兰教徒要向一个基督教国家传授什么?)，有来自性别歧视的蔑视（一个未经训练的女性能教给受过训练的男性医生什么?)，还有与当时医学知识的冲突性（因为它偏离了主流医生和蒙塔古的同僚们所理解的医学界限）。他们自认对当时的身体、医学和疾病以及天花和人痘都有相当多的了解。以体液论为基础的盖仑医学传统始终是医学指导和实践的框架。当时医学界认为人体内不同比例的黏液、血液、黄胆汁和黑胆汁构成并决定了人的体质。疾病被概念化为身体整体的紊乱，天花也不例外。对任何疾病的治疗都是通过放血、催吐、催泄、发疱或发汗，将过多或变质的血液或体液排出体外，强调治疗个体而不是疾病。尽管将痘浆接种到健康个体身上，然后管理清除疾病的过程，可以起到治疗的作用，但土耳其式的人痘接种法，没有疾病进程的概念，不事先为人痘接种进行身体的准备，也不控制

---

① Dorothy Porter and Roy Porter, "The Politics of Preventions: Anti-Vaccinationism and Public Health in Nineteenth-Century England," *Medical History*, Vol. 32 (1988), pp. 231-252.

疾病从个人身上排出的途径，这对他们而言是不可想象的。因此，这就是蒙塔古方法的真正问题所在：虽然按照盖仑医学传统，人痘接种在原则上可以发挥作用，它被认为是一种控制疾病的手段，用巴肯的话来说，就是"使疾病尽可能地温和"，但土耳其式的方法却不行。根据体液论，脓形成被视为吉兆，是治愈的标志。因此，英国医生在接种人痘时首选使用柳叶刀从患者身上的脓包中提取痘液，取代了土耳其式的长针划痕，这让他们的切口更深，穿透皮肤，切开肌肉，以促进脓的产生。另外，医生依照体液论，强调采取放血、催吐催泄和摄生法。

人痘接种在英格兰很快变成了一个冗长的过程，对医生来说也更有利可图。诚如蒙塔古夫人所疑虑的，没有"任何一位我认识的医生愿意为了人类的福祉而减少他们的收入"，因为大多数早期接种疫苗的人都是富有的贵族，他们支付得起大笔的医疗费用。人痘接种的价格随之上涨。在母亲们的通信往来和医学文献中可以看到，在接种疫苗前后，做好准备和管理身体至关重要。如果婴儿要接种人痘，但还没有断奶，奶妈也必须做好准备。接种疫苗往往需要几天或几周的术前准备，包括放血、催吐催泄，并严格遵循摄生法。服用大黄是接种人痘前的标准做法，以消除胃和肠道内过剩的物质，从而使体质达到最优的状态，促进痘浆的吸收。接种成功的第一个征象（通常是发烧）出现后，则立即对孩子再次进行放血、发疱和催吐催泄，以促进不好的体液流向四肢。一旦皮肤上出现脓疱，治疗则转向促进化脓，当脓疱开始变黄时，用柳叶刀或针"挑开"脓疱，使脓液完全流出。医生认为这对于防止有毒物质重新进入血液、预防皮肤出现痘瘢是必需的。一旦痘疹"消失"，则要对病人进行催吐催泄。孩子在感染期间，必须与没有得天花的人隔离开来。与之形成鲜明对比的是，在蒙塔古看来，将少量痘浆抹入小切口内就够了，无须放血、催泄、摄生法、催吐、发疱或药物治疗。她强烈反对英国人痘接种过程中的"过度治疗"。

一位名叫爱德华·詹纳的种痘者回忆，8岁那年，他在孤儿院，种痘之前"被准备了"数周，在此期间被反复放血和清洗，坚持少蔬菜的饮食，并且和其他男孩一起被关在了"接种马厩"里。期满接种的时候，他已经十分虚弱，感染天花后病得很重，在马厩里关了几周才被释放。对于这个男孩来说，恐怖的感觉余生难忘。

但到了詹纳的时代，也就是 18 世纪后半叶，大多数医生已经认可人痘接种是对抗天花最理想的工具。他们的人痘接种技术越来越好，逐渐放弃了深切口和放血，回归为土耳其的方法，接种变得越来越简单、便宜和广泛。

二　牛痘在中国的传统医学化

1805 年，一艘葡萄牙商船抵达澳门，英国东印度公司的医官皮尔逊（Alexander Pearson）"由小吕宋舟载婴儿，递传其种"。皮尔逊著有中国最早的牛痘方书，由斯当东翻译为中文《泰西种痘奇法》。① 中国人痘师对牛痘尤持抵制态度。据皮尔逊报告，"中国医学界，尤其是致力于治疗天花的医生们几乎完全不接受牛痘。失败的警告不时传播开来，这成为牛痘传播的一大障碍。他们将痘症、麻疹、天疱疮、皮疹等病症都说成是先前种牛痘造成的"。他在 1821 年的报告中说："牛痘已被传入邻省江西，但在那里又失传了，主要是因为那里的僧侣们强烈抵制此法。保持天花的流行使他们可以双重获利：一方面他们常被雇佣作为痘师为人接种人痘；另一方面为了减轻天花带来的痛苦，人们通常会祈求神祇。一次猩红热的暴发为他们反对种牛痘提供了借口，他们指责种牛痘是将病毒植入体内，以便将来以更严重的形式出现。"尽管更多的中国人逐渐接受了牛痘，但受传统人痘理论影响，仍持有偏见，例如他们不愿意在夏秋炎热季节带他们的孩子前来接种，认为所有疾病在这样的季节中都会比平常更加严重和危险。

皮尔逊为了使牛痘传播更加广泛，培训了几个中国人，包括邱熺、梁辉、张尧和谭国，详细教授他们如何种痘，并在皮尔逊的监督下为人种痘。邱熺，广东南海人，在科场失意后，前往澳门谋生，被东印度公司聘为买办。"闻其（种牛痘）事不劳而有效甚大也，适予未出天花，身试果验"，成为最主要的种痘师。"他的方法、判断力和坚定不移的品格，使他在种痘事业上特别出色。"

1817 年，邱熺所著《引痘略》出版，内容以介绍牛痘接种法、留浆养苗、取浆、度苗、真假痘辨、种痘工具为主，并附有部分治疗并发症的药

---

① 该书传至日本，伊藤圭介在 1841 年加以训点刊行，名为《英吉利国新出种痘奇书》。

物，影响巨大，在首版后的百年（1817~1916）中，复刻逾50次，成为中国传播牛痘法最主要的方书，在晚清医学界产生了很大影响。① 可以说，凡谈及牛痘，未有不言邱熺与《引痘略》者。《引痘略》引用了种痘奇书的基本内容，增加了许多内容与理论。邱熺的《引痘略》是种痘本土化的一个范例，将中医的语言和概念融入新的技术之中。邱熺在序言中写道，"素不知医"，但自从学了种痘法以后，开始钻研中国传统医学，如《医宗金鉴》和张琰的《种痘新书》。② 尽管邱熺的理论遭到了英国医生德贞的激烈批评，认为其是故弄玄虚，投机钻营，从现在科学的角度看来，更是有些荒谬，但他的理论很好地消除了人们对牛痘的怀疑。

（一）牛痘疫苗的本土化论述"引痘"

《内经》云："诸痛疮疡，俱属于心。痘为先天邪火，伏之于心。"邱禧在《引痘略》中首先重申了中医对天花病因和轻重有别的认识："痘之为毒，受于先天，感于时气，散于经络。男女交感之会，先天胎毒既有深浅，感时行之气复有善恶。而散于经络，分配五脏，又有轻重。正痘有发热即现点者，最险之症，肾经之毒也。由肾而肝，而心，而肺，而脾，传经既多，其症亦递减，故痘之发毒，肾最重，脾最轻。"③

邱熺将书名定为《引痘略》，而不像《英吉利国新出种痘奇书》那样用"种痘"二字，亦有深意。人痘"variolation"或"inoculation"都有移植、植入（engrafting）之意，邱熺在译介这一个概念时，巧妙地将英文中"种（移植）牛痘"的观念转向了中国传统理论的"引痘"的概念。钱乙首创"胎毒论"，将天花产生的原因归咎为胎毒，秽浊流于五脏六腑之间，"内一脏受秽多者，乃出疮疹"，五脏受毒深浅不同从而表现出相应的病证，称为"五脏证"。④ 钱乙的思想对后世天花预防产生极大影响，"胎毒"致病长期被认作主要病因。《医宗金鉴》将之前的各种思想进行汇总，"正痘治于成

---

① 此书也传播到日本，并有牧春堂复刻本（1846）、小山肆成校订本（1847）、译本（1849、1850）。
② 邱熺：《引痘略》，"序"。
③ 邱熺：《引痘略》，第1~2页。
④ 钱乙：《小儿药证直诀》卷中，江苏科技出版社，1983。

病之时，而种痘则调于无病之日"，提出预防性接种人痘的思想。即经由人痘之法，将痘种入人体，其可从表入里，搜寻藏于五脏的胎毒，之后再将它引出体表而去除。显然，"引痘"的说法比种痘更容易被国人所接受。

尝试用中医理论来解释种牛痘，这对中国人接受牛痘法非常重要。邱熺吸收了皮尔逊种痘奇书中最基本的内容，但是用中国传统的文化观念进行了阐释。邱熺《引痘略》使人相信种牛痘的理论起源于中国，尽管它来自西洋，但是其本质理论在中国是一直存在的。这样，中国人便可以理直气壮地传播和使用牛痘了。

（二）关于"牛"痘的中医合理化

邱熺认为，之所以用牛痘。是因为"牛性属土，毒逢土则解，借牛之土性，以解痘之火毒耳"。① 牛痘之所以更加有效，是因为牛属土，人五脏中之脾脏也属土，所以牛与人的脾脏同属一气，并非如一般中国人所认为的那样人牛不同气。天花病毒广泛存在于五脏之中，但其在脾脏中毒性小，而在肾脏中毒性最强。故用属土的牛痘最容易将脾脏中的天花病毒引出来，从而使人免受其害。

人们接受了人牛同气的观点，从当时赞美邱熺和引痘功绩的诗篇可窥见一二。如潘正亨诗云："人禽虽异类，气不分麦菽。牛性秉坤顺，力任耕五谷。"蔡梦麟诗云："牛之性亦人之性，此语吾闻诸子舆。"彭邦畴诗云："本以人治人，何忧格不入？"谢兰生诗云："人牛虽异类，生理本一脉。"②

当然，为了保证接种的效果，邱熺还添加了很多合理的内容。例如，他提醒牛痘师要辨别患麻风病的孩童，以免使健康的儿童因接种而感染麻风。另外，他还开出很多药方，以应付"痘损破脓水不止""痘溃疡""痘溃烂流血不止""痘破成坑不能合口"等情况。

（三）关于接种部位的穴位解释

根据传统中医理论，人痘苗应该接种于鼻内，认为"痘之为毒，受于

---

① 邱熺：《引痘略》，第1、2~3、4、5页。
② 邱熺：《引痘题咏》卷一，第2页。

先天，感于时气，散于经络。男女交感之会，先天胎毒既有深浅，感时行之气复有善恶。而散于经络，分配五脏，又有轻重。正痘有发热即现点者，最险之症，肾经之毒也。由肾而肝，而心，而肺，而脾，传经既多，其症亦递减，故痘之发毒，肾最重，脾最轻。按古痘苗塞鼻孔法，亦必五脏传遍，始能发热。缘鼻者，肺之外窍也。苗塞鼻中，其气先传于肺，肺主皮毛；肺传于心，心主血脉；心传于脾，脾主肌肉；脾传于肝，肝主筋；肝传于肾，肾主骨。痘毒藏骨髓之内，感苗气而发，其毒自骨髓尽达于筋，肾脏之毒解矣；自筋尽达于肌肉，肝脏之毒解矣；自肌肉尽达于血脉，脾脏之毒解矣；自血脉尽达于皮毛，心脏之毒解矣；自皮毛尽达于颗粒，肺脏之毒解矣。苗气必历五脏层递而入，内毒亦必历五脏层递而出。此传递之次序也"。[1]

根据西医，疫苗可以接种于任何部位的表皮上，接种于手臂只是由于比较方便。当时中国人无法理解这一点。皮尔逊在他的著作中并没有解释牛痘接种部位，不过，邱熺非常巧妙地用中医的穴位理论解释了牛痘接种部位不同于人痘传统接种方式之处。

他在《引痘略》中写道，"择于两臂中消烁、清冷渊二穴，上下交连之处种之。似于塞鼻法有异，殊不知人身两臂，乃手少阳三焦经也。三焦者，人身最关要之府，如天地之三元，总领五脏六腑、营卫经络，通内外、左右、上下之气。三焦通则内外、左右、上下皆通。得其关要之处引之，直从皮毛、血脉、肌肉、筋络同时直传而入，使有胎毒深藏于肾，亦自然同时引掣而出，如引路然。……《金鉴》所谓引其毒于未发之先者，即此意。张逊玉《种痘新书》所谓以佳苗而引胎毒，斯毒不横而症自顺者，亦此意。故凡种痘皆用引法，而欲引毒从三焦经而出，则惟牛痘为之法为最良也"。[2]邱熺提出，男孩应该先接种左手臂，女孩应该先接种右手臂，这与中国文化中信奉"男左女右"的观念相匹配。

（四）"官方"的背书

邱熺在种痘方面的卓越成绩受到了乡亲的大力赞扬，也受到了地方大

① 邱熺：《引痘略》，第1~2、6、14~17页。
② 邱熺：《引痘略》，第4、1、2~3、5页。

员的鼓励。我们至今仍可在《引痘题咏》中读到这些赞誉之词。很多文人与地方官员的子女在接种了牛痘后，常以诗文赠邱熺。道光三年（1823），邱熺将这些诗文汇集成册刊行，取名《引痘题咏》，目的是"俾阅是卷者知取信之众，此法不巫，因之传于久远，是则余之心也"，为推广牛痘技术发挥了重要的作用。曾方伯所题之匾额被置于《引痘题咏》所有诗文之首，但是注明时间为嘉庆九年（1804），而不是1813年。曾方伯，即曾燠（1760～1831），字庶蕃，号宾谷，江西南城人。1781年进士，选庶吉士。时任广东布政使。因其一子由邱熺接种牛痘，故以此匾额相赠。由于曾氏的名望与地位，其他士大夫也争相以诗文相赠，其"勿药有喜"四字常被其他诗文所引用。《引痘题咏》共收有113名作者的130余篇题咏文字。

诗文作者包括官员、文人、商人、军人、医生，甚至还有一名女诗人——江南琴川女士蒋宛仪。其中大部分来自广东省，或者在广东任职，而一半以上的作者来自南海和番禺二县。也有一些作者来自其他省份，例如，汉军镶黄旗驻防直隶中镇府舒和，湖南岳州知府刘光熙，南雄佐牧汪皋，江苏茂才郑兆珩，福建宁化拔贡生伊念曾，等等。他们或是在游历岭南时得知种痘法的。邱熺说这些诗文按照时间先后编排，但事实上那些高级官员所作的诗文被放在了前面，诗文作者中级别最高者为两广总督阮元，广东巡抚康绍镛，翰林学士、广东学政彭邦畴，浔州通判周祚熙，江西南城进士、清远知县蔡梦麟，都察院左副都御使李宗瀚，广东学政傅棠，国子监学政宋葆。

一项技术，特别是一项外来技术，受到如此多的赞颂，这在清以前的中国历史上实属罕见。

邱熺所著《引痘略》对牛痘进行了有力的宣传，使更多的中国人对这种外来医术产生信任，为牛痘在华传播扫清了理论障碍与心理障碍。为了保持痘苗不断，牛痘师常找穷人的子女，付给他们一定数额的钱（果金），以便为其种痘。

三　讨论与结论

科学技术史学家注意到，科学技术在本质上是本土化的实践。技术的传播往往被默认为技术的接受，而实际上，只有将有关技术的话语与技术的时间完整地连接起来，才能够成功地勾勒技术的接受过程。随着话语转向在医学史研究中日渐成为一门显学，所谓"一切均在话语中"（there is nothing outside the discourse）成为新文化史研究的重要纲领。本文借鉴福柯强调"话语形成"（formation of discourse）的历史考察进路，即"关心的与其说是谁在说话的话语主体，不如说是更关心怎么说和为何这么说的话语规则"。在话语形成的历史分析中，福柯着力于"搞清话语的对象、陈述、概念与主题选择等是如何进行的，它们的顺序、对应、位置、功能和转换是怎样发生的"，进而揭示出隐藏其后的权力—知识共生关系。[①]

从本质上说，人痘在英国的本土化和牛痘在中国的本土化，分别面对的是所谓英国正统医学的体液论和传统中医的理论，其背后其实是自上而下的主流文化，由精英和国家主导，这种文化形塑了人们对身体、疾病和病痛的认知。人痘和牛痘在当时分别代表一种新的外来技术，对本土的、正统的、主流的医学形成了一定的挑战。因此，技术在传播和实践中都充分挪用了已有的医学概念，使其变得更有穿透性和渗透性，进而影响了公众对这一技术的理解和接受。

纵观疫苗的历史，自最早的人痘诞生之始，围绕期待、怀疑、短缺、有效性、安全性，有关疫苗的争论层出不穷。有意思的是，在医学科学走向精准的今天，在向公众证明口罩和疫苗的有效性时，不同文化仍在试图对证据进行不同的"翻译"和表述。[②]比较牛痘和人痘的传播，可见不同语境中的技术推广往往要挪用通俗易懂的话语和理论，当然，在这个过程中，也会出现对信息的错误解读和对技术实践细节的扭曲，因而得到不同的结果。

---

① 周宪：《福柯话语理论批判》，《文艺理论研究》2013 年第 1 期，第 122 页。

② "An Evidence Review of Face Masks Against COVID－19," https：//doi. org/10. 1073/pnas. 2014564118.

医学知识的发展与防疫方式的变迁：
疫病传播理论与口罩使用的选择[*]

刘春燕　张勇安[**]

新冠疫情的暴发使口罩使用这种流行病防控手段再次被社会各界热烈讨论。口罩的发展历史悠久，种类繁多，源于何时、何地及健康者是否需要戴口罩存在诸多争议。[①]

目前，有关口罩的研究多为医学和实验文章，验证口罩是否具有防护效果，检验哪种佩戴方式以及何种材质的口罩防护效果更佳。[②] 2003 年后，社会学和政治学研究涌现，阐释戴口罩的现象和文化内涵。[③] 就东亚各国而

---

[*] 本文部分内容刊于《史林》2021 年第 5 期，第 160~170、221 页，原标题为《医学知识的发展与防疫方式的变迁：初探医用口罩的知识史》，标题及部分内容有更改。

[**] 刘春燕，山西师范大学历史与旅游文化学院讲师；张勇安，上海大学文学院历史学系教授。

[①] 口罩种类可分为民用口罩、医用口罩（一次性外科医用口罩、标准医用防护口罩、医用纱布口罩、N95 口罩）、功能性口罩（活性炭口罩、3M 口罩、$PM_{2.5}$ 口罩）等，参考马铭远等《口罩的发展现状及前景》，《纺织科技进展》2014 年第 6 期。关于口罩使用的起源，有部分学者认为口罩源于中国，在马可·波罗的《东方见闻录》中有使用口罩的记载，见邬时民《口罩溯源》，《文史天地》2021 年第 1 期，第 93 页。但多数学者认为，口罩普遍应用于疾病防控活动始于 17 世纪的欧洲，与黑死病（鼠疫）有关，参考 Frank M. Snowden, *Epidemics and Society：From the Black Death to the Present* (New Heaven and London：Yale University Press, 2019), pp. 61~62。

[②] G. H. Weaver, "Value of the Face Mask and Other Measures," *JAMA*, Vol. 70, No. 2 (1918), pp. 76~78; J. A. Capps, "A New Adaption of Face Masks in Control of Contagious Disease," *JAMA*, Vol. 70, No. 13 (March 1918), pp. 910–911; J. C. Kiser and Claude R. Hitchcock, "Comparative Studies with a New Plastic Surgical Mask," *Surgery*, Vol. 44, No. 5 (1958), pp. 936~939.

[③] S. H. Ali and R. Keil eds., *Networked Disease：Emerging Infections in the Global City* (Chichester, Willey-Blackwell：A John Wiley & Sons, Ltd., 2008); Arthur Kleinman and James L. Watson eds., *SARS in China：Prelude to Pandemic?* (Sanford：Sanford University Press, 2006).

言，尤其是中国社会，皮特·贝尔（Peter Baehr）认为民众普遍佩戴口罩的现象与中国人"注重面子"的传统观念有关，"当多数人戴上口罩时，戴口罩便成了一种社会仪式、保护社区成员的责任和行为规范。简言之，口罩是一种社会群体成员交换责任的符号，是社会团结和协调一致的外化……面对非典型肺炎危机，戴口罩在社区成员间构建起了命运共同体"。① 而克莱尔·胡克（Claire Hooker）则将非典型肺炎流行期间人们普遍戴口罩看作"健康恐惧"、"流行病恐惧"和"社交恐惧"的外化，"大众媒体在流行病暴发初期通常是恐惧的放大镜，人们戴口罩的图片被广泛传播即为'恐惧的标志'，这种行为某种程度上会造成社会分裂"。② 《口罩文化史》③ 从公共卫生、文化、社会风俗视角切入，将口罩的历史"最早追溯到各种宗教祭祀中所使用的面具"，梳理了"口罩的中国历史"，"口罩的世界历史"及口罩的卫生、文化和政治属性，"口罩不仅是具有防护功能的专业用品，也是折射出不同民族文化和大众心理的一面镜子"。

此外，也有学者尝试从医学史角度简述 20 世纪以来医用外科口罩的发展历程。约翰·斯普纳（John Spooner）从医学有效性视角考察了 1897 年至 20 世纪 50 年代医用口罩演变及其在手术室内的普及进程，并提出"医学进步战胜传染病的同时，慢性病成为主要的社会问题，医院内高龄病人数量增多，手术时长和规模增加，抗菌医用口罩的使用在减少医护、病床和资源浪费方面日益重要"。④ 查尔斯·A. 洛克伍德（Charles A. Rockwood）和唐·H. 奥多诺霍（Don H. O'Donoghue）对医用口罩的发展阶段进行了划分：19 世纪末至 20 世纪 20 年代为发明和试验阶段；20 世纪 20 年代至 20 世纪 40 年代，口罩使用价值不断提高并开发新型口罩；20 世纪 40 年代至今，口罩使用式微。"第三个阶段尤为重要，抗生素时代及各种特效药的研

---

① P. Baehr, "City under Siege: Authoritarian Toleration, Mask Culture, and the SARS Crisis in Hong Kong," in S. H. Ali and R. Keil eds., *Networked Disease: Emerging Infections in the Global City*, pp. 138–151.

② C. Hooker, "SARS as a 'Health Scare'," in S. H. Ali and R. Keil eds., *Networked Disease: Emerging Infections in the Global City*, pp. 123–137.

③ 周凯、高福进：《口罩文化史》，上海交通大学出版社，2020。

④ J. L. Spooner, "History of Surgical Face Mask: The Myths, the Masks and the Men and Women behind Them," *AORN Journal*, Vol. 5, Issue 1 (1967), pp. 76–80.

发，推迟了新技术和材料在医用口罩设计和生产上的应用。"① 2020 年以来，中国历史学者着重探讨了医用口罩在中国兴起和使用的历史，张蒙和王雨濛基于史料分别撰文探讨了"伍氏口罩"诞生的历史渊源，陈鹏分析了卫生防疫口罩在近代中国的兴起和波折的历史进程及其所涉及的经济条件、医学知识、社会习惯和心理认知等因素。②

然而，学者鲜少从医学知识和理论演变的视角梳理医用口罩发展、普及和使用式微的历史进程。"历史知识的增长自以新的观念来改变旧的观念"，③ 科学知识亦是如此，在不同历史时期，人类医学知识具化为不同的医学和传染病理论：瘴气论、细菌学理论和飞沫传播理论、免疫理论。在医学理论的影响下，不同类型的口罩被发明和应用。20 世纪中叶以来，"知识生产变得更具反思性"，④ 在医学理论与实践的互动中，1910 年东北鼠疫以及 1918 年大流感两大"战疫"带来新的医学知识和观念，口罩使用逐渐普及。抗生素和免疫运动的推广造成口罩使用式微的同时，也促使人们重新审视口罩使用的意义。

一　瘴气理论与鸟嘴口罩⑤的出现

在韦氏词典中，对"瘴气"（miasma）给出了两种解释，"能致病的气体"和"导致空虚或堕落的气氛"。⑥ 牛津大学出版社出版的《公共卫生大

---

① C. A. Rockwood and D. H. O'Donoghue, "The Surgical Mask: Its Development, Usage, and Efficiency," *A. M. A. Archives of Surgery*, Vol. 80, No. 6 (1960), pp. 963-971.

② 张蒙：《"伍氏口罩"的由来》，《近代史研究》2021 年第 2 期，第 148~159 页；王雨濛：《庚戌鼠疫与"伍氏口罩"的诞生——兼及其历史渊源》，《南开学报》（哲学社会科学版）2021 年第 4 期，第 71~85 页；陈鹏、王璞：《卫生防疫口罩在近代中国的兴起、流行与波折》，《福建论坛》（人文社会科学版）2021 年第 7 期，第 116~127 页。

③〔英〕柯林伍德：《历史的观念》，尹锐等译，光明日报出版社，2007，第 118 页。

④〔英〕迈克尔·吉本斯等：《知识生产的新模式——当代社会科学与研究的动力学》，陈洪捷等译，北京大学出版社，2011，"序言"第 1 页。

⑤ 在英文语境中"mask"一词有"口罩"和"面具"两层含义，鉴于鸟嘴口罩的发明受瘴气论影响，目的是防止感染和传播黑死病，初具现代医用口罩的功能，外形亦相似，故笔者采用"鸟嘴口罩"的译法。

⑥ "Definition of Miasma", Dictionary by Merriam-Webster, https://www.merriam-webster.com/dictionary/miasma, 2020-09-03.

词典》中把"瘴气论"解释为"18~19世纪流行的用于解释某些流行病产生和传播的理论，尤其是霍乱和鼠疫，有机物腐烂产生的有毒气体引发疾病"。[①]"疟疾"（malaria）来自拉丁文（"mala"和"aria"，有害的气体），在疟疾等被证明通过蚊媒传播前，沼泽地区疟疾和黄热病多发的现象为瘴气理论提供了经验支持。[②]《公共卫生百科全书》中记载"瘴气论至少可以追溯至公元前5~前4世纪的古希腊"。[③]

古希腊医学家希波克拉底及其追随者认为群体性疾病须归因于某些共同环境因素。空气，其中悬浮着多种物质（灰尘、烟雾和各种气味），能直接进入人体，腐败的气味会引起恶心感。希波克拉底基于常识性的认知，将流行病归因于周围的有害气体。[④]公元前1世纪，维特鲁威在其《建筑十书》中列举了城镇选址的原则，第一个原则便是不能选在潮湿有雾的地方和沼泽地附近，他"警告要小心各种污秽空气危害居民健康"。[⑤]盖仑、阿维森纳从瘴气与体液结合的角度揭示瘴气的致病和传播机制。[⑥]阿拉伯占星术进一步解释了天体星位是如何产生瘴气的，1347年西班牙医生伊本·哈蒂玛认为"各种星体事件、异常的气候和天气以及物质的腐烂会'改变'（污染）空气，饥荒、战争或者瘟疫后未掩埋的尸体也会污染局部空气……毒气进入体内攻击心脏，引起发热、溃烂；感染者呼出的气体也会污染周围的空气"。[⑦]14世纪的意大利医生詹蒂莱·达·福利尼奥（Gentile da Foligno）认为"瘴气源于南部的空气以及当地封闭的水井、洞穴、池塘和

① M. Porta and J. M. Last, *A Dictionary of Public Health* (Oxford：Oxford University Press, 2018), p. 154.

② M. Lindemann, *Medicine and Society in Early Modern Europe* (Cambridge：Cambridge University Press, 1999), p. 62.

③ L. Breslow et al. eds., *Encyclopedia of Public Health* Vol. 3 (New York：Gale Group, 2002), p. 765.

④ R. Horrox trans. and ed., *The Black Death* (Manchester：Manchester University Press, 1994), pp. 161-163.

⑤ Vitruvius, *The Ten Books on Architecture*, trans. by Morris H. Morgan (New York：Dover Publications Inc., 1960), p. 17.

⑥ R. Flemming, "Galen and the Plague," in Caroline Petit ed., *Galen's Treatise* (*De indolentia*) *in Context* (Leiden：Brill, 2018), pp. 226-227; R. Horrox trans. and ed., *The Black Death*, pp. 174-177.

⑦ M. W. Dols, *The Black Death in the Middle East* (Princeton：Princeton University Press, 1977), p. 88.

动物尸体散发的臭气，进入人体后导致心脏和肺部腐烂，终致人死亡，感染者将毒气传播给其他人"。① 1348~1349 年鼠疫后，德国学者认为鼠疫的暴发与地震有关，"地震后喷出大量腐败有毒的含有灰尘的气体，被人们吸入、呼出和传播"。② 不同时期人们抗击鼠疫的措施很大程度上取决于他们对鼠疫暴发原因和传播途径的认知，主要包括逃离被污染的区域，用熏香法净化周围被污染的空气，隔离，防疫封锁，检疫等。

现代医学建立前，西方主要的医学理论体液论认为疾病是体液的失衡造成的。瘴气论认为瘴气进入人体内导致某些器官中毒，进而造成体液失衡，引发各种疾病。事实上，瘴气论将传染病与体液关联在一起，试图用传统的体液论来解释传染病的产生和传播方式。中世纪和文艺复兴时期的欧洲城市深受人口过多而卫生条件差这一矛盾的困扰，鼠疫等传染病时常暴发。③ 鼠疫杆菌（Yersinia pestis）被发现之前，医学界和民众深信是腐败的空气引起并传播鼠疫，通过呼吸，鼠疫可以在人与人之间传播。④ 为感染鼠疫病人诊疗的医生不仅容易被感染，也极易将鼠疫传染给其他病人，因而，一般医生不愿救治鼠疫病人。欧洲各国探讨出的应对之策是选定鼠疫医生，他们只负责为所在地区的鼠疫病人服务，禁止与其他人接触。鼠疫医生与所在城镇、乡村或社区委员会签订合同，规定鼠疫医生的工资、待遇，双方应遵守的义务及鼠疫医生的权益。卡洛·齐波拉（Carlo Cipolla）在《鼠疫医生》一文中根据意大利伦巴第区帕维亚村保留下来的公共档案，详述了该村鼠疫医生温杜拉（Ventura）如何与帕维亚委员会签订合同和具

---

① L. G. Ballester et al. eds. , *Practical Medicine from Salerno to the Black Death* （Cambridge：Cambridge University Press, 1994）, pp. 245-247.

② M. W. Dols, *The Black Death in the Middle East*, pp. 177-182.

③ 鼠疫，即黑死病，其地理起源和传播路径仍无定论，参考李化成《瘟疫来自中国？——14世纪黑死病发源地问题研究述论》，《中国历史地理论丛》2007 年第 3 辑，第 30~37 页。

④ 直到 1894 年鼠疫大流行时，鼠疫杆菌才被亚历山大·耶尔辛（Alexandre Yersin）发现，后被命名为耶尔辛氏菌，1895 年法国科学家保罗-路易西蒙（Paul-Louis Simond）确认了耶尔辛"携带病菌的跳蚤和老鼠等传播腺鼠疫"的观点，也证实了北里柴三郎（Shibasaburo Kitasato）"肺鼠疫通过打喷嚏、呼吸产生的飞沫传播"的主张，这为科学防治鼠疫提供了支撑，参见张勇安《从以邻为壑到跨国行动：国际组织与全球卫生防疫体系的建立》，《探索与争鸣》2020 年第 4 期，第 67~77 页。

体的合同条款。①

对于鼠疫医生来说，必然要尽可能采取安全措施保证自身不被鼠疫病人感染，他们在瘴气论的基础上不断尝试，于17世纪发明鸟嘴口罩（beaked mask）。后世将鸟嘴口罩的发明归功于法国医生查尔斯·德·罗姆（Charles de L'Orm），他对鸟嘴口罩和鼠疫医生的描述如下：

> 鼻长半英尺，形似鸟嘴，嘴内塞满香料和草药，两边各有一孔，有利于呼吸，吸入的空气经过香料和草药的过滤，能够隔绝和过滤空气中的毒气，减少异味。② 头戴黑色宽沿皮帽，以镜护目，手戴皮手套，打蜡的长袍下穿着摩洛哥皮靴，上穿皮裤。鼠疫医生手持木棍，可在安全距离为病人诊断，避免直接接触病人。③

意大利医学史学家卡斯蒂廖尼在《医学史》中也做了类似的记录：

> 当时医生所穿服装是一种很奇特的长袍，可以遮盖全身，手上戴一副大手套，鼻前系上一块海绵，海绵吸满浸有丁香和肉桂粉的醋。在病室行动宜缓慢，这样就会尽可能地少吸到病室中的浊气。病室空气应流通，昼间门窗尽量敞开，夜间至少也应通风一次。④

黑色礼帽和长袍加之外形恐怖的鸟嘴口罩，使中世纪鼠疫医生辨识度极高，人们不敢接近，这也在一定程度上减少了鼠疫的传播。然而，由于认知上的误区，鸟嘴口罩对鼠疫医生的保护作用必然十分有限。鼠疫医生在照顾和救治鼠疫病人时，极易被感染而死亡，故而很长一段时期内，人们将戴鸟嘴口罩的鼠疫医生与死亡联系在一起。1347~1352年黑死病大流行

---

① C. M. Cipolla, "A Plague Doctor," in H. A. Miskimin et al. eds., *The Medieval City* (New Haven: Yale University Press, 1977), pp. 65-72.

② F. M. Snowden, *Epidemics and Society: From the Black Death to the Present*, p. 74.

③ C. J. Mussap, "The Plague Doctor of Venice," *Internal Medicine Journal*, Vol. 49, No. 5 (2019), pp. 671-672.

④ 〔意〕卡斯蒂廖尼：《医学史》，程之范主译，广西师范大学出版社，2003，第300页。

期间，与黑死病感染者接触过的鼠疫医生大量死亡，蒙彼利埃市所有鼠疫医生死于鼠疫，威尼斯市 24 位鼠疫医生中有 20 位感染死亡，佩皮尼昂市 8 位医生中有 6 位死亡。① 中世纪和文艺复兴时期，鼠疫多次席卷欧洲，人们恐慌情绪极高，死亡文化在欧洲兴起，意大利狂欢节人们穿戴的面具和黑色长袍等便是这种文化形式的延续。

随着现代医学的发展，鼠疫杆菌被发现并确定为鼠疫致病病因，鼠疫医生才逐渐与死亡脱离联系，鸟嘴口罩也逐渐退出了历史的舞台。从医学和科学角度来看，鸟嘴口罩有很强的迷信和伪科学性，但在特定的历史和社会条件下，它又被赋予了医学、社会和文化的多重内涵。19 世纪末，飞沫传播理论逐渐取代瘴气论，医学知识的更新与医学实践相互作用，推动医学界继续探寻新的防疫方式——医用口罩。

二　飞沫传播理论与医用口罩的发明

外科医用口罩的发明是现代医学，尤其是细菌学发展的产物。细菌学的建立是 19 世纪医学最重大的进步，细菌理论也将微生物等因素与人体疾病关联起来，摆脱了体液论的桎梏。法国微生物学和化学家路易斯·巴斯德（Louis Pasteur）通过实验证明了流行病是通过微生物引起和传播的，推动了现代传染病理论的建立；微生物学发展的另一位奠基者罗伯特·科赫（Robert Koch）发现、分离并鉴定了许多细菌（炭疽杆菌、伤寒杆菌、结核杆菌、霍乱弧菌、麻风杆菌、白喉和破伤风杆菌），并提出了系统鉴定特定微生物引起某种疾病的"科赫原则"。② 劳埃德·穆特（Lloyd Moote）和多萝西·穆特（Dorothy Moote）曾激动高呼："基于科赫与巴斯德的研究，以及耶尔辛和北里柴三郎的成果，20 世纪的微生物学家一直在研究人们苦寻已久的、可以治疗黑死病的灵丹妙药（抗生素），彻底消灭这一古老的灾难

---

① J. P. Byrne, *Encyclopedia of the Black Death*（England：ABC-Clio, 2012），p. 269.

② 20 世纪 60 年代前，"科赫原则"是判定微生物与特定疾病因果关系的主要依据。首先，这种微生物必须始终与某种疾病的症状有联系；其次，须从病原体分离出致病微生物；最后，须得到实验验证。

之源终于指日可待了。"①

细菌学建立和发展推动了传染病传播理论的不断更新，接触传播理论（通过直接接触或病媒的携带传播）受到了空气传播（尤其是飞沫传播理论）的挑战。1897 年卡尔·弗吕格（Carl Fluegge）提出传染病的飞沫传播理论，认为日常谈话和呼吸所产生的带有细菌的小水粒（飞沫）能够传播疾病。皮特·米歇尔（Peter Mitchell）对常见的 28 种传染病的传播方式进行了统计研究，发现其中有 11 种传染病通过飞沫而非直接接触传播，鼠疫的特殊性在于其既可以通过携带病菌的老鼠和跳蚤传播，又可以通过飞沫传播。② 乔治·H. 韦弗（George H. Weaver）进行了一系列调查："最近，军事医院的经验强调了这样一个事实，飞沫传染和接触传染（媒介传染）的影响同样严重，必须得到传染病管理机构的重视……人与人的密切接触可能造成飞沫传播，军营、拥挤的汽车以及室内公共集会中个人与群体间也有可能出现飞沫传播。"③

在弗吕格飞沫传播理论的影响下，1897 年，波兰医生约翰·冯·米库利兹·莱德齐（Johann von Mikulicz Radecki）发明了只有一层纱布的简式口罩，并首次在外科手术中使用。④ 1898 年，研究者进一步证实外科医生呼出的气体是造成伤口感染的原因，建议医生在外科手术中使用两层纱布口罩，而且口罩与口鼻之间应留有一定的空间，如果紧贴口鼻，口罩容易潮湿，其防护效果会降低，此外纱布层数的增加可能会提高口罩的防护效果。⑤ 1905 年，爱丽丝·汉密尔顿（Alice Hamilton）通过实验证明猩红热是通过飞沫传播的，"医生和护士在手术室内应该戴口罩，这既能防止医护人员口鼻呼出的飞沫造成病人伤口的感染，也可防止医护人员感染猩红热"，⑥ 医

---

① 〔美〕克利福德·皮寇弗：《医学之书》，褚波、张哲译，重庆大学出版社，2020，第 118 页。

② P. Mitchell, "The Archaeological Study of Epidemic and Infectious Disease," *World Archaeology*, Vol. 35, No. 2 (2003), p. 172.

③ G. H. Weaver, "Droplet Infection and Its Prevention by the Face Mask," *Journal of Infectious Disease*, Vol. 24, No. 3 (1918), p. 228.

④ R. G. Richardson, *Surgery: Old and New Frontiers, A Completely Revised Edition of The Surgeon's Tale* (New York: Charles Scribner's Sons, 1968), p. 79.

⑤ J. L. Spooner, "History of Surgical Face Mask: The Myths, The Masks and The Men and Women behind Them," *AORN Journal*, Vol. 5, Issue 1 (1967), p. 76.

⑥ A. Hamilton, "Dissemination of Streptococcal Sputum," *JAMA*, Vol. 44, No. 14 (1905), p. 1108.

用口罩的双重保护作用受到了人们的重视。伯克利·莫伊尼汉（Berkeley Moynihan）也支持医护人员在手术室内佩戴外科医用口罩，他设计了固定纱布口罩的支架，既可使口罩边缘与脸部更加贴合，又可防止口罩滑落。[1]

口罩产生于西方医学界，最初在手术室内使用，用于防止病人伤口感染以及病人与医生间的交叉感染，然而，其第一次大规模的推广和应用却是在中国的东北。中国民众普遍使用口罩应对传染病大流行肇始于1910~1911年的东北鼠疫。伍连德在中国东北领导抗击鼠疫的运动，经过调查发现东北鼠疫并非腺鼠疫而是肺鼠疫，通过感染者呼吸而非老鼠和跳蚤传播，他提出"纱布和棉布口罩是有效的个人防护方式""我们必须接受并采取措施（戴口罩）以阻止肺鼠疫继发性肺炎"的主张。[2] 实际上，20世纪初的东北政治形势非常复杂，各方势力都在中国东北地区争夺抗击鼠疫的领导权，中、俄、日、美、法的防疫人员都设计了各自的口罩。[3] 伍连德设计的防疫口罩在防护效力、制作方法和成本上的优势使其在抗击鼠疫的过程中得到了推广。[4] 天津北洋医学院首席教授、法国医生吉拉尔·梅斯尼（Girard Mesny）并不认同伍连德戴口罩的主张，他在不佩戴口罩的情况下前往俄国鼠疫医院查看鼠疫病人，感染鼠疫后不治身亡，该事件进一步改变了人们对口罩的态度。[5]

"伍式口罩"由普通的医用纱布（9英寸宽）剪成3英尺长的布条，横向对折，两层之间放入一块4×6英寸的药棉；纱布两端各剪2刀形成大约15英寸长的3条系绳，上面的绳子绕过头部在耳上系住，

---

[1] B. G. A. Moynihan, *Abdominal Operation* (Philadelphia and London：W. B. Saunders Company, 1906), pp. 25-27.

[2] Lien-Teh Wu, *A Treatise on Pneumonic Plague* (Health Organization, League of Nations, 1926), p. 388.

[3] 管书合：《国际合作与防疫主权：1911年奉天万国鼠疫研究会再研究》，《史学月刊》2020年第6期，第93~100页。

[4] *Report of the International Plague Conference* (Manila：Bureau of Printing, 1912), pp. 394, 465-466.

[5] Lien-Teh Wu, *Plague Fighter：The Autobiography of a Modern Chinese Physician* (Cambridge：W. Heffer & Sons Ltd., 1959), p. 22; *Report of the International Plague Conference*, pp. 287-288.

下端的绳子以同样的方式系在耳下，中间的绳子绕过头顶系住，防止口罩滑落。这种自制口罩的成本仅为 2.5 分，与其他类型的口罩相比，成本低廉，制作简单。1910~1911 年，在东北地区普遍推广，"在哈尔滨的大街小巷，人人都戴着口罩"。①

口罩在 1910~1911 年东北鼠疫中被广泛使用，一方面，口罩阻止了鼠疫向中国内陆腹地等更广阔地域的传播，另一方面，对于使用者来讲，口罩不仅是置于口鼻上的几层纱布，更成为中国卫生现代性的象征。"在中国东北鼠疫中出现的防疫口罩不仅是卫生现代性的表现，也是其催化剂，不仅是理性的象征，也是人之于理性的阐释。"② 此外，"伍式口罩"的防疫功效及其成功推广也为公众在 1918 年大流感时期接受和广泛使用口罩减少了阻力。1918 年 11 月，曾任职于北京协和医学院的 H. 乔斯林·史密利（H. Jocelyn Smyly）给《英国医学会杂志》写信表示："戴口罩的防疫措施在 1910 年中国东北大鼠疫中取得了成功；我在中国经历了1917~1918 年绥远和山西等地鼠疫，戴口罩是绝对有效的防护措施，山西省防疫局（Shanxi Plague Prevention Service）所有中外工作人员皆未感染鼠疫。流感与肺鼠疫都通过飞沫传播，因而感染者和医护人员应该戴口罩阻止其传播。"③

三　1918 年大流感与医用口罩使用的推广

越来越多的医生尝试推动医用口罩在手术室内的普及。20 世纪初的美国，"各种棉、纱布和其他材质的口罩在医院中被应用，使用 2~3 层口罩的医务人员呼吸道传染病的感染率明显降低"。④ 1916 年，有学者主张小儿麻

---

① Lien-Teh Wu, *A Treatise on Pneumonic Plague*, pp. 393-394.
② C. Lynteris, "Plague Masks: The Visual Emergence of Anti-Epidemic Personal Protection Equipment," *Medical Anthropology*, Vol. 37, No. 6 (2018), pp. 451-452.
③ "The Prophylactic Face Mask," *The British Medical Journal*, Vol. 2, No. 3019 (1918), p. 522.
④ A. A. Chughtai et al., "Effectiveness of Cloth Masks for Protection Against Severe Acute Respiratory Syndrome Coronavirus 2," *Emerging Infectious Disease*, Vol. 26, No. 10 (2020), p. e1.

痨症患者和护理人员都应佩戴细纱口罩。[①] 1918 年，布鲁斯特·道斯特（Brewster Doust）与亚瑟·莱恩（Arthur Lyon）对各种口罩的功效进行了评估。他们设计了专门的实验房间并开展对照实验，利用琼脂板来捕捉实验对象口中的灵杆菌，第一组实验用于确定在正常对话、大声说话和咳嗽时，在不同距离所呼出的灵杆菌数量。其他条件不变的情况下，又对佩戴三种不同规格的纱布口罩——粗纱、中网纱、细纱时所喷出的灵杆菌数量进行测试，实验结果表明口罩对细菌的过滤效果与纱布层数有关，细纱布口罩的防护效力远高于粗纱布。[②] 韦弗等学者在后续的研究中确认了道斯特与莱恩的实验发现，认为口罩的防护效果与纱线的细密程度和纱布的层数相关，并建议佩戴者及时更换干净口罩。[③]

此外，韦弗通过两年的跟踪研究发现，照顾白喉患者的医务人员若戴口罩，其感染率可降至零。他建议口罩每次使用后消毒，反对手术中用手接触口罩。[④] 1918 年大流感期间，约瑟夫·卡普斯（Joseph Capps）根据韦弗的建议，在军事医院内推广使用口罩。"小隔间制度在军事医院内广泛使用，医护人员在病床间悬挂床单，减少病人间发生飞沫传播；格兰特军营医院的另一项重要措施是要求所有的医生、护士和病房内的病人穿隔离服，戴纱布口罩，该政策实施的前五个月没有护士或医生被病人传染。"[⑤]

1918 年大流感在美国堪萨斯州暴发，随后由美军传播到欧洲，进而席卷全球。尽管当时人们仍对是否戴口罩争论不休，但口罩作用已从最初的保护手术室内的病人伤口不被感染，转变为保护医务人员、病人以及普通

---

① G. H. Weaver, "Further Experience with Face Masks," *JAMA*, Vol. 71, No. 17（October 1918），p. 1406.

② B. C. Doust and A. B. Lyon, "Face Masks in Infections of the Respiration Tract," *JAMA*, Vol. 71, No. 15（1918），pp. 1216-1219.

③ G. H. Weaver, "Droplet Infection and Prevention by the Face Mask," p. 228; D. A. Haller and R. C. Colwell, "The Protective Qualities of The Gauze Face Mask," *JAMA*, Vol. 71, No. 15（1918），pp. 1213-1215; H. M. Leete et al., "Some Experiments on Masks," *The Lancet*, Vol. 193, Issue 4984（1919），p. 392.

④ G. H. Weaver, "Value of the Face Mask and Other Measures," *JAMA*, Vol. 70, No. 2（1918），p. 76.

⑤ J. A. Capps, "A New Adaption of Face Masks in Control of Contagious Disease," *JAMA*, Vol. 70, No. 13（1918），p. 910.

民众，进而阻断流感病毒的传播。① 1918 年 10 月，"从美国出发的载有 6000 多人的运兵船达到英国，船上只有 50 人感染流感病毒，1 人死于流感病毒"，媒体对此广泛报道，② "这艘船前几次航行中未要求全员戴口罩，死亡率非常高"。③ 同期其他运兵船士兵和水手的流感感染率也非常高，"1918 年 9 月 23 日出发的威廉敏娜号（U.S.S. Wilhelmina）运兵船到达法国后，有 500 人感染、14 人死于流感病毒；9 月 29 日出发的利维坦号（U.S.S. Leviathan）运兵船到达法国莱斯特后，有 2000 多人感染、几百人死于流感病毒"。④ 当时的医生普遍认为运兵船人员流感病毒感染率和死亡率出现上述差异的原因在于船上人员是否普遍戴口罩。《英国医学会杂志》1918 年 11 月刊文认为 "运兵船上人员流感感染和死亡人数的降低得益于两项预防措施，一是日益完善的监测和隔离制度保证了登上运兵船的感染者减少，即使感染者登上了运兵船，一经发现随即会被隔离，也保证了船上人员不会大面积感染；二是口罩的普遍使用"。⑤《美国医学会杂志》发表了三篇分析大流感的文章，其中《1918 年大流感（二）：防控措施分析》剖析了 1918 年西班牙大流感肆虐时美国各地阻止大流感传播的四种防控措施，其一便是戴口罩。⑥

大流感暴发初期，医生无法给出确切的诊断，更提供不了有效的治疗方法。美国医务总监鲁伯特·布卢（Rupert Blue）无奈地建议病人 "卧床休息，保持良好饮食，服用阿司匹林和奎宁，戴医用口罩遮挡口鼻"。⑦ 克罗斯比（Crosby）在《被美国人遗忘的瘟疫：1918 年大流感》中描述道：

---

① "Demurrer Sustained in 'Flu' Mask Case," *Deseret Evening News*, December 9, 1918, p. 2.

② "Mask Balk Influenza about Transport Ship," *The Pensacola Journal*, November 1, 1918, p. 3; "Men Wore Masks Escaped Disease," *Republican Farmer*, November 1, 1918, p. 5.

③ "Wear Masks on Troopship: Precaution Reduces Influenza Cases to 50 among 6000 Americans," *The Brattleboro Daily Reformer*, November 1, 1918, p. 2.

④ "Revealing Data: Flu Masks on Ships 1918," U. S. National Library of Medicine, 2020-11-11, https://circulatingnow.nlm.nih.gov/2020/11/11/revealing-data-flu-masks-on-ships-1918/.

⑤ "The Prophylactic Face Mask," *The British Medical Journal*, Vol. 2, No. 3019 (1918), p. 522.

⑥ E. O. Jordan, "The Influenza Epidemic of 1918: II Preventive Measures," *JAMA*, Vol. 89, No. 20 (1927), pp. 1692-1693.

⑦ L. Iezzoni, *Influenza 1918: The Worst Epidemic in American History* (New York: TV Books, 1999), p. 84.

"纱布口罩在美国东部的街头和商店随处可见。人们可能确实相信，就如同前廊窗口的纱窗可以阻挡蚊蝇一样，几层纱布也可以阻挡病毒。"① 当然，无论纱布如何细密，口罩并不能阻挡流感病毒，但可以过滤病毒的载体：各种灰尘微粒和飞沫。

1918 年 10 月 22 日，旧金山市长罗尔夫（James Rolph）、市卫生委员会卫生官员哈斯勒（William C. Hassler）、"红十字会、商会和劳工委员会在报纸广告上还发表了整版的联合声明：'佩戴口罩，性命能保！'他们声称这可以'对流感病毒有 99% 的抵抗力'"。② 10 月 24 日，旧金山市委员会颁布了《流感口罩令》（Influenza Mask Ordinance），要求公众在公共场所戴口罩，否则会被罚款 5~100 美元或拘禁 10 天，截止到 10 月 26 日，红十字会在旧金山已经发放了 10 万只口罩。③ 强制口罩令颁布一周后，旧金山市新感染人数下降了约 65%，由 10 月 23 日的 2024 人下降到了 10 月 31 日的 678 人，三周后仅为 130 人。④ 随后圣克鲁兹市、洛杉矶、西雅图、丹佛和凤凰城等也颁布了强制口罩令。"西雅图成了一个'口罩城市'。"⑤ "军警须戴口罩；联邦大法官出庭时亦须戴口罩；所有的工人也都戴上了口罩。"⑥ 亚利桑那州流感市民委员会（Influenza Citizens' Committee）就像"特殊的警察部门，召集所有'爱国公民'来加强反流感法令，包括要求要求所有人在公共场所戴口罩"，禁止公共集会、在公共场所吐痰。大流感死亡率的下降，一定程度上归功于强制口罩令。⑦ 波特兰市官员鼓励市民戴口罩，同时

---

① A. W. Crosby, *American's Forgotten Pandemic*：*The Influenza of 1918*（Cambridge：Cambridge University Press, 2003），p. 101.

② "Wear A Mask and Save Your Life！," *San Francisco Chronicle*, October 22, 1918.

③ 〔美〕约翰·M. 巴里：《大流感：最致命瘟疫的史诗》，钟扬等译，上海科技教育出版社，2008，第 435 页。

④ "Influenza Mask Measure Drawn；Council to Pass It on Wednesday," *Oregon Daily Journal*, Vol. 17, No. 208（1919），p. 1；"Influenza Masks Play Big Part in Curbing Epidemic；Marked Drop in New Cases Is Observed," *San Francisco Chronicle*, October 30, 1918.

⑤ "Seattle Ordered to Wear Masks to Prevent Malady," *Seattle Daily Times*, October 28, 1918, pp. 1, 5.

⑥ "Indoor Policemen to Wear 'Flu' Masks," *Los Angeles Evening Herald*, October 24, 1918, p. 10；"Federal Grand Jury to Wear 'Flu' Masks," *Los Angeles Evening Herald*, October 24, 1918, p. 10.

⑦ 〔美〕约翰·M. 巴里：《大流感：最致命瘟疫的史诗》，钟扬等译，第 406~407 页。

致力于推动《紧急口罩令》的制定和颁布，"在波特兰，进入店铺、酒店、游泳馆、剧院、办公楼、出租车和电车等场所不戴口罩是违法的，最高将被处以 500 美元的罚款和 60 天监禁"。① 加利福尼亚州长威廉·D. 史蒂芬斯（William D. Stephens）号召加州人戴口罩："与支持前线战事的爱国主义行动一样，帮助别人和自己保持身体健康也是爱国行为。我们的卫生专家认为戴口罩遮住口鼻非常重要，可以阻止流感传播，作为每位公民的责任，我恳切地要求所有的公民戴上口罩！"②

美国各地的强制口罩法令得到了公众的支持。一方面，公众对流感病毒深感恐惧，医学理论和知识的传播以及纱布口罩的使用效果狠狠地反击了"否定细菌学理论的人"；③ 另一方面，这与正在进行的战争宣传有关，"战壕内的将士戴防毒面具，病毒跨越大西洋袭击了我们，国内的我们使用纱布口罩"，美国民众坚信戴口罩是支持美军前线战事的爱国行动。④ 战后，生产防毒面具等战备物资的企业转而投入医用口罩的生产，保障了口罩的社会供给。

在美国国内，组织机构完善的红十字会是医用口罩的重要提供机构，分发了成千上万支纱布口罩，笔者对美国红十字西南区各分会为该区军营提供的口罩数量进行统计（见表 1）。1918 年大流感的暴发正值一战尾声，美国红十字会战争委员会（War Council）命令美国本土所属的 3864 个地方分会筹建流感委员会（Influenza Committee），各分会充分依靠和利用自身的内部资源制作纱布口罩；紧急情况下，红十字会各区域和分会实行物资联动配给。⑤ 此外，红十字会在各报纸杂志印发公告劝诫公众"遵守法律、戴

---

① "Influenza Mask Measure Drawn; Council to Pass It on Wednesday," *Oregon Daily Journal*, Vol. 17, No. 208 (1919), p. 1.

② "Governor Stephens Calls on All People to Wear Gauze Masks," *Oakland Enquirer*, October 23, 1918, p. 3.

③ "Gas Masks in the Trenches; Influenza Masks at Home," *The Washington Times*, September 26, 1918, p. 1.

④ "Gas Masks in the Trenches; Influenza Masks at Home," *The Washington Times*, September 26, 1918, p. 1.

⑤ "Women Work, Three in Room, to Make Needed Articles during the Height of Epidemic," *The Denver Post*, October 13, 1918, p. 5.

上口罩、遮住口鼻、远离病毒"，[①] "警告：戴上口罩可以保护你的生命"；[②] 资助口罩工厂和作坊的生产，向民众印发制作和使用口罩的小册子。[③]

表 1　美国红十字会西南区分会为该区军营提供口罩统计
（1918 年 12 月 30 日前）

接受军营	口罩数量
堪萨斯州莱利堡芬斯顿营	42151 支
堪萨斯州莱文沃斯堡	10 英码口罩纱布
俄克拉荷马州希尔堡	5600 支
阿肯色州小石头城派克营	25000 支
得克萨斯州沃斯堡博伊营	22100 支
得克萨斯州达拉斯迪克营	2000 支
得克萨斯州罗根营、埃灵顿基地	6000 支

资料来源：Southwestern Division American Red Cross, *Report of the Influenza Activities*, *Southwestern Division*, RG 200 Records of the American Red Cross, December 30, 1918, University Library, University of Michigan。

　　1918～1919 年大流感期间，口罩在防止病毒传播中发挥了重要作用，这也推动了医用口罩的进一步发展和普及：学者致力于开发高效口罩，寻求口罩制作和使用的标准化。1920 年，医用外科口罩在手术室内普及。约翰·S. 戴维斯（John S. Davis）有过这样的描述："尽管在组织管理良好的手术室，外科医护人员普遍佩戴口罩，但佩戴口罩的方式和标准各不相同，从两到三层的粗纱布口罩只遮住口部到细纱布口罩完全遮住口鼻的情况都是存在的……在一般的外科手术条件下，5 分钟内，同一团队只遮住口部比遮住口鼻部多产生了 23 个细菌群落。"[④] 欧文·沃克（Irving Walker）博士

---

① L. Iezzoni, *Influenza 1918：The Worst Epidemic in American History*, p. 84.

② "Stamp out The Spanish Influenza or 'Flu' Plague in Portland by Wearing a Mask," *The Sunday Oregonian*, January 19, 1918；"Wear A Mask, It May Save Life, Poster Warning," *Oakland Enquirer*, October 23, 1918, p. 3；

③ K. Carter, "Behind Scenes in A Flu Mask Factory," *The Cleveland Press*, October 26, 1918, p. 6；Oakland Chapter, American Red Cross, "Directions for Making and Using Gauze Masks," *Oakland Enquirer*, October 23, 1918, p. 3；"How to Make Influenza Face Mask," *The Milwaukee Journal*, October 17, 1918, p. 4.

④ J. S. Davis, "Is Adequate Masking Essential for the Patient's Protection?," *Annals of Surgery*, Vol. 105, No. 6（1937）, pp. 990-991.

认为理想的医用口罩应该是："遮住口鼻防止微生物穿过口罩直达病人伤口；在任何温度条件下，佩戴舒适且不会在眼镜上产生雾气；成本低廉且消毒后可重复使用。"[1] 20世纪30年代起，人们将导流原理应用于口罩设计中：赫伯特·梅林格（Herbert Mellinger）博士设计了由金属支架固定的上过蜡的透明纸质口罩、[2] X光胶片口罩、[3] 纱布中置入玻璃纸的口罩。[4]

医用外科口罩在普通民众中普及的历史进程实际上是医用口罩发展成为防疫口罩的角色转换过程，医用外科口罩的使用不再仅限于手术室界域内，经过再设计和改良，提高了过滤效力，简化了制作方法，降低了生产成本，实现了规模生产和普及使用。

四 抗生素和免疫运动的推广与口罩使用的式微

20世纪中叶以来，随着抗生素的广泛使用以及免疫运动的开展，疫苗和抗生素取代口罩成为重要的传染病防控方法，口罩的欢迎度和重要性迅速降低。尽管抗生素对特定细菌的作用更明显，但是其过度使用也造成了各种病菌抗药性的增强，促使人们重新审视并重视口罩的防护作用。

19世纪，医学界开始探究人体免疫机制，人工减毒疫苗、血清学和体液免疫理论、吞噬现象与细胞免疫理论是三个主要方面。1886年，美国细菌学家沙门和史密斯成功研制出了可进行标准化批量生产的灭活疫苗，用于预防传染病。20世纪30年代，药物学家多马克发现百浪多息可以治疗链球菌感染引起的败血症；英国医学家弗莱明发现青霉素，于二战期间实现量化生产，挽救了无数生命，并于战后用于民用医学。20世纪50年代以来，欧美国家兴起了大规模的疫苗接种和免疫运动，加之抗生素的广泛使用，人类历史上曾造成过重大灾难的天花、霍乱、肺结核、黄热病、伤寒

① J. S. Davis, "Is Adequate Masking Essential for the Patient's Protection?," *Annals of Surgery*, Vol. 105, No. 6 (1937), p. 992.

② H. V. Mellinger, "A New Mask That Protects Both Physician and Patient," *JAMA*, Vol. 95, No. 9 (1930), pp. 662–663.

③ D. Kaplan, "A Transparent Mask," *JAMA*, Vol. 94, No. 14 (1930), p. 1063.

④ M. L. Blatt and M. L. Dale, "A Bacterial Study of the Efficiency of Face Masks," *Surgery Gynecology and Obstetrics*, Vol. 57, No. 1 (1933), pp. 363–368.

等传染病成为地方病或在小范围不定期暴发，古老传染病难以大流行。然而，随着抗生素的滥用，其对特定疾病和细菌的疗效在逐渐下降。

人类疾病史上大多数传染病或被消灭或被控制为地方病时，流感病毒却在过去的 100 多年里不断肆虐。流感病毒大流行初期，往往没有疫苗和特效药，或者疫苗和药物供应严重短缺，在没有特定有效的治疗方法时，医生会尝试各种治疗方法。由于流感可以通过飞沫和空气传播，一些专家力图推动使用纱布口罩作为防止流感流行的重要措施。然而口罩却很少获得政府和公共卫生官员的重视，多数医学专家仍寄希望于用疫苗等方法遏制流感等病毒的大流行，这在一定程度上阻碍了新技术和新材料在高效口罩研发中的应用。

空气传播的病菌对手术伤口的影响以及各种继发感染和交叉感染也一直被忽视，口罩的防护功效仍需要进一步强化。研究表明，某些菌株，尤其是金黄色酿脓葡萄球菌对各种化学疗法具有抗药性，促使人们重新评估无菌技术。1950 年，艾伯特·W. 费希尔（Albert W. Fischer）在一系列细菌实验中使用传统的多层纱布口罩，发现"尽管所有口罩都可以减少飞沫的传播，但仍有部分微生物可以穿过"，费希尔的实验表明通过佩戴传统纱布口罩和低声对话来减少手术室中细菌传播的作用仍然有限。[①]

1958 年，约瑟夫·C. 基泽（Joseph C. Kiser）和克劳德·R. 希契科克（Claud R. Hitchcock）研制出将导流和过滤原理结合在一起的高效口罩——明尼阿波利斯总医院外科口罩（Minneapolis General Hospital Surgical Mask），口罩两边用可重复使用的海绵橡胶作为过滤器，其材质也使口罩边缘与面部贴合更紧密。他们设计了一个对照实验，其中分 5 组：不戴口罩，戴 1 支传统的纱布口罩，戴 2 支传统的纱布口罩，戴明尼阿波利斯口罩，戴普通塑料口罩。在同等条件下，从戴明尼阿波利斯口罩所对应的培养皿中收集到的细菌菌落最少。[②] 拉尔夫·亚当斯（Ralph Adams）等的评估也表明贴合面部的过滤口罩的防护效果优于一般的纱布和塑料口罩。[③] 洛克伍德和奥多

---

① J. C. Kiser and C. R. Hitchcock, "Comparative Studies with a New Plastic Surgical Mask," *Surgery*, Vol. 44, No. 5 (1958), p. 936.

② J. C. Kiser and C. R. Hitchcock, "Comparative Studies with a New Plastic Surgical Mask," *Surgery*, Vol. 44, No. 5 (1958), pp. 936-939.

③ R. Adams et al., "Control of Infections within Hospitals," *JAMA*, Vol. 169, No. 14 (1959), pp. 1557-1559.

诺霍的研究指出，"口罩的有效防护时间为 3 小时，恰当地使用口罩才能使其起到防止病菌传播的作用"。[①]

二战以来，美国医学成就引领世界，抗生素的使用和全民疫苗接种运动的推进使口罩在普通民众的生活中被进一步边缘化。而在东亚各国，民众的口罩使用习惯得以保留。1951~1953 年朝鲜战争中，中、苏、美各方围绕美国是否使用了生化武器争论不休，无论美国在朝鲜和中国东北是否使用了生化武器，在中国国内都引起了极大的反响。[②] 中国成立了爱国卫生委员会（Patriotic Health Committee）并发动了大规模的爱国卫生运动，构建起将国防和卫生运动相结合的国家卫生政策，改善卫生条件以防止传染病暴发，来挫败美国的细菌战。[③] 在辽宁安东市"除五害运动"中，5000 多名工人和军人戴着纱布口罩、棉布袋和手套，拿着筷子在广阔区域内搜集可疑的昆虫和啮齿动物，交由专门的卫生人员检验处理。[④] 爱国卫生运动群众大会上演唱的歌曲《消灭细菌战》也可再现当时的场景："消灭细菌战，捉拿细菌战犯，让美帝国主义和他们的臭虫、苍蝇、跳蚤一齐完蛋！"[⑤] 20 世纪 50 年代以来，中国普通居民、军警、食品管理员、清洁工等戴棉布口罩的现象非常普遍，口罩成为中国卫生现代性的标志。[⑥]

20 世纪 60 年代，医学界也深受一次性商品消费文化和社会运动（throwaway society）的影响，使用合成材料无纺布制成的一次性口罩逐渐普

---

① C. A. Rockwood and Don H. O'Donoghue, "The Surgical Mask: Its Development, Usage, and Efficiency," *A. M. A. Archives of Surgery*, Vol. 80, No. 6 (1960), pp. 963-971.

② 历史学界就此问题有两种观点，一种认为美军在朝鲜战争中秘密使用了生化武器，另一种则认为中、苏、朝对美军使用生化武器的虚假指控旨在破坏美国的国际形象，参考 Mary Rolicka, "New Studies Disputing Allegations of Bacteriological Warfare during the Korean War," *Military Medicine*, Vol. 160, Issue 3 (1995), pp. 97 - 100; Thomas Powell, "Korean War Biological Warfare Update," *Socialism and Democracy*, Vol. 31, No. 3 (2017), pp. 123-137.

③ L. P. Bu, *Public Health and The Modernization of China: 1865 - 2015* (London and New York: Routledge Taylor and Francis Group, 2017), pp. 222-262; 谭小伟：《再识"卫生"：基于中国卫生史研究的思考》，《医疗社会史研究》2020 年第 2 期，第 149~165、238 页。

④ R. Rogaski, "Nature, Annihilation, and Modernity: China's Korean War Germ-Warfare Experience Reconsidered," *The Journal of Asian Studies*, Vol. 61, No. 2 (2020), p. 389.

⑤〔美〕罗芙芸：《卫生的现代性：中国通商口岸卫生与疾病的含义》，向磊译，江苏人民出版社，2007，第 302 页。

⑥ F. Dikötter, *The Tragedy of Liberation: A History of the Chinese Revolution, 1945 - 57* (London: Bloomsbury Press, 2013), p. 147.

及并取代纱布和棉布口罩，"这种口罩过滤效果良好，与脸部贴合舒适，使用方便"。[①] 一次性医用口罩在欧美成为主流，而在东亚各国，棉、纱布口罩仍被广泛使用。学者研究发现 2002～2003 年非典型肺炎（SARS）大流行期间，"中国大多数参与调查的医务人员使用的仍是棉、纱布口罩，其次是医用口罩，日常工作中并未普遍使用 N95 口罩"。[②] 2015 年，学者通过随机对照试验研究再次确认，"与医用口罩相比，使用棉、纱布口罩者的感染率较高"，他们主张"不应该硬性要求医务人员使用棉、纱布口罩，应优先向医务人员提供呼吸防护设备。在医用口罩短缺以及无症状感染者存在的情况下，棉、纱布口罩可在社区层面使用。同时，使用者需要每天使用后及时对口罩进行清洗和消毒"。[③]

要而论之，医用口罩的发展过程始终围绕其有效性在争论，医学家通过实验研究和医疗实践最终证实医用口罩在防止伤口感染和传染病传播上的重要作用。然而，在医疗实践中，口罩的实际作用受多种因素的影响，佩戴口罩并不能完全避免病菌的感染和传播。首先，纱布层数影响其效果；其次，受口罩材质的影响，细纱布口罩的防护效力优于粗、中纱布口罩；最后，口罩的实际效果随着使用时长的增加而降低。[④] 另外，无论使用者如何注意，呼气时，口罩两边都会一定程度上鼓起，少量飞沫及其携带的病菌便会飞出；而且，口罩的防护效力还取决于口罩边缘与脸部的贴合度以及所使用材料的过滤性。随着制造技术、使用材料和设计工艺的成熟以及口罩标准的设定，口罩的防护效力也不断提高。

五　结语

本文从知识史角度切入，探讨了不同医学知识和理论影响下口罩发明、

---

① B. J. Strasser and T. Schlich, "A History of the Medical Mask and the Rise of Throwaway Culture," *The Lancet*, Vol. 396, Issue 10243 (2020), p. 20.

② P. Yang and others, "Mask-Wearing and Respiratory Infection in Healthcare Workers in Beijing, China," *The Brazilian Journal of Infectious Diseases*, Vol. 15, Issue 32 (2011), pp. 104-107.

③ A. A. Chughtai et al., "Effectiveness of Cloth Masks for Protection Against Severe Acute Respiratory Syndrome Coronavirus 2," *Emerging Infectious Disease*, Vol. 26, No. 10 (2020), pp. e3-e4.

④ J. L. Spooner, "History of Surgical Face Mask: The Myths, the Masks and the Men and Women behind Them," *AORN Journal*, Vol. 5, Issue 1 (1967), p. 79.

发展、普及和式微的历史嬗变，以及不同时期的医学观念和实践对医学知识更新的反作用。在新旧知识与观念的更迭中，医学知识具化为不同的医学理论：瘴气理论、细菌学理论和飞沫传播理论、免疫理论等。医用口罩的谱系始于鼠疫医生所使用的鸟嘴口罩，深受瘴气理论的影响，与现代医用口罩不仅形近而且神似。19世纪末，受到鸟嘴口罩的启发，以细菌学和飞沫传播理论为基础，人们发明了现代医用口罩。科学的再现是从日常实践中建构出来的，医学技术进步和医疗实践发展，诸如医用口罩在手术室、1910年东北鼠疫以及1918年大流感防控活动中的应用等，在改变医学界和公众口罩观念的同时，也推动了医用口罩防护效果的改进和使用的普及。20世纪50年代以来，抗生素和疫苗接种运动的推进使单一病原体引起的诸多传染病或已消失或影响甚微，这弱化了口罩使用的重要性。

概言之，医学知识是疫病观念形成和疫病防控行为选择的前提和基础，但这种影响并非单向度的，防疫方式的变迁在历史进程中会弱化或强化某些疫病观念，疫病观念和医疗实践进而促成医学知识和理论的更新。同理，实践者对知识生产的反思深刻地影响了科学观念，抗生素和免疫运动的推广造成口罩使用式微的同时，自身也内生出诸多问题，促使人们重新审视口罩使用的意义：一种新疫病大流行初期，尤其是有效疫苗推广前，仍需借助口罩来阻断疫病的传播。此外，不应忽视医学观念和实践无法脱离其所在的文化和社会机理的现实，口罩作为医学防护用品，其使用深受当地社会的历史、文化、政治和价值观因素的影响，在历史与现实中呈现出诸多面相。医用口罩的使用和发展绝非简式单线发展，其发展既源于西方医学，也蕴含着本土回应，涉及诸多领域、地区、国家和族群，拙文难以一一论述，静待学界同人探究完善。

饲育的政治：近代日本的狂犬病防疫
与人狗关系的形塑[*]

黄永远^{**}

一　绪论

相比其他动物，狗与人类有着更为特殊的关系。狗自 1 万年前即已被人类驯化，且与牛、猪、马等家畜不同，能与人在屋内共同亲密生活。同时，较之同为宠物的猫，狗发挥着警备、向导、救助等更多功用，被视为人类忠实的朋友。

然而，狗与人类的关系并非如此简单。人类虽时常对狗寄予感情，但也会按照自己的喜好对其随心所欲地加以遗弃与杀戮。尤其是狗作为致死率高达 100% 的人兽共患传染病——狂犬病（Rabies）的主要宿主，和实际罹患率无关，常被视为威胁人类生存的危险因素。换言之，人类一方面将狗视为亲密的动物，一方面却又因所谓疯犬的噬咬而对其不无恐惧。

近代以降，伴随着狂犬病的流行，狗开始成为大众恐惧的对象，与此相应，国家权力以狂犬病防疫为名，直接介入狗的饲育与管控。在此过程中，原本相对较为和缓的人狗关系发生了变化，狗作为生命个体的主体性及其感知痛苦的能力遭到漠视，人狗之间的支配与压迫的紧张关系日益凸

---

* 本文原刊于『醫史學』（*Korean Journal of Medical History*）第 31 卷第 3 号、2022 年 12 月、579～611 頁。

** 黄永远，中山大学国际翻译学院东亚研究中心、朝鲜语系副教授。

显。这一过程造成的影响并不仅限于动物，其本身亦可谓近代国家权力以动物为媒介塑造与操控社会秩序机制的隐喻。

迄今为止，学界关于狂犬病历史的研究主要围绕 19 世纪末至 20 世纪初英、法、波兰等欧洲国家，美国，以及曾是殖民地的南部非洲地区展开。[①]这些研究不仅梳理了狂犬病相关知识与防疫体制的形成，还探讨了狂犬病的社会文化内涵，尤其是对围绕屠狗、为狗佩戴口罩的政治和社会性争议，以及狂犬疫苗接种和狗的地位变化等进行了探究。与此相对，关于东亚地区狂犬病历史的研究则较为分散，且缺乏一定的体系性。[②]

较之西方，内部交织着殖民与被殖民关系的东亚地区具有自身的历史特殊性，该地区狂犬病的历史也呈现出了不同的景象。首先，在近代东亚狂犬病知识的形成与应对方式的确立过程中，自西方输入的外部知识的确

---

① A. A. King et al., *Historical Perspective of Rabies in Europe and the Mediterranean Basin* (Paris: World Organization for Animal, 2004); Neil Pemberton and Michael Worboys, *Mad Dogs and Englishmen: Rabies in Britain*, 1830‒2000 (Houndsmills: Palgrave Macmillan, 2007); Philip M. Teigen, "Legislating Fear and the Public Health in Gilded Age Massachusetts," *Journal of the History of Medicine and Allied Sciences*, No. 62 (2007), pp. 141‒170; John Douglas Blaisdell, *A Frightful—But Not Necessarily Fatal—Madness: Rabies in Eighteenth-Century England and English North America* (Ph. D. diss., Iowa State University, 1995); Bert Hansen, "America's First Medical Break through: How Popular Excitement about a French Rabies Cure in 1885 Raised Expectations for Medical Progress," *American Historical Review*, No. 103 (1998), pp. 373‒418; Jessica Wang, *Mad Dogs and Other New Yorkers Rabies, Medicine, and Society in an American Metropolis 1840-1920* (Baltimore: Johns Hopkins University Press, 2019); Kathleen Kete, *The Beast in the Boudoir: Pet Keeping in Nineteenth-Century Paris* (Berkeley: University of California Press, 1994), ch. 6; Théodoridès, *Histoire de la Rage: Cave Canem* (Paris: Masson, 1986); Karen Brown, *Mad Dogs and Meerkats: A History of Resurgent Rabies in Southern Africa* (Athens: Ohio University Press, 2011); Lance van Sittert, "Class and Canicide in Little Bess: The 1893 Port Elizabeth Rabies Epidemic," in Lance van Sittert and Sandra Swart eds., *Canis Africanis: A Dog History of Southern Africa* (Leiden: Brill, 2008), pp. 111‒143; Eric T. Jennings, "Confronting Rabies and Its Treatments in Colonial Madagascar, 1899‒1910," *Social History of Medicine*, No. 22 (2009), pp. 263‒282.

② 目前国内外关于东亚地区狂犬病的研究成果主要有：唐仁原景昭「わが国における犬の狂犬病の流行と防疫の歴史」『日本獸醫史學雜誌』第 39 号、2002 年、14～30 頁；Brett L. Walker, *The Lost Wolves of Japan* (Seattle: University of Washington Press, 2005), ch. 3；アーロン・スキャブランド『犬の帝国：幕末ニッポンから現代まで』岩波書店、2009、第二章，原英文版 Aaron Herald Skabelund, *Empire of Dogs: Canines, Japan, and the Making of the Modern Imperial World* (New York: Cornell University Press, 2011), ch. 2; Shuk-Wah Poon, "Dogs and British Colonialism: The Contested Ban on Eating Dogs in Colonial Hong Kong," *Journal of Imperial and Commonwealth History*, No. 42 (2014), pp. 308‒328; Ying-kit （转下页注）

产生了不可小觑的影响，但本土的社会、文化性脉络也无疑是一个重要的变量。其次，近代东亚地区狂犬病频发，为研究数据的提供和疫苗的研发做出了一定贡献。同时，东亚地区在历史上一度被置于内部的"敌人"——日本帝国的殖民霸权之下，且时至今日依然背负殖民、冷战的历史包袱，在这一语境下围绕传染病防治等公共卫生议题的历史解释往往存在诸多争议。例如在韩国，关于狂犬病防疫历史的研究，学界往往基于反殖民、反帝国主义的视角，更多关注朝鲜社会对于殖民当局所推进的狂犬病防疫举措的抵抗和防疫效果的局限，而忽略了近代狂犬病应对方式本身所内含的宰制与暴力的面向。①

本文选取东亚地区最早自主建立系统性狂犬病防疫体系的日本作为主要研究对象。这主要出于以下两方面的考量。其一，日本的防疫体系对于殖民地朝鲜、中国台湾等地也产生了影响，具有较为广泛的代表性，对日本的考察将有助于客观审视殖民地的狂犬病防疫问题。其二，近代中国主要以英美租界为中心引入西方的狂犬病防疫体系，而且各地存在一定的偏差，难以在单篇论文中同时加以考察。

近代国家或公共权力所推进的狂犬病防疫政策的目的并不在于谋求狗

（接上页注②）Chan, "The Great Dog Massacre in Late Qing China: Debates, Perceptions, and Phobia in the Shanghai International Settlement," *Frontiers of History in China*, No. 4 (2015), pp. 645-667; 王鹏、杨祥银《疾病构造史：广州狂犬病的社会起源》，《学术研究》2018年第6期，第124~132页；张二刚《近代上海狂犬病防疫下的犬类管控》，《暨南学报》（哲学社会科学版）2021年第2期，第122~132页；Chien-Ling Liu Zeleny, "From Chi-gou 瘈狗 to Chi-bing 瘈病 (From 'Mad Dogs' to Rabies), Pastorians and Public Health in Republican China," *International Review of Environmental History*, No. 8 (2022), pp. 21-40; 천명선, 「일제강점기 광견병의 발생과 방역」, 『대한의사학회』27(3), 2018, 323~355 쪽。其中，日本关于狂犬病的专题研究成果以唐仁原景昭的论文为代表，该研究历时地梳理了相关史实，但是却缺乏问题意识。此外，虽然不是专门的史学研究，但作家今川勲的《犬の现代史》第二章"狂犬病という十字架を背负った生き物"以狂犬病为视角就人狗关系的相关事实进行了梳理，具有一定的参考价值和启发意义（今川勲『犬の现代史』现代书馆、1996）。而中国的研究则主要围绕上海、广州、香港等租界港口城市展开，目前尚难以确认宏观、整体的情况。

① 천명선, 「일제강점기 광견병의 발생과 방역」, 『대한의사학회』27(3), 2018, 323~355 쪽；「한반도 동물도 일본의 잔혹함에 눈물 흘렸다」, 『한국일보』, https://www. hankookilbo.com/News/Read/201908081095352304，最后访问时间：2022年7月12日；「'일제가 민족정기 끊기 위해 조선 토종개 말살' 주장은 거짓」, 『한국일보』https:// www.hankookilbo.com/News/Read/201908081095352304，最后访问时间：2022年7月12日。

的福祉，归根结底旨在保护人类。近 20 年来，西方历史学界受"动物转向（the 'animal turn'）"的影响，动物史研究方兴未艾。其关怀在于反思既有的以人类为中心的历史叙述，将动物作为又一个主体，试图重新发现其能动性（agency）。① 当然，关于动物研究的伦理性争议也一直存在。换言之，所谓动物的能动性，抑或动物的权利到底应如何界定，至今并没有统一的答案。② 本文的主旨并不在于如动物解放论者彼得·辛格（Peter Singer）一般伸张动物的权益，或就动物伦理做出某种特定的价值判断，③ 而只是意在强调我们有必要对以人为中心的历史研究视角所存在的问题进行反思。尤其是作为人兽共患传染病的狂犬病，不仅和人，和以狗为代表的动物也存在密切的关联，排除动物的视角本身就不合理。与此同时，动物作为近代支配关系中彻底的被支配者，与人之间的被支配和支配关系，是人类社会内部支配关系的极端写照。④ 因此，类似的研究最终将落脚于对近代权力本身特质的追问。

基于此，本文旨在借鉴动物史研究的视角，在研究狂犬病历史时跳出既有的以人类为中心的思维框架，聚焦人与动物的关系，探究近代日本围绕狂犬病所形成的人与动物的紧张关系，以及以狂犬病防疫为媒介所构筑的社会操控机制，由此透视背后的近代权力关系与政治支配的深层理路。

---

① 西方历史学界的动物史研究兴起于 20 世纪 80 年代之后，这是继 20 世纪 70 年代的"文化转向（the cultural turn）"和 80 年代的"语言学转向（the linguistic turn）"之后出现的范式转换的产物。尤其是 2016 年 11 月，美国的动物史学者 Dan Vandersommers 在美国历史学会（AHA）机关刊物 *Perspectives on History* 上刊发"The 'Animal Turn' in History"一文，正式宣告了历史学界的"动物转向"［Dan Vandersommers, "The 'Animal Turn' in History," *Perspectives on History*, November Issue（2016）］。西方学界关于动物史研究的成果参见 Mieke Roscher, André Krebber and Brett Mizelle eds., *Handbook of Historical Animal Studies*（De Gruyter Oldenbourg, 2021）。

② 西方自古至今围绕动物伦理有众多的讨论，参考 Tom Regan and Peter Singer eds., *Animal Rights and Human Obligations*（Englewood Cliffs, N. J.: Prentice Hall, 1976）。

③ 彼得·辛格主张利益平等考虑原则（Principle of Equal Consideration of Interests）同样适用于动物，视肉食、工厂化养殖、动物实验等为物种差别主义的表现，认为应将动物从中解放出来。同时，作为动物解放实践的方案之一，倡导伦理性的素食主义(류지현,「싱어의 동물 해방론의 윤리적 쟁점」,『윤리연구』136（2022）, 95~125 쪽)。辛格的主张影响颇大，但相应的批判亦不少。

④ 关于这一关系，可参考法国史学家皮埃尔·赛尔纳（Pierre Serna）探讨法国大革命时期围绕动物权利的社会性争议的研究: Pierre Serna, *L'Animal en République: 1789-1802, Genèse du Droit des Bêtes*（Paris: Anacharsis, 2016）。

二　近代日本的狂犬病防疫体系与人狗关系变化

狂犬病是由狂犬病毒侵犯神经系统引起的人兽共患急性传染病，多见于犬、狼、猫等动物，人多因被病兽咬伤、抓伤或舔舐到伤口而感染。临床症状主要表现为情绪波动、恐水、恐光、恐风及自主功能障碍，如瞳孔散大，并发展为瘫痪，最终导致昏迷和死亡。人感染狂犬病后，会因中枢神经系统异常而出现听到流水声，看见水或饮水时出现咽喉部剧痛，吞咽困难，流涎满口，甚至发生抽搐、惊厥，导致听见水便产生恐惧感，因此，也常称狂犬病为"恐水病"。狂犬病至今尚无特效治疗药物，发病后的病死率将近100%。①

人类早在数千年之前就已知道被狂犬噬咬会发病致死的事实。② 在东亚，中国的《左传》中已出现公元前556年鲁国"逐瘈狗"③ 的记载，这说明中国人早在2500多年前就已意识到狂犬的威胁，并采取了躲避或驱逐的应对方式。与此同时，在公元前6~前5世纪编纂的医书《五十二病方》中出现了最早关于被狗咬伤处置方法的记录。④ 逮至明清时期，外部毒气入侵而导致犬只发狂咬人、狂犬病有一定的潜伏期等认识已经较为普遍。⑤

除了对于狂犬病的医学认知之外，中国很早就出现了围绕这一疾病的法律应对举措。唐律中已出现处置狂犬的规定：

> 诸畜产及噬犬有觚蹄啮人，而标帜羁绊不如法，若狂犬不杀者，笞四十；以故杀伤人者，以过失论。若故放令杀伤人者，减斗杀伤一等。⑥

---

① 参见中国协和医科大学出版社编《中华医学百科全书（临床医学·急诊医学）》，中国协和医科大学出版社，2018，第196~198页。

② A. P. Waterson et al., *An Introduction to the History of Virology* (Cambridge: Cambridge Univ. Press, 1978), pp. 1–3, 53–59; J. H. Steele, "History of Rabies," in G. M. Bear ed., *The Natural History of Rabies* (New York: Academic Press, 1975), pp. 1–29.

③ 中国古代文献中指称犬发狂的说法有"瘈""狂""瘋""疯""猘""狾"。

④ 王辉、王伟编著《秦出土文献编年订补》，三秦出版社，2014，第188页。

⑤ 丁柔克撰，宋平生等整理《柳弧》，中华书局，2002，第301页；金武祥：《治癫犬咬伤良方》，凤凰出版社，2017。

⑥ 刘俊文撰《唐律疏议笺解》卷15，中华书局，1996，第1118~1119页。

由上述法令可知，当时国家已将狂犬的管制纳入法治框架，为了避免由狂犬引发的社会问题，规定犬主具有约束和扑杀狂犬的责任。唐律的这一规定此后延续至宋代并一直传承至明清。[①]

古代东亚世界在学术、宗教、思想、法令等多个领域形成了知识环流的场域，这在狂犬病相关医学知识的形成和法律应对方面也有着集中表现。日本深受中国传统医学影响，10 世纪问世的日本医书《医心方》引用了中国医书关于狂犬病症状与治法的记载。[②] 同时，日本的《养老律令》（718）中的狂犬管理规定也和上述唐代的法令如出一辙。[③] 此外，江户时期元禄五年（1692），第五代将军德川纲吉一度实施的《生类怜悯令》（生類憐みの令）中也规定了拴吊狂犬的义务。[④]

如上所述，古代日本已在东亚传统医学的框架内对于狂犬病形成了一定的认识，并在法律上规定犬主有约束和扑杀狂犬的义务，以避免引起社会问题。不过，这并非意味着狂犬病在当时已成为大规模流行传染病。事实上，目前能够确认的日本首次狂犬病流行出现于 1732 年的长崎。[⑤] 据 1756 年本草学者、幕府医官野吕元丈著述的《狂犬咬伤治方》记载，"狂犬咬人，吾邦古来未闻"，然 "近世疯犬之祸不去"，1732 年暴发于长崎的日本首次狂犬病大流行波及关西、关东地区，引发了社会性恐慌。[⑥] 由此可见，起码在 18 世纪之前，狂犬病在日本并未流行，并非影响人狗关系的重要因素。这一局面在近代以后随着狂犬病的广泛流行而发生了改变。不仅

① 天一阁博物馆、中国社会科学院历史研究所校证《天一阁藏明钞本天圣令校证》，杂令卷 30，中华书局，2006，第 372 页；伊桑阿等编著，杨一凡、宋北平主编，《大清会典》卷 118，刑部十，律例九，厩牧，畜产咬踢人，关志国、刘宸缨校点，凤凰出版社，2016，第 1563 页。

② 丹波康頼『醫心方』第 18 卷、治凡犬嚙人方第二十五。不过值得注意的是，日本和朝鲜的医书很多情况下只是照搬中国医书的记载，与本国的临床经验并不一定相关（唐仁原景昭「わが国における犬の狂犬病の流行と防疫の歴史」『日本獣醫史學雜誌』第 39 号、2002 年、16 頁）。

③ 井上光貞『律令（日本思想大系 3）』岩波書店、1976、480 頁。

④ 唐仁原景昭「わが国における犬の狂犬病の流行と防疫の歴史」『日本獣醫史學雜誌』第 39 号、2002 年、15 頁。《生类怜悯令》在 1709 年随着德川纲吉的逝世而旋即废止，关于这一法令可参考仁科邦男「「生類憐みの令」の眞實」草思社、2019。

⑤ 唐仁原景昭「わが国における犬の狂犬病の流行と防疫の歴史」『日本獣醫史學雜誌』第 39 号、2002 年、15 頁。

⑥ 野呂元丈『狂犬咬傷治方』、1756、序文、3 頁。

如此，狂犬病也成为在近代动物学、兽医学以及畜产学等领域不受重视的狗转被世间关注的直接契机。[①] 这当然与狂犬病所具有的特性不无关联。狂犬病以与人亲密接触的狗为主要宿主，发病后致死率高，无治疗药物，且潜伏期长，造成患者或疑似患者极度不安。因此，与实际的罹患率和致死率无关，对于狂犬病的社会性想象和恐惧常易于过剩。[②]

进入明治时期后，伴随着交通的发达和人口的城市集中化，以及与外国交往的扩大，狂犬病的流行渐趋频繁。尤其是西洋犬种不断输入外国人居住的大城市和开港通商口岸，加剧了对于狂犬病的社会性恐慌。[③] 与此同时，西方的狂犬病知识也一同传入，催生了日本以生物医学和公共卫生视角看待狂犬病的范式转变。

西方对于狂犬病的社会性关注始于 19 世纪中后期。以英国为例，18 世纪偶发性的狂犬病，进入 19 世纪后渐趋频繁。[④] 尤其是自 19 世纪 60 年代以后，伴随着城市劳动阶级畜犬行为的增多，对于狂犬病的社会性恐惧日益膨胀，由此也激发了相关的研究与讨论。19 世纪 80 年代，法国微生物学家路易斯·巴斯德（Louis Pasteur）证明了狂犬病毒的存在，并基于人工免疫的原理，用减毒的狂犬疫苗救治被狂犬咬伤的 9 岁男童，宣告了人种狂犬疫

---

① 明治初期，近代动物学、兽医学、畜产学从西方传入日本，但是狗并未如同马、牛、猪、鸡等家畜一样受到学界关注，狗为社会所关注始自狂犬病应对的需要（溝口元「忠犬ハチ公、軍用動物と戰時體制——動物文化史の視点から」『科學史研究』第 57 号、2018 年、54 頁）。

② Neil Pemberton and Michael Worboys, *Mad Dogs and Englishmen：Rabies in Britain*, 1830-2000 (Houndsmills：Palgrave Macmillan, 2007), p. 1；佐藤悠次郎「畜犬保護と狂犬病豫防制遏策如何」『中央獸醫會雜誌』第 26 卷第 9 号、1913 年、281 頁；山脇圭吉『日本帝国家畜傳染病豫防史（大正·昭和第 1 篇）』獸疫調査所、1936、556 頁。

③ 故佐藤悠次郎紀念會編『佐藤悠次郎論文集』故佐藤悠次郎紀念會、1920、269 頁。由于日本史料中并未出现狂犬病流行的记录，近代日本社会一般将本国的狂犬病视为外来输入的结果（鈴木一郎「明治維新前に於ける日本の狂犬病及び狂水病」『中央獸醫會雜誌』第 27 卷第 2 号、1914 年、36~40 頁；故佐藤悠次郎紀念會編『佐藤悠次郎論文集』故佐藤悠次郎紀念會、1920、269 頁）。此外，狂犬病也发生在农村，但是仅限于狗和野生动物之间的传染，因此并不会造成大规模流行。与此相对，在人口密集和交通发达的城市地区，很难切断狗与人之间的传染路径（参见田中丸治平『狂犬病論』吐鳳堂書店、1917、22 頁）。

④ Neil Pemberton and Michael Worboys, *Mad Dogs and Englishmen：Rabies in Britain*, 1830-2000 (Houndsmills：Palgrave Macmillan, 2007), p. 18. 美国、南美等地的情况也基本一致（源宣之「狂犬病：その歷史と現狀ならびに防疫對策」『動物臨床醫學』第 16 卷第 2 号、2007 年、28 頁）。

苗开发的成功。① 由此，狂犬病成为能够预防的疾病。

然而，西方在19世纪对于狂犬病的病毒实体及病因并未形成统一的认识。换言之，关于狂犬病尚未形成完备的知识体系。② 这在相关知识传入日本时也有所反映。例如，1879年日本出版的《狂犬病说》中收录了当时欧洲关于狂犬病的各种学说，其中还包含存疑的观点。③

以狂犬病防治体系最为成熟的英国为例，19世纪中期后狂犬病反复暴发引发了英国社会有关狂犬病防治的长期争论，不同的病因认识对应着相异的防治措施。一是"内源自发性"病原论，该学说认为狂犬病根本上是由于犬只受到季节、炎热、干旱、饮食、交配受挫、人类虐待等外部刺激而自然形成的，为此主要通过限制民众养犬和消除虐待现象进行防治。二是"外来传染性"病原论，主张狂犬病并非自动发生，属于进口而来的动物瘟疫，为此侧重清除本土传染源、切断传染途径、预防外部传染源进入的预防举措，具体包括建立全面的犬只普查和登记制度，统一实施征税和身份标记，对狂犬进行扑杀，并通过在全国建立隔离检疫制度和禁止输入外来动物以根除这一疾病。④ 虽然"内源自发性"和"外来传染性"的病原论大不相同，但是在将狗视为随时都能引发疾病的潜在危险因素上是一致的。19世纪后期，"外来传染性"病原论逐渐从医学界的边缘进入中心，与此相应，对应的预防举措也成为狂犬病防疫的指南。⑤

江户幕府末期，日本通过派往西方的使节团接触到英国的畜犬行政后，开始向本国介绍并加以移植。⑥ 此后，明治政府于1868年制定《东京番人规则》，其中第32条规定，"路遇狂犬，需将其扑杀，并报告户长，办理遗

---

① Neil Pemberton and Michael Worboys, *Mad Dogs and Englishmen*: *Rabies in Britain*, *1830 - 2000*, p. 58.

② Neil Pemberton and Michael Worboys, *Mad Dogs and Englishmen*: *Rabies in Britain*, *1830 - 2000*, p. 13.

③ 『狂犬病說』陸軍文庫、1879。

④ 参见吕富渊《19世纪英国社会有关狂犬病的争论与防治》,《学术研究》2017年第4期，第141~142页。

⑤ 『狂犬病說』、37~38頁。

⑥ 仁科邦男『犬たちの明治維新：ポチの誕生』草思社、2014年7月第1刷、2015年2月第5刷、186頁。

弃手续"。① 1871 年后，以东京府为首，各府县引入巡卒（巡查）制度，规定巡卒有收押无主犬只和按照地方官指示杀死咬人犬只的职责，标志着公共权力开始正式介入畜犬管理。② 1873 年，包括东京府在内的各地方政府相继颁布《畜犬规则》。③《畜犬规则》大同小异，主要包含以下内容。其一，畜犬登记规定。如饲养犬只，须向警察申告，并有义务为犬只佩戴明示犬主姓名和住址的项圈；如有违犯，则相关犬只作为野犬处理。其二，关于罹患狂犬病犬只的处理条规。畜犬如罹患狂犬病等传染病，主人应当对其进行扑杀。④

《畜犬规则》的颁布、实施出于以下两个背景。首先，这一举措乃近代日本国家文明化改造的一环。自江户后期起，以少数贵族阶层为中心，日本开始兴起宠物犬的饲养。⑤ 不过，这一现象并不普遍。当时在日本，犬只并非个人或特定家庭畜犬的概念，而是指所谓的"里犬"（或"町犬""村犬"）。即它们并没有固定的主人，而是四处自由移动，出入相应町、村的多个家庭，靠食用各家剩余饭食生存。⑥ 在开港后来日的西方人眼中，这些没有主人、见了洋人就乱吠的里犬，被视为未开化的日本的象征。为此，急于拥抱西式近代化的明治政府，开始了所谓的狗的"文明化"改造。⑦ 当然，较之于此，更为直接的原因其实是出于狂犬病防疫的需要。例如，1873 年东京府在为颁布《畜犬规则》而下达的公文中，就明确提出了该法令制定的意图：

> 里犬的狂病（即狂犬病）在短时间内传染给其他犬只，并咬伤人

① 唐仁原景昭「わが国における犬の狂犬病の流行と防疫の歴史」『日本獸醫史學雜誌』39 号、2002 年、19 頁。
② 仁科邦男『犬たちの明治維新：ポチの誕生』、186~187 頁。
③ 警視局書記課編纂『警視類聚規則（坤卷）』警視局、1879、407~408 頁；「畜犬課税狂犬捕獲ニ係ル達」、古屋宗作編『類聚大阪府布達全書』第 1 編第 10 卷、竜雲舍、1885；「畜犬取締規則」『山形縣警察法規』、1888、496 頁；「畜犬取締規則」『和歌山縣警察規則』和歌山縣警察本部、1889、107 頁；『現行布令提要』北海道廳、1891、378 頁。
④ 「畜犬取締規則」『和歌山縣警察規則』、107 頁。
⑤ 中塚圭子「人とペット犬との共生空間に関する研究」、兵庫県立大学大学院環境人間学研究科博士学位論文、2013 年、49~50 頁。
⑥ 中塚圭子「人とペット犬との共生空間に関する研究」、兵庫県立大学大学院環境人間学研究科博士学位論文、2013 年、51~52 頁。
⑦ 仁科邦男『「生類憐みの令」の眞實』、7 頁、237~246 頁。

群。被该毒感染，会导致死亡，实乃令人恐惧。近来没有主人的野犬遍布四处，因此而造成的自然灾害日益严重……①

由此可见，狂犬病防疫才是《畜犬规则》颁布最为核心且直接的原因。

以公共卫生和文明化之名颁布、实施的《畜犬规则》，对于犬的生存方式产生了不可小觑的影响。该法令为个人或特定家庭饲养的犬只赋予法律地位，明确了"畜犬"的范畴，但与此同时，也导致原有作为主流形式存在的里犬被视为无主之犬，即野犬，而遭致处理。② 犬的饲育开始纳入国家管控，游离于管控之外的犬只则被界定为与文明化相悖的野蛮的"恶犬"，落为应当屠杀的族类。事实上，《畜犬规则》颁布后，各主要城市便展开了"恶犬狩猎"（恶犬狩り）行动。③ 此外，1881 年东京府警视厅颁布《畜犬取缔规则（修正案）》，明确规定了警察管控畜犬的权限。

与此同时，狂犬病也开始被纳入公共卫生疾病的管理范围。1893 年 3月，日本政府颁布《兽疫预防法》（法律第 6 号），首次将狂犬病与牛疫、炭疽等其他家畜传染病纳入同等的法定传染病之列。由此，国家成为负责判定和预防狂犬病的责任主体，并由国库支付防疫经费。这意味着原来主要由犬主负责的狂犬病，转变为由国家管控的公共卫生问题。④ 由此，国家对作为狂犬病主要宿主的犬只，进一步强化了管控力度。对于判定为狂犬的畜犬，犬主和管理人需在警察、兽医或检疫委员的指挥下进行扑杀，扑杀的执行日趋彻底。⑤

上述法令于 1922 年 4 月修订为《家畜传染病预防法》（法律第 22 号）。首先，除畜犬以外，患有狂犬病的所有家畜都被纳入扑杀对象。其次，针对畜犬新增如下规定："地方官出于狂犬病预防的需要，可以命令警察、官吏对在道路、公园、神社、寺刹、墓地等场所徘徊的犬只进行拘押；警察、官吏据此规定对犬进行拘押时，应通报犬主或管理人前来领回……（犬主

① 警视局書記課編纂『警視類聚規則(坤卷)』警視局、1879、407 頁。
② 仁科邦男『犬たちの明治維新：ポチの誕生』、2015、186 頁；仁科邦男『「生類憐みの令」の眞實』、6~7 頁。
③ 仁科邦男『「生類憐みの令」の眞實』、246~248 頁。
④ 山脇圭吉『日本帝國家畜傳染病豫防史(明治篇)』獸疫調查所、1935、118 頁。
⑤ 山脇圭吉、『日本帝國家畜傳染病豫防史(明治篇)』、118 頁。

或管理人）如未在相应期限内请求返还，地方长官可对犬只进行处理。"①
上述规定以狂犬病防疫为由，进一步强化了对于无主犬只和主人并不明确
的流浪犬的管控。

另外，以 1893 年长崎始发的狂犬病流行②为契机，在长崎医院内科主
任栗本东明的主导下，开始实行巴斯德人体用疫苗注射。③ 同年 8 月，经栗
本东明注射的 25 名患者，没有一名发病，这开启了日本狂犬疫苗注射的嚆
矢。不过，巴斯德疫苗终究是人体疫苗，而且往往用于被狂犬咬伤后的人
群，不能接种于狂犬病的主要宿主——犬只，因此无法从源头上预防作为
人兽共患传染病的狂犬病。不仅如此，疫苗接种并未在全国普及，因此效
果也并不明显。④

为了突破这一局限，日本兽疫界不断开展研究。1915~1921 年，押田德
郎（千叶医学专门学校教授、东京狂犬病预防注射所长）、梅野信吉（北里
研究所、兽医学博士）、近藤正一（农林省兽疫调查研究所技师）等人先后
成功研发了家畜用狂犬疫苗，这使犬用疫苗接种成为可能。⑤ 尤其是近藤正
一开发的疫苗，有别于既有利用兔子的方式，而是在狗的脑脊髓中提取病
毒，相对更为安全、价廉，且能够进行大规模生产。这一疫苗当时大量输
出到西方，被认为是日本的骄傲。⑥

家畜用狂犬疫苗的出现，标志着日本狂犬病防疫体系的最终确立。从
当时西方各国的情况来看，狂犬病的应对方式大致包含三大举措。其一，

---

① 山脇圭吉『日本帝國家畜伝染病豫防史(大正・昭和第 3 篇法規變遷ノ 1)』獸疫調查所、
1937、24~25 頁、32~33 頁。
② 1893 年 2 月，长崎暴发狂犬病，2 月 2 日至 5 月 14 日期间，被狂犬咬伤者多达 76 名，其中
死亡者为 10 名。为此，到 5 月 17 日为止，共扑杀犬只 735 只，内含野犬 687 只，狂犬 48
只。参见山脇圭吉『日本帝國家畜伝染病豫防史(明治篇)』、102 頁。
③ 田中丸治平『狂犬病論』、28 頁。
④ 故佐藤悠次郎紀念會編『佐藤悠次郎論文集』、256 頁。
⑤ 关于其具体方法，可参考押田德郎・陶山矯「濃厚固定毒乳劑を以てする家畜に對する狂
犬病豫防接種法」『中央獸醫會雜誌』第 28 卷第 7 号、1915 年、30~43 頁；近藤正一・大
橋正之助「狂犬病豫防接種ニ關スル試驗(第 3 回報告) 實用ノ廉價ナル豫防液ニ就いて」
『獸疫調查所研究報告』第 4 卷、1921 年、29~46 頁；梅野信吉・梅野早苗「犬體狂犬病
豫防接種の關東地方に於ける成績」『中央獸醫會雜誌』第 44 卷第 9 号、1931 年、699~
712 頁。
⑥ 山脇圭吉『日本帝國家畜伝染病豫防史(明治篇)』、20~28 頁。

为了消除引发狂犬病的潜在危险要素，通过对畜犬的登记、纳税减少畜犬数量，并将无主犬视为野犬，当认为存在狂犬病隐患时，就毫不犹豫地进行扑杀。其二，强制佩带项圈和口罩，以此限制狗的活动，从而切断狂犬病传播路径。其三，针对人和家畜，分别注射相应疫苗。可以说，随着1920年前后家畜用狂犬疫苗的接种，日本确立了包括上述所有方式的防疫体系网络。① 而这一防疫体系，伴随着日本的对外扩张，也移植到了中国台湾、朝鲜等殖民地。②

上文业已指出，近代日本建立的狂犬病防疫体系并非自生的产物，实际上是以1902年彻底根除狂犬病、有着"狂犬病清净国"之称的英国的模式为原型，同时借鉴了德、法等国的制度。③ 换言之，日本的防疫举措在国际上也具有普遍性。例如，中国自19世纪后期起，以上海、广州等英、美、法租界为中心，引入了和日本相似的狂犬病防疫体系。④ 这说明有必要在宏观的视野下探讨近代狂犬病防疫体系所具有的深层问题。

上述防疫体系基于两个前提。首先，虽然狂犬病是人兽共患传染病，但是防疫的目的却主要在于保护人。这在1927年4月日本内务省（卫生局）和农林省之间开展的狂犬病防疫业务主导权之争中有着集中表现。当时农林省主张，因为狗也属于家畜，所以狂犬病亦是家畜传染病，理应由农林省主管。与此相对，内务省则认为狂犬病的预防目的主要在于减少其

---

① 李若文：《殖民地台湾的家犬观念与野犬扑杀》，《中正历史学刊》（台湾）2013年第21期，第48页。

② 关于殖民地朝鲜、台湾狂犬病防疫体系的形成，分别参见천명선「일제강점기 광견병의 발생과 방역」『대한의사학회』27（3），2018，323~355쪽；李若文《殖民地台湾的家犬观念与野犬扑杀》，《中正历史学刊》（台湾）2013年第21期，第31~71页。

③ 山脇圭吉『日本帝国家畜傳染病豫防史（大正・昭和第1篇）』、371頁；「巴里犬税ノ收額」『官報』、1890年12月5日；「畜犬税」『朝日新聞』、1897年12月9日；佐藤悠次郎「畜犬保護繁殖ニ關スル意見」『中央獸醫會雜誌』第17巻第1号、1904年、1~6頁；佐藤生「獨逸國に於ける畜犬税」『中央獸醫會雜誌』第23巻第3号、1910年、46~47頁；「狂犬病記事」『中央獸醫會雜誌』第28巻第1号、1915年、1~23頁；田中丸治平『狂犬病論』、153~158頁。

④ 参考张二刚《近代上海狂犬病防疫下的犬类管控》，《暨南学报》（哲学社会科学版）2021年第2期，第122~132页；Chien-LingLiu Zeleny，"From Chi-gou 瘈狗 to Chi-bing 瘈病（From 'Mad Dogs' to Rabies）Pastorians and Public Health in Republican China，" *International Review of Environmental History*，No. 8（2022），pp. 21-40。

对于人类的危害，应由主管人群卫生的内务省负责。① 这场争论最终以内务省的胜利告终。其主张的核心即在于，狂犬病不同于牛疫等其他家畜传染病，实际上对于畜产所造成的经济性影响并不大，因此理应以保护人为优先目的。② 对于这种以人为中心的思维方式，日本内务技师兼农商务技师佐藤悠次郎在 20 世纪初就已有清醒的认识。他注意到当时坊间有声音批判作为狂犬病防疫措施实行的佩戴口罩和野犬扑杀是动物虐待行为，且有伤社会风化，对此，佐藤悠次郎坦言，"一开始完全不考虑狗的感受，只关注对人类造成的危害，所以的确存在忘却要对不幸的畜犬进行保护的缺陷"。③

其次，防疫政策的基调是尽可能减少犬只的整体数量，从而在源头上遏制狂犬病。尤其是在没有治疗药物的状况下，人们难以摆脱对于狂犬病的想象与恐惧，因此铲除被视为最大危险源的犬只被认为是根本性对策。这一论调早在 19 世纪末引入巴斯德疫苗的栗本东明的言论中就已有所表现，他在 1895 年发表的一篇论文中表示，"从狂犬病发病的角度判断，无论是畜犬还是野犬，都应一律加以扑杀"。④ 而 20 世纪 20 年代，北海道帝国大学教授、兽医学者市川厚一所提出的"畜犬亡国论"则更为激进。市川厚一认为，狗不仅能传播狂犬病，还是各类寄生虫疾患的宿主，为了切断传染路径，主人有义务为畜犬佩戴项圈，并禁止其户外活动。如有违反，则应视为野犬，并进行扑杀。同时，针对没有主人的野犬，建议政府不仅在狂犬病流行之际，在平时也要彻底做好扑杀。⑤

针对区分畜犬和野犬的做法，虽然有人认为是赋予犬只以法定身份地位的积极措施，但其终极目的实质上在于从源头上减少犬只的数量，无论是野犬还是畜犬。⑥ 针对畜犬实行登记、畜犬税征收、项圈和口罩的佩戴，以及活动限制等一系列措施，最终迫使主人放弃饲养；而对于野犬，

---

① 山脇圭吉『日本帝國家畜傳染病豫防史（大正・昭和第 1 篇）』、552~553 頁。
② 山脇圭吉『日本帝國家畜傳染病豫防史（大正・昭和第 1 篇）』、557 頁。
③ 故佐藤悠次郎紀念會編『佐藤悠次郎論文集』、260 頁。
④ 栗本東明「狂犬病毒動物試驗及人體注射治療成績（承前）」『中外医事新報』第 373 号、1895 年、26 頁。
⑤ 市川厚一「畜犬亡國論」中山孝一『國難救濟論』宇宙理學會、1923、286~287 頁。
⑥ 農商務省農務局編『本邦狂犬病ニ關スル調査』農商務省農務局、1921、32 頁。

则否定其作为狗生存的正当性，通过大规模扑杀，将狂犬病的潜在危险降至最低。因此，虽然在表面上似乎保障了畜犬的法律地位，但实际上是以公共卫生这一大义名分为由，弱化狗的生存权利。尤其是无主犬或没有履行登记手续的犬只，均一概被视为野犬，难逃扑杀的命运。更有甚者，呼吁为了筹集大规模野犬扑杀所需经费，应严格征收畜犬税。事实上，当时有很多家庭难以负担这一税种，所以畜犬税征收本身即为限制畜犬数量的做法。由此可见，上述一系列举措最终都指向挤压狗的生存空间这一方向。①

对此，当时不乏来自爱犬人士的反对声音。例如，1908~1911 年龟井英三郎任警视厅监时，东京府下令要求畜犬佩戴口罩，遭致爱犬人士的激烈反对。他们认为佩戴口罩有碍狗张嘴呼吸与摄食，容易引发生理和情绪的副作用，最终使这一措施随着警视厅监的更迭而不了了之。② 不仅如此，专业的兽医人士亦以日本和西方的国情不同，而对照搬西方的规定提出了疑议。尤其认为日本不同于西方，自古并没有用绳子拴狗的习惯，也没有将狗限定为特定家庭所有，而是放养，任其自由活动。类似质疑不仅给项圈和口罩的佩戴义务化带来阻力，而且给区分畜犬和野犬，并对后者实行扑杀的政策执行造成了干扰。③ 而这一局面的改变最终只能依靠政府强力的行政推动和大规模的财政投入。

1925 年，以农林省主办的全国家畜卫生主任会议为转折点，日本政府全面推进针对畜犬的疫苗接种、去势，民间犬只的收购，狂犬病预防周的实施及野犬扑杀等政策的执行，加大狂犬病防疫力度。尤其是在狂犬病预防周这一群众运动实施期间，畜犬申告，收购，捕获，药杀、扑杀、无偿提供的数量分别增加了 11%、81%、35% 和 43%，同时注射疫苗预防的比例

① 栗本東明「狂犬病毒動物試験及人體注射治療成績（承前）」『中外医事新報』第 373 号、1895 年、26 頁；「畜犬税」『朝日新聞』、1897 年 12 月 9 日、1 面；李元善译《癫疯狗之研究》，《同济杂志》第 4 期，1922 年，第 30 页。

② 警視廳衛生部編『東京府下狂犬病流行誌』警視廳衛生部、1938、146~147 頁；「狂犬根絶」中山孝一『國難救濟論』宇宙理學會、1923、92 頁；山脇圭吉『日本帝國家畜傳染病豫防史（大正・昭和第 1 篇）』、494 頁。

③ 山脇圭吉『日本帝國家畜傳染病豫防史（大正・昭和第 1 篇）』、494~495 頁。

大幅提升。① 与此相应，狂犬只数也从 1926 年的 3000 只骤减，自 1934 年以后，一直到 1943 年为止，年均维持在 10 只内外的低发水平（见图 1）。

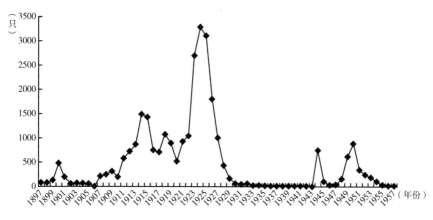

图 1　日本年度狂犬病发生数统计（1897~1957）

资料来源：厚生省・日本獸医師会『狂犬病予防法 30 周年記念 狂犬病予防の歩み』、1980。转引自唐仁原景昭「わが国における犬の狂犬病の流行と防疫の歴史」『日本獸醫史學雜誌』39 号、2002 年、21 頁。

这一狂犬病防疫取得的"成效"当然离不开家畜用疫苗的贡献。事实上，当时日本的狂犬病防疫主管部门和专业人士，都热切期待家畜用疫苗的接种能为此前以野犬扑杀和畜犬管制为核心的防疫政策带来新的转变。② 然而，由于目前缺乏关于接种率和发病率的系统性数据，并不能确切判定疫苗接种的效果。不过，一项关东地方的统计数据显示，自 1917 年至 1929 年，接种预防疫苗的 697957 只畜犬中，发病 231 只，发病率仅为 0.033%。③ 据此推测，家畜用疫苗的接种效果颇为良好。而如表 1 所示，20 世纪 20 年代中期以后，畜犬的接种数急速增长，当时畜犬的总数为 20 万~30 万只，可见有相当多的畜犬完成了接种。

① 唐仁原景昭「わが国における犬の狂犬病の流行と防疫の歴史」『日本獸醫史學雜誌』第 39 号、2002 年、26 頁。
② 故佐藤悠次郎紀念會編『佐藤悠次郎論文集』、276 頁。
③ 梅野信吉・梅野早苗「犬體狂犬病豫防接種の關東地方に於ける成績」『中央獸醫會雜誌』第 44 卷第 9 号、1931 年、711 頁；宮島幹之助『動物と人生』南山堂、1936、104 頁。

表 1　1919~1927 年日本家畜（犬）用狂犬病疫苗接种情况

单位：只

年份	接种数
1919	41720（41718）
1920	26103（26103）
1921	51745（51744）
1922	58221（58141）
1923	88554（88470）
1924	194177（194177）
1925	254096（254067）
1926	234689（234680）
1927	209035（209033）

注：括号外的数值为所有家畜的接种数，括号内的数值为狗的接种数。

资料来源：農林省畜産局編『畜産彙纂（家畜衛生統計昭和二年第五次）』第 20 卷第 2 号、農林省畜産局、1939、32 頁。

　　但值得注意的是，家畜用狂犬疫苗的接种仅限于畜犬，畜犬之外的野犬并未接种。这也就意味着，单靠针对畜犬的疫苗接种，并不能实现彻底的防疫。在疫苗接种之外，野犬扑杀的厉行所起的作用也不容小觑。1925年农林省举办的地方家畜卫生主任官会议的记录显示，在各地卫生主管部门所构思的防疫对策方案中，比起疫苗接种，野犬扑杀的彻底执行被置于更重要的地位。[①] 事实上，1926~1928 年三年间，日本政府在针对畜犬实行大规模疫苗接种的同时，每年扑杀的野犬数分别为 297296 只、200129 只、201959 只，与表 1 中接受疫苗接种的畜犬数不相上下。[②] 而 1928 年 7 月 1日至 7 日全国联合狂犬病预防周开展期间，仅一周内通过购买、捕获、药杀等方式处理的犬只就多达 72579 只。[③] 对于野犬扑杀的强调一直持续到"九一八"事变后，在这一过程中有大量的野犬鸣呼毙命。[④]

　　由此可见，20 世纪 20 年代家畜用疫苗接种的扩大，并不意味着野犬扑

① 参見農林省畜産局編『地方家畜衛生主任官會議要錄（第 3 回）』農林省畜産局、1926、71~97 頁。
② 山脇圭吉『日本帝国家畜傳染病豫防史（大正・昭和第 1 篇）』、583~585 頁。
③ 山脇圭吉『日本帝国家畜傳染病豫防史（大正・昭和第 1 篇）』、518~521 頁。
④ 「畜犬と狂犬の概況」警視總監官房文書課統計系編『警視廳統計一斑』、1937、147 頁。

杀措施的终止或弱化，两者实际上被设定为一种互补关系，即畜犬接受疫苗接种受到保护，而野犬则被视为狂犬病传播的潜在媒介，难逃扑杀的厄运，通过这一两分法的区隔结构，以实现大规模野犬扑杀的正当化。换言之，在 20 世纪 20 年代中期以后取得的狂犬病防疫成果背后，掩盖的是对成千上万野犬的残忍杀戮。

三　战时动物的军事资源化与狂犬病防疫

近代狂犬病防疫政策的核心并不在于保护狗的安危，而在于将作为宿主的犬只这一传染源从人类社会中驱逐、隔离。这意味着在狂犬病防疫体系中，狗并非受惠的主体，而是为了人类的健康应加以管控甚至排斥的对象。尤其是从源头上限制包括畜犬在内的所有犬只的数量，是狂犬病防疫政策的基本前提。这与牛、猪等经济价值较高的家畜动物的传染病防疫对策呈现出很大差异。然而，1931 年"九一八"事变之后，随着狗的军事、经济价值的日益凸显，上述状况出现了变化。

此处所说的军事、经济价值是指作为军用犬和毛皮来源的价值。狗被投入战争作为军用犬始于 19 世纪。一战后，世界各国纷纷加强军用犬的利用，日本也开始将狗视为重要的军事资源。[1] 日本陆军专门派人前往欧洲视察，并于 1919 年开始着手军用犬研究。同时输入德国牧羊犬，并进行改良，努力确保战斗力优良的军犬资源。[2] 1931 年"九一八"事变后，军犬更加受到重视。日本于 1933 年在位于千叶县的陆军步兵学校和中国东北关东军驻地分别设立军用犬育成所，加快将军犬投入对华侵略。[3] 除了军方直接培育军用犬之外，为了从民间尽可能获得更多优质的犬只，1932 年还专门成立了军用犬专业饲育团体——帝国军用犬协会。帝国军用犬协会成员饲养、训练适合作为军犬的犬只，并出品到展卖会，被陆军购买的即成为军犬。

---

[1]　山脇圭吉『日本帝国家畜傳染病豫防史（大正・昭和第 1 篇）』、493 頁。

[2]　溝口元「忠犬ハチ公、軍用動物と戰時體制」『科学史研究』第 57 号、2018 年、127 頁；郑丽榕：《战争与动物：台北圆山动物园的社会文化史》，《师大台湾史学报》2014 年第 7 期，第 87 页。

[3]　溝口元「忠犬ハチ公、軍用動物と戰時體制」『科學史研究』第 57 号、2018 年、54 頁。

该协会在日本境内的东海、阪神、京都、四国，境外的朝鲜、中国青岛、中国台湾等地设有支部，形成了广阔的军犬优良品种供应网络。[1] 与此同时，位于侵华最前线的关东军也于 1933 年 7 月在大连设立军用犬协会，并在该会的协助下，从德国、日本、中国东北、朝鲜等地大量购入军犬。[2] 此外，从 1933 年开始，日军各部队成立军犬班，为了对军犬实行统一的管理，1934 年陆军省马政课还专门制定《军犬管理规则》，对军犬的保管、补充、购买、繁殖、养育、运送、管理等诸般业务加以详细规定。[3]

除了作为军用犬之外，犬的毛皮价值也日益受到重视。日本自古就有使用犬只毛皮进行防寒的传统，为此还有专门供给此种需要的捕犬人——"犬取り"。[4] 1904 年日俄战争时，陆军军医木村泰雄开发了用于生产军队防寒用品的犬皮加工方法，进一步提升了其利用价值。为了确保毛皮供应，需要屠杀大量犬只，此时用以支撑其正当性的名分就是既有在狂犬病防疫政策中占据核心地位的野犬扑杀。在此背景下，没有主人的犬只在狂犬病防疫这一公共卫生的名义下，更加成为逐利者关注的目标。这一现象不仅限于日本，还波及殖民地朝鲜。自 20 世纪 20 年代后期开始，大量的犬皮从仁川、平壤等地运往日本、中国、英国、美国等海外地区。[5] 在经济利益的驱使下，坊间不乏声音主张要彻底执行野犬扑杀。[6]

1937 年抗日战争全面爆发后，日本打出"军犬报国""毛皮报国"的旗号，基于军国主义的意识形态，将狗塑造成奉公报国的忠君勇士，大力推进狗的军事资源化。在战时物资紧缺的状况下，日本于 1938 年 6 月颁布

---

[1] 川西玲子『戰時下の日本犬』蒼天社出版、2018、25 頁。

[2] 《日伪政情：日军用犬协会，分配军用犬服务（大连特讯）》，《东北通讯》第 2 卷第 6 期，1934 年，第 8 页；《日伪在德购到大批军用：双方合购二千余头》，《东北消息汇刊》第 1 卷第 1 期，1934 年；JACAR（アジア歴史資料センター）Ref. C01003422300、軍犬整備に關する件（防衛省防衛研究所）、1938 年 2 月。

[3] JACAR（アジア歴史資料センター）Ref. C01001343100、軍犬管理規則制定の件（防衛省防衛研究所）、1934 年 1 月。

[4] 川西玲子『戰時下の日本犬』、175 頁。

[5] 「仁川港から犬の皮の輸移出、八月までに四萬圓」、『朝鮮新聞』、1928 年 9 月 21 日、7 面；「平壤の犬の皮非常な勢で輸出、滿洲狼の皮の化けて對外貿易の主要地位」、『朝鮮新聞』、1930 年 1 月 10 日、3 面；《工商部训令：准外交部函送驻仁川领事馆报告仁川港犬皮输出情况足贤参考令仰知照由》，《检验月刊》第 3 期，1930 年，第 39~40 页。

[6] 溝口元「忠犬ハチ公、軍用動物と戰時體制」『科學史研究』第 57 号、2018 年、54 頁。

《皮革使用限制规定》、《皮革制品贩卖取缔规则》及《皮革配给统制规则》，对牛、马、羊、猪、鲸、鲨鱼等动物皮革的原料收集、销售、配给及使用进行全面管制。① 翌年又将鹿和狗的毛皮列入管制对象。②

战时狗作为军犬和毛皮的供应者而被军事资源化，这在一定程度上改变了狗的社会地位。在此之前，狗虽然也和牛、马、羊、猪一样作为家畜，但是其经济价值和社会贡献度被认为相对要低于其他动物。③ 然而，战时狗被人格化为对日本帝国尽忠的勇士和第二国民，成为战争动员宣传的典型。不过，此种变化对狗来说却意味着另一种噩运的开始。正如成千上万的日本青年因卷入帝国主义战争而无辜丧命一样，等待被日本军国主义呼召的犬只的命运也只是死亡与牺牲而已。

为了缓和犬主的抗拒情绪，日本官方通过开展"毛皮献纳"和"军犬报国"等大众运动，积极诱导民间的协助与参与。同时，借助慰灵祭的举行、忠犬美谈的制造，以及英雄犬纪念设施的营造等方式将犬只的牺牲合理化。例如，1935 年后，围绕日本本土的秋田犬——"忠犬八公"出现了大量美谈，这些美谈将忠犬八公神格化为民族主义和爱国主义的象征，并进行广泛宣扬。④ 同样的情况也出现于殖民地朝鲜。例如，在全罗北道的任实郡，也策划上演了"忠犬报国"的"美谈"。

为了皇军的防寒，任实郡郡民甘心献纳自己心爱的犬只，所献犬

---

① JACAR(アジア歴史資料センター) Ref. A05032337100、皮革需給調整に関する件(臨時物資調整局第 5 部長より)(国立公文書館)、1938 年 6 月 29 日；JACAR(アジア歴史資料センター) Ref. A16110326400、一七、皮革配給統制規則制定ノ件(国立公文書館)、1938 年 6 月 28 日至 1938 年 7 月 6 日。

② JACAR(アジア歴史資料センター) Ref. A16110344600、一、皮革使用制限規則改正ニ関スル件(国立公文書館)、1939 年 7 月 21 日。

③ 「畜犬保護と狂犬病の豫防制遏策」故佐藤悠次郎紀念會編『佐藤悠次郎論文集』、277 頁。

④ 忠犬八公 (1923~1935) 是广为人知的日本忠犬，生活于日本秋田县大馆市。东京帝国大学农学部上野英三郎教授自 1924 年起饲养忠犬八公。上野教授生前出门时，忠犬八公经常会在门口送别，甚至有时一路尾随送行至涩谷站。在上野教授去世后，忠犬八公在涩谷站等待主人归来长达 9 年。相关内容参见溝口元「忠犬ハチ公，軍用動物と戦時體制」『科學史研究』第 57 号、2018 年、49~57 頁。事实上，忠犬八公所代表的秋田犬一直被认为不适合作为军用犬，到了战时这一观念开始被有意识地打破，见川西玲子『戰時下の日本犬』、113 頁。

皮达到 1588 张。该郡农会于 2 月 5 日将上述犬皮发送到了陆军仓库。而对于报国忠犬的牺牲，任实郡朴郡守表示："狗虽然是牲畜，但是对于主人忠心可嘉，节气非凡，为了主人不惜牺牲生命。此次，任实郡为国捐躯的狗共有 1600 余只。从狗的本质精神来看，这并非对他们的杀害，因此我们不能无动于衷。为此，计划修建犬塚，竖立纪念碑。同时，任实郡有一个叫獒树的地方，当地有关于狗的著名传说，此番獒树的含义也将会得到更新。"①

由上述引文可知，1938 年全罗北道任实郡为了完成毛皮献纳的任务，杀害了约 1600 只狗。对此，任实郡主张这并非"杀害"，而是狗忠诚于人类这一本质精神的自然表现。同时，为了将其合理化，该郡修建了纪念牺牲犬只的犬塚和纪念碑。不仅如此，还挖掘出高丽时期流传下来的"獒树义犬"② 的传说，将大规模屠狗行为美化为彰显狗的忠义精神的壮举。

然而，与上述将狗军事资源化的潮流相反，战时也出现了主张狗、猫等伴侣动物无用的主张。最典型的例子即为 1940 年 2 月日本第 75 届帝国议会众议院预算委员会上北聆吉议员提出的"犬猫无用论"。北聆吉以一战时德国的做法为例，主张除军用犬以外的犬只和猫都要悉数扑杀，以此在确保毛皮供给的同时，兼收节约粮食之利。③ 虽然北聆吉的提议由于当时陆军大臣畑俊六和农林省的反对而遭否决，但其激起的波澜却不能轻易平息。④

---

① 「毛皮獻納에 犧牲된 개무덤 (犬塚) 을 建設，任實의 忠犬報國佳話」，『每日申報』，1938 년 2 월 11 일，4 면；「毛皮報國犧牲의 犬魂碑除幕式」，『每日申報』，1938 년 4 월 27 일，4 면。

② "金盖仁，居宁人也。畜一狗，甚怜。尝出行，狗随之。盖仁醉，睡道周。野烧，将及。狗乃濡身于傍川，来往环绕，以润着草茅，令绝火道。气绝遂毙。盖仁既醒，见狗迹，作歌写哀。起坟以葬，植杖志之。杖成树，因名其地为獒树。"(「次义狗行」，『東埜集卷之三・歌行』，한국고전종합 DB。)

③ 川西玲子『戰時下の日本犬』、129 頁。一战时美国的 Evan O'Neil Kane 博士也提出了类似主张，引起了巨大的社会性争议，见 United States Congress, *Congressional Record*, Vol. 56, No. 2 (U.S. Government Printing Office, 1918)；罗罗《论獒犬者之应课税》，《东方杂志》第 15 卷第 12 期，1918 年，第 83~84 页。

④ 当时中国也报道了这一事件，见《日本议会的幽默：日本议员创议杀尽全国猫犬以节民食》，《良友》第 154 期，1940 年，第 27 页；《日本议员提议杀尽全国犬猫》，《杂志》第 6 卷第 4 期，1940 年，第 61 页。

1941 年 4 月，由于粮食日益短缺，日本重新许可自明治以后几乎已经根绝的狗肉食用。① 尤其是米谷配给制的实行，使狗的生存处境更为艰难。不少声音主张对狗进行价值区分，并对无价值的犬只加以扑杀。

图 2 是一幅当时动员军犬献纳的宣传漫画。画中被选为军犬而出征前线的犬只，相比作为宠物被主人牵着散步的小狗，显然更为高大、威武。这无疑是在暗示：判断狗是否具有生存价值的标准并不在于犬主或饲犬，而取决于是否对国家有益。然而，具有讽刺意义的是，唯有像画中的军犬一样冒着牺牲与死亡的危险，被驱使到前线出征，才是能够反驳犬猫无用论，证明自身具有存活价值的唯一路径。

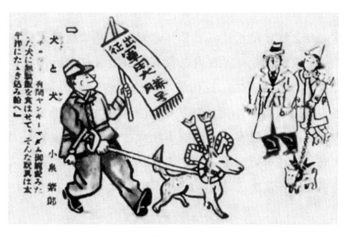

图 2　犬与犬

资料来源：『写真週報』第 204 号、1942 年 1 月 21 日、23 面。

不过，成为军用犬并非易事。军用犬不仅有品种和特性要求，亦有数量限制。因此，剩余不符合军用犬遴选标准的成千上万的犬只，都难逃被扑杀的命运。而为这种大规模扑杀提供合法性支撑的，除了毛皮献纳这一国家主义式的要求外，即为当时的狂犬病防疫公共卫生机制。在战争末期，即自 1943 年起，在风平浪静了 10 年之久的日本，狂犬病又重新肆虐。但由于人力和物资的匮乏，当局并无力采取相应措施。而且由于粮食紧缺，犬主纷纷遗弃饲犬，更加剧了防疫状况的恶化。此外，战争末期的空袭也加

①　川西玲子『戰時下の日本犬』、153 頁。

重了对于狂犬危害的担忧与恐惧。"空袭时炮击的震动，会引起畜犬、野犬发狂，对市民造成不小的危害。不仅如此，恐水病、狂犬病的预防药物等也日渐不足"，[①] 急需采取应对空袭造成的狂犬病危害的对策。

在此背景下，作为毛皮献纳和狂犬病防疫政策的一环，按照 1944 年 12 月军需省和厚生省下达的命令，除了现有作为扑杀对象的野犬之外，针对军用犬之外的所有畜犬也开展了大规模的集体上交与扑杀。[②] 此前的狂犬病防疫政策主要是区分畜犬和野犬，并将野犬设定为扑杀对象，但从此开始，除军用犬之外的畜犬，也同样被认为没有存在价值，和野犬一道纳入扑杀范围。最终，无数犬只在战时狂犬病防疫逻辑和军国主义意识形态的交织下不得不惨遭屠戮。

战时这一变化从表面上看似乎是扑杀对象的扩大，但究其本质，依然不过是从源头上限制包含畜犬在内的所有犬只数量这一近代日本狂犬病防疫政策的延伸而已。换言之，近代狂犬病防疫政策虽然以公共卫生为名，但始终是基于人类利益的考量，缺乏对狗生存权益保障的关怀。因此，虽然战前畜犬和野犬与战时军用犬和非军用犬的区分方式发生了变化，但实质上都是将对排除在特定标准之外的犬只的杀戮进行正当化，从而隐遁人类基于自身需要而任意决定动物生死的暴力性。

四 结论

本文基于对以人为中心的历史书写方式的反思，通过探讨近代日本人兽共患传染病——狂犬病的防疫体系，试图揭示其内嵌的人与动物关系的压迫与暴力的机制。相比女性或边缘群体，动物更难成为发声的行为主体。即便如此，如若能有意识地与既有的人类中心的视角保持距离，则很有可能呈现人与环境相互作用的更为丰富的历史图景。

---

① 「畜野犬撲殺施行」，『毎日新報』，1945 년 4 월 12 일，2 면；「畜野犬撲殺施行」，『毎日新報』，1945 년 4 월 18 일，2 면。当时称人感染的狂犬病为"恐水病"，动物所患的为"狂犬病"，以示区分。

② 真边将之「近代日本における動物と人間——鯨・犬・馬を題材として」『早稲田大学大学院文学研究科紀要・第 4 分冊』第 60 号、2015 年、27 頁。

和其他东亚国家一样，日本对于狂犬病的认知和社会应对具有悠久的历史。在古代，受中国影响，日本在传统医学的框架下积累了关于狂犬病病因和疗法的知识，并制定了要求犬主约束和扑杀狂犬的法令。不过，一直到18世纪为止，狂犬病既不普遍，也不严重，并未成为社会问题。19世纪后期开港以后，日本的狂犬病日趋频发。在此背景下，狂犬病开始成为社会关注的话题，并成为影响狗的地位变化与人狗关系重塑的重要变量。日本以西方的狂犬病知识和防疫政策为基础，并基于本国的防疫行政和狂犬疫苗开发实践，建立了以畜犬管控、野犬扑杀和疫苗接种为核心的防疫体系。这一防疫体系存在两个前提：其一，以保护人而非狗为防疫目标；其二，试图通过减少包含畜犬在内的所有犬只的数量，以从源头上消除狂犬危害。这一防疫体系使得原有作为主流形态存在的"里犬"淡出历史，取而代之，发明了受国家管控的"畜犬"这一新的身份，而在此之外的无数犬只，则被一律纳入狂犬病传播的危险源——"野犬"之列，以防疫之名加以扑杀。这最终极大冲击了狗作为一个物种所具有的生存空间。

日本的狂犬病防疫政策自1926年以后取得了明显成效，并于1934年之后基本实现了根除狂犬病的目标。这一"成果"的取得，虽然离不开针对畜犬的疫苗接种所发挥的作用，但与此同时，我们也断然不能无视其间因不断实施的野犬扑杀而造成众多犬只惨遭屠戮的事实。

抗日战争全面爆发后，日本的狂犬病防疫政策发生了变化。战时狗作为军犬和毛皮提供者，成为重要的军事资源。在此背景下，狗被塑造成服务于军国主义的忠良的第二国民，成为积极响应战争动员的勇士。然而，这对它们却意味着死亡。战时由于粮食紧缺和防空等时局性因素，除了被选中为军用犬的犬只以外，无论是畜犬还是所谓的野犬，都在既有的狂犬病防疫这一公共卫生的名义下，难逃被扑杀的命运。

有论者认为，此乃战时特殊情况，难以赋予过多的意义。然而，值得注意的是，战前针对畜犬以外的野犬扑杀，和战时扩大至对除军犬外所有畜犬、野犬的屠戮，两者对象虽然不同，但是在犬内部人为构建畜犬和野犬、军用犬和非军用犬的差别构造，以此试图隐遁虐杀犬只的暴力与恣睢的手段却是一致的。如此通过制造社会差别，最终使全社会陷入集体无意识状态的近代权力规训的机制，今天依然值得我们警惕。

清末东北鼠疫铁路防疫中的等级与阶层[*]

袁海燕　陈　琦[**]

近代中国内忧外患，灾疫频发，社会动荡加剧。全国多处曾不同程度地流行过霍乱、天花和鼠疫等烈性传染病。以鼠疫为例，较为严重的就有 1894 年港穗鼠疫、1899 年营口鼠疫、1910 年清末东北鼠疫、1917 年山西绥远鼠疫等。在这些疫病的防治过程中，中国近代化公共卫生制度和传染病防治措施逐渐建立起来。其中，在 1910 年 10 月至 1911 年 4 月流行的清末东北鼠疫，是 20 世纪最严重的肺鼠疫大流行，死亡总人数高达 9 万余人。[①] 在这次疫情中，中国政府第一次采取了有组织的现代医学防疫措施，成为中国公共卫生事业的新起点。[②]

铁路作为近代新兴事业，在提供便利和促进经济发展的同时，形成的交通运输网络也加速了疫病的传播。[③] 铁路的运营会产生人群聚集并加速人口流动，导致疫病沿铁路线快速蔓延，从而造成严重后果。在此次东北鼠疫防疫过程中，通过铁路管制措施有效地缩小了传染范围，控制了鼠疫的扩散蔓延，为切断传播途径提供了保障。

---

[*]　本文原刊于《医学与哲学》2021 年第 5 期，第 76~80 页。

[**]　袁海燕，北京协和医学院人文和社会科学学院实习研究员；陈琦，北京大学医学人文学院副教授。

① 邓铁涛主编《中国防疫史》，广西科学技术出版社，2006，第 272~273 页。

② 邓铁涛主编《中国防疫史》，第 271 页。

③ 马驰骋：《传统疾疫与近代社会——〈东三省疫事报告书〉的整理与研究》，硕士学位论文，江西师范大学，2009。

一 清末东北铁路等级车厢设置

东北铁路是近代中国较为完善发达的铁路线，在 1910 年东北鼠疫暴发之时，铁路已成为东北地区最重要的交通方式，其防疫工作对于控制鼠疫的传播速度及蔓延范围举足轻重。自 1897 年修筑东清铁路开始，至 1910 年，东北地区已建成全长 3124.1 公里的网状铁路体系，包括东清、南满、京奉和安奉四条铁路。但清政府控制的只有京奉铁路，其他铁路皆由日、俄两国管辖。[①]为了适应不同经济基础民众的需要，火车根据车厢配置分为头等车和二三四等车，并施行阶梯式购票方式。车厢等级不同意味着车中设备与乘坐人员社会身份、地位的不同。头等车多是外国人与中国官吏乘坐，配置齐全，装修精美，票价也最高；二等车条件较差，票价适中；而三等车、四等车主要是针对社会贫苦底层设置的，基础设施尤其简陋，票价最低。[②]

中国早期铁路的旅客车厢里，三四等车厢各项设备都非常匮乏，车厢内人多混杂、人流拥挤，卫生污秽不堪，环境极其恶劣。东清和南满等车厢"仅左右两面上部各有纵横一尺之窗可以启闭而通空气。最可深恶痛绝者则为关内外，其车中无一坐凳，客人多以地毯或毛被等铺于板上僵卧，一人足占四人之位，及经过大站则旅客涌来，众皆鸽立，其人数尝倍于所定之额，致蹂躏行李，挤伤老弱，臭气充溢，呼吸不灵"。[③] 三等车厢厕所内仅置厕桶 1 个，设备简陋且洗扫常常草草了事。[④] "关内外（铁路）三等车常以三辆（车厢）合一大小便处，最狭稍肥胖者则不得其门而入，且秽臭难堪，一入其中遗矢满地，全身为之肮脏，加以货物腐积，客人狼藉带臭而出，全车风靡。"[⑤] 可想而知，在这种人口密集、肮脏不堪、空气不流通的环境中疫病极易传播扩散。

---

① 杜丽红：《清末东北鼠疫防控与交通遮断》，《历史研究》2014 年第 2 期，第 73~90 页。
② 阚晨霞：《清末民初铁路"反日常"现象研究——以 1906~1915 年的〈申报〉报道为中心》，硕士学位论文，苏州大学，2015。
③ 曾鲲化：《中国铁路现势通论》丙编·建设，化华铁路学社，1908，第 18 页。
④ 黄华平：《近代中国铁路卫生史研究：1876—1949》，合肥工业大学出版社，2016，第 21 页。
⑤ 曾鲲化：《中国铁路现势通论》丙编·建设，第 19 页。

二 清末东北鼠疫的铁路管制

（一）清廷铁路防疫措施的提出

随着疫情愈发严峻，"势颇猖獗，有向南蔓延之势"。[①] 驻京各国公使颇为恐慌，他们不相信中国能阻止鼠疫蔓延，不断向清政府施压。而早已盘踞东北的日俄则想趁此机会介入中国的卫生行政，扩大自己的控制范围。面对主权和国际压力，清政府将疫情控制作为外交事件全力应对，开展防疫工作。从中央到地方组建各级防疫组织，与日、俄等国建立防疫合作关系，采取消毒、隔离、检疫等措施并颁布防疫章程。[②] 吉林西南路兵备道李澍恩速派医生实施入境人员检疫，查验东清、南满车站入境的中国人。1910年12月，吉林西北路兵备道于驷兴在滨江厅成立防疫局，对傅家甸"严绝交通，厉行隔离"。[③] 1910年12月末疫情甚盛，伍连德被任命为哈尔滨防疫总医官，到哈尔滨主持防疫工作。伍连德奔赴疫区后进行实地调查，通过尸体解剖、涂片镜检及细菌培养等实验室研究，证实了此次流行的鼠疫是肺鼠疫（肺炎疫），几乎完全是由人到人传播感染的。[④] 1911年1月2日，法国医师（北洋医学堂首席教授）梅聂赶赴哈尔滨参与防疫工作，凭借其防治腺鼠疫的经历，认为此次鼠疫亦为腺鼠疫。1月5日，梅聂到俄国传染病房检查病人，虽戴了手套以免直接接触病人，但并未佩戴口罩。6天后梅聂因感染鼠疫去世，侧面验证了此次鼠疫是通过空气传播的。[⑤]

伍连德得出此次鼠疫是通过空气传播的结论后，果断提出了包括铁路

---

① 焦润明：《1910—1911年的东北大鼠疫及朝野应对措施》，《近代史研究》2006年第3期，第106～124页。
② 焦润明：《1910—1911年的东北大鼠疫及朝野应对措施》，《近代史研究》2006年第3期，第106～124页。
③ 李文海、夏明方、朱浒主编《中国荒政书集成》第12册，天津古籍出版社，2010，第8186页。
④ 伍连德：《鼠疫斗士——伍连德自述（上）》，程光胜、马学博译，湖南教育出版社，2011，第14～15页。
⑤ 伍连德：《鼠疫斗士——伍连德自述（上）》，程光胜、马学博译，第14～15页。

交通管制在内的防疫计划，上报朝廷建议"西伯利亚边境满洲里和哈尔滨之间的铁路交通必须严格管制，并且邀请俄罗斯当局与中国政府在实施有关措施中进行合作"；同时，需要积极"寻求与日本南满铁路当局合作"；"（华北）京奉铁路沿线的卫生状况也必须密切关注，一旦有鼠疫病例出现，必须采取严格的防疫措施"。① 情势紧迫，邮传部迅速下达指令要求东三省地区实行交通管制，限制人员流动，将染疫者与无疫者进行隔离，从而达到遏制鼠疫蔓延，继而清除鼠疫的目的。1911 年 1 月 13 日，邮传部钦奉设局严防毋任传染内地之旨，特派医官徐镜清等分赴京奉铁路（北京—沈阳）榆关、沟帮子等山海关一带，在火车站设立检疫公所，切实查验，无病方准上车。②

（二）各社会阶层鼠疫感染情况

虽然疫病面前人人平等，但是其流行受到多种因素影响，除气候、地理、啮齿动物数量等自然因素外，也会受生活习俗、社会地位、职业等社会因素制约。在此次鼠疫流行中，不同的社会阶层在染病率上显示出了极大的差异。根据全绍清医生在奉天万国鼠疫国际研讨会上的报告《从傅家甸的统计数字中得出的某些结论》，可知"较低和较贫穷的阶层似乎更易于感染鼠疫""虽然没有一个阶层是免疫的，但比较贫穷的劳动者似乎更易于感染"。③ 日本细菌学家北里柴三郎也认为此次鼠疫中苦力是最易感染鼠疫的群体。④ 贫穷阶层之所以成为此次鼠疫感染的主要人群，主要和他们的生活条件和职业有关。

贫穷阶层以农民和苦力为主。当地农民经济条件差，生活节俭。苦力大多是关内的农民，他们远赴关外谋生，主要寄宿于简陋的客栈，居住环境恶劣；冬天挤在一张大炕上吃饭、睡觉，门窗紧闭，通风不畅，卫生条件非常差。⑤ 农民、苦力大多从事艰辛的下等职业，缺乏营养，对疾病的抵

① 伍连德：《鼠疫斗士——伍连德自述（上）》，程光胜、马学博译，第 14~15 页。
② 奉天全省防疫总局：《东三省疫事报告书》（第二编），奉天图书馆印刷所，1911，第 3 页。
③ 国际会议编辑委员会编辑《奉天国际鼠疫会议报告》（1911），张士尊译，中央编译出版社，2010，第 286 页。
④ 姬凌辉：《清末民初细菌学的引介与公共卫生防疫机制的构建》，硕士学位论文，华中师范大学，2015。
⑤ 焦润明：《1910—1911 年的东北大鼠疫及朝野应对措施》，《近代史研究》2006 年第 3 期，第 106~124 页。

抗力较低,生病时常不就医或者用民间偏方。① 根据《东三省疫事报告书》中奉天省各府系疫毙人数职业比较表(见表1、图1),可见染疫死亡人数与职业相关性强,苦力、农民占了死亡总数的一半多,"以职业论苦力及农民毙者最多,上级社会者最少"。②

表 1 清末东北鼠疫中奉天省染疫死亡人数职业比较

职业类别	死亡人数(人)	比例(%)
军人	33	0.611
神学	62	1.148
防疫人员	73	1.351
无业	353	6.537
工界	608	11.259
商界	676	12.518
苦力	1066	19.740
农界	1865	34.537
不详	664	12.296
合计	5400	100.00

资料来源:根据《东三省疫事报告书》(第一编)奉天各府系疫毙人数职业比较表整理。

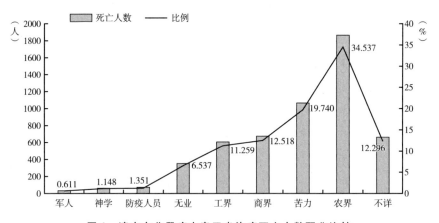

图 1 清末东北鼠疫中奉天省染疫死亡人数职业比较

资料来源:根据《东三省疫事报告书》(第一编)奉天各府系疫毙人数职业比较表整理。

---

① 王银:《1910-1911年东北鼠疫及防治研究》,硕士学位论文,苏州大学,2005。

② 奉天全省防疫总局:《东三省疫事报告书》(第一编),奉天图书馆印刷所,1911,第9~12页。

（三）按车厢等级停售火车票措施

年关将至，苦力成批返乡，流动性非常强，一旦染疫，疫情就会沿着铁路线迅速传播。"乘火车从北部而来的苦力不受任何防疫上的阻碍和限制继续涌入奉天"，奉天的鼠疫死亡病例多数都是乘火车从北部疫区而来，"每天，约有 1000 名苦力乘火车从北部疫区来到奉天，其中很多人转乘中国人管理的京奉铁路继续南下"。① 面对疫情可能传入直隶中央的威胁以及外国人日渐紧迫的干涉，限制苦力的流动成为当务之急。

苦力主要乘坐的是三、四等车厢，因此在铁路防疫中采取了按车厢等级停售火车票的措施。1911 年 1 月 14 日，外务部、邮传部商定，停售京奉火车（奉天至关内火车）二、三等车票，"因乘三等者，多系苦力，尤易传染时疫"。② 头等车厢乘客，则需在山海关外停留五日。③ 这种按等级停售火车票的措施隐含着对社会阶层的差别对待，反映了中国当时陈旧固封的阶级观念。即使在后来疫情明显缓解后，出入关留验办法对不同车厢乘客的规定依然是有区别的，头等车客在查验后可以买票，而二、三等客则需要在关留验五日，有医生验单后才准搭车。④

三 中方同日俄关于铁路防疫的交涉

铁路防疫是控制鼠疫传播的重要途径之一，然而清政府只有京奉铁路的管辖权，如果日俄控制的南满、东清两铁路不同时采取措施，仍难达到遏制鼠疫扩散的目的。⑤ "此次疫症，因东清、南满火车往来，蔓延甚速。"⑥ 有鉴于此，清政府同日俄铁路局沟通交涉，希望他们也迅速采取停售等级车厢车票和检疫查验等手段，阻止疑似携带鼠疫的苦力入关。然而

① 国际会议编辑委员会编辑《奉天国际鼠疫会议报告》（1911），张士尊译，第 516~517 页。
② 《停卖三等车票》，《盛京时报》1911 年 1 月 18 日，第 5 版。
③ 奉天全省防疫总局：《东三省疫事报告书》（第二编），第 30 页。
④ 奉天全省防疫总局：《东三省疫事报告书》（第二编），第 16 页。
⑤ 焦润明：《清末东北三省鼠疫灾难及防疫措施研究》，第 121 页。
⑥ 李文海、夏明方、朱浒主编《中国荒政书集成》第 12 册，第 8186 页。

日俄以利相计，直到 1911 年 1 月中旬"始见停卖三四等票，是时已蔓延不可收拾矣"。①

（一）俄方采取的铁路防疫措施

早在疫情之初，俄方为了防止鼠疫在本国境内的蔓延，就采取了驱逐华工并禁止华人入俄的措施。1910 年 9 月，鼠疫暴发初至满洲里，2 名中国人从俄国返回满洲里染疫身亡后，东清铁路公司（中东铁路管理局）立即"特派医生将华人挨次察验，其有气色可疑者约三百余人，一律用火车转送出境"。② 1910 年 10 月，满洲里地区暴发鼠疫后，东清铁路停开南下火车五日，华人验明无病后也只准乘坐货车厢而禁止进入客房。③ 同时，俄方采取停售枢纽站乌苏里站火车票的措施，以防止鼠疫向西蔓延至西伯利亚俄罗斯境内。11 月 23 日，禁止华人从满洲里进入俄境，声称"满洲里一日瘟疫不除，一日不令华人入阿穆尔境"。④

然而当鼠疫逐步在中国境内蔓延时，俄方为了保护自身利益，并未主动采取停运所辖铁路的措施。东清铁路公司以"俄国新年，停办公事"为由，迟迟未停驶火车。1911 年 1 月 7 日，俄国铁路管理局总办霍尔瓦特将军议定了关于哈尔滨火车检疫办法 3 条，规定哈尔滨车站由中国派医到站查验。然而疫情有加无已，外务部电饬吉林东北路兵备道速与东清铁路局商明停售火车票。经中方不断努力沟通，东清铁路公司才迫于清政府和社会舆论的压力实行了等级车厢停运的措施。1911 年 1 月 20 日，俄官开具东清铁路哈尔滨往来长春等地三、四等车厢停售办法 5 条，哈尔滨往来长春、五站、满洲里三、四等车厢均于 19 日一律停票；其头等、二等车厢，非经官场及铁路公司介绍持有特别执照，不准搭车不载华人。⑤ 同时附上了限制疫病传染规条 8 条，对华工乘车、限制出入地区、留验时间、呈验护照等都有明确的行文规定。⑥

---

① 奉天全省防疫总局：《东三省疫事报告书》（第二编），第 2 页。
② 黄华平：《近代中国铁路卫生史研究：1876—1949》，第 101 页。
③ 《华人仅准乘客货车》，《远东报》1910 年 11 月 23 日，第 2 版。
④ 《华人仅准乘客货车》，《远东报》1911 年 11 月 23 日，第 2 版。
⑤ 奉天全省防疫总局：《东三省疫事报告书》（第二编），第 5 页。
⑥ 奉天全省防疫总局：《东三省疫事报告书》（第二编），第 6~7 页。

但是俄方表面妥协，实则头等车厢票价昂贵，二、三等车票不仅未停售且价格高涨。《申报》评论道其"以利所在，不肯停车，嗣以迫于公论，阳为停驶二三等客车，实在并非停止，不过将二、三等车加价，反得借此渔利"。① 在谋利的同时，试图趁机窃取对中国东北地区铁路更多的掌控权。并且，俄方的很多措施对华人有歧视性规定。华人乘车要按所购车票降低一档乘坐，"华人须较外人降下一等，买头等票则坐二等车，买二等票则坐三等车，并将素不坐客之货车亦装载华人，其车位距月台四尺余高，不设梯阶，其车中之污秽恶臭及空气之闭塞较我国下等人户之家尤甚"。②

（二）日方采取的铁路防疫措施

日方对火车检疫较为重视，1910 年 11 月 25 日开始在南满铁路实行防疫。起初是在火车车厢内实行检疫，在长春、奉天、瓦房店站配置医生。1911 年 1 月 5 日，自在大连发现第一例鼠疫患者后，满铁检疫由车内检疫改为停车站检疫，并由警察陪同。自 1 月 8 日起，满铁开始在旅顺、大连、瓦房店、大石桥、营口、辽阳、奉天、铁岭、公主岭、长春等地停车站陆续实施检疫。③

但是对于停售车票事宜，日方一直犹豫不决。因疫势日盛，南满铁路公司决定，自 1911 年 1 月 14 日起停售由奉天开往抚顺以及由长春开往双庙子的三等车票，④ 二等车票于 20 日停售。⑤ 1 月 16 日，在安奉（安东—沈阳）线上，"安奉铁路巡警局总办廖成章以疫势东播，安奉路线岌岌可虞，禀请先行派巡警二名协同日本巡警队于上下车时逐加检验"。⑥ 24 日，兴凤道赵臣翼以安东为东部地区出入必经关口，安奉铁路并未停驶，鼠疫流行形势日益逼近，遂同安东县税务司等，与日本铁路各员筹议安奉铁道检疫

① 《北方防疫汇记》，《远东报》1911 年 3 月 1 日，第 2 版。
② 《北方防疫汇记》，《远东报》1911 年 3 月 1 日，第 2 版。
③ 〔日〕饭岛涉：《鼠疫与近代中国：卫生的制度化和社会变迁》，朴彦、余新忠、姜滨译，社会科学文献出版社，2019，第 149~152 页。
④ 《汇志防疫事宜种种》，《盛京时报》1911 年 1 月 15 日，第 5 版。
⑤ 奉天全省防疫总局：《东三省疫事报告书》（第二编），第 5 页。
⑥ 奉天全省防疫总局：《东三省疫事报告书》（第二编），第 20 页。

事宜，议定每日火车到站，日本乘客统由七道沟市场内安东站下车，检疫事宜归日本自行处置；中国乘客统由沙河站下车，由中国官吏派诊察员在车站检验。① 并颁布专行于中国乘客的检查法，隔离所留验人员处置办法 10 条。② 但此时，安奉铁路行驶如常，清政府一再请日方领事转告南满铁道会社望其可予以停售，最终奉天至本溪的平等车于 26 日停载，但本溪以南通行如故。③ 2 月 28 日，日方宣告停售安奉全线平等车票；其特等客，需验明后方准乘车。④

日方试图借疫情防治介入中国的卫生行政，从而增强自己对中国东北地区的控制力，向清政府提出了召开日清共同防疫会议的要求。⑤ 1911 年 2 月 11 日，关东都督大岛义昌同东三省总督锡良在奉天首次会晤，双方展开交涉。自 2 月 28 日至 4 月 14 日，每周举行一次，共召开八次。其中 3 月 3 日召开的第二次会议中，讨论了将大豆等物从中国内地运输到满铁各站之时，须在离各站及市区略远处的适当场所更换车辆及苦力，如果难以更换，须对车辆及苦力进行严格的消毒；对持有中方证明或火车站检疫医生给予证明的乘客，允许其乘坐满铁车辆；而乘坐一等至三等车的普通乘客，须在收容所里停留七天才被允许乘车。3 月 11 日的第三次会议上，中方提议，要求不区别地对待满铁一等车厢的中外乘客。3 月 18 日，在第四次会议中，日方同意了中方要求，将于 19 日起满铁一等车厢实行"混乘"。⑥

综上，可见日俄皆明了交通阻断对疫情防控的重要性。然而，出于自身利益需要，起初并不愿停售车票以防止疫情的扩散。即便后来在中方的再三斡旋后予以了配合，在具体措施中仍然是中外有别，对华人乘客有一定的歧视性，不过满铁最终同意平等对待一等车厢的中外乘客。对于不同社会阶层，日俄则跟中方一样采取了按车厢等级区别对待的措施。

---

① 奉天全省防疫总局：《东三省疫事报告书》（第二编），第 23 页。
② 奉天全省防疫总局：《东三省疫事报告书》（第二编），第 23~25 页。
③ 奉天全省防疫总局：《东三省疫事报告书》（第二编），第 25 页。
④ 奉天全省防疫总局：《东三省疫事报告书》（第二编），第 25 页。
⑤ 李文海、夏明方、朱浒主编《中国荒政书集成》第 12 册，第 8193 页。
⑥ 奉天全省防疫总局：《东三省疫事报告书》（第二编），第 14~20 页。

四　按车厢等级停售火车票的影响

按车厢等级停售火车票的本意是对不同社会阶层人士的流动进行区别管制，阻止苦力们乘车以防疫情扩散，但实际效果并不尽如人意，引发了一系列问题。

（一）苦力对等级车厢停运的应对

因火车站对于社会阶层的区分并无确切标准，主要是根据乘客的面容和衣着来判断，从而给蒙混过关者留下了一个缺口。为了返乡，很多苦力情愿花重金购买华丽服饰以乘坐一等车。"当阻止苦力回家的命令下达的时候，山东的苦力开始乘坐一等车厢。"① 其他承担不起一等车厢的大量苦力则选择步行返乡，造成鼠疫更大范围地扩散和蔓延。"然苦工等因不能坐车均沿铁路徒步南行分往范家屯、公主岭地方者为数甚多"，② "该疫不但在沿线各地猖獗可畏，刻已传播各村庄"，③ 鼠疫从铁路沿线开始向内陆扩展。见此情形，东三省总督锡良不得不派军队把守各路口以阻止苦力南下。

（二）关内外铁路交通的阻断

由于哈尔滨防疫失利，东三省各疫区疫势不减，死亡人数剧增，仅停止售卖二、三等车票已不能阻止鼠疫的蔓延。京奉铁路局断然采取停运京奉铁路所有客车及货车的措施，"以鼠疫蔓延迅速，禁载二、三等坐客恐不足以资预防，即将所有客车及货车于十五日起，一律禁止搭运，以免贻误"。④ 但锡良对完全停运火车的举措表示异议，致电外务部指出，京奉铁路与西伯利亚大铁路相通，若停售头等票，将断绝与世界交通，应当恢复头等车，留验后放行。⑤ 然而北京和天津 1 月中上旬就出现了鼠疫病例，一

① 国际会议编辑委员会编辑《奉天国际鼠疫会议报告》（1911），张士尊译，第 369 页。
② 《北方鼠疫记》，《申报》1911 年 2 月 4 日，第 5 版。
③ 《百斯笃已蔓延至各村落》，《盛京时报》1911 年 1 月 20 日，第 5 版。
④ 《奉天：关于防疫事宜之种种报告》，《盛京时报》1911 年 1 月 17 日，第 5 版。
⑤ 《致外部电，宣统二年十二月十八日：锡良任东三省总督时京师来电第 15 册》，中国社会科学院近代史研究所中国近代史档案馆，锡良档案甲 374-46。

时间人心惶惶。1 月 21 日，宣统帝下旨："东三省鼠疫盛行，现在各处严防，毋令传染关内。著外务部、民政部、邮传部随时会商，认真筹办，切实稽查。天津一带，如有传染情形，即将京津火车一律停止，免致蔓延。"①在此情形下，不仅京奉路线头等车尚未恢复运行，"天津电车与京津之火车，亦拟停止矣"。②

（三）恢复头等车厢售票，加大检疫力度

可是隔绝交通并非长久之法，"道路交通如人身之血脉，一或壅滞，百病发生"。③ 1911 年 2 月 5 日，盛宣怀在致锡良的电文中指出，"外国防疫重在留验，本不断绝交通。现在我车一律饬停，系北洋奏准，无如东清、南满仍未停驶，秦皇岛轮船往来更多，各国亦催开车承接"。④ 因京奉铁路的全部停运，导致大量苦力滞留关外，情绪焦虑，谣言四起，滋生事端。此外，清政府在财务和外交上也面对着很大的压力，不得不调整铁路防疫方式。截止到 1911 年 2 月 22 日，京奉铁路"因防鼠疫停售西往车票，路局损失不啻三百万"。⑤ 3 月 7 日，邮传部奏请京奉重新通车，在奏折中陈述道："自京奉火车停驶已近两月，仅就路利而言，所失殆逾百万。提还洋债本利，益苦不支。国家税项、人民商业所被损害，于国计民生，两有关系。现在检疫机关渐臻完备，自应严饬在事人等分任责成，切实办理。"⑥ 为缓解各方压力，清政府权衡再三后开始恢复京奉铁路头车售票。

在恢复头等火车运行的同时，为防止鼠疫继续蔓延，检疫留验制度也更为严苛，以保障防疫工作的有序进行。在交通要道增设隔离检疫所，扩充留验往来乘客，并分派医员随车查验，列车分段节节查验。邮传部专门负责车上检疫工作，聘请专科洋医及各医院西学医生，分派京奉、京汉两路，随车查验。如发现有疫病，立即送各该地方医院隔离诊治；若在沿途

① 李文海、夏明方、朱浒主编《中国荒政书集成》第 12 册，第 8183 页。
② 《京师岁阑之恐慌》，《申报》1911 年 2 月 2 日，第 5 版。
③ 奉天全省防疫总局：《东三省疫事报告书》（第二编），第 3~4 页。
④ 《邮传部盛宫保来电，宣统三年正月初七日：锡良任东三省总督时京师来电第 15 册》，中国社会科学院近代史研究所中国近代史档案馆，锡良档案甲 374~46。
⑤ 《京奉路仍未照常开车》，《盛京时报》1911 年 2 月 22 日，第 5 版。
⑥ 李文海、夏明方、朱浒主编《中国荒政书集成》第 12 册，第 8195 页。

车站发现有疫病，将停售车票，只装货物。① 奉天和直隶两省加大力度设立留验所。北京地界，由民政部督率防疫局员，诊验兼施。② 京汉一路，也相继采取铁路管制措施，湖广总督兼湖北巡抚端澂于汉口大智门及广水两车站附近设立防疫所，并建立两所临时传染病防治院，凡是华人病人或疑似病人送院依病情分别管理，对外国感染鼠疫患者，交给各国在汉口的医院治疗。③ 同时，协调日俄予以配合，由中央政府通令东北各地政府，在东清、南满、京奉、安奉等铁路大站（重要关卡）和沿线周围，搭建或借用大批空房作隔离留验病房检疫所以实施检疫制度。④

1911 年 3 月开始，疫情已逐渐平息，开通二、三等车厢事宜也提到了议程之上。3 月 22 日，"以疫氛告熄，各医官会议，关内外火车验而不留，关外急待乘车之二三等客甚多，电请邮传部于二十五日关外概准售二三等票"。⑤ 至此，关内外铁路开始恢复运行。

4 月，清政府在奉天（沈阳）召开"奉天万国鼠疫研究会"，这是中国历史上召开的第一次国际科学会议。会议指出在这次鼠疫传播中，铁路扮演了一个主要角色，不同铁路公司之间应该联合行动，以便在所有铁路线上形成统一的卫生防疫系统；应该筹建一个只出于防疫和卫生目的的联合铁路医务局，从而在鼠疫和传染病流行时制定控制交通的条例。⑥

五　结论

本来致病微生物对人种、阶层并无偏好，疫病传播也不分地域，防疫理应对所有人群同等相待。然而在实际操作中，无论中外均曾存在对不同社会阶层的差别待遇。⑦ 在此次鼠疫防疫过程中也不例外，在发现苦力等贫

---

① 李文海、夏明方、朱浒主编《中国荒政书集成》第 12 册，第 8195 页。
② 李文海、夏明方、朱浒主编《中国荒政书集成》第 12 册，第 8195 页。
③ 《湖北：武汉防疫之周密》，《大公报》1911 年 3 月 1 日，第 9 版。
④ 上海出入境检验检疫局：《中国卫生检疫发展史》，上海古籍出版社，2013，第 25 页。
⑤ 奉天全省防疫总局：《东三省疫事报告书》（第二编），第 5 页。
⑥ 国际会议编辑委员会编辑《奉天国际鼠疫会议报告》（1911），张士尊译，第 489、512 页。
⑦ 余新忠：《复杂性与现代性：晚清检疫机制引建中的社会反应》，《近代史研究》2012 年第 2 期，第 47~64 页。

困阶层为高发人群、鼠疫传播路线与苦力返乡的铁路线重合后，铁路部门采取了按车厢等级停售火车票的方式，限制不同社会阶层人员的流动，以防疫情扩散。发现此举引发了苦力们的各种应对举措，反而在一定程度上促进了疫情扩散后，及时根据疫情发展调整措施。从按等级停售车票，到铁路完全停运，再到各等级车票逐步恢复，铁路防疫应对逐步科学有序。

日俄则多次以清政府无防疫经验和防治不力为借口，试图夺取东三省防疫主权，在其管辖地以外采取"自由行动"，[①]趁机在中国谋取更多的权益。对于苦力，日俄也采取了重点防范措施，而且在实施防疫措施时都体现出了对华人的歧视。中国政府在科学防疫的同时，与日俄等国多方斡旋捍卫主权，终于成功控制住了疫情的发展。

另外，此次鼠疫防治过程凸显了铁路防疫的重要意义与作用。铁路部门（邮传部）采纳医学专家建议，与地方联合封锁疫区、阻断交通，暂停售票，设置旅客查验检疫站，开创了中国铁路交通检疫的先河。自此，我国铁路卫生事业开始起步。1914 年，伍连德借鉴欧美各国铁路站车卫生管理办法，草拟了《火车卫生办法》，其中包括：客车内设置痰盂，提示禁止随地吐痰及抛弃杂物；头等客车中配置卫生厕盆，二等客车分设男女厕所，三等列车在两侧设斜坡式厕所；配置急救药品和夹板等材料以备发生事故时需要；改建后的沿线各站厕所要宽敞，外悬木牌标示。传染病的铁路防治工作在 1917~1918 年山西绥远鼠疫、1928 年通辽鼠疫等中逐步完善。1918 年 1 月 21 日，交通部设立防疫事务处并制定《交通部防疫事务处章程》，各路局成立相应的防疫机构；随后颁布《火车检疫规则》，规定在重大传染病流行期间，铁路行车部门和卫生部门为阻断疫病传播所承担的责任和应采取的防疫措施。这些都为中国的铁路防疫体系建设奠定了基础，促进了中国铁路卫生和公共卫生事业的发展。

---

① 〔日〕饭岛涉：《鼠疫与近代中国：卫生的制度化和社会变迁》，朴彦、余新忠、姜滨译，第 153~156 页。

第五篇

医学的书写与观看

美国驻朝鲜公使安连笔下19世纪
朝鲜的生态环境与医药卫生

——以《海关医报》为中心[*]

高　晞[**]

安连博士（Dr. H. N. Allen，1858 -
1932），是第一位进入朝鲜的新教传教士。
1885年在朝鲜国王的支持下，安连在汉城
建立了朝鲜第一所西式医院——济众院
（该院最早名为广惠院，很快更名为济众
院，本文统一使用"济众院"），即延世
大学世富兰偲医院的前身，因此被誉为延
世大学的创始人。1887年朝鲜国王请安连
陪同朝鲜代表团赴美，担当朝鲜驻美国使
馆顾问秘书，1890年应朝鲜国王之请，美
国任命安连回朝鲜，出任美国驻朝鲜公使
馆秘书，逐步升为公使和总领事。作为朝
鲜国王最信任的外交官，他帮助朝鲜协调

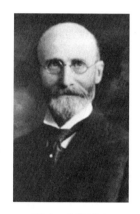

图1　安连博士

注：安连（H. N. Allen，1858-1932）
资料来源：https://www.woodlawntour.
com/horace-newton-allen/access2023.04.15。

与西方国家的外交关系。1889年安连出版《朝鲜的故事》（*Korean Tales：*
Being a Collection of Stories translated from the Lorean Folk Lore，Together with
Introductory Chapters Descriptive of Korea）一书，这是第一部向西方世界介绍

---

　* 本文原刊载于《韩国研究论丛》2011年第1辑（总第23辑），第164~183页。

　** 高晞，复旦大学历史系教授。

朝鲜文学的英文著作，作者以 Korea 称呼朝鲜，从此该词取代 Corea 成为"朝鲜"正式的英文名称。

作为第一位进入朝鲜的医学传教士，安连被视作朝鲜近代医学的开创者，只要翻开韩国近代医学史，迎面而来的必定是安连的事迹，他成为韩国近代医学史研究的重要课题，尤其在延世大学，他是该校的荣誉与象征，在延世大学校史博物馆中始终占据首要位置。虽然延世大学收藏了几乎所有与安连相关的资料，但本文作者还是有幸收集到韩国学者未曾提及的二份安连寄往中国的医学报告，本文将以此报告为核心，在解读 19 世纪 80 年代西方人眼中的朝鲜疾病和公共卫生状况同时，对韩国学者的研究做些拾遗补作的工作。

一　安连与美国北长老会

基督教最早是由法国天主教传教士带入朝鲜的，到 19 世纪 80 年代，已有数千朝鲜人皈依了天主教。基督教新教抵达朝鲜稍晚，时间在 1884 年 11 月 26 日，第一位传教士就是安连博士，他的身份是医学传教士。

安连是北长老会传教士。1831 年美国北长老会【American Presbyterians (North)】在匹兹堡成立海外差会，开始向海外扩张，1844 年美国北长老会派麦嘉缔（D. B. McCartee, 1820-1900）到中国宁波，开拓在华传教业务，1850 年在上海建立传教站。美国北长老会先后开创了华中、华南、山东、华北、江安、海南、湖南、云南传教站，到 20 世纪初期，已成为中国第二大传教机构，并培养出诸多影响中国历史和文化的著名传教士，如狄考文（Calvin Wilson Mateer, 1836-1908）和嘉约翰（John G. Kerr, 1824-1901）。

1858 年安连出生于美国俄亥俄州的特拉华（Delaware），1883 年安连从美国迈阿密大学医学院毕业后，加入北长老会差会。安连以医学传教士身份与妻子来到中国，1883 年 10 月 11 日抵达上海，差会安排他们去南京工作。安连夫妇在中国的工作似乎并不顺利，他一直觉得不愉快，病人总在"晚上找来，一个接一个，弄得睡觉都成问题了"。[①] 第二年 7 月 12 日，他们的长子在上海出生，安连想换个环境，或许能有别样的生活和发展机会。

---

① H. N. Allen, *Things Korean* (New York: Fleming H. Revell, 1908), p. 191.

此时，正值在中国发展势头旺盛的长老会想开拓朝鲜这块新教未曾涉足的新领域。1882 年美国与朝鲜签订《朝美修好通商条约》，尽管协议规定朝鲜政府不能干预基督教传播工作，但教会普遍认为此时要让朝鲜人皈依基督教还是项危险的工作。只是美国北长老会不想放弃这个机会，就决定先派医学传教士过去，以在中国成功的经验开拓朝鲜市场。安连的朋友建议他去试试，安连闻讯后，咨询纽约总部并表明自己的意向，获得同意。① 于是有医学文凭的安连就以医学传教士身份于 1884 年 9 月 15 日进入朝鲜，充当美国驻朝使馆医生，同时担当在朝鲜的英国人、日本人和中国人的医生。不久，他的家人也到了朝鲜。

由上海出发的安连博士，不仅开创了朝鲜的新教和西医学事业，更是创造了美国北长老会海外传教的奇迹。安连抵达朝鲜时，正值国内战乱，安连即"为朝鲜人民铳伤者取丸，刃伤者治疮立次"。② 不久，李朝发生宫廷政变，政变中闵妃的内侄闵泳翊遭重创，高宗遍请朝鲜名医，未有见效，闵泳翊性命危在旦夕，此时有人想到美领馆新来了一位年轻的医生，不妨请来试试。安连因此被推荐进宫治疗，时间为 1884 年 12 月，安连抵达汉城仅 3 个月。3 个月之内，闵泳翊恢复如初，高超的医术使安连获得李朝高宗皇帝的信任，旋即安连成为宫廷御医。以医术获取帝王的信任，从而进入宫廷传播基督教义、西方科学与文化，是 19 世纪基督教海外差会的最高目标。安连应该是所有新教传教士中唯一真正获得皇帝信任并能亲近帝王的医学传教士，达到了传教团和传教士心中的最高期望。他不仅向朝鲜社会证明西医学的功效，使皇帝相信西医技术，甚至提议由朝鲜政府出面开设一所西式医院，让朝鲜人受益于西医西药，同时"且有朝鲜生徒，亦学西洋医法，能识用药之法，又觉调理之节矣"，③ 以推广西医科学。安连的设想获得北长老会的首肯，1885 年 5 月，美国北长老会海外传教会主席答复安连的申请："在其他国家，我们首要的工作是建立医院。设医院并将之经营完善，会造福我们的子民和儿童。"④

① *The Chinese Recorder*, July-Aug. 1884, p. 308.
② 《美原案》17733，转引自《延世医史学》（韩国），1998 年第 2 期，第 511 页。
③ 《美原案》17733，转引自《延世医史学》（韩国），1998 年第 2 期，第 511 页。
④ *The Proposed Hospital in Korea. The Foreign Missionary*, May, 1885, p. 527.

1885 年 4 月 14 日，在高宗皇帝的支持下，由安连主持的济众院在汉城铜岘成立。同年 9 月，安连向中国传回了第一份汉城医院的医学报告。目前延世大学收藏安连发回美国北长老会总部的《朝鲜国立医院第一期医学报告》(First Annual Report of the Korean Governemnt Hosptial，以下简称《第一期医学报告》)，时间是 1886 年，此报告被核定为济众院最早的一份医学报告。从时间看，显然安连发到中国的报告较其发回美国的报告要早，该报告刊载在中国海关总税务司赫德主持的《海关医报》上。

二 朝鲜海关与《海关医报》

随着 1842 年中英《南京条约》的签订，中国与西方诸国的外交关系发生历史性的转折，西方列强秉持国际公法可强将他们的意图加在中国身上。然而，这种变化并没有直接改变清国与周边国家传统的朝贡体制，"中国仍坚持传统的外方法及仪礼，仍以天朝自居及要求亚洲诸国纳贡以示臣服"，[①]而周边国家有朝贡使节继续来北京，"好像什么也没有发生"。[②] 有学者研究指出这时清政府是 "一个外交两种体制"。[③] 而作为中国属邦的朝鲜王朝却是在与中国继续保持朝贡关系的同时，在李鸿章反复劝导下与西方列强开始 "缔约通商"，[④] 并设立与中国总理衙门相仿的 "统理交涉通商事务衙门"，开始与西方建立近代条约关系，朝鲜开化派人士俞吉浚将此概括为 "两截体制"。[⑤] 如果说中国的 "一个外交两种体制" 与朝鲜的 "两截体制"

① 梁伯华：《近代中国外交的巨变——外交制度与中外关系变化的研究》，台北：台湾商务印书馆，1991，第 37 页。

② 〔美〕费正清、刘广京编《剑桥中国晚清史，1800—1911》上卷，中国社会科学院历史研究所编译室译，中国社会科学出版社，1985，第 288 页。

③ 权赫秀：《晚清对外关系中的 "一个外交两种体制" 现象刍议》，《中国边疆史地研究中心》2009 年第 4 期，第 72 页。

④ 权赫秀：《19 世纪末韩中关系史研究—以李鸿章朝鲜认识与政策为中心》《韩中关系近代转换过程中的一个秘密外交渠道—以李鸿章与李裕元往复书信为中心》，《韩国学论集》（韩国）第 37 辑，2003 年 10 月。

⑤ 权赫秀：《晚清对外关系中的 "一个外交两种体制" 现象刍议》，《中国边疆史地研究中心》2009 年第 4 期，第 74 页。

形成了由内而外的相互表里关系，① 那么，一度隶属清帝国海关总署的朝鲜海关，却构成了体制外的第三种关系。

朝鲜海关设于 1882 年，李鸿章对此起到至关重要的作用。1882 年朝美条约签订后，朝鲜对外开放通商，开港设关事宜被提到议事日程，国王咨文清政府请求"代聘贤明练达之士，迨兹东来，随事指导"，② 李鸿章推荐袁世凯的德国顾问、曾在中国海关任职的穆麟德（P. G. von Möllendorf）为朝鲜海关总税务司。12 月穆麟德到任，选仁川、釜山和元山三处为通商口岸，设立海关事务所，仁川为海关总署。他依中国海关体例制定《朝鲜海关章程》和《海关税则》。依例朝鲜海关由朝鲜外务署全权管辖，但远在北京的中国海关总税司赫德却不是这样认为的，朝鲜海关虽然由朝鲜当地官员管理，但却直属于宗主国的总税司。③ 3 年后，穆麟德被朝鲜国王解除总税司职务，赫德即推荐美国人墨贤理（H. F. Merrill）接任朝鲜海关总税务司。墨贤理带着赫德"朝中海关联合"的使命来到朝鲜，在赫德的指导下管理朝鲜海关，不久赫德对朝鲜海关进行大换血，"比较高级的职位逐步由调自中国海的人员担任。"④ 由此，赫德架空了朝鲜政府对海关各级税务司的人事任免权，完全掌握了朝鲜海关的人事权，而这些由总税务司派到朝鲜的人员，被编入中国海关总税务司署造册处编印的《新关题名录》，⑤ 他们的薪水从中国各关经费项内支给数成，他们是中国海关的属员，朝鲜海关是中国海关的辖属机关。1886～1894 年朝鲜海关的高级职员全系西方人，由德国、美国、法国、英国和丹麦等国人构成，无一朝鲜人和中国人。这个名义上隶属清政府的朝鲜海关，实质是在赫德掌控下的一个独立王国，此局面一直延续到甲午战争的爆发。

① 权赫秀：《晚清对外关系中的"一个外交两种体制"现象刍议》，《中国边疆史地研究中心》2009 年第 4 期，第 74～75 页。

② 中研院近代史研究所编《清季中日韩关系史料》（中国近代史资料汇编），第 624 件，附件 3，第 3 卷，台湾中研院近代史研究所，1972，第 1038 页。

③ 《赫德等关于朝鲜事件书翰》，引自中国史学会主编《中日战争》（二）（中国近代史资料丛刊），上海人民出版社、上海书店出版社，2000，第 522 页。

④ 〔美〕马士：《中华帝国对外关系史》第 3 卷，张汇文等合译，商务印书馆，1960，第 14 页。

⑤ 孙修福编译《中国近代海关高级职员年表》，中国海关出版社，2004，第 539～541 页。

1869 年上海海关医务官詹美生致信赫德，建议收集各港口城市的医疗卫生情况，为在华外国侨民提供医疗卫生保健资讯。1871 年底赫德发布"总税务司函"，要求各地海关医务官调查当地的医药卫生和疾病流行情况，1871 年，第一期《海关医报》由江海关在上海出版。

赫德要求各地海关半年度提交一次研究报告，分春夏两季出版。每期约 10 个城市，共涉及全国 32 个城市与地区，包括北京、上海、广州、汉口、牛庄（今营口）、天津、宁波、厦门、汕头、九江、芝罘（今烟台）、福州、打狗（高雄）和台湾府、淡水与基隆、镇江、温州、海口、宜昌、北海、芜湖、重庆、龙洲、苏州、梧州、蒙自县、长沙、江门等，此外还有来自朝鲜汉城、济物浦（Chemulpo）和日本横滨的医学报告。1910 年，《海关医报》第 80 卷出版后停刊。共计 500 多篇报告，超过 300 万字。

医学报告由海关聘用的医务官（Medical Officer）和驻守当地的医学传教士（Medical Missionary）撰写，格式统一，按英国医学会疾病分类法报告中国各大城市的疾病、流行病和健康卫生状况，分三方面：一是该年度不同城市的健康卫生状况报告，流行传染病的原因及治疗情况，外国人死亡统计，城市公共卫生设施、生态环境、城市气象统计；二是新发生疾病或罕见疾病的研究；三是中国传统医药对付疾病与传染病的方法和手段，各地区中国人不同的生活习俗与卫生习惯，中国医学治疗学研究。赫德设想这份报告能促进西方与中国的医学研究，有利于整个社会和全人类的健康。[①]

19 世纪下半叶"病菌说"理论在法国和德国兴起，科学家在实验室里探索疾病原因，试验发明对付疾病的方法与药物，寻找疾病和发现病菌逐渐成为西方医学科学研究的热点。一些医生走出实验室，跟随欧洲殖民者来到亚洲与非洲，在全世界范围内寻找新的或罕见的疾病，再回到实验室分析研究。

当年，寻觅新"疾病"的热潮，唤醒了科学家对历史上的疾病的追踪与研究兴趣，1860～1864 年，英国医生奥古斯特·赫希（August Hirsch）出版《历史地理病理学手册》，首次按年代和区域描述历史和地理上有影响的疾病

---

① Inspectorate General of Customs, "Inspector General's Circular," *Medical Reports of China Imperial Maritime Customs*, Vol. 1 (1871).

分布，从历史、地域和社会的维度解读疾病的发生发展史，为医学家的疾病学研究提供重要的参考依据。疾病地理学和疾病生态学这套研究方式的出现，拓宽了研究者的空间视域和历史眼界，使医学科学研究在全球多民族多文化的视野下展开，形成了医学家疾病探索与研究的全球合作格局，使医学成为全世界科学家的造福人类的共同事业。以中国地区疾病考察和分析为主旨的《海关医报》便将研究空间拓展到中国及亚洲地区，而清帝国担当沟通与组织的平台，由遍布中国、日本和朝鲜的 20 余位各国医生，在 30 多个地区，历时 40 多年，忠实地记录了半个世纪中亚洲大部分地区的疾病生态环境、流行病情况和社会应对策略。这是一部亚洲疾病地理学和疾病史研究巨作，是跨文化医学传播和多民族医学文化交流互动的集中体现，是 19 世纪全球医学科学家合作的产物，反映 19 世纪世界医学科学发展的最新成就，有着极高的学术价值。

1885 年正值朝鲜海关关系归属清帝国海关，安连被定为海关医官，[①] 同年安连创建济众院，于是第一份关于朝鲜西式医院的报告，便发往了中国海关。《海关医报》中有四篇来自朝鲜的报告，1885 年 9 月第 30 期和 1887年 3 月第 33 期刊载了关于汉城的医学报告，1891 年 9 月第 42 期刊载了汉城和济物浦的医学情况。

三　安连的《朝鲜医学报告》

安连的报告共计两期，简述如下。

1. 1885 年 9 月号第 30 期

这是《海关医报》上发表的第一篇来自朝鲜的医学报告。[②] 按照海关规定体例，安连首先介绍了汉城的地理位置（北纬 37°31′、东经 124°30′）、气候特征、城市建筑，作者详细地描述汉城的房屋建构、材质、通风情况、室内空间分布，食物，城市供排水系统等城市公共卫生设施这些与健康有关的基本要素，以便让西方人了解朝鲜的生存环境，对朝鲜卫生健康状况有基本

---

① H. N. Allen, *First Annual Report of the Korean Government Hospital* (Japan: R. Meiklejohn & Co., 1886), p. 5.

② "Dr. H. N. Allen's Report on the Health of Seoul (Corea)," *Medical Reports of China Imperial Maritime Customs*, Vol. 30 (1885), pp. 17–30.

的认知。

《海关医报》的主要读者是在华和亚洲地区的传教士、医生和其他生活在亚洲的西方人,安连的报告以在朝鲜的外国人的健康状况为主要内容。据报道1885年外国人生活圈中有一例结核病和多例间歇热,最后均治愈。腹泻在外国人中很普遍,尤其是湿季,因为城市的房屋屋顶、街道、井和墙上溢满了湿气,容易导致腹泻。冬天气候干燥,外国人身体无恙,健康良好。安连在报告中提到当时济物浦亦有外国人居住,该年他仅去那边出诊过3次,他认为该地基本情况与汉城相同。当地外国人主要由日本领馆的田中医生负责。

该报告主要涉及4月14日到10月14日的济众院(安连称之为政府医院Government Hospital)病例,医院病例和门诊病例共计7234例,涉及疾病有210种之多。《海关医报》主编詹美生医师为医学报告定下严格的规则,要求报告者按英国通行疾病分类法制作疾病列表,因此,报告中的疾病分类细化至极,如麻痹症就分为手臂、足部、常见和摇晃等四种,性病分类更为细致,梅毒有二期、终期、出疹、结节、麻疹、骨膜炎等。

医院病例主要有肿瘤、麻风病、白内障、性病、精神错乱、癫痫症、难产、疝气,儿童常见的有天花、麻疹、咳嗽、腮腺炎、水痘和溃疡。肿瘤在朝鲜人中较普遍,而且远远多于欧洲人,在安连看来,这是因为朝鲜人对肿瘤并不在意,他曾见一个病人的瘤子将整个脖子都盖住,这让欧洲的医生非常震惊。当地人都知道霍乱,最严重的一次发生在4年前,首都死了上百人。此外,还有伤寒、疟疾和脚气病、严重的痢疾、肝硬化和黄疸、肾小球炎、心悸病等。呼吸道疾病有肺结核、胸膜炎、气管炎、支气管炎和哮喘、呕血。皮肤病以寄生虫病为主,安连在朝鲜还发现了象皮病人并查到丝状虫。但在朝鲜没有发现当时东南亚地区流行的黄热病。

最后,作者提供了济众院4月14日至10月14日的疾病清单。

2. 1887年3月号第33期

该报告按常规报告了1885年10月15日至1886年4月10日汉城的疾病与健康状况,以济众院病例报告为主。①

① "Dr. H. N. Allen's Report on the Health of Seoul(Corea)," *Medical Reports of China Imperial Maritime Customs*, Vol. 33(1887), pp. 38–47.

1886 年 7 月在亚洲地区暴发霍乱，殃及朝鲜，安连通过《海关医报》首先向中国及至世界医学界报道汉城霍乱的严重程度、疾病特征、死亡数据和恢复情况。

"1886 年 7 月 15 日霍乱登陆汉城，此次霍乱发源于日本，由釜山登陆，在汉城暴发，旋即传遍朝鲜半岛，瘟疫最远触及北方，最后在首都终结，现在听说传到西伯利亚。"

霍乱在日本暴发后，安连便获得消息，着手准备，所以霍乱侵袭朝鲜时，济众院便很快投入救治工作，医生指导当地人以硫黄、鸦片、樟脑和辣椒等药对付疾病、避免感染并预防，同时分别在早晚向百姓施药 1 次。汉城的外国人都投入赈灾救助工作，并在家里发放药物，驻朝的中国代表也送出了上百吨的鸦片。9 月 1 日，霍乱消失。

瘟疫肆虐一个半月，死亡无数。闵泳翊要求汉城长官在两个城门口设立了收尸站，清点死亡人数，每天汇报，安连由此获得了相当精确的死亡数据。7 月 15~25 日，焚尸 3060 人；26 日 460 人，27 日 421 人，28 日 371 人，29 日 297 人，30 日 345 人，显然，死亡人数在逐渐下降，8 月 16 日，人数降到 66 人，9 月 1 日只有 20 人了。所有死亡者的尸体都送到城外焚烧。据统计，一个半月里，死亡数达 7092 人。当时城里居民计有 15 万人，统计没有包括城外居民。鉴于夏季的高死亡率，约 1000 人中 50 人死亡，安连推测正常情况下每天死亡人数约 20 人，由此得出结论，霍乱的死亡人数约为 6152 人。但是到 9 月正常死亡率为 1000 人中有 7~8 人，所以安连认为本次霍乱导致的死亡人数间于 6152 和 7092。本次瘟疫来势凶猛，一旦感染不到几小时就死亡，极少病人能延至第二天，安连接触过一个病人，不到 3 小时病人就暴毙。

这场袭击汉城的瘟疫，受害者主要是朝鲜居民，外国人因为生活在独立的区域，又严格饮用煮沸和过滤水，不从朝鲜市场购买食品，基本幸免于难，只有几例肠炎的报道。

医学报告显示，该年度汉城气候宜人，春天雨水不多，夏季凉爽舒适，越来越多的欧洲人来到汉城，城内已有 45 名欧洲成人和 11 名欧洲儿童。该年有 1 名欧洲人去世，4 名婴儿出生。欧洲人只饮用煮沸和过滤的水，甚至煮饭和冲马桶亦如此，他们不去本地市买食物，专食从日本和中国采购的令品。

1886 年冬天汉城天花流行，有些中国人和日本人感染此疾，并有人员死亡。当地人认为此次天花流行是恶性疾病。尽管施种牛痘早在欧洲普及，但从免疫程度而言，一次接种并不能有效地抵抗天花的袭击，必须重复接种。该年有一位年届40的欧洲人来到亚洲，他在家乡已接种过牛痘，进入日本时不愿再次接种，到朝鲜后又租借一间与当地人仅一纸之隔的卧房。房东小孩感染天花，最后传染给这位欧洲人。欧洲人最后未能逃脱病魔，感染天花12天之后宣布死亡。

安连在医学报告中表示，若想以本地病人为研究对象，还存在些困难。显见，这所名义为朝鲜人设置的医院，就症病人还是以外国人为多。他详细记录一位天主教神父在医院治疗的情况，分析他的疾病特征、用药、反应和愈合过程。

该年度济众院共治疗病例10460例，疾病报告的分类方式与第一次报告相同。

四　观察朝鲜的新视角

尽管只有两份医学报告，但其中蕴含的学术价值却不容低估。前文已指出，这是安连创建济众院后首次发出的医学报告，发送对象是清帝国海关。《海关医报》有明确的内容要求和安排，注重报告区域的健康与疾病生态情况，尤其是该地区传统的医药卫生方法和手段，以及流行病调查与纪录。韩国延世大学收藏的《第一期医学报告》是济众院的医疗诊治情况报告，两者的出发点不同，关注的问题亦有差别，前者观察朝鲜医药卫生情况和生存环境的视角更是有其独到之处，与西方盛行的疾病生态学方法有着学术上的关联。安连的医学报告在为后人审视了解19世纪朝鲜的医药卫生状况提供新视角的同时，也为研究济众院创建过程及其早期发展历史保留下最原始资料。

（一）保存了济众院的起源史及早期情况

作为朝鲜海关首次提交的医学报告，安连对1884年12月4日晚上被请去救治闵泳翊的经过做了详细的描述，以能让他的中国同事"更好地从医学方面了解去年冬天发生在汉城的事件"，该文曾刊于1885年6月的纽约《医学报道》（*Medical Report*）。安连及时的拯救，给了闵泳翊第二次生命，安连自己也因此获得他人生的最大机遇，赢得高宗和王室的信任，改变他们对西医的态度，使越来越多的朝鲜人转而寻求西医治疗。安连以为这正是西医传入朝鲜的好时机，拟就"朝鲜政府京中设建病院节论"。1885 年 1 月 22 日，美国海军中尉兼代事公使福久（George C. Foulk）将此建议提交朝鲜政府，"鄙公使馆美国医师安连，欲建京中病院，节论呈上。而此则医师安连提公取要，真是营造病院之道，于公于私亦有便宜之理"。① 安连建议，美国各处大道建有病院，若朝鲜于京中营设病院，他愿自费不取一钱，只需要政府提供"朝鲜京中空气通行，清幽精洁大一家屋"，医院药材、医务勤杂人员等项开支三百圆。为说服朝鲜国君，安连以李鸿章天津设医院为例，"如此病院于清国北京天津上海广东与外他各国多有建造，而其中二院，李鸿章之自辨物财者耳"。与教会在中国设立教会医院不同，安连极力主张由朝鲜政府主持建造"朝鲜政府之病院"。② 据朝鲜《统理交涉通商事务衙门日记》1885 年 1 月 27 日记载，收到美国公使提交的"病院节论三篇"。③ 1 月 28 日朝鲜政府即复函美领馆。安连在报告中记载，他的建议得到认可，朝鲜政府调拨了一幢很大建筑物用于办医院，并且提供经费购买医院设备和用于日常开销的经费。④ 日记 4 月 3 日记道："本衙门设有施医院一所，在北部齐洞外衙门北偏第二家，邀美国医师安连并置学徒医药诸具。"⑤

　　济众院，即第一家西式医院开张的日期，目前韩国学者多采纳安连在1886 年撰写的《第一期医学报告》中的时间——1885 年 4 月 10 日，此被视为朝鲜接受西方医学正式开始的日期，但是在安连 1885 年 9 月提交给中国海关的医学报告中的日期是"4 月 14 日"。⑥《朝鲜医学报告》提交的时间比《第一期医学报告》要早将近一年，且就在济众院开设的同一年，从时间顺序和

---

① 《美原案》18046，汉译。转引自《延世医史学》（韩国），1998 年 9 月，第 511 页。
② 《美原案》18046，汉译。转引自《延世医史学》（韩国），1998 年 9 月，第 511 页。
③ 《统理交涉通商事务衙门日记》（1885 年 1 月 27 日），转引自《延世医史学》（韩国），1998 年 9 月，第 527 页。
④ "Dr. H. N. Allen's Report on the Health of Seoul（Corea）," *Medical Reports of China Imperial Maritime Customs*，Vol. 30（1885），p. 29.
⑤ 《统理交涉通商事务衙门日记》（1885 年 1 月 27 日），转引自《延世医史学》（韩国），1998 年 9 月，第 541 页。
⑥ "Dr. H. N. Allen's Report on the Health of Seoul（Corea）," *Medical Reports of China Imperial Maritime Customs*，Vol. 30（1885），p. 28.

历史记忆而言，前者的准确度理应是后者。但为何安连会在一年之内更改日期呢？查看《统理交涉通商事务衙门日记》有关记录，高宗二十二年二月十八日（即公历 4 月 3 日）有"设有施医院一所"的记录，并云："自十八日为始，而每日以未时至申时，开院试药矣。"① 显然，济众院早在 4 月 3 日起已试业，安连在《第一期医学报告》中谈道，正式开业并没有举办任何庆典。② 因为没有开幕式，所以试业到正式开业的界限就不清晰，安连可随意切换一个易于记忆的日期。因为韩国学者未有见到《朝鲜医学报告》，便直接采纳安连在 1886 年确定的日期了。其实朝鲜官方史料对此有记载，《高宗太皇帝实录》高宗二十二年二月二十九日（1885 年 4 月 14 日）记载"议政府启，惠民活人两署，既革罢矣，其在朝家广济之意殊涉欠缺。另设一院，以广惠院称号"，③ 高宗确认的日期是 4 月 14 日，这就是最初安连为何会将此日记录到医学报告中，并提交到清帝国海关。

早期施医院的名称多有变化，初为"广惠院"，后又命名为"济众院"，4 月 26 日，统理交涉通商事务衙门正式通告广惠院改称济众院，济众院成为医院正式名称，安连报告中一直称之为"Government Hospital"。

医院开设之初"深受欢迎，每天有 60~100 位病人前来就诊。现在还未到雨季，他们通常在雨季患病，目前病人数还未达到最高峰"。④ 在朝鲜官方文件中，安连"学术精良，尤长于外科，一经诊验立见神效"。⑤

除安连外，另有一名有经验的医生到医院工作，美国承诺会另外再派一名医生来医院，北长老会的医学传教士赫伦（J. U. Heron）于 1885 年 6 月 24 日抵达医院。1886 年，随着就诊病人的增多，高宗又给医院一幢全新完好建筑，医院房源充足，于是辟出一间专用作女性诊室，由埃勒西（Ellersih）医生负责。济众院接待的病人，以朝鲜人为主，"凡有疾病者，来院疗治，药价

① 《统理交涉通商事务衙门日记》（1885 年 4 月 3 日），转引自《延世医史学》（韩国），1998 年 9 月，第 541 页。

② H. N. Allen, *First Annual Report of the Korean Government Hospital*, p. 1.

③ 《高宗太皇帝实录》，卷 22，第 8 页。

④ "Dr. H. N. Allen's Report on the Health of Seoul（Corea），" *Medical Reports of China Imperial Maritime Customs*, Vol. 30（1885），p. 28.

⑤ 《统理交涉通商事务衙门日记》（1885 年 4 月 3 日），转引自《延世医史学》（韩国），1998 年 9 月，第 541 页。

则自国家备给矣",① 医院也接待欧洲人。

济众院的另一特色是为朝鲜培训医护人员,一所设备配置精良的学校于 1886 年 3 月 29 日成立,第一批有 16 名朝鲜学生,为韩国医学界培养了第一代西医学生,是为韩国近代医学教育的开端,之后医学校从医院独立出来,在获得世富兰偲先生(L. H. Severance)的捐赠后,更名为世富兰偲医院和医学院,即现在的延世大学医科大学和世富兰偲医院。

(二)对朝鲜的疾病生态学和卫生研究

安连曾表示想要借助朝鲜人展开对朝鲜流行病情况的研究,这似乎有些困难,但并未阻止他从疾病生态学角度,展开对朝鲜医学和汉城公共卫生状况的调查研究他将研究成果通过《海关医报》传播到中国和欧洲医学界,一方面与在华医学传教士和医生交流,另一方面使欧洲医学界对朝鲜的疾病生态和公共卫生状况有所了解,为即将去朝鲜居住和工作的外国人提供专业的健康咨询信息。

安连探讨了朝鲜人民的生活习俗、传统文化与健康之间的关系,以此分析朝鲜人常见病存在的缘由。

生命健康和与疾病密切相关的食品是安连关注得比较多的方面,不仅因为这与欧洲人在朝鲜的生活和健康有关,更因为这是考察朝鲜民族的健康与疾病特征的重要依据。安连的记录中贫穷百姓的食物是米、豆、蔬菜和少许肉,而富裕人家就可吃到各种肉:猪肉、牛肉、家禽、野味、狗肉和鱼。在描述了朝鲜人的饮食方式之后,安连发现朝鲜人食多、食快、咀嚼不透,这样的饮食习惯,使消化不良、肠胃胀气等肠胃疾病很普遍,在人们的大便中会看到有绦虫。朝鲜人多饮水,他们不像中国人那样爱喝茶,茶常被用作药物。朝鲜人爱喝酒,酒量很大,不输于欧洲,这点与中国人也不同。他们做米酒,一般是劳动大众饮用,不懂用葡萄酿酒。医院接收过两例因酗酒过度而瘫痪的病人。

朝鲜痢疾盛行,安连认为这可能与朝鲜人喜食泡菜有关。"他们知道但并

---

① 《统理交涉通商事务衙门日记》(1885 年 4 月 3 日),转引自《延世医史学》(韩国),1998 年 9 月,第 541 页。

不在乎，所以当他们生病时，也不会放弃腌制的菜肴。"① 从医院病例看，朝鲜人没有通常所见的炎性腹泻，只有几例肠下垂的疾病，"这可能与他们的饮食和服装风格有关"。②

安连注意到"来医院就诊的性病病人相当多"，他以为性病是"另一个与文化传统和生活习俗有密切联系的疾病"，性病有梅毒、淋病等。安连指出朝鲜结婚早，又有重婚的习俗，而且纳妾也被认可，朝鲜男人中有纵欲的风气，这便是性病频发的根源。从一个欧洲人的立场看，如此频繁的性活动实属放任行为，但朝鲜人并不这样认为，"他们不明白这与他们不规矩的生活有关"。③ 硬性下疳是所有性病中最常见的病例，还有二期和三期梅毒，他们称之为"中国病"。

此外，有大量的麻风病例，据安连诊断各类病种都有。在分析这些病例时，安连更重视他们的身份和生病原因，他们大多数是乞丐，因病丧失手指和脚趾，脸上和身体上结着肮脏硬痂。这些流民没有地位，往往因为家族有麻风病史而被社会抛弃，怕会有遗传。生活质量和环境的恶劣，使麻风病人还常伴有性病。西医能治愈麻风病，通过报道，许多外省的病人前来治疗，当地政府还提供通行证让这些麻风病人暂时通过。"街上常见有盲人，许多人是因天花致盲。"街上还能见到精神错乱者。

因为是在汉城，安连常见到太监，甚至为一名太监治疗性病，"在宫里，他们都有自己的女人和房子"。安连还去当地人家里抢救过难产的孕妇，当地人还不懂产科接生，安连试图向产婆介绍正确的方法却遭遇拒绝。

肆虐人类的流行病和传染病，在 19 世纪成为医学界研究的重要课题，这一学科随欧洲工业化和城市化进程的加速而迅速成长起来，因其疾病特征与生活方式、工作环境和城市健康发展相关，而开拓出一个新的学科领域——公共卫生学。安连笔下的朝鲜流行病和传染病有天花、霍乱、疟疾、痢疾、

---

① "Dr. H. N. Allen's Report on the Health of Seoul（Corea），" *Medical Reports of China Imperial Maritime Customs*，Vol. 30（1885），p. 22.

② "Dr. H. N. Allen's Report on the Health of Seoul（Corea），" *Medical Reports of China Imperial Maritime Customs*，Vol. 30（1885），p. 22.

③ "Dr. H. N. Allen's Report on the Health of Seoul（Corea），" *Medical Reports of China Imperial Maritime Customs*，Vol. 30（1885），p. 23.

伤寒。他记录朝鲜儿童从小接种人痘的情况，详细描述接种的手段和产生的效果。19 世纪在亚洲的西方医生发现一个惊人的事实，亚洲儿童接种人痘后，不会再感染天花，但欧洲人在接种牛痘，一旦天花暴发，依然有感染的威胁，安连的报告中记录一位曾接种牛痘的欧洲人来到东方，因未再次接种牛痘而感染天花致死的病例。汉城城市不洁、水源不清和朝鲜人的饮食习惯会导致痢疾和霍乱流行，4 年前汉城曾发生过一次霍乱流行，数百人受到侵袭。

以疾病为中心的疾病生态学和疾病地理学是 19 世纪欧洲医学发展的新方向，在亚洲地区的西方医生以此作为自己研究的课题。1876 年英国医生曼松在中国厦门发现象皮病人，在《海关医报》中首次报道，引起世界医学界的关注，激发起在亚洲的西方医生的兴趣，赫德主导下的海关又鼓励海关医官将探索并发现新疾病列为他们工作的另一重要任务，并以《海关医报》为沟通媒介，形成亚洲医生之间，以及他们与西方医学界交流的平台。1885 年安连的报告也曾提到他在朝鲜发现的象皮病和丝状虫。此外，安连还提到不久前日本学者研究发现的"脚气病"，并提到朝鲜人已知晓此类疾病，并称之为"Kakke"。

（三）观察朝鲜医学的新视角

安连在《第一期医学报告》中谈道，作为海关医官，他有责任提供"汉城的健康"报告，《海关医报》1885 年第 30 卷第一次从西方医学的专业角度报道朝鲜及汉城居民的健康状况。这份欧洲人眼中朝鲜民族的衣食住行与健康关系报告，为我们提供了一个观察朝鲜医学的新视角。

作为首都的汉城，其地理位置是距海 30 英里，距汉江 80 英里（1 英里 ≈ 1.61 公里），建有两条相当完善的供水系统，一条源自北部高山，另一条来自南部。外国人通常居住在本地的房屋，并按自己的品味进行装修，装饰成非常漂亮的房子，就坐落在茂盛的树林灌木和鲜花丛中。安连注意到朝鲜的房屋建筑以石屋为主，屋内都有"炕"，并有较好的取暖设施，朝鲜人采用的油纸要好过欧洲人习惯采纳的油布。不过在汉城的外国人更多的是喜欢用炉子取暖，而不是炕，原因在于煤比木材便宜，外国人可以从日本采购较为便宜的煤炭。

除了雨季让人感到很不舒服外，外国人对朝鲜的气候甚是满意。安连说对喉咙和肺病患者来说，朝鲜是一个不错的康复场所。从 9 月起天气变冷，直到 12 月底，此时寒风刺骨。4 月春天开始，气候宜人，秋天也是如此。6 月开始变热，雨季降临，由于城市的排水系统相当糟糕，城市变得脏乱不堪，尤其当大风暴袭击时，许多石屋毁于一旦。

西方人的食物，如牛肉、家禽、鱼、米和豆类，大部分依赖外国进口，只有一些蔬菜和时令水果是在朝鲜市场采购的，因为在他们看来朝鲜的猪肉不能食用，市场出售的奶牛肉会导致败血症，有些疾病来势凶猛，使动物突然致命，人食之后亦如此。此外，在饮用水方面，汉城有许多井可提供水源，外国人也饮井水，不过他们很小心，一般是在将水煮沸并过滤之后再饮用。所以，1886 年汉城霍乱大流行时，城里的外国人很少感染，就因为他们的食物不是来源于汉城市场，又饮用煮沸的水，所以幸免于难。在介绍了汉城的生存环境之后，安连说这样"对外国人社区的健康状况就会有一个清楚的认识了"。

那么，欧洲人眼中的朝鲜又是怎样的一个民族呢？

在欧洲人眼里朝鲜人的卫生习惯不好，"我发现他们身体一直很脏。人们不常洗澡，穷人在夏天冲凉。此地无人知道有洗澡水管"。服装能展现一个民族的文化和精神气质。安连认为朝鲜人的衣着光鲜漂亮，白色、蓝色，或是其他重色调为主，布料有棉和丝，冬天在外面再加上丝质的外套。朝鲜女性的服装没有欧洲人时髦。烦琐而过长的服装，使朝鲜人显得没有精神，精力不够充沛。

朝鲜贵族妇女深居闺阁，很少见太阳，常受困于神经性疾病、性病、风湿病和幽闭症，她们大都脸色苍白、小手湿冷、身体虚弱，所以朝鲜男子往往会娶两个妻子，大房会是贵族女子，第二房就会是穷苦人家的女子，第二房比较健康，她们生出的儿子虽然没有实权，但往往比在政府中任职的男子健康强壮。

安连考察了朝鲜人的用药，发现与中国药物相同，他指出朝鲜有一种万能药，就是高丽参，根据他在外国人和本地人身上的运用与实验，他认为这是种"发热"药，能起到壮阳和滋补作用。在治疗手段方面，安连提到针灸很常见，显然他对针灸的原理和方法未做深入研究，只停留在表面认识上，他的描述无疑凭感觉而著。

  《海关医报》的作者由多国医生、多种教派的传教医师担当，他们中有些受过英美的医学教育，也有些受过德国医学实验培训，还有注重临床实践的法国医生，此外还有驻守日本和朝鲜的医学传教士。这些医生在收集亚洲疾病情况的同时，将视角触及亚洲民族的传统医药文化、民间卫生措施和民俗养生习惯，从文化人类学和疾病生态学考察亚洲的医药卫生状况和亚洲人的健康之道。安连的报告以疾病观察为主旨，科学精神为核心，兼容民族文化、民间信仰和民俗传统，尽管仅有两篇，却是精彩纷呈的朝鲜医学文化史，充分展现 19 世纪 80 年代刚刚与外国人交往的朝鲜的文化和生态。安连对朝鲜医学的记载并不多，但他关注朝鲜的饮食、药物和生活方式，还有汉城气候宜人的生活环境，朝鲜政府积极处理霍乱危机的措施和方法。无疑，安连向西方世界报告他眼中的朝鲜生态环境和卫生状况的记录，为今天的研究打开了观看朝鲜的另一个视角，具有较高的学术和文化价值。

卫生（健康）与近代中国现代性：
以近代上海医疗卫生广告为中心的
分析（1927~1937）[*]

杨祥银^{**}

一 前言

近代上海广告的出现在某种意义上是中西文化交流、贸易往来与商业竞争的产物。鸦片战争之后（尤其是 1843 年上海开埠后），外商将国外经销商品的各种广告手段引进上海，尤其是那些国外的跨国公司，它们纷纷在上海设立分公司以占有中国市场。而这些跨国公司又相当重视广告在市场竞争中的重要性，在这种市场意识的影响下，后来的华资企业也纷纷设立广告部，打响了一场场惊心动魄的中外商业广告战。

近代上海的广告形式多样，按照徐百益先生的分析，主要有布告招贴广告、报纸广告、图书杂志广告、无线电广播广告、路牌广告、街车广告、霓虹灯广告、印刷品广告（包括传单、说明书、目录、小册子、小画片、月份牌）以及电影幻灯片广告。近代上海不仅广告形式多样，而且出现了大量的广告机构（包括企业的广告部、广告代理商、专业广告公司以及广告同业公会），有力地推动了广告的市场化、企业化与规范化发展。同时，为规范广告业的发展，广告行业协会以及政府颁布了相应的广告管理行业

* 本文原刊于《史学集刊》2008 年第 5 期，第 52~59、64 页。
** 杨祥银，中国人民大学历史学院教授。

规范准则与政策法规。①

综观现有近代上海广告的研究可以看出，广告已经成为研究近代上海历史与上海文化的一个重要媒介物。它虽然无法反映社会的整体面貌，可是却不失为一种值得尝试的视角。正如台湾中研院近代史研究所黄克武先生所说："广告可以说是社会中想象力和愿望的浓缩，是社会目标的产物，而有效的广告诉求正代表了该社会中消费者所认可的生活体验。……借此而了解一些透过其他性质的史料所不易观察到的社会现象。"② 笔者以为，广告不仅是对社会现象的反映，而且更为主要的是，它以图片与文字双重信息呈现了现象之外的更为深层次的象征意义的表达。

进入正文之前，笔者首先对文章中的几个关键问题做一交待与澄清。

（1）为什么是医疗卫生广告？笔者在研究 20 世纪 20～30 年代上海医疗卫生史的过程中，需要查阅《申报》上的相关报道，而在翻阅过程中却发现关于医疗卫生的广告特别多。根据戈公振先生关于 1925 年《申报》和胡俊修先生关于 1933 年《申报月刊》上的广告的统计，医疗卫生广告占大部分（虽然两个统计分类方法并不相同，这里仅供参考）（见表 1 与表 2）。

表 1　1925 年《申报》广告统计情况

	商事	商品	金融	物价	机器	医药	奢侈品	集会	声辩	法律	招寻	慈善	游戏	赌博	教育	书籍	交通	杂项
次数（次）	37	36	16	3	3	69	12	11	48	21	34	3	82	15	6	15	4	15
百分比（%）	8.6	8.4	3.7	0.7	0.7	16	2.8	2.6	11.2	4.9	7.9	0.7	19	3.5	1.4	3.5	0.9	3.5

资料来源：戈公振：《中国报学史》，香港：太平书局，1964，第 216～217 页。

---

① 徐百益：《老上海广告的发展轨迹》，益斌、柳又明、甘振虎：《老上海广告》，上海画报出版社，1995，第 3～10 页。

② 黄克武：《从申报医药广告看民初上海的医疗文化与社会生活：1912～1926》，《中研院近代史研究所集刊》1988 年第 17 卷，第 142 页。

表2　1933年《申报月刊》广告情况

	香烟	医药	保健品	银行	胶卷	书店	服装	电器	日用品	护肤品	招股引资
条数（条）	8	34	14	5	2	3	3	4	3	3	2
百分比（%）	10	42	17	6	3	4	4	5	4	4	3

　　资料来源：胡俊修：《嬗变：由传统向准现代——从20世纪30年代〈申报〉广告看近代上海社会生活变迁》，《周口师范学院学报》2002年第6期，第87页。

　　笔者思考，医疗卫生广告的频繁出现除了商家的商业利益考虑之外，是否还能反映出当时上海社会医疗卫生消费背后的更为深层次的问题呢？而且，我们可以发现很多广告跟当时政府的医疗卫生政策有一定的关系。比如在1928～1937年上海市政府举办16届卫生运动（其中有3届未能举行）的过程中，很多药房和医院都参与其中，并且在广告言说中巧妙地以卫生运动为契机大肆推销。我们可以看到当时的很多广告都以"卫生运动"为标题。正因如此，本文试图超越传统的从政府医疗卫生政策出发考察医疗卫生的做法，以广告为中心做一文本分析，希望可以呈现另一幅图景。

　　（2）为什么是1927～1937年？本文这样划分显然是出于研究的方便。不过也有其他考虑，主要是因为从1927年7月7日上海特别市政府建立（1930年7月1日改名上海市政府）到1937年全面抗战爆发的10年是上海从20世纪初到新中国成立前最为稳定的时期。而且，南京国民政府为完成国家重建的任务实施了包括医疗卫生在内的一系列现代化建设计划，① 而上海就是其实现这一目标的重要试验地。所以，本文也会考察政府如何通过医疗卫生现代化以及卫生与国家的关系来表达它对于建立现代独立民族国家的诉求。

　　（3）卫生（hygiene）是什么？卫生包括个人卫生与公共卫生，而在英文书写中通常将前者表示为"hygiene"，而将后者表示为"public health"，但有时又用"health"来泛指卫生与保健。在传统的中国知识论述中，卫

---

① 关于南京国民政府十年的医疗卫生建设请参阅 Ka-Che Yip, *Health and National Reconstruction in Nationalist China: The Development of Modern Health Services, 1928 - 1937* (Ann Arbor: Association for Asian Studies, University of Michigan, 1995)。

生通常指"养生之道"，主要指个人保健。可是随着西方卫生观念的影响以及以生物医学和细菌学为代表的西方医学体系在中国的确立，卫生在官方论述中从过去的身体保健转变为以改善公共环境和加强传染病预防与控制能力为主的公共卫生观念。这种转变从1928～1937年上海卫生运动的内容中就可以看得很清楚，当时卫生运动主要是针对如何改善街道卫生和加强传染病预防与控制能力。可是，从当时的医疗卫生广告中可以发现，在日常生活论述领域，卫生兼具个人保健与公共卫生的意义。① 因此，本文的医疗卫生广告，除了包括医药、卫生用品（牙膏、卫生巾、现代浴室设备、肥皂与香皂等）广告之外，还包括保健品（包括各种补品与营养品）广告。

二 身体与国家：卫生的政治性

这里笔者将集中根据一些医疗卫生广告中的图像与文字内容及其象征意义的诠释来分析个人身体、卫生与国家如何通过对于医疗卫生产品的（想象性）消费联系在一起。当然，文章也会从政府的医疗卫生政策出发考察个人卫生对于国家的意义，以及政府如何通过个人卫生的社会总动员（卫生运动）来实现对于人们的日常生活的控制与规训。所以，在某种意义上，医疗卫生政策成为国家加强社会控制的正当性借口。先列举当时关于医疗卫生广告言说的一些内容，然后进行分析。

（1）"救国必先强民，救民必先强身，我国连年战争，利权外溢，国弱民病，已至极点。若不设法挽救，后患何堪。本药房秘制下列四种药品，为治病强身之惟一圣药。望我爱国同胞服愈病体，借可振作精神为国争光，将来国富民强，俾有厚望焉。"（上海联昌德大药房德轩氏四种良药广告，《申报》1928年4月7日。）

（2）"国民政府内政部长薛笃弼呈请提倡国货。薛部长继冯总司令之

---

① 关于卫生观念在中国的演变请参阅雷祥麟《卫生为何不是保卫生命：民国时期另类的卫生、自我和疾病》，《台湾社会研究季刊》2004年第54期；R. Rogaski，"Hygienic Modernity in Tianjin," in Joseph Esherick, ed., *Remaking the Chinese City: Modernity and National Identity, 1900-1950* (Honolulu: University of Hawai'i Press, 2000), pp. 30-46.

后，提倡国货，不遗余力，近呈国府，拟具办法五条，均属切要，呈文有云："我国教育未能普及，人民爱国思想亦未十分发达，无怪群趋于购用外货之一途，现在民众站在青天白日旗帜底下，是必各具热忱，矢志爱国，一致改用国货，拒舶来品于千里之外，国强民富，庶几有焉。'"（上海中法药房人丹等广告，《申报》1928 年 4 月 27 日。）

（3）"卫生强国。精制卫生用品，提倡卫生要义。拭秽草纸，虽为微物，然其关系人体卫生极大，我国人日常所用草纸，多欠清洁，故常人患痔疮者，不能用草纸，即因其不洁而未消毒者，虽近来有外国货之卫生纸输入，比较清洁，让而利权外溢，用者痛心。本公司有鉴于此，特向利用纸厂定制卫生草纸……本公司制造公众棉织日用品等，质料精美，立意新颖，永不退色，切合实用，固已有口皆碑，毋庸赘述。现在国内之青天白日旗下，市政日渐革新，各处多宣传提倡卫生，近日上海特别市政府亦有卫生运动大会之举行，可知卫生之于人生，实称重要。"（三友实业社卫生用品广告，《申报》1928 年 4 月 28 日。）

（4）"体弱多病，其第一原因，在不讲求卫生，人民羸弱，遑言强国，故欲强国，必先注重卫生，现在上海特别市有卫生运动大会之举行，督促民众注意卫生，意良善也，本公司有许多精美卫生日用品，供给公众卫生上所需要。"（三友实业社卫生用品广告，《申报》1928 年 4 月 29 日。）

（5）"市政与卫生。市政改良、为今日当务之急、如翻筑宝山路及大统路、修建新闸桥、及添建乌镇路桥等、以便行人、此均为今日市政治设施、见诸实行者、市民卫生、亦市政之一、尤有改良之必要、市政府亦有种种之设施、夏令将届……霍乱吐泻、绞肠痧症、宜服虎标万金油……"（上海虎标永安堂广告，《申报》1928 年 5 月 9 日。）

（6）"雪耻！外侮侵凌，国家之耻。疾病侵凌，身体之耻。欲去疾病，首在强身。"（上海九福公司百龄机补片广告，《申报》1928 年 5 月 9 日。）

（7）"如何可使中华居国际之上风乎？国为个人集合而成，故一国之情形，恒视其个人之情形而定，苟一国之男女老幼，皆康强精壮，则其国必兴，否则病弱之躯无裨于建设，徒为社会之累而已，职是之故，凡属国民均应立志使其体格健全无亏厥，职如是则集腋成裘，人人皆为兴国之健者。"（上海韦廉士医生药局红色补丸广告，《申报》1931年1月25日。）

（8）"世界文明各国，因卫生的进步，传染病已很少的发现了；但是我国多数人不讲求卫生，所以各种传染病盛行，尤其是夏天里的霍乱症最烈。年来中央和地方卫生行政机关，对于公共卫生都十分注意，清洁检查，防疫运动，不断的举行，我们民众也应当热烈的参加。"（上海五洲大药房亚林防疫臭水广告，《申报》1936年6月15日。）

（9）"强国必先强民，强民必先强儿。"（美国宝华公司牛奶粉广告，《良友画报》第14期，1927年4月。）

通过上述广告言说内容，至少可以从以下几个方面进行分析。首先，这些广告都把中国贫弱的原因归结于国民身体的病态，进而得出结论："欲强国必先强民，欲强民必先强身。"［见第（1）（7）条广告］而身体多病的主要原因在于不讲究卫生［见第（4）条广告］。正是在这样一个逻辑下，卫生作为一种日常生活行为，因为对亡国灭种的担忧，因为对强大国家的向往与渴望，而变得富有浓厚的政治寓意。就连普通的卫生纸的使用和牛奶粉的饮用都成为国家强大的象征性行为。三友实业社在1928年4月28日《申报》上更是以巨大的篇幅刊登以"卫生强国"为标题的卫生用品广告，其视觉效果足以激发起国人的爱国主义情绪与购买这些产品的欲望。很显然，这种购买与消费在某种意义上已经被赋予了政治色彩。

其次，从广告内容［见第（3）（4）（5）（8）条广告］可以看出，当时的政府积极地领导了上海的卫生建设。如前所述，1927年上海特别市政府建立之后一直致力于包括建立现代医疗与公共卫生体系在内的全方位的现代化建设。反映在公共卫生建设方面，就是从1928年至1937年上海市政府举办了16届（其中第八、第十和第十一届未能举办）卫生运动①（见表3）。

---

① 《上海卫生志》编纂委员会编《上海卫生志》，上海社会科学院出版社，1998，第214~233页。

表3　1928~1937年上海市举办卫生运动一览

时间	名称	主要内容
1928 年 4 月 28~29 日	上海特别市卫生运动大会	卫生宣传、卫生商品展览、公开检查身体
1928 年 12 月 15~25 日	上海特别市第二届卫生运动大会	卫生宣传、全市大扫除、清道考成、拒毒宣传
1929 年 5 月 15 日	上海特别市第三届卫生运动大会	清道夫分段大扫除比赛、儿童卫生、口腔卫生
1929 年 12 月 25 日	上海特别市第四届卫生运动	清道游行扫除、通告市民大扫除
1930 年 5 月 15 日	上海市第五届卫生运动	清道夫清道比赛、卫生宣传
1930 年 12 月 15 日	上海市第六届卫生运动	年前大扫除、卫生宣传
1931 年 5 月 15~21 日	上海市第七届卫生运动	卫生宣传、注射霍乱预防针
	上海市第八届卫生运动	（未举办）
1932 年 5 月	上海市第九届卫生运动	专重闸北等战区大扫除闸北免费注射防疫针
	上海市第十届卫生运动	（未举办）
	上海市第十一届卫生运动	（未举办）
1933 年 12 月 25 日	上海市第十二届卫生运动	清扫清除
1934 年 6 月 19~25 日	上海市第十三届卫生运动大会	卫生宣传（重点防痨）
1935 年 6 月 15~23 日	上海市第十四届卫生运动大会	卫生宣传、禁毒禁烟、防止疯狗病
1936 年 6 月 15 日	上海市第十五届卫生运动	卫生宣传、预防注射、清洁扫除。适逢儿童年，增加儿童健康比赛等
1937 年 7 月 6 日	上海市第十六届卫生运动	卫生宣传、提灯大会汽车游行

资料来源：《上海卫生志》编纂委员会编《上海卫生志》，上海社会科学院出版社，1998，第216~217 页。

通过对于卫生运动内容与意义的分析可以看出，在政府倡导的卫生运动中，卫生如广告中的言说一样，被赋予了政治意义，身体成为民族复兴的基本要素。这种象征意义贯穿历届卫生运动。上海市市长吴铁城给第十三届卫生运动的题词就是"强我民族"。[1]《申报》在谈到第十四届卫生运动的意义时指出，这次卫生运动除了促进民众健康、建立民族外，还含有其他重大的意义，"近代物质文明的向上，使欧美先进国家的卫生事业走上

---

① 吴铁城：《强我民族》，《申报》1934 年 6 月 19 日，第 15 版。

了最健全的路……我国卫生事业的落后是很明显的事实，卫生事业的前进或是落后，颇足表现社会文化的高下，因此这次卫生运动其所含有的最高意义，就是提高我国的文化水准"。① 在这里，卫生更是成为国家竞争与文明程度高低的衡量标准。1936 年国民政府立法院院长孙科给上海市第十五届卫生运动特刊的题词同样反映了这种思想："自强不息象天行健，卫国卫民生机烂缦，合群并进相观益善，民族复兴此其左券。"② 陈调元更是直接以《卫生运动与民族复兴》为题来谈两者的关系："使各个人皆有康健的身体，自强的精神，推己及人，相习成风，不特为我人强身之本，实乃强国之基。方今国难日亟，谋我者日张我人为复兴民族计，必须全体国民总动员，从民族健康改造，使人人有卫生的习惯，养成壮健的身躯，一扫老大病弱的风气，必自踊跃参加卫生运动始。固知我人健强之基础在卫生。卫生，乃为复兴民族最实际而且最基本之要素。"③ 在最后一届也就是第十六届卫生运动大会宣言中，为了凸显身体健康要素在民族生存竞争中的意义，便通过与其他要素的比较加以论证。"民族生存的竞争，到现在已经成了最急迫的时代了。"其竞争的要素有六：体力、智力、勇敢、机敏、耐久与团结。这六种要素虽然包含身体与精神两方面，"然而健全的精神，寓于健全的身体，没有强健，决没有健全的精神，所以复兴民族的根本要素，还是在求身体的健康，而要使身体健康，最基本的，还是要切实的提倡卫生"。④

以上之所以反复引用关于卫生运动与民族复兴关系的论述，就是试图说明，在某种意义上，卫生运动与其说是为了提高市民的身体健康水平和改善城市公共卫生，倒不如说是通过卫生运动进行一场倡导民族复兴与国家独立的社会总动员。这种社会总动员背后更为深刻的原因是国民政府希望通过这种形式激发国人的民族主义情绪，从而实现对于其统治政权合理性与有效性的认可。或许从这里我们能够明白，为什么国民政府将卫生运动作为其定都南京后为建立现代民族国家而积极推行的"七项运动"之一。同时，为加强卫生运动作为一种社会总动员方式以及作为一种仪式的规训

---

① 《十四届卫生运动今日举行开幕典礼》，《申报》1935 年 6 月 15 日，第 13 版。
② 孙科：《上海市第十五届卫生运动特刊题词》，《申报》1936 年 6 月 15 日，第 14 版。
③ 陈调元：《卫生运动与民族复兴》，《申报》1936 年 6 月 15 日，第 14 版。
④ 《大会宣言》，《申报》1937 年 7 月 6 日，第 11 版。

作用，上海市政府卫生运动筹备委员会为卫生运动的开幕典礼规定了一套严格的程序。以第十四届为例，开幕典礼包括：行礼如仪，主席报告，市长致辞，来宾演说，学生童军代表行卫生劝导日宣誓礼，奏乐，摄影和散会。①

最后，通过对当时广告的分析，可以发现那些将个人卫生与国家富强联系起来的广告主一般都是华资企业，主要是当时的一些药房和制药公司。这些企业为了应对与西方同行的激烈竞争，而采取一种民族主义的广告言说方式，来刺激国人对于这些产品的购买与消费欲。当时有一句极为流行的话，那就是"用国货即爱国"②［见第（1）（2）条广告］。同时，为推销其产品和赢得社会声誉，这些企业积极地参与上海市政府领导的卫生运动。因此，在即将举行卫生运动的时候，当时的广告言说内容中就会相应地加入关于卫生运动的信息，或者以卫生运动作标题来吸引顾客［见第（3）（5）条广告］。对于广告主来说，这些行为出于商业考虑。但是，在某种意义上，这些企业有效地传播和强化了政府对于卫生运动与民族复兴的密切关系的诠释。

就这样，承载个人卫生的身体被不断地国家化，身体的存在已经不再是肉体的延续，它俨然已经成为国家富强的基础。③ 政府、社会团体与个人都参与了这种卫生与国家富强关系的建构与想象，而显然政府在这种关系中处于一种主导地位，它有利地引导着对于这种关系的诠释。台湾东海大学社会学系黄金麟先生指出，（在近代中国）身体之所以成为举国注目的焦点，成为各种论述和实践性行动出发的起点，其实和前此各种改革运动（同治时期的自强运动、光绪时期的戊戌变法、义和团运动后的清末新政）

---

① 《第十四届卫生运动昨晨开幕》，《申报》1935 年 6 月 16 日，第 13 版。

② 当然，这种民族主义的广告言说方式充斥着整个国货行业，并非局限于医疗卫生产品。基于此，有学者认为近代中国的消费文化是与民族主义紧密地联系在一起的。详细内容请参阅 K. Gerth, *China Made: Consumer Culture and The Creation of the Nation*（Cambridge: Harvard University Asia Center, Harvard University of Press, 2003）。

③ 身体之于国家的意义，或许我们还可以从民国时期政府与社会对于体育的重视得到佐证。从当时的《申报》与《良友画报》的内容来看，里面有大量关于各种类型的运动会的报道，甚至个别学校的运动会都被非常详细地报道。关于民国时期的体育文化与国家的关系请参阅 A. D. Morris, Cultivating the National Body: A History of Physical Culture in Republican China（Ph. D. diss., University of California, San Diego, 1998）。

的失败有莫大的关系。身体并不是从一开头就与国家的存亡产生密切的联想关系。① 显然，身体的国家化是亡国灭种危机所引发的另外一种民族救亡运动。从上述的广告言说和卫生运动大会的宣言中，无不看到对于中国贫弱的担忧与反思。

黄金麟先生对于近代中国身体国家化的考察为研究中国近代史提供了一个新的视角。② 他认为，近代以来，从康有为、梁启超开始，中国的知识分子就一直致力于各种各样的身体改造运动，建构一种有关身体的"应然"的大叙事（grand narrative）。他以 1902～1919 年的军国民运动、梁启超的新民主张、20 世纪 20 年代中后期的公民教育运动和党化教育、1934 年的新生活运动为例来探讨近代中国身体的国家化过程。正是通过这些身体改造运动，身体作为一种国家工具的历史发展获得一个"爱国"的美名包装。同时也说明，身体在近代中国已变成一个非常政治性的场域，一个满是教化权力与知识交结介入的场域。③ 笔者以为，上述提到的卫生与民族复兴关系的建构与想象也同样是一种近代中国身体国家化的重要表现，这显然是黄金麟先生所忽略的。

三　现代生活方式与消费文化：
作为商品的卫生保健

对于近代上海商业文化与生活方式的研究近年来成为国内外学术界新

---

① 黄金麟：《历史、身体、国家——近代中国的身体形成，1895—1937》，台北：联经出版社，2000，第 21～22 页。

② 有关中国身体史的研究请参阅 Frank Dikotter, *Sex, Culture and Modernity in China: Medical Science and the Construction of Sexual Identities in the Early Republican Period* (London: Hurst & Co., 1995)。作者在书中指出，在一个狂热的民族主义与激烈的国家建构的时代，对于性的兴趣不仅仅单纯地反映了对于性欲的渴望与商业利益的追求。对于民国时期的具有现代思想的知识分子来说，个人的性欲必须被规训，邪恶的行为必须被禁止，夫妻必须严格地控制它们的性行为以帮助实现国家的复兴。为了实现国家强盛，我们必须首先强化我们的种族，要强化种族必须先加强我们的性教育。种族衰弱的威胁只有通过对于性欲的社会控制才能阻止，性启蒙是通向国家繁荣与富强之路的指引。另外还可以参考 A. Zito and T. E. Barlow, eds., *Body, Subject and Power in China* (Chicago: University of Chicago Press, 1994); A. D. Morris, Cultivating the National Body: A History of Physical Culture in Republican China (Ph. D. diss., University of California, San Diego, 1998)。

③ 黄金麟：《历史、身体、国家——近代中国的身体形成，1895—1937》，第 33～108 页。

的关注点。① 可是，对于近代上海消费文化仍然缺乏整体性的研究，更多的是在商业文化与生活方式研究中提及消费文化，当然它们之间的关系是非常密切的。忻平先生的研究指出，在具体的生活消费中可以看到 20 世纪 20~30 年代上海人对新生活的理解追求与新的生活方式的创造，也展示着自我价值的实现和个性的张扬，这一切都体现了一种对现代生活方式的理性的本能的选择。他通过对于上海人具体的日常生活消费的研究得出 20~30 年代上海人消费文化的两个基本特征。（1）新的俭奢观。即上海人对消费的俭与奢认识渐趋稳定，个人均按照自己的收入与生活的经历及对前景的预测来决定其生活的态度与消费的方式和程度。（2）上海人的消费已从低层次的单纯生存所需上升到体现自我价值与张扬个性的高层次的精神追求，并成为一种主导潮流。② 他的研究无疑是具有启发性的，它为我们理解近代上海消费文化与生活方式（乃至上海现代性）提供了一个非常不错的视角。更加值得一提的是，他的研究超越传统的经验性论述，是通过对当时上海不同阶层人口的收入水平以及日常开支的具体分析得出结论的。忻平先生的研究也注意到大众传媒对于推动这种消费文化与生活方式的作用，可是并没有展开讨论。这里通过对于当时的医疗卫生广告的分析，试图说明广告如何通过对于产品的言说提高卫生保健在现代日常生活中的重要性。在这些广告论述中，卫生保健被商品化和符码化了，因为对于医疗卫生产品的消费不仅能带来身体健康，同时还能带来一种新的现代生活方式。

通过对广告的分析可以发现，对于这种新的现代生活方式的向往最集中地体现在对于美好幸福家庭生活的渴望与追求中。医疗卫生广告不断地通过一个个幸福的家庭生活场景来向消费者传递这样一个信息：如果希望有一个美满幸福的家庭生活，就必须购买它们的产品。以《良友画报》上

---

① Wen-hsin Yeh, "Shanghai Modernity: Commerce and Culture in a Republican City," *China Quarterly* 15 (1997), pp. 375-394. 叶文心教授在文中回顾了国外 20 世纪 80 年代以来上海史的研究成果，并在此基础分析了上海商业文化研究的可能性出路及其对于理解上海现代性的意义。相关研究还可以参阅乐正《近代上海人社会心态（1860—1910）》，上海人民出版社，1991；忻平《从上海发现历史：现代化进程中的上海人及其社会生活》，上海人民出版社，1991，第 346~368 页；李长莉《晚清上海社会的变迁》，天津人民出版社，2002。

② 忻平：《从上海发现历史：现代化进程中的上海人及其社会生活》，第 346、352、359 页。

散拿吐谨延年益寿粉（德国柏林华发大药行制造，后改名为德国荷兰华发大药行）的三则广告为例，我们就能够看得更为清楚。

（1）"如欲新精力与新健康，请即服德国制造散拿吐谨延年益寿粉。快乐家庭之基础。家庭之快乐，基乎夫妇之健康。但现代人事日繁，身心劳悴，以致脑力容易消耗，精神欠佳，肝火太旺。每因细故，使夫妇间爱情冷淡。故欲使家庭快乐，必须战胜此种衰弱情形。欲战胜此种衰弱情，唯有连服正真补品，即散拿吐谨。……散拿吐谨，在短时期内，可使君身体健康，青春长旺。"①

（2）"如欲新精力与新健康，请即服德国制造散拿吐谨延年益寿粉。个人康健已是乐事，合家康健更觉可喜。康健乃人生至宝，个人康健，享尽人生之乐趣。合家康健，享尽天伦之乐趣。君欲使个人与合家康健，请即遵从千万热心服用散拿吐谨者之忠告。"②

（3）"如欲新精力与新健康，请即服德国制造散拿吐谨延年益寿粉。保君府康健，驱除一切病魔，品妙健康保障。疾病为人生之劲敌，不独减少愉快，且能促短生命，惟有健康，方可与之抵抗。强健之道，不外补脑与益血，近代物质文明，人事日繁，吾人用脑尤多，每营养不足，神经衰弱，是故补脑实为第一要事。……服散拿吐谨，可于短时期内，使神经增强，重享青春之康健，而对于病后复元及孱弱儿童，更有反弱为强之惊人神效，已经全球二万五千以上名医试后书面证明。"③

根据上述三则广告的内容，可以暂时做以下分析。首先，像散拿吐谨延年益寿粉这样的卫生保健品不仅能够带来身体健康，还是幸福的家庭生活的基础。在这种广告论述中，健康作为一种促销手段被消费，同时它还作为一种新的生活方式被潜在的消费者所想象。④ 其次，通过广告图片上的家庭成员的穿着，可以发现代表传统的旗袍和长衫与代表现代的西式服装既形成鲜明的对照又看上去是那么和谐。其实，这正好论证了李欧梵先生

---

① 《良友画报》第 124 期，1937 年。
② 《良友画报》第 127 期，1937 年。
③ 《良友画报》第 129 期，1937 年。
④ 关于印刷文化对于近代上海现代家庭生活的建构，请参阅李欧梵《上海摩登：一种新都市文化在中国，1930—1945》，毛尖译，香港：牛津大学出版社，1999，第 69~81 页。

所说的，上海的现代性并不是传统与现代的对立，而是现代中包含着传统。① 最后，在广告的影响下，当时的上海人形成了一种超越商品物质性的符号意义的消费。最为典型的就是崇尚洋货的心理，在某种意义上对于西药、西式保健品、外来肥皂的消费以及中药西药化实际上都蕴含了对于西方现代生活方式的想象与向往。这种符号消费完全是广告塑造出来的。所以说，广告在消费文化的塑造中起着不可磨灭的作用。而当时的上海企业家就具有非常敏锐的广告意识与高超的广告手段，就连外商企业都望尘莫及。

在这里需要指出的是，在卫生保健之于现代生活意义这套论述体系的建构过程中，那些具有现代西方医疗卫生知识的社会精英通过以报纸和传单（当时的医院与药房都会相应地出版有关卫生和健康指南）为代表的大众传媒工具强化了这种知识并影响到大众。正是这样，上海的企业家、以广告为代表的现代传媒与那些有着相当医疗卫生知识的知识分子都有意无意地为现代性做广告，借此促进了上海消费文化与现代生活方式的建构。

四　结语：民族国家、日常生活与近代中国现代性

什么是近代中国现代性？如何反思近代中国现代性？这两个问题一直萦绕着那些致力于探讨中国现代化与现代性问题的学者。在本文中，笔者自知无法对于这两个问题做出解释，而笔者试图表达的是本文对于医疗卫生广告的分析可以为我们理解这两个问题提供一种参照。

在主流的话语体系中，建立现代民族国家一直是近代中国现代性的主要内容。而这个结论的得出也基本上是基于对近代中国社会精英的民族国家与民族主义思想的分析。② 学者最乐意研究的就是中国近代民族主义之父——梁启超。梁启超的新民学说便成为学者的主要分析文本，并以此认为，梁启超的国家思想经历了传统的"天下国家"到现代"民族国家"思

---

① Wen-hsin Yeh, "Introduction: Interpreting Chinese Modernity, 1900-1950," Wen-hsin Yeh, ed. *Becoming Chinese: Passages to Modernity and Beyond, 1900-1950* (Berkeley and Los Angeles: University of California Press, 2000).

② 旷新年：《民族国家想象与中国现代文学》，《文学评论》2003 年第 1 期，第 34~42 页。

想的转变过程。① 就这样，以梁启超为代表的中国社会精英形成了一整套关于民族国家的知识论述体系，而这种论述体系一直宰制着学术界对于近代中国现代性的讨论。

而香港大学亚洲研究中心甘阳先生指出，无论梁启超还是康有为或其他 20 世纪中国先贤，都不同于列文森，因为这些中国先贤实际都只是把采取现代西方民族主义路线的"民族国家"道路看成是救急之计，而并不认为这是中国现代国家建构的长远之图。在发表《新民说》十年后，梁启超发表了著名的《大中华发刊词》以及《中国与土耳其之异》等文章，这些文章的主旨可以说就是提出了"大中华文明—国家"的思路，因为他在这些文章中所讨论的"国家"，都不是指现代民族主义运动的"民族—国家"概念，而正是"文明—国家"含义上的国家概念，这种"文明—国家"的基础在于梁启超所谓的"国性"，实际也就是"文明性"。②

对于这个观点，笔者并不赞同。从上述关于医疗卫生的广告言说中，我们不断地看到对于民族国家的诉求与想象，看到卫生对于建立一个现代独立民族国家的重要性。不过，本文的意义并不在于通过医疗卫生广告来论证这套关于建立民族国家的近代中国现代性的主流话语体系。而是试图思考当某些类型的话语体系相对于其他话语取得优势乃至主宰地位并合法化的时候，我们应该如何来反思近代中国现代性的其他维度。通过对医疗卫生广告促进现代生活方式形成的分析，可以看到近代中国现代性的其他面向，那就是对于日常生活的物质与精神世界的需要与欲望。但是，这种需要与欲望在亡国灭种的独特历史场景下，被以救亡与启蒙为中心的建立现代民族国家的话语体系所压制。③

那么医疗卫生广告在近代中国现代性建构过程中又扮演着什么角色呢？以建立现代民族国家来说，一方面它强化与传播了社会精英分子所倡导的关于民族国家的知识论述；另一方面它又为现实生活中近代中国无法建立一个独立民族国家的残酷现实（即使有国家存在，也未能真正独立与强大）

① 〔美〕列文森：《儒教中国及其现代命运》，郑大华、任菁译，中国社会科学出版社，2000。
② 《甘阳：从"民族—国家"走向"文明—国家"》，《二十一世纪经济报道》2003 年 12 月 29 日。
③ 张颐武：《王蒙"跳舞"的意义》，《文学自由谈》2003 年第 3 期，第 58~66 页。

提供了一个想象的空间，暂时纾解了中西交锋中中国处于下风的失落与紧张心理。而从日常生活来看，广告不仅刺激了人们对于日常生活中物质文化乃至都市快感的欲望，同时也为那些无法真正消费这些物质文化与快感的人提供一种想象的空间。

医疗、法律与地方社会：民国时期
"刘梁医讼案"再探[*]

姬凌辉[**]

一　前言

　　1930 年 7 月 3 日，天津的《大公报》刊登了一篇题为《国人医学观念之分析》的杂文，向读者讲述了一个令人惋惜的故事：湘雅医院医师梁鸿训给一个发烧 40 度的一岁半男婴开了一剂退热药。男婴当日服了两三次，直至当晚热仍未退，刘姓夫妇虽抱孩子去另一家医院诊治，亦不见效果，小孩即于凌晨亡故。刘氏认为药量与病情不合导致毙命，乃向法院提起诉讼。法院函请全国医师联合会[①]鉴定，次年 5 月法院宣判，认为梁鸿训犯有业务过失罪，致人于死，处罚金五百元。文章将故事延伸至国人的医学观念问题，称"所谓之医学专家，在今日的社会中可以说还没有占到相当的

　　* 本文原刊于《中研院近代史研究所集刊》2019 年第 104 期，第 37~76 页。
　　** 姬凌辉，浙江大学历史学院特聘研究员。
　　① "全国医师联合会"于 1929 年在上海成立，宗旨主要为砥砺医德，研究学术，联络感情，保障权利，建议医事教育卫生行政等原则，以及促成完善的《医师法》。其最高权力机关为全国代表大会，每两年召开一次，大会闭幕后所有事务均由执监委员会负责处理，如遇不易解决的重要问题时，执监委员会可召开执行委员会讨论解决，故而该会是实际执行机构。"全国医师联合会"会员来源广泛，既有各地医师公会，亦有学术团体及医师个人，但也因此存在组织不易统一的弊端。第一届执监委员会成员包括蔡禹门、盛佩葱、侯希民、褚民谊、徐乃礼、牛惠生、俞凤宾、王完白、孙莘墅、宋国宾、夏慎初、（转下页注）

位置"。①事实上，"刘梁医讼案"② 持续时间长达六年之久，案情回环曲折，并非"医学专家"未占到"相当位置"那么简单。

在 1936 年陶炽孙撰写的《中国新医受难史序论》中，已注意到医讼问题，③ 此后时人宋国宾鉴于医事纠纷④不断，先后编写《医讼案件汇抄》二集。⑤ 近年来关于近代中国医事纠纷问题，学界已有较为充分的探讨，目前较有分量的研究，多侧重粗线条的梳理，根据研究的内容和侧重点，大体可分为三类：第一类从职业属性和社会组织角度探讨医生与社会的关系，⑥第二类主要探讨权利、义务、信仰、政治与社会之间的关系，⑦ 第三类较为

（接上页注①）余云岫、庞京周、汪企张、姜振勋等人，此后历届执监委员会成员名单变化不大。1937 年抗战全面爆发后，部分医界同人随南京国民政府西迁，将其改组为"全国医师公会联合会"，并在重庆召开第一次全国代表大会。但由于当时东南及华北各省市均沦于敌手，沦陷区各省市医师公会代表未能参加，所以此时全国医师公会联合会有全国之名，却无全国之实。抗战胜利后，各省市医师公会竞相设立，1948 年该会在南京召开第二次全国代表会，奠定了全国医师执业团体大联合的实际基础。简言之，"全国医师公会联合会"是"全国医师联合会"的继承与发展，以下为方便行文，"全国医师联合会"一律简称"全国医联会"，唯脚注中出于尊重原始史料的考虑，原标题依旧，特此说明。参见《全国医师联合会章程》，《医事汇刊》第 2 期，1930 年 2 月，第 1~3 页；《全国医师联合会第一届执监委员摄影（1929 年 11 月）》，《医事汇刊》第 2 期，1930 年 2 月，第 15 页；范守渊：《全国医师公会联合会二次大会的意义》，《医讯》第 1 卷第 6 期，1948 年 2 月，第 2 页。

① 献先：《国人医学观念之分析》，《大公报》1930 年 7 月 3 日，第 11 版。

② "刘梁医讼案"为笔者自拟，时人有多种叫法，如"梁鸿训医生被病人家属刘励清诬控案""梁案"等。

③ 陶炽孙：《中国新医受难史序论》，《中华医学杂志》（北京）第 22 卷第 11 期，1936 年 11 月，第 1134 页。

④ 时人亦称"医病纠纷""医患纠纷"，但"医事纠纷"出现频次最高，故以下均采用"医事纠纷"。

⑤ 宋国宾编《医讼案件汇抄》第 1 集，中华医学会业务保障委员会，1935；《医讼案件汇抄》第 2 集，中华医学会业务保障委员会，1937。

⑥ 代表论著有：徐小群《民国时期的国家与社会：自由职业团体在上海的兴起，1912—1937》，新星出版社，2007，第 128~154 页；尹倩《民国时期的医师群体研究（1912~1937）——以上海为中心》，博士学位论文，华中师范大学，2008，第 1~288 页；朱英、魏文享主编《近代中国自由职业者群体与社会变迁》，北京大学出版社，2009，第 200~298 页。

⑦ 代表论著有：雷祥麟《负责任的医生与有信仰的病人：中西医论争与医病关系在民国时期的转变》，《新史学》2003 年第 1 期，第 45~96 页；杨念群《再造"病人"——中西医冲突下的空间政治（1832—1985）》，中国人民大学出版社，2013，第 566~619 页。

关注医讼缘起与解决机制。① 总体而言，上述研究不乏洞见且互有短长，但更关注医生与病人的观念差异，中医与西医之间的冲突，对民国时期的医疗生态的复杂面相仍有待进一步阐述，且仍缺乏个案式的微观研究。

最近部分学者纷纷将"刘梁医讼案"作为民国医事纠纷的典型案例加以介绍，② 但多据《中华医学杂志》和《医事汇刊》上的报道，做简单加工论述，因数据所限，往往只是旧调重弹。值得注意的是，在时人宋国宾编写的《医讼案件汇抄》中并无此案，直至1936年《中华医学杂志》和《医事汇刊》对此案进行了大量"回溯式"的报道和讨论，才使此案浮出水面。二者基本认为医师梁鸿训冤情可悯，病家刘励清胡搅蛮缠。③ 考虑到《中华医学杂志》是中华医学会的官方刊物，《医事汇刊》又是全国医联会机关刊物，均属偏向医师甚至西医一方的材料，难免"理所当然"。时至今日，中南大学湘雅医院更是将此案收入光辉院史，给予诸多表彰。④ 总之，

① 代表论著有：龙伟《民国医事纠纷研究（1927～1949）》，人民出版社，2011；马金生《明清时期的医病纠纷探略》，《史林》2012年第1期，第71～79页；张孙彪、林楠《中国近代中医药讼案鉴定考述》，《医学与哲学》2012年第3A期，第66～68页；彭浩晟《民国医事法与医事诉讼研究（1927—1937）》，博士学位论文，西南政法大学，2012，第1～172页；陈雁《民国时期的医患纠纷与解决途径：以1934年南京中央医院被控案为中心》，《贵州大学学报》（社会科学版）2014年第5期，第106～113页；马金生《自保、革新与维权——中医界对医患纠纷的认识和因应（1927—1949年）》，《浙江学刊》2015年第3期，第57～65页；王启辉《民国时期医讼案鉴定制度研究》，《东南大学学报》（哲学社会科学版）2015年第5期，第101～109页；陈昊《一种医患关系的历史如何可能？——"医家、病家与史家：以医患关系为中心工作坊"侧记》，收入复旦大学中外现代化进程研究中心编《近代中国的物质文化》，上海古籍出版社，2015，第451～466页；马青连《民国时期医患纠纷解决机制研究》，《广东社会科学》2016年第2期，第223～230页；龙伟《清代医疗纠纷的调解、审理及其特征》，《西华师范大学学报》（哲学社会科学版）2016年第6期，第19～24页；马金生《发现医纠纷：民国医讼案凸显的社会文化史研究》，社会科学文献出版社，2016，第1～353页。

② 如张斌、张大庆《浅析民国时期的医事纠纷》，《中国医学伦理学》2013年第6期，第22～24页；张大庆《中国近代疾病社会史（1912—1937）》，山东教育出版社，2006，第201～204页；龙伟《民国医事纠纷研究（1927～1949）》，第372页；张斌《民国时期医事纠纷研究：和谐医患关系之思索》，大连出版社，2012，第37～42页。

③ 《梁鸿训医师被病人家属刘励清诬控案始末》，《中华医学杂志》（上海）第22卷第2期，1936年2月，第165～172页；《长沙梁鸿训医师被刘励清诬控案》，《医事汇刊》第8卷第4期，1936年10月，第539～579页。

④ 曹璇绚、唐艳《［历史的足迹系列报道之六］一份诊单，一场纠纷，一段历史》，2016年3月23日，中南大学湘雅医院官方新闻网站，https://www.xiangya.com.cn/list/2299/30639.html，最后访问时间：2017年11月18日。

该案的故事情节和"典型"意义多有后世建构的意味,因此对"刘梁医讼案"本身的梳理与研究就显得十分必要。在上海档案馆所藏的全国医联会档案中,笔者有幸找到"刘梁医讼案"的全宗数据,使得重探本案成为可能。本文拟在重塑案情的基础上,跳脱"国家"、"地方"与"社会"的分析框架,从医患关系如何建构角度去挖掘民国医事纠纷的地方性和层次性,进而分析病家与医家、司法权威与医学权威之间的多重博弈。

二 从民间调解到社会舆论

1929 年 7 月 5 日,刘励清①夫妇的幼子宣德,忽发痧症,②"面色苍白,昏迷不省人事",刘家人用"旧法"竭力拿扯,随即霍然而愈,但宣德遍身发热,温度颇高,正值暑气熏蒸,"因恐染时疫,随带往湘雅医院诊治"。③上午 10 时左右,家住通泰街的刘氏夫妇抱着孩子来到梁鸿训④医师的诊室,梁氏以"听管"(听诊器)检视,没有察觉异样,后又将温度计插入其肛门

---

① 据目前有限史料可知,刘励清业儒一说并不可信。他是国民党湖南省地方党部的骨干人员,1928 年 9 月,与宁仙云、易贞、宋家修、刘寿祺被选为国民党醴陵县党部指导委员。土地革命时期(1927~1937),湖南省党部渐成甲乙两派,甲派以彭国钧、张炯为代表,乙派以周翊襄、谭常恺为核心。何键主湘时,谭在党务工作上亦对何投怀送抱,因何祖籍醴陵,在政治上"非醴勿用",此举激化了两派矛盾,派系斗争愈演愈烈。此时刘励清在公路局任职,并得到时任公路局局长刘岳厚信赖,而刘岳厚又是何许人,二刘与何皆同乡。参见醴陵市志编纂委员会编《醴陵市志》,湖南省醴陵市志编纂委员会,1995,第 554 页;刘岳厚《国民党湖南甲乙派的斗争》,《湖南文史资料选辑》第 1 集第 3 辑,湖南省委员会文史资料研究委员会,1962,第 32~33 页。
② 治痧手法主要有三种:焠、刮、刺,其中焠法源自明代治小儿推拿手法,故下文中的"拿扯"似为推拿手法之一。关于痧症的研究,可参看祝平一《清代的痧症:一个疾病范畴的诞生》,《汉学研究》2013 年第 3 期,第 210 页;氏编《健康与社会:华人卫生新史》,台北:联经出版社,2013,第 95~117 页。
③ 刘励清编印《请讨论生死问题》(1929 年 9 月),《全国医联会(1930—1933)》,上海市档案馆,档案号:Q579-2-38。以下引用的全国医联会档案数据,均出自上海市档案馆,为免文繁,以下省略,不再一一注明。
④ 梁鸿训(H. H. Liang,? ~1940),湖南长沙人,1914 年 12 月入学湘雅医学专门学校,与张孝骞、汤飞凡、高镜朗等人是同届同学,并于 1921 年 6 月毕业,成为湘雅医学专门学校首届毕业的 10 名学生之一,同年便担任益阳信义医院外科主任兼院长、长沙湘雅医院代理妇产科主任、长沙仁术医院医师等职务,长期在湘雅执业。医讼缠身后,梁鸿训虽能在湖南继续开业行医,但显然没有此前顺风顺水,此后迫于时势,前往岳州普济医院工作。全面抗战爆发后,被聘为昆明西南联合大学校医,不久亡故。参见黄珊琦编撰《老湘雅故事》,中南大学出版社,2012,第 106~107、306 页。

以测量体温，竟高达 40.4 度。当时教会医院记病例、开处方通常使用外文，① 据湘雅医院诊单翻译可知，小儿犯病是在吃过早饭后，脸色忽变苍白，双目紧闭，高烧不止，情急之下，刘家人曾根据中医痧症疗法推拿其后背。然而小儿此前并无咳嗽和腹泻，仅两天前出现磨牙咬乳症状，舌苔干净，颈部有紫斑，胸部净洁，梁医师表示无法确诊。② 但他认为既然体温高达 40.4 度，那么就有解热降温的必要，随即开出安替匹林③ 3 克，柠檬酸糖浆 20 克，加水共为 120 克，盛于划分为 12 格的药瓶中，签载每次服 5 毫升，每日 3 次，分 24 次，共为 8 天药量。④

回家后，刘励清给小儿喂药，中午和晚上各一次，及至半夜，小儿全身出现紫黑斑疹，呼吸迫促，磨牙有声，情况极其危险，于是刘氏夫妇又将小儿抱至秋明医院。据秋明医院诊单可知，小儿除周身发黑斑、牙关紧闭之外，呼吸每分钟 64 下，体温 39.9 度，心跳每分钟 180 次，肝脏肿而硬，脾脏大小如常，两眼瞳孔缩小，面部浮肿，稍呈丹状，四肢皮肤厥冷。田秋明认为此时已无力回天，最终在刘氏夫妇强烈要求之下，田氏开出两针注射液，但终究回天乏术。⑤ 刘氏夫妇刚走出医院大门，小儿便气绝毙命。

悲痛之余，刘励清认为小儿虽发痧症，但不致死，如今才服两剂梁鸿训所开之药，便一命呜呼，其中必有疑窦。刘氏与医界友人讨论后，众人纷纷指出安替匹林是剧药，过量有致命危险，回想小儿临死之状，刘氏不胜恼怒。

① 傅惠、邓宗禹：《医学界的英美派与德日派之争》，收入中国人民政治协商会议全国委员会文史数据委员会《文史数据选辑》编辑部编《文史数据选辑》总第 119 辑，中国文史出版社，1989，第 65 页。

② 《湘雅医院诊断录之原文》（1929 年 7 月 5 日），《全国医联会（1930—1933）》，档案号：Q579-2-38。

③ 安替匹林，系时人对 antipyrine 的音译，今译为安替匹林、安替比林、安替吡啉、比林或非那宗，为解热镇痛药剂的重要原料药物，与安乃近、安基比林合称"三安"。该药于 1884 年首次被发现，在发明之初即投入使用。安替匹林进入中国较早，1889 年即已出现关于此药的广告，声称这"是一种治疗头痛、发烧、斑疹伤寒、丹毒、百日咳等疾病的特效药"，在香港、上海均有独家代理进行售卖。参见 "Dr. Knorr's antipyrine," *The North-China Herald and Supreme Court & Consular Gazette（1870-1941）*, Jul. 6, 1889。

④ 《湘雅医院诊断录之原文》（1929 年 7 月 5 日），《全国医联会（1930—1933）》，档案号：Q579-2-38。

⑤ 《秋明医院诊断录之原文》（1929 年 7 月 6 日），《全国医联会（1930—1933）》，档案号：Q579-2-38。

因事发在湘雅医学校刚刚恢复招生之际，[①] 湘雅医院院长王子玕[②]听闻此事后甚是紧张，恐有害湘雅声誉，遂亲往刘励清家中拜访抚恤，后又邀刘励清前往湘雅医院与梁鸿训面谈，寻求私了，但双方各执一词，不肯让步。

调解作为一种基于"熟人社会"的地方社会自我解决纠纷机制，往往在事态未扩大之前能够发挥一定的缓冲作用。一般由本地区具有威望的人士出面，在听取、考虑纠纷当事人双方的意见之后，探询双方都能接受的妥协方案，同时兼顾国家法律以及人情道理，但主要是基于人情的妥协。最后，在双方自愿的基础上，达成调解方案，可以用赔礼道歉、口头承诺、书面协议、共同聚餐等方式来赋予调解方案一种仪式化的确认。[③]

此次纠纷初现之际，湘雅医学院院长王子玕亦曾邀请陈其祥、盛野人、劳启祥等三位当地颇有声望的人士出面居中调解。此番刘励清明确提出了一系列条件和要求。首先，他要求湘雅医院必须设置一张免费病床，并在床前订一块铜牌，镌记其子毙命的过程以及设置病床的意义，期限定为99年。其次，还须将死者遗像放大两张，照片背面照录类似内容，并用旗伞、西乐、影亭等仪式由家中迎入医院，一张悬挂于病床之上，一张悬挂于门诊处之上，期限同为99年，在此期间若相片和相框毁坏褪色，均由该院负责重置。最后，还须将此次事实刻在石碑上，镶嵌于湘雅医院门诊处的墙壁上。对于梁鸿训医师的"处置条件"同样十分苛刻。首先要求由湘雅呈

---

① 《湘雅医科大学招生》，《大公报》1929年7月16日，第2版。

② 王子玕（1880~1963），又名王光宇，医学教育家、公共卫生学家。早年东渡日本留学，1908年由黄兴介绍加入同盟会，1911年10月由日本回国在武汉参加辛亥革命。南京政府成立后，获得公费再次出使美国留学，先后在芝加哥大学、欧柏林大学取得文学士、理学士学位。1918年返回长沙，在湘雅医科大学任解剖学助教；1920~1923年，第三次获得清华公费重返美国，在芝加哥大学理学院读研究生，获理科硕士学位，并入圣路易大学医学院，完成医科全部学业，1922年获医学博士学位。留美回国后，1923~1924年任湘雅医院外科总住院医师；随后，参与组建了长沙仁术医院（现湖南省人民医院的前身），任妇产科医师，兼教湘雅医科大学组织学课。1925~1926年，任江西南昌省立医学专科学校校长兼公共卫生学教授。1927~1928年，出任汉口国民革命军第四集团军少将军医处长，其间任湘雅医院院长，兼任妇产科医师，又在湘雅医科大学开办三年制的湘雅助产学校。1929年春，颜福庆校长返湘召开湖南育群学会董事会会议，决定将1927年停止招生的湘雅医科大学恢复招生，并推举王子玕继任湘雅医科大学校长。在王子玕的领导下，湘雅医科大学于1929年秋季恢复招生，废止医预科，实行六年制本科教育。参见刘笑春、李俊杰、翁学东主编《湘雅人物》，湖南教育出版社，1994，第14~15页。

③ 黄宗智、尤陈俊：《调解与中国法律的现代性》，《中国法律》2009年第3期，第2~7页。

请公安局，撤销梁氏行医资格，令其五年之内不得业医。而刘子的相片亦由梁氏亲来刘氏家中迎接，捧片入院。其次，梁氏还应登报申明悔过之意，文稿交由死者家属拟定。最后，检查此次处方中的安替匹林是否超过极量，根据具体鉴定结果，追究药房主任的连带责任。[①]

这还不算，刘氏还对湘雅医院工作提出十八条"专业"整改意见，要求湘雅医院全面整顿。择其要点言之。其一，医师开处方与药房抓药相分离，药剂师在入职前须有五年以上药学校教育经历，并且经权威机构检定合格后，方可在医院药房从事此类工作。其二，无论是病人来院求诊还是请医出诊，医师均不能以其贫富贵贱程度作为拿捏治疗水平的标准，应一视同仁。相应地，门诊挂号不应作特别与普通之分，凡有急症者可随时优先就诊，且住院期间，护工人员亦不能嫌贫爱富。考虑到病人有时在深夜突发急症，医院应适当延长门诊时间，改为从早上八点到晚上十二点。其三，医院应尊重生者和死者，完善诊断纪录制度和死亡证明制度，初诊时开出的诊断纪录一式三份，医院、医师、病人各存一份，复诊时病人应随身携带，如有更动，三份须同时修改载明。并且在书写时，除个别药品及未转译病名可用外文外，其余内容一律使用中文。同理，如有病人不治身死，死亡证明书应出具一式三份，公安局、医院和病人家属各存其一。诊断纪录和死亡证明均须写明治疗过程，治疗方法，药品名称、每日剂量、服用方法，治疗效果，临危症状，死亡原因，以示公开透明、严谨客观。其四，医师应加强自身专业水平，每周开例会讨论本周重要病症和病人，互相切磋，每日须早晚查房二次，如发现异常情况，医师应及时与病人家属积极沟通。[②] 由于过去医讼案的史料长期以医界的声音为主，一定程度上使我们对于提起诉讼的病人家属常常只有制式、苍白甚至负面无知的刻板印象，而刘氏针对湘雅医院提出的"十八条专业整改意见"似乎可以超越这种偏狭的认识。

面对如此"苛刻"的条件，院方表示除设置免费病床一处外，其他各项均难以接受，态度转向冷硬，这令刘励清愈加生疑，"顾湘雅态度，何以

① 刘励清编印《请讨论生死问题》（1929 年 9 月），《全国医联会（1930—1933）》，档案号：Q579-2-38。
② 刘励清编印《请讨论生死问题（续）》（1929 年 9 月），《全国医联会（1930—1933）》，档案号：Q579-2-38。

骤更？自提条件，何以竟行撤去？究竟有何所恃？令人莫测。但吾儿之死，是否与该院有关系？所服药剂，有无错误？岁半小孩，用安替匹林三格兰姆，是否超过极量？若超过极量，有无危险？且吾儿临死时所得之症，何以与中安替匹林之毒恰相吻合？"[1] 刘励清将事情原委写成《请讨论生死问题》一文，登载于《湖南国民日报》副刊上，文中详细描绘了刘宣德在湘雅医院和秋明医院的治病经过，以及宣德死后湘雅医院多次私下调解的前后过程，并将存疑之处逐条指出，声情并茂而又犀利逼人。况且附有两所医院诊断纪录原文，可谓言之凿凿。[2] 刘氏还将此文复印一批，沿街发送，其后该文同年又被上海的《医药评论》转载。[3] 好事不出门，坏事传千里，一时间湘雅医院"庸医杀人"之说甚嚣尘上。

湘雅医院见状，立即做出回应。在 9 月 23 日的《湖南国民日报》广告栏内刊登《湘雅医院特别启事》，先声明院方并不否认诊单的真实性，"有诊单为据，已由刘君取去"。接着院方对于小儿安替匹林过量中毒致死一事进行辩驳，理由如下。其一，"按照药理，如服此药过多，热度必降至常人以下，根据秋明医院诊察刘子之病案，体温既在三十九度以上，足证所用药剂并未过分"，进而列举英德两国安替匹林剂量标准，"英国药局方"为 10 克，"德国药局方"为 20 克。其二，如果按照杨氏（Young）定律计算二岁小孩应服成人量 1/7，则英方为 0.14 克，德方为 0.28 克，因此梁鸿训医师开给刘宣德的药水并未超过定量，"至因有高热而投以退热之剂，理所当然，是梁医师之处方实无错误"。其三，宣德身上的紫血斑，在来湘雅医院就诊时业已发现，非因服药而起。最后得出结论，刘宣德之死，"实由于病，何能归咎于梁医师之处方，国内不乏明达，可供评判。刘君不谙医理，实属妄加揣测"，且"王院长体念刘君新抱丧明之痛，特加安慰，此乃人情之常"。言外之意，湘雅医院方面并非出于心虚才去登门调解，文末又驳斥

---

① 刘励清编印《请讨论生死问题》（1929 年 9 月），《全国医联会（1930—1933）》，档案号：Q579-2-38。

② 刘励清：《请讨论生死问题：刘宣德就诊湘雅医院及死后与该院交涉之经过》，《湖南国民日报》1929 年 9 月 21 日，副刊，第 9 版；刘励清：《请讨论生死问题（续）：刘宣德就诊湘雅医院及死后与该院交涉之经过》，《湖南国民日报》1929 年 9 月 23 日，副刊，第 9 版。

③ 刘励清：《小儿宣德就诊湘雅医院及死后与该院交涉之经过（附表）》，《医药评论》第 18 期，1929 年 9 月，第 22~27 页。

刘励清之文均属臆造之辞，并表示院方将诉诸法律，提请法院审判。①

特别启事公诸舆论后，刘励清随即撰文批驳，首先认为《请讨论生死问题》一文，有诊断纪录为证，均属事实，小儿惨死之状，白不待辩。其次认为，王、陈、盛、劳四人先后出面调解之事，人证俱在，没有必要捏造。最后坚持认为，根据诊单纪录和药瓶上的签注，每次服1格，每日服3次，瓶分12格，吃过两次药，也是事实。刘也坦言，自己虽不懂医理，但并不认同湘雅医院做出的单方面解释，"此问题之结果，应当根据学理，从事研讨，方能决定其是非，非以言辞之争辩所可明白"。②

对此，湘雅医院并不示弱，也印刷一份针对《请讨论生死问题》的答辩书，文章虽长，但主要内容不外乎三点。其一，刘子（宣德）来院时，已发现紫斑，非服安替匹林而起。其二，若中安替匹林之毒，体温应当降至常人以下，而刘子临危时，体温尚在39.9度，以此证明非中安替匹林之毒。其三，开出的3克安替匹林，是分作24次吃，每次仅0.127克，并未超过极量。③

暂且不论刘儿之死谁之过，湘雅医院单方面据学理进行辩解，且率先提出诉诸公堂，这当然表明此事已无调解的余地。与此同时，双方在报纸上的论战也日趋激烈，并且还有其他社会各界人士加入其中。例如一位署名"惊鸿"的作者认为，刘氏所提条件未免失之过泛，撤职和道歉是交涉中的主要条件，至于谋求医院改革其一切设施和待遇，非朝夕之事，也非只言词组所能涵盖，"现在双方均走极端，似乎不诉诸法律各不罢休"。④

旅湘医师左治平和长沙本地医师黄瑜纷纷撰文从学理上批驳《湘雅医院特别启事》。左氏认为双方争论的焦点有二，"刘君小孩发现此种病症，服安替匹林是否合法？所用分量有无超过极量之事？"单从两家医院诊断纪录可以判定，所给安替匹林超过极量，若在给药之前病人已经出现虚脱现象，开出安替匹林应当使用强心剂，药单中并无强心剂，况且解热剂种类

---

① 《湘雅医院特别启事》，《湖南国民日报》1929年9月23日，广告栏，第10版。其后又多次刊登，分别见于《湘雅医院特别启事》，《湖南国民日报》1929年9月24日，广告栏，第10版；《湘雅医院特别启事》，《湖南国民日报》1929年9月25日，广告栏，第10版。

② 刘励清：《答复湘雅几句话》，《全民日报》1929年9月28日，副刊，第8版。

③ 黄瑜：《奇怪的答辩》，《全民日报》1929年9月28日，副刊，第8版。

④ 惊鸿：《看了〈讨论生死问题〉以后》，《湖南国民日报》1929年9月26日，第12版。

繁多，为何只选安替匹林，也是疑问所在。① 黄氏表示难以接受梁医生所开处方，诊断单中的药方剂量，以及湘雅医院答辩启事中所说分 24 次服用，均是闻所未闻，"吾恐任何医学先进者所著之书，无论何国配量日数，均没有如是之规定；不独科学化之西医不许，即不合科学之中医，亦无如此办法也。此种答辩，而竟出于号称全国第二医院之口吻，真是奇怪已极"。② 此外，尚有一位来自湖南公医院署名"云"的医师写了一篇关于"安替匹林"的文章，该文声称以"严正中立的态度，处科学的立场，根据学理"，对解热剂的作用、安替匹林的药理、安替匹林的副作用进行了详细论述。其中特别指出当医生用解热剂时，应使用强心剂，"因已兴奋之体温中枢，若突被解热剂麻痹，每易起虚脱。故吾人于高热病人用解热剂时，常任以强心剂，以防虚脱"，且安替匹林的副作用，因各人体质不同而有所差异，"副作用之易现者，为安替匹林皮肤疹"。③

总之，不难发现左氏和"云"二位医师均强调使用安替匹林时应当使用强心剂，还算学理内讨论，而黄氏则超出学理范围，充满冷嘲热讽，甚至贬低湘雅。显然，这种报章上的互相指摘和攻讦并不能彻底解决问题，而且还会使事态激化，但是至少指出了问题的关键所在，即安替匹林的药性与剂量问题。

三　跨地域制作的医学鉴定书

1929 年 10 月，梁鸿训以刘励清破坏个人及医院声誉为由，向长沙地方法院（以下简称长沙地院）提起诉讼，长沙地院进而将该案移交检察处核查。刘励清随后以业务过失杀人罪提起上诉，控告梁鸿训"乱投剧药，超过极量，杀毙生命"。诉状中分列五点，佐证小儿确系安替匹林中毒身死。其一，安替匹林能作用于中枢神经系统，麻痹运动中枢，容易引起虚脱，既然小儿已有虚脱现象，又系一岁半婴儿，就不该服用剧药，且未配合强心剂，致使小儿心脏衰竭，虚脱而死。其二，安替匹林非但没有治疗斑疹

---

① 左治平：《我对于湘雅答辩之怀疑》，《全民日报》1929 年 9 月 28 日，副刊，第 8 版。
② 黄瑜：《奇怪的答辩》，《全民日报》1929 年 9 月 28 日，副刊，第 8 版。
③ 公医院云：《论解热剂"安替匹林"》，《湖南国民日报》1929 年 10 月 7 日，副刊，第 9 版。

的效力，反有增加斑疹的可能，虽然小儿来院诊治时，颈部已经出现斑疹，但是小儿死后遍身斑疹，应是受安替匹林影响无疑。其三，安替匹林本属剧药，各国定有极量。按照"杨氏律"计算，一岁零四个月婴儿每次所服极量为 0.1 克；按照"英国药局方"计算，极量为 0.1 克；按照"德国药局方"计算，极量应为 0.2 克。而梁医生所给安替匹林药水，瓶分 12 格，每次服 1 格，每日服 3 次，则每次服量为 0.25 克，已然超过极量。其四，小儿垂死之际，手足痉挛，呼吸迫促，肝脏肿硬，心脏衰竭，紫斑满布，血管破裂，此种现象与中安替匹林之毒颇多相合。其五，湘雅医院所给药量超过寻常，多达四日，小儿既已病重且年龄尚小，本不必开出超常剂量。① 从刘氏所持论据来看，很多内容是直接从左治平和黄瑜的两篇文章中摘抄而来，这或多或少地表明报章舆论实际上影响了控方司法文本的书写。

刘励清确非等闲之辈，他还从《湘雅医院特别启事》中察觉出湘雅医院关于安替匹林的每日服用量说法前后不一，进而驳斥院方"欲盖弥彰"。在 1929 年 9 月 23 日的启事中，湘雅声明，"每次服 0.12 克，每日三次，共为 0.137 克"。② 但在同年 9 月 24 日的同则启事中，却被改写成"每次服 0.12 克，每日三次，共为 0.27 克"，③ 此后均是如此。实际上，无论是 0.137 克还是 0.27 克，显然计算不正确，倘若每次服用为 0.12 克，每日 3 次，应为 0.36 克。此处当然不能用涉事者缺乏数学常识去简单解释，如若 0.27 克亦是错误之数，为何连续刊登数日，此后也未做任何更正，似乎医院方面试图通过此种数字微调来混淆视听，从而使外行人不明所以，刘氏则死咬这点，"又查该院印发生死问题答辩书，言每次服 0.125 克，而《特别启事》中云，每次服 0.12 克，同时所发出之答辩，竟两相歧异，前后不符，显系虚伪，意图狡脱，此证明安替匹林决（引者注：绝）非作二十四次吃八日服完"。④ 无论

---

① 《刘励清向长沙地方法院检察处控诉梁鸿训第一次原文》，《全国医联会（1930—1933）》，档案号：Q579-2-38。
② 《湘雅医院特别启事》，《湖南国民日报》1929 年 9 月 23 日，广告栏，第 10 版。
③ 《湘雅医院特别启事》，《湖南国民日报》1929 年 9 月 24 日，广告栏，第 10 版。此后均做同样修改，参见《湘雅医院特别启事》，《湖南国民日报》1929 年 9 月 25 日，广告栏，第 10 版。
④ 《刘励清向长沙地方法院检察处控诉梁鸿训第三次原文》，《全国医联会（1930—1933）》，档案号：Q579-2-38。

如何，启事前后数字不一，确实彰显出湘雅医院处事不够谨慎，授人以柄。

面对此案，长沙地院首席检察官贺寿嵩感到颇为棘手。幸亏他长期供职于长沙地方司法系统，查案经验丰富，深知此案症结所在。眼下重要物证 12 格药瓶早已被刘家人依从旧俗毁弃，如果无法对安替必林的药性与剂量进行鉴定，也就无从定谳，且事关西药前途，只能委托第三方机构进行医学鉴定，而更大的麻烦在于当时国内并无成熟完善的医学鉴定机构。① 况且湘雅医院本属全国第二位医院，素有"南湘雅，北协和"之说，若鉴定该院医师所开药方，唯有找到原告和被告均能认可的第三方鉴定机构才行，那么享有盛誉的北平协和医院自然再合适不过。

1929 年 11 月 15 日，贺寿嵩以长沙地院检察处的名义致函北平协和医学院，请求代为鉴定安替必林。"究竟该安替必林系剧药，抑系普通药？服用极量若干？中毒情形如何？至医院用十二格瓶子的药水，病人每次应用一格或半格？小儿服用一种药水是否可连服至八天？敝处对于上列各点均滋疑问，相应检同证件函请贵院依法鉴定。"② 考虑到北平协和医学院外籍教员甚多，尚有英文翻译件同时寄送。③ 1929 年 12 月 13 日，伊博恩（Bernard E. Read）④ 将鉴

---

① 民国时期法医人员的培养与训练均起步较晚，迟至 1929 年司法行政部始有在全国推行法医专修班的举措。参见龙伟《民国司法检验的制度转型及其司法实践》，《社会科学研究》2013 年第 4 期，第 173~179 页。

② 《长沙地方法院检察处公函第 1494 号》（1929 年 11 月 15 日），《全国医联会（1935—1937）》，档案号：Q579-2-47。

③ "Public Prosecutor's Office, District Court of Changsha, No. 1494（November 15, 1929），"《全国医联会（1930—1933）》，档案号：Q579-2-38。

④ 伊博恩（Bernard E. Read, 1887-1949），美国人，出生于英国布莱顿。早年就学于伦敦大学，获药学博士学位。1909 年受伦敦会派遣来华，在北京传教。1918 年赴美国，先后就学于芝加哥大学、哈佛大学、耶鲁大学，专攻生物化学及营养学，获化学硕士学位。1919 年返华，任教于协和医学院，充任生理及药理学系副教授，讲授生物化学等课程。1920 年加入博医会并成为永久会员。1924 年再度赴美获耶鲁大学哲学博士学位。1925 年担任协和医学院药理学教授，1927 年兼药剂学科主任，前后共八年。1927~1928 年曾赴印度讲学。1932 年应上海雷士德研究所之聘来沪，担任该院生理科学组主任，1935 年充任上海雷士德研究所病理科主任，1946 年升任院长，前后历时十四年之久。另曾兼任亚洲学会华北分会副会长、协和医学院校董、《中国生理学》杂志编辑等职。著有《本草新注》《〈救荒本草〉中所列的饥荒食物》等。参见周川主编《中国近现代高等教育人物辞典》，福建教育出版社，2012，第 686 页；王吉民《哲学博士伊博恩传》，收入虎门镇人民政府编《王吉民中华医史研究》，广东人民出版社，2011，第 261~264 页。

定报告发给协和医学院医科教务长邓乐普（A. M. Dunlap），① 对长沙方面的系列疑问逐一进行答复。

首先，伊博恩认为并没有这种将药物划分为剧药和普通药的做法，通常只把较为剧烈或危险的药物划分为毒药，而安替必林不在《英国毒药名录》（British Poison Schedule）内，但它是一种强力药，与可大剂量使用并不产生严重副作用的甘草和龙胆迥异。其次，根据药物学，它的成人最大剂量是 1 格兰姆（克，gram），尽管使用超过 1 克的剂量并没有显示出恶性作用，但是往往在使用 1/3 克时就已有警示现象。关于该药极量则没有确切说法，据皮特逊（Peterson）报告称，1884～1909 年 488 例服用安替必林的病人中仅有 10 人死亡。但是婴儿的剂量不同于成人，根据兰德·布伦顿（Lander Brunton）的计算，一岁零四个月的婴孩所服安替必林极量为 0.93 克，且杨氏或弗里德氏（Fried）定律均不适用于本案例。再次，根据美国著名药理学家索尔曼（Sollman）的研究，大剂量安替必林会引起虚脱症状，即便是非常小的剂量也有可能引发血液循环不畅和皮肤斑疹。再者，中国法律对药瓶规格和服用剂量并无统一规定，也缺乏统一的专业标准。在英国并不以药瓶上的格数来划分每次服用的剂量，因为不同药瓶上的格数也不一样，一般以两餐匙或半茶匙为剂量单位。最后，服用安替必林的天数要视婴儿、疾病和药品情况而定，像鱼肝油这种药品服用长达数月亦无妨，但是像梁医师根据小孩病情明确给出八天药量，似乎是不合理的做法。②

从以上内容来看，当时中国既无医学鉴定的法律可循，也缺乏统一的药物标准，且伊博恩提出的诸多论证实际上对湘雅医院非常不利，特别是他认为一岁零四个月的婴儿每次服用安替必林的极量是 0.93 克。不过，在

---

① 邓乐普（A. M. Dunlap，生卒年不详），美国人，曾任北京协和医学院医科教务长，主持协和眼耳鼻咽喉科业务。1930 年辞职赴沪，在外滩 12 号 402 室开设了沪上为数不多的耳鼻喉专科门诊，影响甚广。另邓氏与伊博恩，除开院内上下级关系外，二人私交也很好，邓氏曾向胡适推荐伊博恩，邀其共事。参见《校董部：医科教务长邓乐普博士》，《协医校刊》第 2 期，1927 年，第 29 页；《主任教授：耳鼻喉科主任邓乐普博士》，《协医校刊》第 2 期，1927 年，第 39 页；A. M. Dunlap, *The North China Desk Hong List*, June 1931, Sec. 109, A. M. Dunlap to Dr. Sze, Feb. 27, 1946；胡适著，北京大学图书馆编《北京大学图书馆藏胡适未刊书信日记》，清华大学出版社，2003，第 184 页。

② "Answers to Case No. 1494, Prosecutor's Office, District Court of Changsha（December 13, 1929），"《全国医联会（1930—1933）》，档案号：Q579-2-38。

另一封私人意见书中，伊博恩认为仅从刘宣德皮肤出现斑疹的症状，判断是否中安替疋林之毒理由并不充分，且关于梁鸿训所给剂量与刘励清给服剂量尚不明晰，所以无法直接判断刘宣德之死与安替疋林是否有关。[①] 不仅如此，虽然梁鸿训在湘雅接受的是正宗的美式医学教育，但欧美的药物标准是否适用于中国，伊博恩表示他也很困惑。

1929 年 12 月 14 日，邓乐普将伊博恩的鉴定报告连同私人意见书转寄给全国医联会副会长牛惠生和卫生部部长兼北平协和医院院长刘瑞恒，邓氏认为此事需要谨慎处理，商议不能将协和医院所出具的鉴定材料直接寄送给长沙地院，并请牛惠生妥善处理此事。[②] 此时全国医联会刚于 1929 年 11 月在上海成立，为全国制订医师法、促进医师登记、保障医师权益是其主要呼声，认为旧的《医师暂行条例》有碍西医发展，"该条例中只有义务惩戒，而不予保障，依据字面条文，未免有风雨摧残之感"。[③] 况且牛惠生不仅是该联合会副会长，还曾于 1918~1920 年在北平协和医院担任整形外科主任，之后一直在上海私人开业，加之其早年留美学医经历，[④] 所以协和医院自然视其为"自己人"。最终在北京与上海两方运作之下，此次鉴定工作的话语权实际上转移到全国医联会手中。

1930 年 2 月 19 日，长沙地院检察处请求全国医联会代为鉴定。[⑤] 但全国医联会并未立即做出鉴定意见，3 月 19 日，贺寿嵩再次致函催促，"兹因日久未准函覆，相应继续函请贵会迅予鉴定"。[⑥] 虽然全国医联会里医界人才济济，有徐乃礼、汪企张、蔡禹门、庞京周等名医，但具体到此案，尚属首次处理西药纠纷问题，即便有协和医院出具的鉴定意见可依，但仍然

---

① "An Opinion on Case No. 1494, Prosecutor's Office, District Court of Changsha (December 13, 1929)，"《全国医联会（1930—1933）》，档案号：Q579-2-38。

② "A. M. Dunlap to Way-sung New, Peking Union Medical College (December 14, 1929)，"《全国医联会（1930—1933）》，档案号：Q579-2-38。

③ 《全国医师联合会筹备会宣言》，《医事汇刊》第 1 卷第 1 期，1929 年 11 月，第 1 页。

④ 黄素封：《一代良医：牛惠生先生年谱（上）》，《众生》第 1 号，1938 年 5 月，第 31~36 页。

⑤ 《湖南长沙地方法院检察处第 178 号》（1930 年 2 月 19 日），《全国医联会（1935—1937）》，档案号：Q579-2-47。

⑥ 《湖南长沙地方法院检察处第 296 号》（1930 年 3 月 19 日），《全国医联会（1935—1937）》，档案号：Q579-2-47。

难下定论，而长沙地院则希望全国医联会能尽快给出符合学理的意见，然后案件可以就此了结。1930 年 1 月，全国医联会委托国立中央医学院内科及药物教室进行鉴定，时任教研室主任朱恒璧①、乐文照②给出了意见。③同年 3 月 25 日，汪企张写信给会长徐乃礼，婉拒此项工作，"惟全国医师会委托答复长沙法院一函，以事关学术，未可照章从事，匆迟之间，万难着手"，并将此事推给蔡禹门，"倘将来再发，又恐延搁过久，可否委劳蔡禹门先生一办"。④ 至于蔡禹门后来是否接手，不得而知。

1930 年 4 月，经过全国医联会第三次执行委员会讨论，汇总多方鉴定意见，拟定鉴定书一份，并于 4 月 8 日函寄给长沙地院，内容如下：

1. 安替匹林系剧药抑系普通药？

安替匹林为剧药，但诊疗上亦作普通药用。其所以为剧药者，因过量或有时仅治疗量，亦有引起极危险虚脱之可能；其所以为普通药者，因此药乃解热止痛之通常用品。惟医师用药，于去病范围内，不受任何限制，苟为治疗所必需，虽极毒之物亦有应用之必需也。

---

① 朱恒璧（1890~1987），医学教育家、药理学家，江苏阜宁人。1916 年毕业于上海哈佛医学校，曾先后于 1918 年赴美哈佛大学医学院进修病理学和于 1923 年赴美西余大学（Western Reserve University）专攻药理学，第二次进修时师从国际著名药理学家索尔曼（Sollman），1919~1923 年担任长沙湘雅医学院病理科教员、内科医师，1925~1927 年担任长沙湘雅医学院药理科副教授，1927~1928 年担任北京协和医学院药理科讲师、副教授，1928~1939 年担任上海医学院教务主任兼药理科教授，同时于 1931 年担任国立编译馆药科名词委员会复审委员，1935 年担任中华医学会会长，1936 年担任司法行政部法医审议委员会委员，是国立上海医学院及中华医学会创始人之一。参见王士良、顾学箕主编《朱恒璧传》，上海科学技术出版社，2000，第 1~12 页。

② 乐文照（1896~1979），医学家、内科学专家，生于上海，原籍浙江镇海。1916 年毕业于上海哈佛医学校，同年赴美国哈佛大学医学院留学，1920 年获博士学位。1920~1921 年在美国明尼苏达州圣路易城 Barnes 医院实习，1921~1922 年任北京协和医学院驻院医师，1924~1927 年任上海圣约翰大学医学院讲师及副教授，1927 年发起并参与创办上海医学院，曾任该院内科教授、内科主任及院长等职，兼任红十字会第一医院院长，长期担任中华医学会执行委员。参见李元信编纂《环球中国名人传略》，环球出版公司，1944，第 152~153 页。

③ 《致中央医学院乐文照朱恒璧先生请补签梁案鉴定书函》，《医事汇刊》第 15 期，1933 年 5 月，第 45~46 页。

④ 标题笔者自拟：《汪企张致函徐乃礼》（1930 年 3 月 25 日），《全国医联会（1930—1933）》，档案号：Q579-2-38。

2. 安替匹林服用极量若干？

据 Sollman 氏之说，其用为解热剂之极量为一格兰姆，即十五厘半，在初施治疗时，每隔一小时一次，俟体温降至所希望之度数为止。若在小儿，姑依 fried 法将一五〇除小儿长大之月数，再以成人之剂量乘之，则生后一年另四个月之小孩应为 $16/150 × 15.5 = 1.6$ 厘，兹据答辩书三格兰姆安替匹林分作二十四剂量，每剂量为一厘〇九，并非过量。

3. 安替匹林中毒情形如何？

据 Underhill，中毒频率频数而微弱，全身虚脱，唇爪悉变青紫色，冷汗淋漓，体温低落，加以神经病状，谵语昏睡，有时兼现蛋白尿。

据 U.S.D.，普通中毒现象乃眩晕、震颤、大汗、虚脱、皮肤疹斑发，大量中毒，则至昏睡，瞳孔放大，及现癫状痉挛。

如上所录，并无只字道及肝肿而硬，及血管破裂等现象，氏 Underhill 根据安替匹林中毒者尸体解剖，亦未见有何特状云。

4. 医院所用十二格瓶子之药水，病人应服一格或半格。

此全视药水之浓淡而定，较浓之药水半格已足，较淡之药水尽一格或尽二格亦无不可。

5. 小儿服用一种药水是否可以继续到八天？

服药之久暂须视病情与药性而定，苟医生认为有久服同一药水之必要时，虽八天亦无妨。①

其实该鉴定书被多次修改过，但很难判断出自谁手，不过透过删去的内容，似可窥知当时草拟者的心思。如第二条末尾处，原本表述为"每剂量为一厘〇九，较一厘〇六虽略高，然亦非过量"，第五条开头处，原本表述为"达于极量之安替匹林继续服八日当然危险，但医生给药虽一满瓶未

---

① 标题笔者自拟：《鉴定书》（1930 年 4 月 8 日），《全国医联会（1930—1933）》，档案号：Q579-2-38。

必要病人服完者，本案顾虑亦属常事"。① 显而易见，被删去的两段内容对梁鸿训医师不利。

与鉴定书同时寄出的还有一份全国医联会出具的补充意见，其中三点甚为关键。其一，虽然在各国药典中安替匹林被归入剧药类，但是各国药商均按照普通成药自由贩卖，供一般民众所需。② 其二，关于此药的极量各国规定迥异，然而国民政府既无规定根据哪国标准为国民所适用，也没有本国药典可循。其三，梁鸿训所在的湘雅医院纯系美式学术训练模式，"美国药典不载每日极量，其伸缩权悉委托医生"。③ 由此也就不难理解，梁鸿训医师在给刘宣德配药时似乎是"无所顾忌"，这既是当时国内医疗环境所致，也与其自身学术训练有关。

上文提及，协和医学院根据兰德·布伦顿的计算方法得出，一岁零四个月的婴孩所服安替匹林极量为 0.93 克，并且明确指出杨氏、弗里德氏定律以及索尔曼氏计算方法均不适用于本案例。然而令人感到奇怪的是，全国医联会却有意大幅度删改，偏偏依据索尔曼氏计算方法得出安替匹林并

① 标题笔者自拟：《全国医联会送长沙地方法院鉴定书函（附鉴定书）》（1930 年 4 月 8 日），《全国医联会（1930-1933）》，档案号：Q579-2-38。

② 早在 1890 年即有英文报道称，在 1899 年香港冬季流行病期间，德国的 Knorr 博士发明的安替匹林销售额超过 100 万美元，平均每盎司安替匹林售价为 1.5 美元，最高时售价可达 5 美元。见于 "Summary of News," *The North-China Herald and Supreme Court & Consular Gazette* (*1870-1941*), 13 Jun 1890, p. 726。当然此后也有关于安替匹林致命的报道，诸如 "The Carew Poisoning Case," *The North-China Herald and Supreme Court & Consular Gazette* (*1870-1941*), Jan. 22, 1897, p. 122; "The Carew Poisoning Case," *The North-China Herald and Supreme Court & Consular Gazette* (*1870-1941*), Feb. 12, 1897, p. 253; Own Correspondent, "Our Paris Letter," *The North-China Herald and Supreme Court & Consular Gazette* (*1870-1941*), Jul. 24, 1920, p. 222; "American Doctor in Tientsin Accused of Trying to Murder His Wife," *The China Weekly Review* (*1923-1950*), May 2, 1936, p. 322; "American Doctor on Trial for Alleged Poisoning Attempt," *The China Weekly Review* (*1923-1950*), May 16, 1936, p. 398; "Poison Charge against Tientsin Doctor," *The North-China Herald and Supreme Court & Consular Gazette* (*1870-1941*), May 20, 1936, p. 316; "Wife of Accused American Doctor Believes Him Innocent," *The China Weekly Review* (*1923-1950*), May 23, 1936, p. 423; "Wife Supports Husband in Poison Trial," *The North-China Herald and Supreme Court & Consular Gazette* (*1870-1941*), May 27, 1936, p. 358。

③ 此句被黑笔划去，经笔者辨认录入，见于《全国医联会送长沙地方法院鉴定书函（附鉴定书）》（1930 年 4 月 8 日），《全国医联会（1930—1933）》，档案号：Q579-2-38。

非过量，实属可疑。① 考虑到协和医学院与湘雅医学院均为美式医学训练模式，全国医联会明显有为会员梁鸿训包庇回护之嫌。当刘励清在《湖南国民日报》上看到全国医联会鉴定书时，② 即向医联会提出五点质疑意见。他隐约觉察到在药物剂量鉴定问题上似有文章，希望该会能够秉公办理，称："贵会为全国医界之领导，于医药学理必不肯放松一小步，此案于医药前途大有关系，中外听睹所关，断非可以含糊了事，若有感情作用杂于其中，影响于法律者尚浅，而于贵会之声誉实大有关系。"③

四 司法权威 VS. 医学权威

需要指出的是，此前梁氏提起的损害医誉的控诉并未受到审慎对待，实际上，不论结果如何，被控医师声誉都会受到一定影响。随着鉴定书公之于众，梁鸿训、湘雅医院、全国医联会被推向了风口浪尖。1930 年 4 月 21 日，长沙地院起诉梁鸿训医师，认为梁氏业务疏忽，草菅人命，"虽瓶已毁损，无从证明，于理自属可信"。④ 5 月 13 日，长沙地院公开审理此案，主要庭审司法人员有审判长罗芳棣，检察官单先绪，原告辅佐律师叶之乔以及被告辩护律师何维道、舒展等人，庭辩基本围绕刘宣德之病是否应服安替匹林，以及所服安替匹林是否过量两点展开。被告律师舒展和何维道

① 1930 年 5 月 15 日，南京国民政府卫生部正式颁布《中华药典》，收录中西药品的来源、标准含量、制法、性状、鉴别、检查法、含量测定或生理测验、贮藏法、制剂、剂量等讯息，后卫生部被国民政府取消，药典出版发行一事被搁置，直至 1931 年 7 月才由内政部卫生署正式对外发售。药典规定，安替匹林一次量为 0.25-0.75gm（gm 为 gram 的缩写，民国时称"公分"，即现在计量单位"克"），一日量为 2gm（克），若一日分三次服用，则每次服用剂量约为 0.67gm（克），参见卫生部编《中华药典》，中华书局印刷所，1931，第 493~494 页。关于《中华药典》制颁的前后过程，可参见芦笛《国民政府的药物标准统一工作——以药典的筹备、编纂和推行为中心》，《福建师范大学学报》（哲学社会科学版）2017 年第 1 期，第 142~152 页。

② 《全国医会证明刘案药剂性质：安替匹林并未过量》，《湖南国民日报》1930 年 5 月 1 日，第 7 版。

③ 标题笔者自拟：《刘励清致函全国医联会》（1930 年 5 月 4 日），《全国医联会（1930—1933）》，档案号：Q579-2-38。

④ 标题笔者自拟：《长沙地方法院起诉书》（1930 年 4 月 21 日），《全国医联会（1934—1936）》，档案号：Q579-2-40；《全国医师联合会关于会员医事纠纷等的函》（1934 年 11 月—1936 年 4 月），《全国医联会（1934—1936）》，档案号：Q579-2-40。

均认为刘宣德就诊时体温极高，应服解热剂，安替匹林为"应吃之药"，无过失可言。何维道在解释过量问题时，先批驳原告重要物证 12 格药瓶被销毁，紧接着据全国医联会鉴定书力争，认为安替匹林每次服半格或 1 格均可，每日服用 3 次亦可。需要注意的是，鉴定书中的原意是要视药水的浓淡而定，较浓药水半格已足，较淡药水 1 格或 2 格亦可，何氏在一定程度上曲解了鉴定书的内容。

原告律师叶之乔指出，"查新旧法例，过失杀人及故意杀人，被害家均得请求抚伤"，认为湘雅医学院负有不可推卸的连带责任，若以每月百元计，应赔偿原告三万六千余元损失费。检察官单先绪认为，既然安替匹林为剧药，且有引起虚脱的可能，医生就应特别谨慎处理。他还举中药为例，"即以中药论，决无剧药一方连服十帖、八帖之理，有之，厥惟补药或平安药"，进而认为，"不论为分十二次或二十四次服，均无道理"。最终认定被告存在业务过失，进而引证王子玕允诺设免费病床一事，认为这是医院方面心虚的表现，要求审判长依照《刑法》第 291 条第 2 项判决。对此，何维道辩解道，湘雅医院设置免费病床一事，并非刘氏或王院长等人首倡，之前曾有胡美（Edward H. Hume）[①] 为其死去的儿子，自设一具免费病床，专为赤贫患者设立。[②] 不难发现，单氏言论不免过于外行，以中药剂量推论西药剂量是否合理，实属不妥。

1930 年 5 月 17 日，长沙地院根据全国医联会出具的鉴定书，并依据《中华民国刑法》第 291 条规定，"因过失致人于死者，处二年以下有期徒刑、拘役，或一千元以下金"，"从事业务之人，因业务上之过失犯前项之

① 胡美（Edward H. Hume, 1876-1957），美国人，出生于在印度的基督传教士家庭，是位虔诚的基督徒。1897 年在耶鲁大学获得学士学位，1901 年从约翰·霍普金斯大学医学院获得医学博士学位。毕业后，1903~1905 年在印度从事鼠疫防治工作。1905 年夏，接到雅礼会邀请携妻带子前往长沙。1906 年，创办了湖南省第一所西医院雅礼医院。1914 年，他与颜福庆共同努力，促成雅礼会与湖南育群学会合作，创办了湘雅医学专门学校。其后，他曾担任湘雅医学专门学校校长，长期致力于提高中国教育和医学工作水平，1937 年返回美国。参见胡美《道一风同——一位美国医生在华 30 年》，杜丽红译，中华书局，2011，勒口。

② 《医生梁鸿训过失杀人案 地方法院本院十七日宣判·原告要求赔偿三万六千六百余元》，《湖南中山日报》1930 年 5 月 14 日，第 7 版。

罪者，处三年以下有期徒刑、拘役，或一千元以下罚金"，① 最终判定梁鸿训犯有"业务过失"罪，② 对此，"处以罚金五百元，如罚金未能完纳，依刑法第五十五条第三项、第四项，以二元折算一日易科监禁，裁判确定前羁押日数依刑法第六十四条后段，准以一日抵罚金二元。附带民事诉讼刘励清请求赔偿共有六项，数达三万六千六百余元，既涉繁杂，移送本院民事庭审判"。③

判决一出，湘雅医院方面表示无法接受，同日召集医校和医院董事联席会议讨论案情，次日联名刊登启事，为梁鸿训医师鸣不平，认为长沙地院对上海全国医联会所出具的鉴定书有断章取义之嫌，"法庭既函征鉴定书为宣判之参考，则其判决亦必注意学理更为明显"，进而指出，"依据前项鉴定书，梁医士用药及分剂均无不合。对于刘宣德之不幸，实不任咎。梁君医学湛深，平日诊病极为审慎，素为同人所信任，且登报送匾为之颂扬者甚多，足资考证"。④ 鉴于此，院方决定继续聘请梁鸿训在湘雅医院执业，以正视听。梁氏本人对此判决亦不胜愤慨。他一面向全国医联会致函辩护，认为长沙地院偏袒刘励清，自己始终并无错误可言，"忆自毕业以来九载十岁，平常对于业务向持慎重，毫未发生意外。不料刘励清信口雌黄，无端攻击"，⑤ 呼吁全国医联会为其主持公道，一面向湖南省高等法院提起上诉。他认为，"本案用药是否错误，是否过量，有全国医联会鉴定书在，若如原检察官断章取义，故入人罪，鸿训实不能含服无词也"。⑥

---

① 王宠惠嘱稿：《中华民国刑法（国民政府颁行）》，中华书局，1928，第71~72页。

② 关于近代刑律中"业务过失"罪的沿革研究，请参见龙伟《民国的医疗诉讼与医疗社会：基于〈医讼案件汇抄〉的观察》，收入复旦大学中外现代化研究中心编《"医家、病家与史家——以医患关系为中心"工作坊论文集》，复旦大学历史学系，2014，第275~300页。

③ 《湖南长沙地方法院刑事判决十九年地字第78号》（1930年5月17日），《全国医联会（1934—1936）》，Q579-2-40；《全国医师联合会关于会员民事纠纷等的函》（1934年11月~1936年4月），《全国医联会（1934—1936）》，档案号：Q579-2-40。

④ 《湘雅医校院董事会为梁鸿训案启事·附录全国医师公会鉴定书》，《湖南中山日报》1930年5月18日，第8版；《湘雅医校院董事会为梁鸿训案启事·附录全国医师公会鉴定书》，《湖南中山日报》1930年5月21日，第8版。

⑤ 标题笔者自拟：《梁鸿训致函全国医联会》（1930年6月4日），《全国医联会（1930—1933）》，档案号：Q579-2-38。

⑥ 标题笔者自拟：《梁鸿训呈长沙地方法院辩诉书》（1930年6月），《全国医联会（1930—1933）》，档案号：Q579-2-38。

此后，湖南地方政局出现一段插曲，普通人之间的恩怨纠纷，亦随时势一同转圜起伏。1930 年 7 月 27 日，红三军团在彭德怀、滕代远、何长工等人的率领下，乘中原大战、长沙守敌力量空虚之机，攻入长沙市，占领国民党湖南省政府并控制全城，随后建立湖南省工农兵苏维埃政府，焚毁了包括长沙地院判案卷宗在内的省市政府大批文件。8 月 4 日，何键部署第四路军反攻长沙，当晚攻入市区，次日红三军团由长沙退出，此后湖南政局一直不稳。① 因"地院案卷均已毁失"之故，"自后两造各在一地，并未进行控诉"，至 1931 年 10 月，刘劢清又以赔偿损失为由向长沙地院控告梁鸿训，梁原本就不接受此前"地院"判决，遂向湖南高等法院（以下简称湖南高院）继续上诉。②

1932 年 1 月和 3 月，湖南高院曾两次传讯刘梁二人，双方辩论还是围绕安替疋林的药性、剂量及中毒症状等问题展开。此时刘劢清已在长沙民政厅及党部任职，梁鸿训则离开湘雅医院来到湖南岳州普济医院工作，③ 个中缘由无从知晓，但这场医讼很明显影响了二人的生活轨迹。同年 12 月 15 日，湖南高院再次传集原告和被告，认为此前全国医联会出具的鉴定书不合法，"盖该鉴定书非专人负责签名，而祇全国医师公会盖章之鉴定书"。④ 12 月 17 日，湖南高院院长徐声金致函全国医联会，请求该会设法补上原鉴定人的签押或盖章，⑤ 然而案件已稽延三年之久，找到原鉴定人署名盖章并非易事。考虑到鉴定书是断案的重要依据，从 1932 年 12 月到 1933 年 4 月，湖南高院与全国医联会反复交涉此事，最终找到原中央医学院药物及内科

---

① 《红军日报》，1930 年 7 月 29 日至 8 月 4 日，均无版次信息，见于湖南省博物馆校编《红军日报》，湖南人民出版社，1980，第 1~225 页。

② 标题笔者自拟：《梁鸿训致函全国医联会》（1932 年 12 月 24 日），《全国医联会（1930—1933）》，档案号：Q579-2-38。

③ 据说梁鸿训是被普济医院重金聘请而来，具体到任时间不详，每月俸金达 240 银圆，由于该医院初创时只有门诊与住院两部，并无科室与科别之分，所以他在驻院期间几乎是"全科"医师。相传他曾给一位怀胎十一月的女子接生，临盆难产，情急之下，他将婴儿剖腹取出，最后母子平安，似其医术不凡。参见王峙贲《基督教在岳阳的传教活动》，收入《岳阳文史资料》第 1 辑，岳阳市政协文史资料研究委员会，1983，第 59~60 页。

④ 标题笔者自拟：《梁鸿训致函全国医联会》（1932 年 12 月 24 日），《全国医联会（1930—1933）》，档案号：Q579-2-38。

⑤ 《湖南高等法院致本会公函（函字第五三五二号）》，《医事汇刊》第 14 期，1933 年 2 月，第 57 页。

教室主任朱恒璧、乐文照两位医师，署名盖章。①

在此期间，梁鸿训曾于1932年12月24日致函全国医联会，希望维护医师权益，"伏恳贵会于收到湖南高等法院函后，对于所质问之处详加驳斥，作更有力之保障，使鸿训得洗不白之冤，安心于服务"。② 1933年1月，全国医联会在第二届第九次执委会议上专门讨论了梁鸿训请求保障的信函，最终议决，"仍照前鉴定书抄送湖南高等法院"。③ 刘励清"顷阅沪报，闻本案已请贵会鉴定"，于是在1月23日致函全国医联会，称"此事关系人类之生死学理之研讨，恳乞贵会根据学理，秉公鉴定，庶小儿之冤抑可伸，湘人之生命可保，匪独死者含恩，而生者亦感其德矣"。④ 刘、梁二人似乎均寄希望于全国医联会，此后刘励清又于3月27日函催全国医联会，"请恳速赐鉴定"，⑤ 复于4月28日致函全国医联会，详细附列对于此前鉴定书的怀疑意见，试图影响鉴定书的二次拟订。⑥ 最终，全国医联会在第二届第十二次执委会议上讨论刘励清的信函，决定保持中立，"该鉴定事件，本会系受长沙法院委托，业已照覆，刘函所述意见，请其径向法院陈诉"。⑦ 虽然1933年公布的鉴定书与前鉴定书内容并无二致，但涉讼双方无疑都想对鉴定书的复审工作施加影响，全国医联会作为鉴定工作的实际运作者，最终决定保持中立，只负责鉴定，不讨论是非。

1933年5月27日，湖南高院做出刑事二审判决，推翻此前长沙地院做出的罪刑裁判，按照《大赦条例》第1条规定，"凡犯罪在中华民国二十一

---

① "本会覆湖南高等法院函"；"湖南高等法院再致本会函（函字第六九八五号）"；"本会覆湖南高等法院函"；"湖南高等法院三致本会公函（函字第八三三号）"；"本会致原鉴定人函"；"本会寄覆湖南高等法院函"，《长沙梁鸿训医师被刘励清诬控案》，《医事汇刊》第8卷第4期，1936年，第539~579页。
② 标题笔者自拟，《梁鸿训致函全国医联会》（1932年12月24日），《全国医联会（1930—1933）》，档案号：Q579-2-38。
③ 《两医师会集会纪全国医联会》，《申报》1933年1月18日，第11版。
④ 标题笔者自拟：《刘励清致函全国医联会》（1933年1月23日），《全国医联会（1930—1933）》，档案号：Q579-2-38。
⑤ 标题笔者自拟：《刘励清致函全国医联会》（1933年3月27日），《全国医联会（1930—1933）》，档案号：Q579-2-38。
⑥ 标题笔者自拟：《刘励清致函全国医联会》（1933年4月28日），《全国医联会（1930—1933）》，档案号：Q579-2-38。
⑦ 《全国医师会执委会记·全国医师联合会昨开第二届第十三次执委会议》，《申报》1933年5月24日，第12版。

年三月五日以前，其最重本刑为三年以下有期徒刑、拘役或专科罚金者，均赦免之"。① 审判长徐沫三认为，"查刑法第二百九十一条第二项，最重本刑为三年以下有期徒刑，其事犯又在二十一年三月五日以前，依上开大赦条例规定，应在赦免之列"。② 而且按照该条例第 5 条规定，只有高等法院首席检察官才有核准开释之权。很显然，湖南高院不再纠缠于长沙地院的判决是否有当，而是笼统归于《大赦条例》，并且明确此后不再追究被告刑事责任。这意味着此后原告和被告如再提起上诉，只能以民事诉讼的方式讨论赔偿问题，这对于聚讼已久的"刘梁案"来说，无疑是一个重要转折点。

值得注意的是，虽然《大赦条例》早在 1932 年 6 月 25 日就已颁布，但从 1931 年 1 月到 1933 年 3 月，湖南高院围绕鉴定书的合法性问题反复与全国医联会交涉，仍处于取证阶段，这表明法院方面起初仍试图坚持司法正义。然而当鉴定书变得合情合法之后，湖南高院在处理"刘梁医讼案"时却策略性地运用一年前颁布的《大赦条例》加以开释。南京国民政府最初颁布《大赦条例》的目的是增强其统治的合法性，当该条例到了地方基层司法审判时，便成为一种"策略"，当然这种"策略"是建立在高等法院首席检察官的专权之上的。实际上，无论是长沙地院还是湖南高院，最终均力图规避因专业医学问题引发的司法判决难题，这种"小事化了"的做法非但不能彻底平息刘梁两家的长期恩怨，也无法推动此后类似医事纠纷案件审理的正常化和制度化发展。

1933 年 10 月 11 日，对于原告刘励清提出被告应赔偿损失费三万六千六百一十八元三角的要求，长沙地院"按侵权行为之赔偿责任，其构成要件有三：（一）为加害人之故意或过失，（二）为被害人之损害，（三）为故意或过失与损害之因果联络。三者有一不备，斯赔偿之责任无由成立"。③ 复据全国医联会出具的鉴定书，最终判定，"原告之子刘宣德之死与服用被告梁鸿训配给之安替匹林，实无因果联络关系，斯赔偿之责任，无由成立。

---

① 《国民政府公布者：大赦条例·二十一年六月二十五日公布》，《司法公报》（南京、重庆）第 26 号，1932 年 7 月，第 1~2 页。

② "湖南高等法院刑事第二审判决·二十一年度上字第五四○号"，《长沙梁鸿训医师被刘励清诬控案》，《医事汇刊》第 8 卷第 4 期，1936 年，第 557~558 页。

③ 蔡晓荣：《中国近代侵权行为法研究——文本、判解及学说》，社会科学文献出版社，2013，第 130~131 页。

被告湘雅医院连带负责问题及原告之请求赔偿数额，自可无庸审究"。① 这种基于法理逻辑看似客观公允的推论，刘励清自然难以心服口服，此后曾多次上诉，湖南高院基本维持原判，直至 1935 年 7 月 16 日，最高法院做出终审判决，认定原告上诉无效，被告并无业务过失之罪，并且驳回原告赔偿损失的请求，至此，审理长达六年之久的"刘梁医讼案"终于了结。②

回顾案情，不难发现原告与被告一直围绕安替疋林的药性、剂量、中毒症状、服用天数等关键问题展开辩论，但由于重要物证 12 格药瓶已遭毁弃，双方又各执一词，导致难下论断，所以一份学理与法理兼具的药品鉴定书就显得至关重要。在本案的医学鉴定过程中，鉴定书的内容超出了法官的控制范围，寻求鉴定的命令在长沙发出，鉴定工作落实到了北京，接着从北京转移到了上海，又从上海转移到了南京，再从南京到上海，最后回到长沙。从法院到北京协和医学院再到全国医联会，再到中央医学院，再到全国医联会，最后又回到法院，鉴定书的跨地域制作过程，也是医学权威话语转移的过程，在北京协和医学院的鉴定书底本基础上，鉴定者不断地切割、添删、重组核心内容。名义上法院始终是鉴定书的主事者，实际上鉴定书的内容已被医学权威话语主导，就此而论，"法"与"医"似乎呈现出一定的拉锯态势，但最终法院以《大赦条例》消解一切，马虎的司法权威再次凌驾于医学权威之上。

五　地方社会中的医疗生态

迁延六年之久的"刘梁医讼案"不仅呈现民国医事纠纷中的复杂面相，亦折射了地方社会中的医疗生态。此案从一个病人的体验和判断，一旦进入司法程序，就变成了一种文本判断。在整个交涉过程中，病人家属对于医生的态度不满，实际上也反映了民间适应西医运用西药来治疗的过程，而当法律、学理、医事、亲情等异质性因素缠绕在一起时，基本上是言人

① "湖南长沙地方法院民事判决·地字第 55 号"，《长沙梁鸿训医师被刘励清诬控案》，《医事汇刊》第 8 卷第 4 期，1936 年，第 562 页。
② "最高法院民事判决·二十三年度上字第四四一八号"，《长沙梁鸿训医师被刘励清诬控案》，《医事汇刊》第 8 卷第 4 期，1936 年，第 576~579 页。

人殊。鉴定书的制作过程固然反映出医界由关注生死转向关注病因的医学化逻辑，可当对病因的解释构成司法审判的重要环节和定罪依据时，医事纠纷遂又呈现出医学化与司法化交相叠加的特点。回顾本案，第一，首要的问题无疑是：为何是鉴定书？谁又能代表医学权威进行司法解释？

民国医讼案鉴定制度大体走过了一个从法医鉴定到西医鉴定的发展轨迹。① 鉴定书的制作与再制作过程反映出司法权威与医学权威之间的博弈。长沙地院征求国内权威医疗机构出具医学鉴定书的司法程序，本无可厚非。但由于此时处于国家医学鉴定机构和官方医学专业权威并未建立起来的尴尬境地，所以涉案的医药鉴定业务便从政府让渡到民间，而民间具有鉴定资质的机构无疑是分布在全国各地的著名医学院校和医学团体。这也就能够解释为什么一旦涉及医药鉴定问题，地方法院首先想到的是致函有鉴定能力的医学机构或团体进行鉴定，并形成鉴定书性质的佐证材料，进而作为审判的参考或依据。因此法官在选择鉴定机构时途径也比较多样化。此时法官对医学的专业或非专业认识，可能就成为其决定选择哪家作为鉴定机构的主要影响因素，所以不能简单地认为法官没有医学常识或专业知识。比如本案中检察官单先绪在庭审时就表现出自己对中医似乎非常了解，竟以中药剂量去推论西药剂量的合理性。更值得反思的是，在鉴定书的制作过程中，究竟是何人掌握鉴定权，鉴定书的权威性如何确立，又该如何维护鉴定书的权威性？

与之相应的是，在处理"医讼案"和制作鉴定书的过程中，全国性医师团体发挥了重要作用。雷祥麟认为，"在二、三〇年代，西医并没有一个真正具有全国代表性的专业团体。西医师们所受的训练素质不一，在不同语系的国家接受医学教育，返国后又以不同的语言来教育学生，英美系与德日系医师间颇有间隙与角力，因而无法形成有规范力的专业共识。"② 本案鉴定书的制作过程，表明此时各派系医师虽无法形成统一规范的专业共识，但并不影响其做出相对专业的判断。但也须注意，本案中的鉴定者均是"英美派"西医，其中又以具有北京协和医学院背景的中外医师为主。

① 王启辉：《民国时期医讼案鉴定制度研究》，《东南大学学报》（哲学社会科学版）2015 年第 5 期，第 101~102 页。
② 雷祥麟：《负责任的医生与有信仰的病人：中西医论争与医病关系在民国时期的转变》，《新史学》2003 年第 1 期，第 69 页。

从伊博恩、邓乐普、朱恒璧、乐文照等人的鉴定意见中，可以看到即便是同为"协和系"的"英美派"西医也并非铁板一块，但当病家和医师向湘雅发难时，湘雅、协和、全国医联会并没有将梁鸿训的个人荣辱当作个人问题处理，而是将其视为整个西医界利益受到损害，进而据理力争，那么整体与个体之间的关系又该如何把握呢？

实际上，全国性医师团体在处理类似医讼案件时，往往将会员医师与非会员医师区别对待。会员医师可直接致函地方医师公会和全国医联会，互为奥援，非会员医师则需要通过会员医师代为呈请，其后地方医师公会和全国医联会再决定是否介入。本案中梁鸿训即是全国医联会会员，他本人也多次主动致函全国医联会，要求保障医师利益。又如在"杨伯华杀妻案"中，[①] 非会员医师杨伯华委托会员医师白亚民向上海医师公会致函申冤，认为"鉴定欠详，法院又隔膜于医药学理"，[②] 希望予以昭雪。其后全国医联会对鉴定书进行了复核，认为杨氏所开药品中所含鸦片盐基成分并未过量，从最高法院的审判结果来看，此案最终发回河北高等法院重审，可见上海医师公会或全国医联会实际上能够影响司法审判。

需要注意的是，杨伯华求助的对象一开始是上海医师公会，直到很晚才转向全国医联会，这既与全国医联会成立较晚有关，也与医家思维定式有关。考虑到全国医联会是在上海医师公会基础上建立的全国性医师团体，[③] 所以上海医师公会兼具"地方"和"全国"两重意义。再者，无论是上海市医师公会还是全国医联会，二者会址均设在上海，因此在处理地方性医讼案件时，它们所能见到的大部分是由地方呈转而来的文本材料，

---

① 1932 年 9 月伯华医院的杨伯华医生被妻子娘家指控用过量药品谋杀妻子。根据 1932 年 12 月国立北平大学医学院出具的鉴定书可知，杨伯华所开药品虽含有鸦片盐基成分，但并未过量，况该成分本无致命之说。上诉人坚称杨伯华为另觅新欢，故意用过量药品毒杀妻子，双方诉讼不断，此案先后从河北地方法院移转到天津地方法院、河北高等法院以及最高法院。详见《中华医学会、上海医师公会、平一法律事务所等关于非会员医病纠纷的函》（1931 年 7 月~1936 年 7 月），上海市档案馆，《中华医学会（1931—1936）》，档案号：Q579-4-31。

② 标题笔者自拟：《白亚民的信函》（1934 年 8 月 1 日），上海市档案馆，《中华医学会（1931-1936）》，档案号：Q579-4-31。

③ 尹倩：《民国时期的医师群体研究（1912—1937）：以上海为讨论中心》，中国社会科学出版社，2013，第 69~75 页。

几乎从未派专人前往当地观摩庭审，所以当病家与医家同时向该团体交涉时，出于对医者的天然认同，医家往往易占上风，病家的声音湮没无闻，这就涉及鉴定者该如何不偏不倚地制作鉴定书。

从"人"的角度来说，在法官、医师、病家、鉴定机构或团体之中，法官应该让渡出鉴定权给鉴定机构，只需向其交代基本案情，指出问题关键即可，而不是从一开始就规定鉴定内容，法官处于引导而非主导的地位。与此同时，具体承担鉴定工作的专业人士也应不存私心偏见地去开展工作，至少让学理回归学理。在此过程中，被告医师与原告病家尽可能不要在任何环节和层面上影响鉴定工作。实际上，在本案庭审环节中，法官更多的是将鉴定书作为参考文本，起决定作用的还是诸如《刑法》《大赦条例》等法条规定。换言之，虽然鉴定书是由医学权威制作，但鉴定书一旦送到法官手里，医学的权威性被司法的权威性终结，往往造成不可逆的结局。对此，时人宋国宾主张建立医案陪审团制度，除医学鉴定文字之外，邀请深通医学、兼明法律的学者陪审，"一面可以辅助法官审问时之不到，一面可纠正法官之轻表同情于任何一方"。[①] 倘若只是医法兼通的学者充当陪审，恐怕陪审团成员来源不够广泛，至少应同时引入病家、医师、记者等人参与其中，如此或可最大程度上限制法官专权或越权行为。

从"事"的理路来看，在庭审前后，诊断纪录、处方单据、医学鉴定书等重要文本并不适合在报刊上公开发表，而本案无一例外，先后曝光于世，原告和被告也得以竞相活动，或发动舆论，或投函送信，无形之中给鉴定者带来了一定的心理压力，间接导致鉴定书制作的公正性遭受质疑。其对病人死因的学理分析可能被视为对会员的回护，司法机关并不全然依照医学团体出具的鉴定书判案，恐怕也不一定是对病家的同情之举，而是出于公正，却又很难做到公正。

第二，如何看待地方社会中的医疗资源和人际网络。正如医史学者伯纳姆（J. C. Burnham）曾经提出的："我们可以自外而内从社会的角度观察健康和卫生保健。我们也可以从病痛、从医疗保健供应体系、从与它们相关的制度开始。但我们必须时刻谨记就在近旁还存在着与此互动的历史进

---

① 宋国宾：《医案陪审之建议》，《申报》1934 年 12 月 3 日，第 17 版。

程。即使是卫生领域里具体的社会现象也有它更广阔的历史背景。"① 20 世纪 20 年代，中国西医群体除了传教士医生之外，尚有大量留学日、德、英、美等国的华人医生，其中留学欧美的医生大都是通过有教会背景的医院或医学校出国者。按照陈志潜的说法，20 世纪 20 年代的医院大体分为官立、公立、私立、教会等四种，具体说来，官立医院由政府出资，"（一）挂号费轻，（二）宦气凌人，（三）因陋就简"，基本无人问津。公立医院大都由地方士绅大贾捐建，可分为重慈善与重营利两类，"（a）重慈善意义者：（一）取费轻微，（二）设备大致不差，（三）比官医院较为周到。（b）重营利者，除取费有最廉者外，余与私立医院同"。私立医院情况不一，"无论大小如何，皆以谋利为标准，一切设施，有利则为，无利则不为"，创办人的资格能力最不一致，"欺骗手段，最为常见，而病者始终执迷不悟"。教会医院往往规模简单，"但当事者大多能吃苦耐劳，且间或有绝好本领者"，"一切行施，尽力接近科学，不涉于迎合病人"，"对病人大半能尽量体恤，惟有时涉于卑鄙"。② 本案中所涉及的湘雅医院即是教会医院的典型代表，这又涉及另一个问题，像湘雅医院这样的教会医院，在地方社会网络中居于怎样的位置？

湖南省西医之传入，始自民国初年。先是美国雅礼学会于 1914 年派美籍医生胡美偕医生颜福庆来湘，一面传教，一面在长沙西牌楼创建湘雅医科学校，从事医疗活动。旋即得到湖南省督军署外交司长粟戡时的援引，取得都督谭延闿的支持，于长沙北门外留芳岭筹建湘雅医院，以颜福庆为院长，独树一帜，门户森严，为英美学派所专有，外人无法插足。此后，湘雅之于湖南地方社会而言，逐渐形成一个系统概念，包括湘雅医学校（1931 年 12 月更名为私立湘雅医学院）、湘雅医院、湘雅护士学校等多家医事机构。

当时湖南省医药界也不乏留日人才，如大阪医专的黄石陔、何志姜，千叶医专的黄孟祥、田秋明、陈志远、萧登、魏文钺，京都医专的萧蔚霞、向仙良，长崎医专的刘辅察、刘辅定，富田药专的毛树祺等人。他们回国后，发起组织湖南医药学会，同时筹建湖南公医院，打破湘雅医院独家经

---

① 〔美〕伯纳姆（J. C. Burnham）：《什么是医学史》，颜宜葳译，北京大学出版社，2010，第 128 页。
② 陈志潜：《医院浅说》，《医学周刊集》第 2 卷，1929 年 1 月，第 113~116 页。

营的局面，并逐步形成后来的英美和德日两大派别，在湖南医药界，明争暗斗。论实力，后者虽不如前者雄厚，但社会基础之广阔，则比前者实有过之。① 田秋明显然属留日归来的地方医疗精英，再从本案当事人刘励清的职业来看，"业儒"一说并不可信，② 至少在 1930 年他仍担任长沙第十五师副官一职，③ 该师属何键的嫡系部队，在湖南省内权势较大，也参与了同年收复长沙的行动。从这个角度来说，一方权势自然不畏另一方权势。所以也就不难揣测，刘励清为何偏偏敢于向湘雅医学院梁鸿训医生发难，而不是转而指摘秋明医院田秋明医生注射液是否有问题，④ 案件背后似乎存在着地方"德日派"与"英美派"⑤ 医师群体之间的暗自较量，最根本的还是地方权势之间的博弈。

第三，从诊断过程来看，又存在着诊断技术、医学知识与疾病定义之间的复杂关系。福柯认为，关注患病器官的临床医学包含三个步骤：（1）判断哪一个器官患病了；（2）借助于某种外部媒介"解释器官如何会患病"；（3）"指出应该如何来制止疾病"，即不仅消除病因，而且要消除后果。⑥ 具体到本案，梁鸿训和田秋明基本也是按照类似步骤给刘宣德看病，从这个角度来说，当医生对死亡的态度和对疾病的态度保持一致时，源自死亡的焦虑感便被源自技术的诊断方式暂时置换，医生需要界定的对象自然不再是病人，而是病。这种"不问生死"的冷峻态度难以被病家所接受，刘励清如此，其他人更是如此。

---

① 刘卧云、邱方成、邹希孟：《湖南公医院创建始末记》，收入《长沙文史资料》第 3 辑，长沙市委员会文史资料研究委员会，1986，第 120 页。

② 《梁鸿训医师被病人家属刘励清诬控案始末》，《中华医学杂志》（上海）第 22 卷第 2 期，1936 年，第 165 页。

③ 《全国医师会证明刘案药剂性质：安替匹林并未过量》，《湖南国民日报》1930 年 5 月 1 日，第 7 版。

④ 关于注射知识与实践在近代中国的传播，参见李彦昌《由技术而观念：注射知识与实践在近代中国的传播》，《近代史研究》2017 年第 3 期，第 130~147 页。

⑤ 关于"德日派"与"英美派"的划分，参见傅惠、邓宗禹《医学界的英美派与德日派之争》，收入《文史资料选辑》第 19 辑（总第 119 辑），中国文史出版社，1989，第 64~71 页；高晞《卫生之道与卫生政治化——20 世纪中国西医体系的确立与演变（1900—1949）》，《史林》2014 年第 5 期，第 91~102 页。

⑥ 〔法〕米歇尔·福柯（Michel Foucault）：《临床医学的诞生》，刘北成译，译林出版社，2011，第 215 页。

但反过来说，此案中病家与医家均表现出对权威知识的等级制的信念。虽然来自美国、欧洲的药物剂量计算方式等不同的知识来源被赋予了全然不同的价值，但是西医师群体无疑被认为而且自认为有优势单独接触到"更好的"知识源，即由医师生产和共享的来自生物医学领域的基础性和本质性的知识。医师们通过观察病人得出的"征兆"被看作客观证据，而且这是他们才能掌握的，病人自己说出来或表现出来的"症状"则被视为主观、不够准确。① 刘励清基于中医常识，认为幼子所患为"痧症"，而梁鸿训和田秋明医师基于西医学术训练，据诊断纪录上罗列的病人各项生理数据，只能确定发烧症状，并不能确诊究竟为何种疾病，但这并不影响梁氏和田氏在解释和治疗疾病方面所拥有的话语权和主导权。

第四，从事态发展过程来看，一开始是湘雅医学院与刘家进行私下调解，随着湘雅医学院和梁鸿训医师态度日趋强硬，刘氏立足"地方"，将幼子病死之经过公诸舆论，得到部分医药界人士同声相和。此案中，无论是刘励清印刷的《请讨论生死问题》一文，还是刘梁二氏在长沙地方报纸上的互相攻讦，报刊、印刷品均构成讯息传播的重要工具，这种大众传播技术对社会的影响力同样不可忽视。虽然《湖南国民日报》《全民日报》《湖南中山日报》均系国民党党报，② 但刘励清、湘雅医学院均可在此类报纸上"发扬"舆论，这自然也表明所谓的权势是相对而言的，甚至双方势均力敌，否则此案也不会缠讼甚久。在此舆论战中，医学人士、医学机构的不断卷入使博弈的力量变得更加多元，诉讼的走向也变得更加复杂，透过此案可以粗略地感受到民国时期的"医界"不仅作为某一种"界"而真实存在，且事实上构成了一种"场域"，与地方社会形态不断发生勾连。③ 新闻舆论更使得医疗空间与社会空间迭加在一起，各方社会力量开始向医疗空

---

① 〔英〕罗伯特·汉（R. Hahn）：《疾病与治疗：人类学怎么看》，禾木译，东方出版中心，2010，第186页。

② 时人陆爱群在谈及《湖南国民日报》时，说它的任务是"本党党务的发展，军事的胜利，以及政治上一切现象的演进，由本报逐事逐日介绍给读者"；《全民日报》的发刊词中强调其为"党政民三位一体的机关报"；《湖南中山日报》发刊词中开宗明义地指出，"本报是党报，中国国民党的党报"。参见黄林编《近代湖南出版史料》第1册，湖南教育出版社，2012，第190~208页。

③ 关于近代报刊媒介如何影响读书人，进而构成社会阶层的论述，参见章清《清季民国时期的"思想界"》上册，社会科学文献出版社，2014，"引言"第1~54页。

间渗透，普通人的生死问题演变成动态的社会问题，同时夹杂着不同医学派别之间的明争暗斗。① 从这个角度来说，当医事纠纷从私领域进入公领域时，病家与医家对媒介的驾驭能力和公关能力不仅能左右舆情，甚至也可能影响诉讼的最终走向。

六　余论

"刘梁医讼案"发生时，中国尚无成熟的医学鉴定机构，国内关于普通药品与剧烈药品的检验工作尚未起步，也无专门医学鉴定法律可依，更无专业药典可鉴，加之报章舆论此起彼伏，这使得本案从刘宣德之死逐渐转向西药与西医问题，当原告和被告各依不同学理和法理进行自我辩护时，其实均是一种"执果索因"维护己方利益的反向求证。尽管案情十分复杂，核心点却在于安替匹林的药性和剂量问题。从审判者的角度来说，法官并未真正把握住案件的核心，往往侧重于讨论司法文本枝节问题，或者只在鉴定书基础上做文字上的推究，换言之，他们只关心鉴定书是否符合法理，而非鉴定书的内容，因为鉴定书中学理的复杂性并不利于案件的速判速决。从这个意义上来说，表面上看来鉴定书构成司法审判的重要论据，实际上鉴定书又被司法权威架空，逐渐从事件中心滑向边缘。这恐怕不能简单地归结为司法人员缺乏法律和医学知识素养，法官"马虎"从事固然存在，但医学鉴定制度的不成熟性也应当引起重视。对于当事人而言，刘劢清和梁鸿训二人均曾试图影响鉴定书的拟订和复审，这也使案件变得更加复杂，一场医事纠纷从一开始的民间调解逐渐变成双方动用一切资源进行的司法博弈。

事实上，如若考察 20 世纪 20～30 年代的中国医疗生态环境，北伐亦可作为标志性的事件。国民革命以前，纠纷"多关于外籍医师，医院被捣乱"；国民革命以后，则"多关于国人新医，医院捣乱少而诉讼多"。② 1928

---

① 关于民国时期舆论、法律、政治和社会之间的关系论述，可参考〔美〕林郁沁（Eugenia Lean）《施剑翘复仇案：民国时期公众同情的兴起与影响》，陈湘静译，江苏人民出版社，2011，第 56～80 页。

② 陶炽孙：《中国新医受难史序论》，《中华医学杂志》（北京）第 22 卷第 11 期，1936 年，第 1134 页。

年 10 月，国民党中央宣布由"军政"转入"训政"，重新制定《国民政府组织法》，由国民政府委员会以及行政、立法、司法、考试、监察五院组成，总摄中华民国治权，为最高国家机关。国民政府于 1927 年 4 月设立内政部，置卫生司，掌管卫生行政事宜。1928 年 11 月 11 日又将卫生司升格改组为卫生部，分医政、保健、防疫、统计、总务等五司，直隶行政院，前北京政府与卫生行政相关部门被并入新成立的卫生部之中，总掌全国卫生行政事务，对于地方卫生机关有指示、监督之责，至此方有规划和实施全国公共卫生行政之举措。

"刘梁医讼案"发生的时间点，恰是卫生部初创之时。虽早在 1922 年北京政府内务部便效仿日本制度，曾创设卫生试验所，但成效甚微。卫生司升格改组为卫生部后，将北京政府的卫生试验所改名为中央卫生试验所，由卫生部直辖，增订章程，扩充事业，专司卫生检验、鉴定、制造、研究四项工作，接受来自政府、国民、学者等方面的化验鉴定申请，政府始有专业鉴定机构。但是该所办公条件系借用上海特别市试验所场地，恰如时任所长陈方之①所言"螺丝壳里做道场"，② 草创之艰，可想而知，该所也尚未为世人所深知。

从鉴定书的形成过程来看，协和医学院曾将鉴定报告抄发给卫生部的实际主管刘瑞恒，故后者应是知晓此事的。至于该案是否影响了后来医事法规的拟定，从 1930 年卫生部制定的《西医条例》内容上看，似有关联。③20 世纪 30 年代医讼案频发，其中 1934 年甚至被称为"医患纠纷年"，时任中华医学会业务保障委员会主席宋国宾即认为"医病纠纷"厥有四端。其一，意主泄愤，惟求报复。其二，回春乏术，归咎医家。其三，敲诈医家，铤而走险。其四，同道相忌，罗织牢狱。④ 以上四点不可全信，这种"高姿

---

① 陈方之（1884~1969），浙江鄞县人。曾留学日本帝国大学医科，获医学博士。曾任国民革命军总司令部军医处处长。1928 年 4 月 3 日署民政部（后改称内政部）卫生司司长。1928 年 12 月 26 日至 1930 年 5 月 6 日任卫生部技监。1928 年 11 月 27 日至 1933 年 2 月 27 日任卫生部中央卫生实验所所长。新中国成立后任中央卫生研究院特约研究员、上海市血吸虫病研究所及卫生防疫站正，著有《卫生学与卫生市政》。参见刘国铭主编《中国国民党百年人物全书》下册，团结出版社，2005，第 1318 页。
② 中央卫生试验所编《中央卫生试验所年报（民国十八年）》（1929），"编辑序言"第 1~2 页。
③ 《西医条例》，《卫生公报》第 2 卷第 6 期，1930 年 6 月，第 65~67 页。
④ 宋国宾编《医讼案件汇抄》第 1 集，"序"。

态"的言论并不能反映历史实态。事实上，"药不治病医死人"往往成为冲突点，特别是各种名目的西药或新药，医师拿捏剂量的标准是什么，医界有无行业标准，国家卫生行政部门如何统筹规划，这些问题目前均不甚明了。

最后尚须说明，正因为梁鸿训医师是全国医联会会员，所以今天才有可能看到这个案件的始末，进而剥离出病家的声音，本文也无意于为历史翻案和断案，仅试图透过展示更多的细节，揭示历史的复杂与多元。需要强调的是，能够上升到司法审判环节并留下档案数据的医事纠纷毕竟是少数，大部分医事纠纷往往在民间调解中自我化解，[①] 当然也并不是所有的医家与病家之间的矛盾都会演变成公开的纠纷。此外，不唯全国医联会全宗档案中保留有大量民国时期医事纠纷的材料，中华医学会档案中也有丰富案例可查，这当然与中华医学会于1933年设立医师业务保障委员会有关。[②]至于上海医师公会、全国医联会、中华医学会医业保障委员会三者是何种关系，在处理医事纠纷时各自策略有何不同，仍有待深究。

总之，医事纠纷并非不言自明，而是包含复杂的社会众生相，在横向和纵向梳理卫生行政制度框架的同时，需要不断地将各个环节放置于个案中进行细致检讨。而且这里有个层次问题，在进入司法程序之前，医事纠纷是一个由医学问题演化而来的社会问题，但进入司法程序之后，就存在国家机器的介入，例如警察、监狱、法院、卫生行政部门等。所以对于医病纠纷案件的研究必须立足于法律、医学、史学等多学科进行把握，任何一种单一的文本解释可能都无法触及问题本身。倘若仅从医家与病家关系入手，也会使得所处理的"国家"、"社会"与"地方"均成为想象中的存在。换言之，如果不能对医讼案发生时的"历史原生态"[③] 做出剖析，那么所谓的医患关系研究就会变得苍白无力。

---

① 黄宗智：《清代的法律、社会与文化：民法的表达与实践》，上海书店出版社，2001，第73~74页。

② 关于医师业务保障委员会的基本情况，以及《医讼案件汇抄》的编撰过程，请参见龙伟《保障医权：民国医师的职业忧患与业务保障》，《社会科学研究》2010年第5期，第145~151页。

③ 章开沅：《寻梦无痕：史学的远航》，北京师范大学出版社，2011，第18~20页。

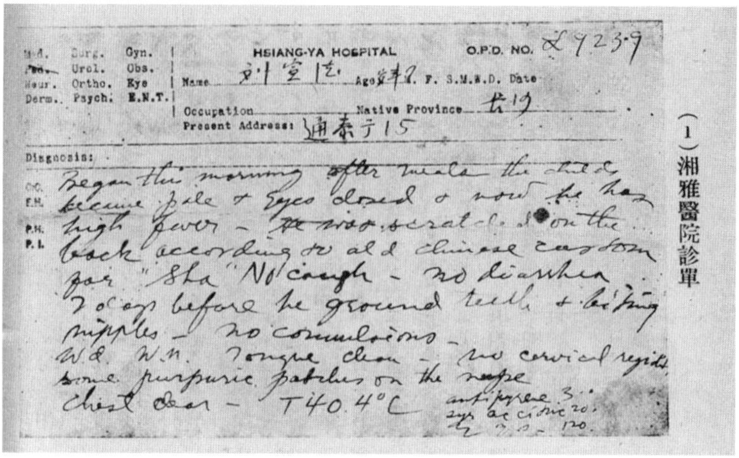

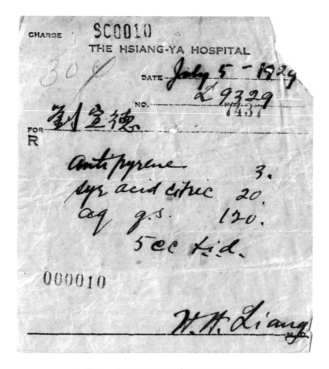

图 1　湘雅医院诊单

资料来源：《湘雅医院诊单》，《医事汇刊》第 8 卷第 4 期，1936 年，第 115 页。全国报刊索引数据库，http://www.cnbksy.cn/home，最后访问时间：2017 年 11 月 18 日。

图 2　湘雅医院梁鸿训所开处方

资料来源：作者自行扫描档案原件，2017 年 11 月。

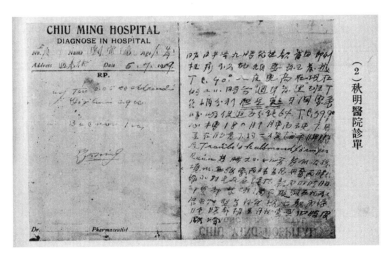

图 3　秋明医院诊单

资料来源：《秋明医院诊单》，《医事汇刊》第 8 卷第 4 期，1936 年，第 115 页。全国报刊索引数据库，http：//www.cnbksy.cn/home，最后访问时间：2017 年 11 月 18 日。

1959年全国急性传染病学术会议的历史考察[*]

马金生[**]

1959 年 5 月 15~27 日，由中华人民共和国卫生部（以下简称"国家卫生部"）、中国人民解放军总后勤部卫生部和中华医学会联合组织的全国急性传染病学术会议在北京召开，被称为是"从前没有的，第一次这样开的会议"（傅连暲语）。[①] 这次会议的组织召开是为了现实防疫的需要，同时也是"向国庆十周年献礼"。会议邀请了全国各地区和军队卫生系统的管理人员以及著名的西医专家参会，并特别要求各地推荐一定比例的著名中医参加。专家共同交流、研讨和总结了新中国成立十年来，中国医学界在防治急性传染病方面取得的医学成果和宝贵经验。与以往会议尤为不同的是，会议提交的参会论文紧贴现实需要，"有的是实际工作的科学总结，有的是基本理论的试验研究，琳琅满目，蔚为大观，充分体现了科学研究与实际工作相结合的精神"。学术会议在砥砺奋进、充满着"医学界学术团结的氛

* 本文为国家社会科学基金重大项目："宋元以来中医知识的演变与现代'中医'的形成研究"（项目编号18ZDA175）的阶段性成果之一。文章曾在中国社会史学会、南开大学历史学院、南开大学中国社会史研究中心联合主办的"'医疗社会史在中国'：中国社会史学会医疗社会史专业委员会成立大会暨首届学术年会"上宣读，感谢河南师范大学政治与公共管理学院李洪河教授、上海社会科学院历史研究所赵婧副研究员提出的修订建议。同时，对两位匿名评审人提出的宝贵建议也一并致以诚挚谢意。当然，文责由笔者自负。本文原刊于《当代中国史研究》2022 年第 1 期，第 67~78、158~159 页。
** 马金生，中央民族大学中国少数民族研究中心（少数民族事业发展协同创新中心）教授。
① 傅连暲：《全国急性传染病学术会议开幕词》，中华人民共和国卫生部、中华医学会编《全国急性传染病学术会议资料选编》上册，人民卫生出版社，1959，第 1 页。

围"中圆满落幕,取得了预期成果。①

然而,对于这样一次具有典型历史意义的会议,目前学界尚缺乏足够关注。一些治医史的学人,甚至不知道曾经召开过这样的一次会议。由于资料的不足,有些医史论著对于此次会议虽有一定述及,但往往语焉不详,甚至存有相互抵牾之处。② 有鉴于此,本文利用中华医学会残存的部分档案、有关会议报道和会后编辑刊行的资料选编,并结合一些中西医师的回忆,拟对全国急性传染病学术会议召开的历史背景、组织召开的过程和会议成果进行力所能及的勾勒与梳理,希望能够弥补史乘记载上的一些不足,同时对深入推动当代中国的急性传染病防治史和当代医学史的研究发展有一定助益。③

一　会议召开的历史背景

在新中国成立之初,鼠疫、天花、霍乱、流行性乙型脑炎、白喉、麻风病、肺结核病以及各种寄生虫病等急慢性传染病依然在全国肆虐流行。以鼠疫为例,在新中国成立前后便曾在我国的东北、西北、华北、华南和西南等省份广泛流行。据统计,1945~1949 年,全国共有 134830 人发病,死亡 104461 人,死亡率达 77.48%,死亡率非常高。再以寄生虫病为例,在

---

① 参见中华人民共和国卫生部、中华医学会编《全国急性传染病学术会议资料选编》上册,"序言"第 2 页。

② 关于 1959 年全国急性传染病学术会议的研究,据笔者目力所及,一些当代医学通史论著有所提及,但寥寥数语,往往失之简略。比较有代表性的著述,如蔡景峰等主编《中国医学通史(现代卷)》,人民卫生出版社,2000,第 38 页。近年来,一些专题性论文对这次会议也有所述及,但亦缺乏深入梳理。参见马金生《20 世纪 50 年代的中医药与传染病治疗》,《光明日报》2020 年 10 月 28 日,第 11 版;马金生、李宁《20 世纪 50 年代中医治疗流行性乙型脑炎的历史省思》,《历史教学》2020 年第 22 期;等等。

③ 目前,学界对当代中国的医疗史研究仍比较薄弱。因此有学者呼吁要"重视当代医学史的研究",认为"解决今天在民众医疗生活当中出现的各种问题,必须对中国医学和中国人的医疗生活的历史有比较准确和充分的认识",建议对当代中国历史上的重大医学事件、医学制度、医学观念诸专题进行深入深究,并秉持"以史为鉴"和"关注生命"的治史理念以及跨学科的研究方法。总体来看,有关当代中国急性传染病史的研究成果较多,但在一些重大防疫事件的深入挖掘和完整呈现上依然有不少工作要做。参见潘明斐《推动当代医学史研究发展》,《中国社会科学报》2019 年 3 月 27 日,第 2 版;王小军《中国史学界疾病史研究的回顾与反思》,《史学月刊》2011 年第 8 期。

全国解放初期，仅血吸虫病、疟疾和丝虫病患者就有 7000 余万人。其中，血吸虫病在湖北一省就有 44 个县流行，共有病人 20 余万，受威胁人口 1000 万，发病率居全国之首。① 各种急慢性传染病的广泛流行，严重威胁着国人的生命与健康。

为保障国人的生命财产、推动国家的社会经济建设，党和政府非常重视传染病防治工作，将其作为一项重要政治工作来推动。在"面向工农兵"、"预防为主"和"团结中西医"的卫生工作方针指引下，② 党和政府在很短的时间内便建立起自上而下的卫生防疫体系，并通过广泛宣传卫生防疫知识，实行现代防疫举措，大大提升了国家的防疫能力。③ 自 1952 年开始，国家还在城市、农村、矿山和部队等地区（单位）广泛开展以"讲卫生""灭病菌""除四害"为核心内容的爱国卫生运动。与此同时，各级政府部门积极贯彻落实国家的中西医结合精神，大力推动中西医合作治疗传染病。④ 在短短的数年间，城乡公共卫生状况便明显得到了改善，传染病防治工作也不断取得新进展。

在党和政府强有力的防疫举措下，三大烈性传染病（鼠疫、天花和霍乱）在 20 世纪 50 年代中期便基本得到了控制。⑤ 与此同时，斑疹伤寒、回归热等急性传染病的病死率也有明显下降。⑥ 国家卫生系统数年间在传染病防治领域取得的显著成绩，体现出了社会主义制度防治传染病的独特优势，大大提振了党和国家"消灭"传染病的信心和决心。1956 年 1 月，中国共

① 李洪河：《新中国的疫病流行与社会应对（1949—1959）》，中共党史出版社，2007，第 27、38、44 页。更为具体的论述，可参考李洪河在该书第三章对新中国成立前后以及 1949~1959 年三大烈性传染病、五大寄生虫病以及猩红热、麻疹、伤寒和一些地方性传染病的发病及其危害的研究。

② 《中央卫生部李德全部长关于全国卫生会议的报告》，《人民日报》1950 年 10 月 23 日，第 1 版。

③ 关于新中国成立初期党和政府的卫生防疫体系建设及防疫举措的专门研究，可参阅李洪河《新中国的疫病流行与社会应对（1949—1959）》，第三章、第四章。

④ 参见田刚《新中国成立初期"团结中西医方针"的确立》，《当代中国史研究》2011 年第 1 期；马金生《20 世纪 50 年代的中医药与传染病治疗》，《光明日报》2020 年 10 月 28 日，第 11 版；等等。

⑤ 《在第一届全国人民代表大会第一次会议上 代表们关于政府工作报告的发言》，《人民日报》1954 年 9 月 25 日，第 2 版。

⑥ 李洪河：《新中国的疫病流行与社会应对（1949—1959）》，第 276~279 页。

产党中央委员会发布《一九五六年到一九六七年全国农业发展纲要》，提出"在 12 年内，在一切可能的地方，基本上消灭危害人民最严重的疾病"。① 到了 1958 年，血吸虫病、丝虫病、钩虫病、恙虫病和黑热病五大寄生虫病的防治工作取得了"空前的成绩"。与此同时，全国范围内的血吸虫病、疟疾、丝虫病和钩虫病患者人数和发病率急剧下降，黑热病在全国 90% 的地区被基本消灭。② 除了云南、贵州和其他少数边远地区外，斑疹伤寒、回归热在全国范围内也基本被消灭，其他如麻疹、痢疾、伤寒等急性传染病的病死率有大幅下降。③

然而，随着社会主义现代化建设的深入，传染病防治工作也面临着新挑战。自 1958 年始，全国掀起了轰轰烈烈的"大跃进"和人民公社化运动，以期实现工农业生产的赶超式发展。④ 城乡居民被通过生产队或公社的形式组织起来，共同参加生产劳动。与此同时，为了将妇女也从家庭中解放出来投入社会化大生产，政府部门在城市和乡村中大规模兴办幼儿园。⑤人民群众集体化生产生活的展开，无疑加大了人员密集程度，为传染病发生和传播创造了条件。这主要表现为：部分急性传染病的死亡率虽在下降，但发病率却有上升的趋势。与此同时，一些以往相对沉寂的传染病的发病率也在抬头。其中，尤以肠道传染病和幼儿及病毒性传染病的发病为主。

比如，作为一种典型的幼儿传染病，麻疹的死亡率虽有明显下降，但随着社会主义集体生活的全面展开，此病的发病率却呈迅速上升趋势。1958年，麻疹在全国大流行。1959 年春，麻疹流行的强劲势头依然在持续。⑥ 作为另一种典型的幼儿传染病，流行性脑脊髓膜炎本来发病率并不高，此前

---

① 《一九五六年到一九六七年全国农业发展纲要（修正草案）》，人民日报出版社，1957。

② 《全国防治五大寄生虫病经验交流现场会议》，《健康报》1959 年 2 月 28 日。

③ 如麻疹的病死率 1950 年为 8.6%，到了 1958 年降为 1.7%；痢疾的病死率 1950 年为 3.8%，1958 年降为 0.4%。参见钱信忠《积极开展预防与消灭急性传染病的研究》，中华人民共和国卫生部、中华医学会编《全国急性传染病学术会议资料选编》上册，人民卫生出版社，1959，第 9 页。

④ 萧冬连：《筚路维艰：中国社会主义路径的五次选择》，社会科学文献出版社，2014，第 73~103 页。

⑤ 翟菁：《集体化下的童年："大跃进"时期农村幼儿园研究》，《妇女研究论丛》2017 年第 2 期。

⑥ 1958~1959 年是当代中国麻疹大流行的一个高峰期。

也未引起过国家卫生部门的重视，但是自 1958 年以来全国已"逐年有上升趋势"，"个别地区发病率较高，并趋向局部流行"。再如，传染性肝炎于 1958 年在东北长春暴发，此后在通化、沈阳、锦州等地相继流行，"就全国来说，陕西、广东、四川、北京、上海等地都有不同程度的发散型流行"。①

传染病防治面临的上述新情况，引起了国家领导人的重视。1958 年 11 月 12 日，周恩来总理专门约见国家卫生部部长李德全和副部长徐运北，询问传染病防治工作，并指示应"注意当前疫情"，此外"还应考虑集体化引起人们衣食住行的变化。水利工地、钢铁工地、农业生产场地都是人员集中的地方，要组织工作组摸一摸情况，注意这些方面的卫生工作"。② 1958 年 12 月 25 日~1959 年 1 月 1 日，全国农业社会主义建设先进单位代表会议在北京召开。刘少奇副主席在会上讲话指出，1958 年国家在卫生工作领域取得了显著成绩，但战胜传染病依然任重道远。刘少奇要求，1959 年应"总结和推广 1958 年的成功经验，继续开展广泛的群众运动，坚持团结整个医药卫生战线上的全体工作人员，贯彻执行中西医密切结合、专门人才和广大群众密切结合的方针，争取在最近几年内，除尽四害，逐步消灭危害人民最严重的疾病，把我国卫生事业的水平大大提高一步"。③

为贯彻党中央关于卫生工作的最新指示和要求，使卫生工作更好地适应国家社会经济建设的新形势和新需要，国家卫生部讨论了 1959 年工作规划，明确制定了系列举措。在传染病防治上，除继续执行党和国家的卫生工作方针外，结合传染病防治面临的新情况，还提出要加强对麻疹、传染性肝炎等急性传染病的研究，特别是要在 1959 年积极推动"除四害讲卫生、消灭主要传染病"的经验总结与交流工作，以优异的成绩迎接建国十周年。④

---

① 钱信忠：《积极开展预防与消灭急性传染病的研究》，中华人民共和国卫生部、中华医学会编《全国急性传染病学术会议资料选编》上册，第 13~14 页。
② 中共中央文献研究室编《周恩来年谱（1949—1976）》中卷，中央文献出版社，1997，第 189 页。
③ 中共中央党史和文献研究院、中央档案馆编《建国以来刘少奇文稿》第 9 册，中央文献出版社，2018，第 228 页。
④ 孙成恕：《为生产建设服务，开展专业活动 中华医学会等学会在京召开工作座谈会》，《山东医药》1959 年第 5 期。

在党和国家卫生工作方针的指引下，20 世纪 50 年代中期，与传染病防治有关的学术交流活动便已很频繁。在相关会议的组织中，中华医学会发挥了非常重要的作用。在中华医学会的筹备举办下，血吸虫病、流行性乙型脑炎、白喉等传染病防治的专题学术会议陆续召开。中华医学会积极贯彻党中央中西医结合的方针政策，广泛团结中西医积极推动多层次的学术交流研讨，为国家卫生事业发展做出了突出贡献。①

1958 年 2 月 26 日，在中华医学会的精心组织下，全国防治五大寄生虫病经验交流现场会议在长沙召开。会议在交流 1958 年各地寄生虫病防治工作经验的同时，还初步制订出了 1959 年消灭五大寄生虫病的方案。② 1959 年 4 月，国家卫生部印制《消灭五大寄生虫病方案（草案）》。此次学术会议紧贴现实需要，形成了可推广的防治成果，并较快地应用于传染病防治实践。国家卫生部高度肯定了这次会议的产出成果，并认为此后的学术交流应当继承和吸收此次会议"面向现实"的办会理念和经验。因此，五大寄生虫病防治经验交流会和全国急性传染病学术会议，在筹会宗旨上其实是具有一定内在关联的。③

1959 年 3 月 27 日~4 月 1 日，为传达与贯彻全国科协杭州会议精神，制定中华医学会 1959 年的工作规划，中华医学会、中国药学会、中华护士学会和中国防痨协会召开了学术工作座谈会。会议由时任国家卫生部副部长兼中华医学会理事长的傅连暲主持。会议研究讨论了中华医学会的方针和工作方法、组织结构调整等问题，并确定了 1959 年中华医学会的工作规划要点。根据国家卫生部 1959 年工作规划精神，会议决定中华医学会将在 1959 年上半年配合国家卫生部召开中医中药经验交流会，下半年则根据现实需要拟于广东、上海、辽宁、河北等地，分别召开消化道传染病、儿科

① 20 世纪 50 年代有关传染病防治的学术交流情形，可参见傅连暲《中华医学会十年来工作的成就》，《中华内科杂志》1959 年第 9 期；郭蔼春编《中国医史年表》，黑龙江人民出版社，1984，第 252~293 页。

② 《全国防治五大寄生虫病经验交流现场会议》，《健康报》1959 年 2 月 28 日。

③ 中华医学会编《百年魂　中国梦——纪念中华医学会百年诞辰征文集萃》，中华医学电子音像出版社，2015，第 262 页。

与病毒性疾病、劳动与卫生职业病及肿瘤等五个学术会议或座谈会。①

这次学术工作座谈会，成为全国急性传染病学术会议召开的滥觞。从后续事件发展来看，显然是为加快对急性传染病的防治和研究工作，原定会议规划被调整，消化道传染病学术会议、儿科及病毒性传染病学术会议不再分别举办，而是一并归入全国急性传染病学术会议，并被改到上半年提前进行。② 以上，是为全国急性传染病学术会议召开的历史背景。

二　会议组织和召开的过程

档案资料表明，全国急性传染病学术会议的召开地点，起初并未定在北京。就在中华医学会、中国药学会、中华护士学会和中国防痨协会召开学术工作座谈会半个月后，1959 年 4 月 17 日，中华医学会向各地医学分会发出会议通知，拟于 5 月中旬在浙江省杭州市召开全国急性传染病学术会议。会议的研讨内容"以麻疹、传染性肝炎、流行性脑脊髓膜炎三个病为重点"，"其他如痢疾、病毒性肝炎、流感、伤寒、小儿麻痹等疾病为副"。各医学分会如有其他急性传染病资料，"也不受限"。通知还要求，各分会须将传染病材料于 4 月 30 日前邮寄中华医学会总会。如时间紧张，参会人员亦可将材料自行打印 500 份带至大会会场。与会议通知一并发出的，还有麻疹、传染性肝炎、流行性脑脊髓膜炎的论文征集提纲。③ 从此则通知来看，中华医学会最初仅是拟将会议限定为学会内部的学术研讨。

会议通知发出几天后，国家卫生部党组决定将会议升格，举办一场面向全国卫生系统的学术研讨会议。4 月 23 日，国家卫生部、中华医学会联合发出会议补充通知，明确订于 5 月 15 日在杭州市召开全国急性传染病学

---

① 孙成恕：《为生产建设服务，开展专业活动　中华医学会等学会在京召开工作座谈会》，《山东医药》1959 年第 5 期。

② 关于中华医学会会议规划调整的原始档案资料，笔者未曾见到。然而据有关史料，不难推测原因。参见中华医学会《中华医学会七十年大事记（1915—1984）》，《中国科技史料》1987 年第 3 期。

③ 中华医学会：《关于召开急性传染病学术会议的通知》（组学发字第 73 号），1959 年 4 月 17日。载《全国急性传染病学术会议有关资料》（一），1959，中华医学会档案馆，档案号：1959-2-9。

术会议，"会期 13 天左右"，要求各地出席人员于 5 月 14 日到浙江省卫生厅报到。通知进一步明确了会议目的，是"为了系统地总结和交流流行性脑脊髓膜炎、传染性肝炎、麻疹和病毒性肺炎、痢疾、伤寒、副伤寒、小儿麻痹、流行性感冒和乙型脑炎等急性传染病的流行规律和防治工作的经验，并制订出防治的办法"，以及"重点解决流行性脑脊髓膜炎、传染性肝炎、麻疹和病毒性肺炎四种疾病的防治问题，并讨论和安排 1960 年全国生物制品生产供应问题，以便更好地组织与推动急性传染病的防治工作和提高科学技术水平，保障人民健康"。①

和第一次会议通知相比，补充通知中关于会议的研讨任务得到扩充，会议目的指向更加明确，成果要求也更加具有现实性。在参会代表人员上，补充通知给出了各地区会议代表名额，要求各省（市）自治区派代表时应兼顾"防疫部门负责干部，各学科中、西医专家"和"有实际工作经验的同志"，并且特别强调"必须有一定数量的中医大夫出席会议"。各单位确定参会代表后，务必于 5 月 10 日前将代表名单报送至浙江省卫生厅。在会议资料筹备方面，会议通知要求各单位重点做好急性传染病防治工作的总结报告、急性传染病防治工作典型经验介绍和急性传染病的学术性专题报告的准备工作，将"有学术价值、科学性强的学术专题报告及有突出的典型经验写成书面材料自行打印 400 份，一般材料写成书面，由参会人员带交全国急性传染病学术会议秘书处"。②

5 月 6 日，国家卫生部再次发出通知，决定将"原订在杭州召开的全国急性传染病学术会议，改定在北京召开"，时间不变。通知要求各省、市、自治区卫生厅、局和中华医学会分会参会代表在 5 月 14 日到前门饭店报到。③

---

① 中华人民共和国卫生部、中华医学会：《召开全国急性传染病学术会议的联合通知》（卫防字第 191 号），1959 年 4 月 23 日。载《全国急性传染病学术会议有关资料》（一），1959，中华医学会档案馆，档案号：1959-2-9。

② 中华人民共和国卫生部、中华医学会：《召开全国急性传染病学术会议的联合通知》（卫防字第 191 号），1959 年 4 月 23 日。载《全国急性传染病学术会议有关资料》（一），1959，中华医学会档案馆，档案号：1959-2-9。

③ 中华人民共和国卫生部：《改变急性传染病学术会议地点的通知》（卫防字第 220 号），1959 年 5 月 6 日。载《全国急性传染病学术会议有关资料》（一），1959，中华医学会档案馆，档案号：1959-2-9。

5月15日上午，全国急性传染病学术会议如期召开。出席会议的正式代表共计381人。[1] 提交论文的单位既有全国各地的医疗卫生行政管理部门，同时也有各地区和军队医院系统以及中国医学科学院、有关流行病研究所等医学科研部门。

在会议的开幕环节，国家卫生部副部长傅连暲致开幕词。傅连暲简要介绍了此次会议的组织特点以及参会人员的有关情况，希望与会人员重点就传染性肝炎、麻疹、流行型脑脊髓膜炎、流行型乙型脑炎等传染病的防治工作进行深入讨论，并拿出基本的预防方针，"向国庆十周年献礼"。[2] 随后，解放军总后勤部卫生部副部长孙仪之讲话。国家卫生部副部长钱信忠作《积极开展预防与消灭急性传染病的研究》的发言，开门见山地点出了此次学术会议召开的主要任务，通报了过去几年在麻疹、痢疾、伤寒副伤寒、流行性乙型脑炎、传染性肝炎上的总体防治情况，并就传染病的防治和研究提出了要求。[3]

此后，会议进入充实而紧张的学术报告交流环节。会议分"综合学术报告"、"专题性学术报告"和"传染病防治方案拟定"三部分进行。

在综合学术报告环节，儿科学家诸福棠汇报了麻疹的流行病学调查、防治措施以及投药预防研究等方面的内容，并着重报告了麻疹肺炎的临床治疗经验；[4] 儿科专家邓金鎏结合新中国成立十年来北京市婴幼儿肺炎的三次大流行情况，介绍了婴幼儿肺炎的临床表现、病理解剖，以及病毒学、流行病学的调查研究；[5] 传染病学家吴朝仁针对流行性脑脊髓膜炎的流行病学调查，报告了流行性脑脊髓膜炎的诊断和预防经验；[6] 病毒学家朱既明从

---

[1] 中华人民共和国卫生部、中华医学会编《全国急性传染病学术会议资料选编》下册，人民卫生出版社，1959，第378页。

[2] 傅连暲：《全国急性传染病学术会议开幕词》，中华人民共和国卫生部、中华医学会编《全国急性传染病学术会议资料选编》上册，第1~3页。

[3] 钱信忠：《积极开展预防与消灭急性传染病的研究》，中华人民共和国卫生部、中华医学会编《全国急性传染病学术会议资料选编》上册，第9~17页。

[4] 诸福棠、薛沁冰：《关于麻疹防治和研究工作的报告》，中华人民共和国卫生部、中华医学会编《全国急性传染病学术会议资料选编》上册，第25~38页。

[5] 邓金鎏：《1958年冬在北京流行的婴幼儿肺炎的综合研究工作报告》，中华人民共和国卫生部、中华医学会编《全国急性传染病学术会议资料选编》上册，第39~46页。

[6] 吴朝仁：《关于流行性脑脊髓膜炎防治工作的发言》，中华人民共和国卫生部、中华医学会编《全国急性传染病学术会议资料选编》上册，第47~53页。

病原体、人群的免疫状态和自然社会条件三方面分析了流行性感冒的制约因素，并提出了流感的防治举措；① 病毒学家张学德阐述了传染性肝炎的诊断、治疗和预防中面临的问题和困难；② 医学微生物学家谢少文结合新中国成立十年来有关痢疾防治资料，指出痢疾的流行虽得到了基本控制，但由于集体传染源的广泛存在，痢疾的流行特别是中毒性痢疾仍不易消灭；③ 传染病学家戴自英报告了伤寒、副伤寒的流行情况，并总结汇报了相关诊断、治疗和预后的经验；④ 儿科学家周华康报告了国内有关脊髓灰质炎的预防和研究工作，同时介绍了包括针灸在内的传统中医疗法；⑤ 疾病预防控制专家宋干报告了新中国成立十年来流行性乙型脑炎研究方面的基本情况，并提出了研究中存在的问题和今后的研究任务；⑥ 中医药学家蒲辅周代表中医研究院，总结介绍了祖国医学急性传染病治疗的核心理念、主要方法以及取得的重要成绩。⑦ 最后，国家卫生部生物制品委员会介绍了新中国成立以来在生物制品的研发和生产方面取得的突出成就。⑧ 上述报告人皆为当时中西医学界的权威人物，有关报告多建立在调查研究和临床治疗经验基础之上，资料丰富，持论严谨，并注意援引国外研究成果，会场反响热烈。

专题性学术报告则按照麻疹、小儿肺炎、流行性脑脊髓膜炎、流行性感冒、传染性肝炎、痢疾、伤寒副伤寒、脊髓灰质炎、流行性乙型脑炎九

---

① 朱既明：《流行性感冒研究工作中的几个问题》，中华人民共和国卫生部、中华医学会编《全国急性传染病学术会议资料选编》上册，第 54~62 页。

② 张学德：《关于流行性肝炎的诊断、治疗和预防的报告》，中华人民共和国卫生部、中华医学会编《全国急性传染病学术会议资料选编》上册，第 63~78 页。

③ 谢少文：《解放十年来细菌性痢疾防治工作的总结报告》，中华人民共和国卫生部、中华医学会编《全国急性传染病学术会议资料选编》上册，第 79~88 页。

④ 戴自英：《伤寒、副伤寒最近进展情况的报告》，中华人民共和国卫生部、中华医学会编《全国急性传染病学术会议资料选编》上册，第 89~99 页。

⑤ 周华康：《国内有关脊髓灰质炎防治工作的研究》，中华人民共和国卫生部、中华医学会编《全国急性传染病学术会议资料选编》上册，第 100~107 页。

⑥ 宋干：《解放十年来我国流行性乙型脑炎研究工作的基本情况》，中华人民共和国卫生部、中华医学会编《全国急性传染病学术会议资料选编》上册，第 108~120 页。

⑦ 中医研究院：《祖国医学在急性传染病方面的研究报告》，中华人民共和国卫生部、中华医学会编《全国急性传染病学术会议资料选编》上册，第 212~131 页。

⑧ 中华人民共和国卫生部生物制品委员会：《更好地在防病灭病运动中发挥积极作用：一篇关于生物制品工作的介绍》，中华人民共和国卫生部、中华医学会编《全国急性传染病学术会议资料选编》上册，第 132~141 页。

个门类分组进行。以麻疹组为例，此次学术会议共收到麻疹防治论文 178 篇。其中，有关传统中医药治疗麻疹的计有 36 篇。在分组讨论中，不仅有著名西医专家交流了西医治疗麻疹的成绩，同时也有名老中医介绍麻疹的中医药典型疗法。例如，出身于儿科世家的名中医董廷瑶，由于在 1958 年全国大流行的麻疹防治工作中贡献突出，被上海地区推选为参会代表参加了此次学术会议。在分组讨论会上，董廷瑶交流了解毒活血抢救麻疹逆症的成果，"颇得同道的重视"。① 在晚年回忆这一段历史时，董廷瑶依然难掩其当年参加学术研讨会时的欣慰和喜悦的心情。在这次学术会议上，总共有 40 余位中医先后介绍了中医药治疗传染病的相关经验和做法。②

会议期间，各传染病防治研讨组还分别进行了防治方案的拟定工作。在会议召开的第四天，部分传染病防治研讨组已拟出防治方案草稿。5 月 18 日，痢疾防治研讨组起草了《痢疾防治方案（草案）》。5 月 25 日，研讨组复对草案稿进行了修订。同在 5 月 18 日，麻疹防治研讨组起草了《麻疹防治及研究工作具体措施方案（草案）》；5 月 19 日又拟定了《关于麻疹肺炎的护理、治疗常规（草案）》；5 月 25 日，麻疹防治研讨组对草案进行了修订，制定了《麻疹防治方案（第一次修正草案）》。③ 从有关档案来看，其他传染病防治研讨组也进行了类似工作，仅是进度略有不同。

此次会议还值得一提的是，军队卫生系统代表也介绍了军队在传染病防治方面的经验做法。在痢疾和传染性肝炎的防治上，军队卫生系统有着成熟经验。在军队卫生系统提交的参会资料中，关于痢疾防治的报告（论文）占了相当比例。更有军队代表将国外有关流行性肝炎和细菌性痢疾的中文翻译资料带到了会场，进行学术交流。④ 这再次说明当时国内的急性传染病防治和研究具有国际眼光。此外，会议之所以和解放军总后勤部卫生部联合举办，

---

① 董廷瑶：《能定能应谓之成——谈我的治学经验》，《山东中医学院学报》1981 年第 1 期。
② 钱信忠：《开展群众性的学术活动 多快好省地提高业务水平——在全国急性传染病学术会议上的总结》，中华人民共和国卫生部、中华医学会编《全国急性传染病学术会议资料选编》上册，第 24 页。
③ 《全国急性传染病学术会议有关资料》（一）（二），1959，中华医学会档案馆，档案号：1959-2-9。
④ 中国人民解放军军事医学科学院翻译科：《流行性肝炎和细菌性痢疾国外文献文摘》，《全国急性传染病学术会议有关资料》（一），1959，中华医学会档案馆，档案号：1959-2-9。

显然也是为总结汲取集体生活经验，反映出会议组织者的良苦用心。

在会议结束环节，国家卫生部部长李德全在讲话中对会议召开和深入讨论给予充分肯定，希望与会代表在党的领导下继续努力，不断推动急性传染病发病率下降，"使科技更好地为人民服务"。① 国家卫生部副部长张凯在《面向生产　战胜疾病》的讲话中结合全国如火如荼开展的工农业大生产运动，指出了卫生工作面临的主要问题，并就急性传染病的防治提出了原则性意见。② 最后，国家卫生部副部长钱信忠作《开展群众性的学术活动　多快好省地提高业务水平》的总结发言，着重谈论了传染性肝炎、痢疾、麻疹的防治方向，以及中西医结合和生物制品研发中需要明确的主要问题。③

据高葆谦回忆，全体与会人员在会议期间还受到了周恩来总理的亲切接见。在这次学术会议上，高葆谦治疗流行性脑脊髓膜炎的成果，受到了与会者的一致赞扬，这让他非常的自豪。特别是"敬爱的周恩来总理亲切接见了全体与会人员，使我深受鼓舞、激动不已。几十年来，周总理的亲切接见一直是激励我克服困难、奋勇前进的动力"。④

三　会议的成果及意义

全国急性传染病学术会议结束后，《光明日报》《北京日报》等主流媒体以及《健康报》《药学通报》等医学报刊分别进行了报道。《健康报》还专门发表了社论并被中西医学刊物纷纷转载，在医学界和社会上都产生了广泛影响。有关媒体在报道中指出，此次会议虽然召开时间不长，但却广泛交流了学术成果，总结了急性传染病防治工作的经验。会议统一了传染

---

① 李德全：《在全国急性传染病学术会议上的讲话》，中华人民共和国卫生部、中华医学会编《全国急性传染病学术会议资料选编》上册，第 3~4 页。

② 张凯：《面向生产　战胜疾病》，中华人民共和国卫生部、中华医学会编《全国急性传染病学术会议资料选编》上册，第 4~8 页。

③ 钱信忠：《开展群众性的学术活动　多快好省地提高业务水平：在全国急性传染病学术会议上的总结》，中华人民共和国卫生部、中华医学会编《全国急性传染病学术会议资料选编》上册，第 18~24 页。

④ 高葆谦：《八十忆往》（二），《河南文史资料》2008 年第 3 辑，总第 107 辑，河南省协商印务有限公司，2008，第 103 页。查《周恩来年谱》1959 年 5 月 15~27 日的有关内容，未见相关接见活动的记载。

病防治中某些学术上的认识，特别是"制订出了几种主要急性传染病的防治方案"。① 《健康报》在发表的名为《加强急性传染病的防治研究工作》的社论中，更是充分肯定了会议取得的成果，认为会议"对今后开展急性传染病的研究和防治工作，特别是对当前开展夏秋季急性传染病和多发病的防治工作，将起很大的指导和推动作用"。② 事实也证明，会议所取得的成果对急性传染病的防治和研究具有积极意义。

第一，会议提出了急性传染病防治的奋斗目标，并再次明确了传染病的防治路径和重要传染病的研究方向。

这次会议的一大成果，是提出了传染病防治的奋斗目标，即"积极防治，加强研究，力争消灭急性传染病，保护人民健康，为生产建设服务"。为进一步做好传染病的防治工作，会议还总结了传染病的防治路径。会议指出，在坚持"预防为主"的防治方针的同时，还要看到防治传染病同样是一项群众性的工作，"这一点和消灭五大寄生虫病是共同的"。因此，必须将防治传染病纳入爱国卫生运动，做到"医务人员与广大群众相结合"。③此外，要加强疫区管理，健全疫情报告制度，做到早发现、早隔离、早治疗；要加大疫苗研发生产，有计划地开展预防接种工作，增强人群的免疫力，以控制传染病的发生；要加强中西医团结合作，不断推动传统中医药的整理研究；要加强军民合作，做到防疫工作军队和地方密切结合。有关传染病的防治路径，既是对新中国成立十年来急性传染病防治经验的科学总结，同时也有着垂范后世的启迪意义。

在拟重点讨论的几项传染病的防治和研究方向上，会议也形成了一些基本共识。如传染性肝炎，鉴于当时尚没有特异性的诊断方法，因此会议总结认为，当从临床症状、特征、化验检查、肝机能试验和病理检查等方面进行观察，以提高肝炎诊断的正确性。与此同时，还建议有条件的地区根据发病情况、自然条件、生活习惯先行制定传染性肝炎的诊断标准。再如流行性脑脊髓膜炎，当时对此病比较陌生，并不了解其传播情形。经过

---

① 《卫生部在北京召开了急性传染病学术会议》，《光明日报》1959 年 6 月 8 日。
② 《加强急性传染病的防治研究工作》，《健康报》1959 年 6 月 6 日。
③ 中华人民共和国卫生部、中华医学会编《全国急性传染病学术会议资料选编》上册，第 16~17 页。

交流讨论，发现此病也是可以预防的。同时，通过对流行性脑脊髓膜炎的流行规律的讨论，发现在新兴工厂、工地等处，此病的易感人群增加并容易引发流行，建议今后加强工厂、工地等集体单位的卫生防疫力度。在流行性脑脊髓膜炎的治疗上，与会人员一致认为短程疗法（"三日疗法"）是可靠的，但在推广过程中也要充分考虑药理和生理作用。① 至于痢疾、麻疹等传染病的防治，会议也形成了有关共识。

第二，这次会议最大的成果，当属制定了八种常见急性传染病的防治方案。

防治方案的制定，能够使传染病的预防、诊断和治疗有章可循，意义重大。传染病防治方案的制定，一直为国家卫生部门着力推动。1951 年 4 月，国家卫生部召开了全国防疫专业会议。出席此次会议的全国各级防疫部门负责人和传染病学专家共计 212 名。经过认真研讨，初步制定了鼠疫、霍乱、天花、白喉、斑疹伤寒等 19 种传染病的防治方案，并拟定了《法定传染病管理条例草案》，以及相关防疫工作的规章制度等文件 14 种。② 由于当时在传染病防治上的经验不足，防治方案不免失于简略，但为此后的卫生防疫工作打下了基础。

在 1959 年的全国急性传染病学术会议上，由于已经有了近十年的研究与工作实践，与会人员对一些急性传染病的流行规律、预防措施、发病症状、治疗标准和抢救办法有了较为系统的认识，为传染病防治方案的制定提供了条件。除了病毒性肺炎外，此次会议共形成了麻疹、流行性脑脊髓膜炎、流行性感冒、传染性肝炎、细菌性痢疾、伤寒（副伤寒）、脊髓灰质炎、流行性乙型脑炎八种防治方案。为了使方案能够指导传染病防治工作，1959 年 11 月，国家卫生部和中华医学会将上述防治方案、急性传染病防治方案"中医部分"以及预防接种办法装订成册，以《急性传染病防治方案》为名出版刊行。③

---

① 参见钱信忠《开展群众性的学术活动 多快好省地提高业务水平——在全国急性传染病学术会议上的总结》，中华人民共和国卫生部、中华医学会编《全国急性传染病学术会议资料选编》上册，第 24 页。

② 《中央人民政府卫生部召开全国防疫专业会议》，《中华医学杂志》1951 年第 6 期，第 476 页。

③ 中华人民共和国卫生部、中华医学会编《急性传染病防治方案》，中华人民共和国卫生部卫生教育所，1959。

在《急性传染病防治方案》"前言"中，编辑者严肃指出，由于中国幅员辽阔，各地条件极不相同，同时制定方案的经验依然不够成熟，有关方案"不宜用行政命令办法推广"，仅"供工作中参考，各地可以根据当地的情况采用"，① 体现着严谨的科学精神与工作作风。从现实应用来看，相关方案在传染性肝炎、麻疹、伤寒（副伤寒）等急性传染病的研究和病例调查中切实起到了重要的指导作用。

以肝炎治疗为例，1963 年，时任职于吉林省中医研究院的尚尔寿在出版的内科学著作《临症初探》中，便直言自己在用针灸治疗肝炎时，"采用的穴位、手法是依着中央卫生部急性传染病防治方案"。通过观察近 300 例病例，尚尔寿发现"针灸对自觉症状的缓解，肝脾肿消退有很大帮助"。不过他也发现，相关方案也有一定的负面作用，即"效果维持时间较短"，同时"有部分病人针灸后，肝功能趋向恶化"，需"配合中药或西药"予以扭转。②

再以无黄疸型传染性肝炎的研究为例，由于在之前缺乏黄疸型传染性肝炎的统一诊断标准，很难进行大规模量化研究。全国急性传染病学术会议制定了传染性肝炎的防治方案，并在无黄疸型传染性肝炎的诊断标准上形成了一致共识，为该病的研究工作提供了条件。1965 年，哈尔滨医科大学传染病学教研组董国贤等人在《中华内科杂志》上刊发了其研究团队对 1065 例无黄疸型传染性肝炎患者的预后进行跟踪研究的论文，颇受学界的重视。论文开篇便指出在患者样本的诊断选取上引用的就是 1959 年全国急性传染病学术会议肝炎标准。③

中医尚尔寿和西医董国贤的诊疗与科研个案，充分反映出此次学术会议的成果对于传染病的防治与研究发挥了积极作用。其他关于麻疹、伤寒（副伤寒）、流行性脑脊髓膜炎等急性传染病的相关案例还有很多，恕不一一列述。

第三，此次学术会议不仅谱写了中西医治疗急性传染病的光辉篇章，

① 中华人民共和国卫生部、中华医学会编《急性传染病防治方案》，"前言"。
② 尚尔寿：《临症初探》，吉林人民出版社，1963，第 98~99 页。
③ 董国贤等：《无黄疸型传染性肝炎 1065 例患者预后初步观察分析》，《中华内科杂志》1965年第 3 期。

同时也彰显了中医药治疗传染病的独特价值。

这次会议也是贯彻国家中西医结合精神的成果。不仅有中西医专家与会，而且从提交的论文来看，不少西医在提交的报告或论文中，往往还会提及中医的治疗方法。同样，在很多中医提交的报告资料中，也会提到西医的疗法。不少文章在某些传染病的防治上，则直言宜采取中西医结合的方式，并出现当以"西医治疗为主"或"中医治疗为主"的建议。凡此种种，可谓中西医合作治疗急性传染病精神的时代体现。

在此次学术会议上，共有 40 余位著名中医做报告，他们"热情地传授自己的专长，不但诲人不倦，也虚心学习别人的经验，使会议增加了宝贵的内容"。① 尤其是在综合报告环节，著名老中医蒲辅周代表中医研究院做综合报告。报告专门介绍了传统中国医学在传染病治疗上的相关理论，以及传染病辨证施治的妙用"八法"（即发表法、攻里法、和解法、开透法、清凉法、温燥法、消化法和补益法），此外还对新中国成立十年来中医治疗传染病的成绩进行了总结，指出中医药在治疗流行性乙型脑炎、流行性感冒、百日咳、白喉、猩红热、小儿麻痹症、麻疹、肺炎、传染性肝炎和中毒性痢疾等急性传染病上都取得了非常好的疗效。特别是在流行性乙型脑炎的治疗上，疗效能够达到 90%~95% 以上。传统中医药的独特价值得到充分彰显。②

中医在急性传染病治疗上所积累的经验，受到了国家卫生部领导和与会专家的好评，中医在治疗部分急性传染病上的成果也被传染病防治方案所吸收。此次会议不仅成为国家推动中西医结合效果的见证，而且在一定程度上也推动了中西医结合的深入发展。中西医结合治疗传染病所取得的成果是显著的。1960 年 4 月，国家卫生部在上报中共中央的《关于全国西医学习中医经验交流座谈会情况的报告》中明确指出，"不少疑难病症如晚期血吸虫病、流行性乙型脑炎、聋哑、再生障碍性贫血等，经过中西医结合治疗，也有显著的效果，其中有一些的治疗效果已高于国

---

① 钱信忠：《开展群众性的学术活动　多快好省地提高业务水平——在全国急性传染病学术会议上的总结》，中华人民共和国卫生部、中华医学会编《全国急性传染病学术会议资料选编》上册，第 24 页。

② 中华人民共和国卫生部、中华医学会编《全国急性传染病学术会议资料选编》上册，第 130~131 页。

际的先进水平"。①

如果将眼光再放长远，便会发现，这次会议上老中医们所介绍的中医药治疗传染病的典型做法以及部分中西医结合疗法，时至今日，也在为中西医学家所看重，并被部分地引用在其所编撰的传染病防治著述中。② 相关会议成果已成为中西医界共同继承的研究财富和珍贵遗产。

第四，此次会议也为当时和后世的疾病医疗研究保存了珍贵的资料。

全国急性传染病学术会议总计收到各地代表提交的会议资料 600 多件，论文 800 余篇。相关资料最大程度地反映出当时全国范围内各种急性传染病的发生和防治情形，这为进行有关传染病的专题性研究提供了便利。1960 年 2 月，《中华医学杂志》刊载了一篇题为《细菌性痢疾》的文章。作者周寿祺汇总研究了 1959 年全国急性传染病学术会议所有有关细菌性痢疾的资料，总结出细菌性痢疾的主要菌种在 1921~1959 年的分布情形，细菌型痢疾的发生环境、传播途径以及应用中西医药治疗痢疾的方法和相关疗效。③ 有关研究不仅在医理研究上具有积极意义，也有助于后人了解 20 世纪 50 年代全国痢疾的发病状况。

全国急性传染病学术会议结束后，国家卫生部和中华医学会决定将有关会议资料结集出版。由于资料过于宏富，编委会只能选取其中一部分编辑成《全国急性传染病学术会议资料选编》，于 1959 年底由人民卫生出版社作为内部资料刊行。其余 750 余篇论文，由于篇幅所限或者论文修订返回为时已晚，论文题目只能见于《全国急性传染病学术会议资料选编》下册的"资料总目录"。④ 尽管多数论文成果并未得到收录，但保留下来的这些论文由于代表性突出，同样深具史料价值，是后人研究这一时期急性传染病史的一手素材。

---

① 马金生、李宁：《20 世纪 50 年代中医治疗流行性乙型脑炎的历史省思》，《历史教学》2020 年第 22 期。

② 例如，2007 年，一部专门讨论麻疹、风疹和流行性腮腺炎防治的医学著作，在论述中国麻疹的预防历史和现状时就引用了此次学术会议的西医成果。参见刁连东、徐爱强主编《麻疹、风疹、流行性腮腺炎文献荟萃》，上海科学技术出版社，2007，第 89~94 页。

③ 周寿祺：《细菌型痢疾：1959 年全国急性传染病学术会议文件综述》，《中华医学杂志》1960 年第 1 期。

④ 中华人民共和国卫生部、中华医学会编《全国急性传染病学术会议资料选编》下册，第 378 页。

总之，1959 年召开的全国急性传染病学术会议是在特定的时代背景下召开的。会议体现着在中国共产党领导下中西医团结合作、砥砺奋进、共同防治传染病的时代精神，同时更体现着会议举办者意在总结历史、服务现实、在更高层面上推动学术研究为现实服务的价值情怀。会议成果为国庆十周年献上了一份让人满意的"礼物"，同时对于此后传染病的防治和研究切实起到了重要的指导和推动作用。全国急性传染病学术会议为当代中国的防疫史增添了浓墨重彩的一笔，在我国医学发展史上也具有重要的意义。同时，此次会议即使对当下有关急性传染病学术会议的召开和研讨，亦具有一定的省思和启示的意义。

针灸在英国的本土化与文化思潮
动因（20世纪70～80年代）[*]

杨　颐^{**}

20世纪的全球化进程中，针灸作为中医的代表，曾在英美掀起热潮。当今，在英语国家，针刺治疗（acupuncture treatment）可算是一种家喻户晓的补充替代医学（Complementary and Alternative Medicine，CAM）模式，与同属这一医疗范畴、在欧洲本土发展起来且广受欢迎的"顺势疗法"（homeopathy）齐名①。一项调研统计显示，2009年英国主要针灸协会的注册会员在一年中总计提供了400万人次的针刺治疗。② 另一调研结果显示，2001年英国有410万成年公民（约占其人口的7%）曾在过去一年中接受过针刺治疗。作为中国传统医学，针刺疗法能够以补充替代医学的身份进入英国社会，并获得民众的欢迎和接纳，可以说与20世纪下半叶英国社会所经历的后殖民、后现代化反思和社会转型，以及由此引发的对多元文化和

---

　*　本文部分内容原刊于《中医药文化》2021年第4期，第289～297页，原标题为《20世纪
　　　70—80年代英国青年文化风潮与针刺本土化》。
**　杨颐，伦敦大学学院历史系博士研究生。
①　此处作者特地使用"针刺治疗"而非通常称呼的针灸，是因为针灸其实是"针刺"和"艾
　　　灸法"两种治疗方式的统称，在英文里可翻译为acupuncture and moxibustion。因在历史上
　　　和当代中国，两种疗法通常被医生结合使用，故而习惯于并称为针灸来指代二者或其中一
　　　种治疗。而中医疗法在欧美传播时，通常是以单个疗法为单位的，比如针法、中药处方、
　　　灸法等都是各自独立的体系。因本文主要关注针刺治疗，所以此处和下文中使用针刺而非
　　　针灸来指代。
②　A. K. Hopton et al.，"Acupuncture in Practice: Mapping the Providers, the Patients and the
　　　Settings in a National Cross-sectional Survey," *BMJ Open*，No. 2（2012），pp. 1-9.

多元医疗环境的推崇密切相关。而这种对多元化的追求在一定程度上受到自20世纪60年代开始的欧美青年文化运动思潮的推动和影响。本文所追溯的，正是20世纪70~80年代发生于英国青年群体中的"反主流文化运动"（Counterculture Movement）思潮如何推动中国针灸在英国大众文化中落地和本土化。

一　针灸在英国的传播历史及其推动力

20世纪末期，针灸在西方社会已被视作人们日常生活的一部分，融入其"后现代"社会所推崇的多元文化和多元医疗体系的建构中，成为"补充替代医学"的代表之一。从20世纪下半叶到21世纪的前20年里，西方的针刺治疗体系不论是在理论还是技术层面，都不断经历变革。[①] 对近年来欧美兴起的"干针"技术（dry-needling）是否属于中国针灸范畴的讨论，即是相关变革及其引发争论的一个最新表现。若再向前追溯，根据医学历史学者瑞贝卡·毕文斯（Rebecca Bivins）和医学人类学家琳达·巴恩斯（Linda Barnes）的著作，关于针灸疗法西传的记录最早可以追溯到17世纪末的欧洲。[②] 然而，直到20世纪中叶，大部分亚洲以外国家的民众对针刺疗法仍了解不多。据笔者的一位英国受访者珍妮回忆，她在1981年从针灸学院毕业后搬到英格兰中部生活，在小镇上与朋友合开了一个针灸诊所。[③]当他们在社区活动上向邻居介绍自己的职业时，她描述说："大家像看外星人一样看着自称为'针灸师'的我们。那个时候，对大多数英国人来说，针刺（acupuncture）就好像一个外星词（an alien word）。"另一位出生于加拿大的受访者约翰回忆，他在20世纪70年代来英国学习针灸，当他向母亲表达要成为一名全职针灸师时，母亲坦率表示自己羞于向朋友们坦白自己

---

① 吴凯等：《"西方中医"之鉴》，《中医药文化》2018年第2期，第79~85页。

② R. Bivins, *Acupuncture, Expertise and Cross-cultural Medicine* (London: Palgrave, 2000); L. L. Barnes, *Needles, Herbs, Gods, and Ghosts: China, Healing, and the West to 1848* (Cambridge, Mass.; London: Harvard University Press, 2005).

③ 因本文追溯的是当代史，为保护受访者隐私，本文所引用口述史受访者的姓名均为化名。下同。另，因受访者均为居住在英国的英语母语者，故访谈主要以英文进行。本文中所引用的访谈内容及受访者化名由作者翻译为中文。

的儿子从一个成功的生意人转行去做"针灸",因为从事"针灸师"这个陌生职业在当时的欧美社会被视为离经叛道的疯狂举动。

从历史和社会学角度关注 20 世纪针灸在全球范围内的传播,针灸被欧美社会大众所了解,最初是源于 20 世纪 70 年代初中美关系破冰期,针灸镇痛作为中国民族文化的名片重回世界舞台。1971 年美国记者在北京接受针刺镇痛治疗的经历被《纽约时报》报道(见图 1),翌年,时任美国总统尼克松访华期间专门参观针刺镇痛手术,引起了国际社会对针刺技术的关注,对针灸在西方社会的传播影响深远。时至今日,针刺治疗的作用在欧美社会的公众印象和最广泛的临床应用领域中仍是镇痛。然而这一系列历史事

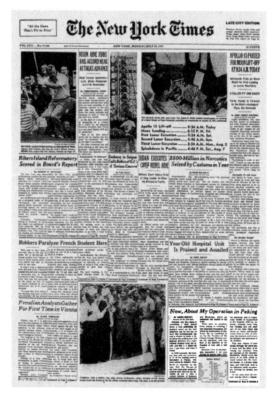

**图 1 美国《纽约时报》关于该报记者在北京接受针刺镇痛的报道,
1971 年 7 月 26 日,第 1 版**

资料来源:J. Reston, "Now, About My Operation in Peking," *New York Times*, July 26, 1971, https://www.nytimes.com/1971/07/26/archives/now-about-my-operation-in-peking-now-let-me-tell-you-about-my.html,最后访问时间:2020 年 5 月。

件对针灸在欧美地区的传播所涉及的具体人群及其造成的影响，值得历史学家再进行深入研究。笔者认为，尼克松访华以及当时中国对针灸镇痛研究的开展和宣传，其影响范围和对象主要集中在西方主流医学界，而非社会大众。20世纪70~80年代，一批西方学者来中国参观针灸镇痛手术，并在回国后对其临床机制进行研究和探讨。当时著名的英文医学期刊《英国医学杂志》（*British Medical Journal*，*BMJ*）也就此话题发表了数篇学术论文。彼时，欧美的一些大众报纸也对来自走出"竹帘"（bamboo curtain）后的中国的针灸的镇痛应用进行报道（见图2）。但这些报道，就如今年在人们常看的报纸或网络上的次要位置上报道的一个有趣的、具有异国情调的海外新闻一样，难以期待其能在大众生活中掀起波澜。对此观点的一个例

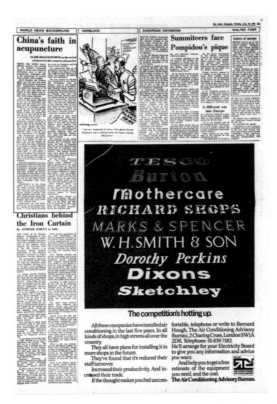

图2　英国《每日电讯报》"世界新闻"板块，1973年6月20日，第13版

资料来源：C. Hollingworth，"China's Faith in Acupuncture，"*The Daily Telegraph*，June 20，1973. 英国每日电讯报是面向英国民众的一款国民刊物。1955年创刊，是20世纪英国发行量最大的报纸之一。

证是，笔者对英国 20 世纪 70~80 年代进入针灸界学习和从业的当地人群进行口述史采访，除一人外，其余二十几位受访者谈到当时自己对中医针灸产生兴趣、决定学习甚至最终以其作为终身职业的原因时，都未提及关于尼克松访华及随后医学界针灸镇痛的探讨和关注。唯一一位提到这件事的受访者，解释说是因为自己当时正作为本科生在大学里学习生理学课程，一位医学院的教授饶有兴趣地对她提到这个新闻，自己才对此留有印象，并由此产生了对针灸的最初兴趣。这也从一个方面说明当年针刺镇痛的热潮，更多是引起欧美医学界专业人士的兴趣和关注，其对社会大众层面的真实影响力应另当别论。

若非政治事件或国家宣传的影响，那是什么因素推动了针灸在（医学界以外的）欧美社会中的传播呢？要回答这个历史问题，其中涉及的因素和群体是复杂多元的。比如英国当地的医疗环境、社会文化心态、经济环境、公共卫生和健康政策、现代医学的发展进程，以及 20 世纪 80~90 年代英国华人移民潮的出现，都与这个历史过程息息相关。而本文中笔者着重关注和探讨的是英国 20 世纪 70~80 年代的一个青年群体，在学术界和大众媒体上，他们和他们的所作所为被赋予过许多不同的名字，其中最广为人知的是"嬉皮士"（the Hippies）。由这些嬉皮士青年所掀起的二战后的又一波对资本主义、工业化和西方现代性社会体制的反思，也被称作"反主流文化运动"（Counterculture Movement）及紧随其后的"新时代运动"（New Age Movement）。前者始于 20 世纪 60 年代末，针对所谓主流体制（the Establishment）给人们生活带来的单一性提出抗议，强调替代选项（alternatives）所提供的多元化和个人选择的重要性；后者始自 20 世纪 80年代，有学者将其视为前者的余波，但更偏重于对工业革命后受西方主流"理性主义"和"身心二元论"思想打压的个人"精神（灵性）"（spirit）层面的探索和发展。

著名医史学者席文（Nathan Sivin）指出，成功的医疗实践源于其对所处社会的需求和价值观的有效呼应。[①] 本文关注 20 世纪 70~80 年代针灸在

① 〔美〕席文：《科学史方法论讲演录》，任安波译，北京大学出版社，2011，Kindle 版，第551~552 页。

英国青年群体中的传播，主要以五行针灸的发展历史为例，结合口述史访谈和团体成员发表的期刊论文与著作，试图展现针灸知识在这一时期的英国社会如何受到青年反主流文化运动思潮和本土医疗环境特质的建构，如何呼应了当时欧美社会大众对医疗的心理需求，进而推动了针刺治疗在英国民众（非医疗专家群体）层面的流行。

二 英国青年反文化思潮与对东方传统医学的想象和求助

（一）英国青年反主流文化运动概述

反主流文化运动是 20 世纪 60~70 年代遍及美国和欧洲的一个重要青年文化思潮，它与同时期的嬉皮士运动和发生于其后（20 世纪 80 年代后期及90 年代）的新时代运动有许多相同的属性，在参与的人员上也多有交集。反主流文化运动的称谓和概念并非源自参与者内部，而是同时期和后来的社会学和历史学学者为探讨和总结这一时期拥有特定文化取向的青年群体及其行为而赋予的名称。根据研究这一主题的代表性历史学者希奥多·罗扎科（Theodore Roszak）在《反主流文化运动的形成》（*The Making of a Counter Culture*）一书中的定义和描述，反主流文化运动的成员所具有的显著共同点在于对非传统性的替代选项的发现和着迷，以此实现对单一的、现代化的欧美主流模版式的生活方式的逃离。① 虽然这群有个性的青年人拥有各不相同的家庭背景和生活轨道，但对其进行群像描写，大致可以归纳出其共同特质。他们一般出生和成长在中产阶级的白人家庭，持有左翼政治和文化理念，如反对战争、反对社会不公、反对种族歧视和性别歧视、抗议环境污染、提倡素食主义和有机种植等。因为家境优渥，他们通常在青少年时期便拥有一个正统主流的生活方式，拥有较好的教育背景和早期职业经历。上述对反主流文化运动成员的群像描述，在笔者进行的口述史访谈材料中得到很好的印证。根据目前采访到的 20 余位于 20 世纪 70~80

---

① T. Roszak, *The Making of a Counter Culture* (2nd ed.) (London: University of California Press, 1992), pp. 1-33.

年代进入英国针灸学院学习并在毕业后成为针灸师的受访者的经历，在"辍学"学习针灸之前【因为当时欧美针灸学院的教育未被纳入高等教育体制之中，所以进入针灸学院被普遍视为一种从主流教育体制中"辍学"（drop-out）的行为】，他们都有良好的教育背景和（或）工作经历。比如，安娜和麦克在进入针灸学院学习前，都曾是伦敦艺术学院的学生；彼得和艾莉分别是牛津大学历史和生理学专业的本科生；约翰则是从加拿大来到英国攻读哲学博士的学位。一些受访者在学习针刺前曾拥有一个稳定的职业：从艺术学院毕业后，安娜进入杂志社担任设计和编辑工作；麦克搬到威尔士成为一所医院的实习护士；珍妮在一个女权杂志社做文字编辑；约翰在故乡加拿大做生意；大卫在建筑师事务所做设计师。

虽然生活无忧，但这些青年人在父辈所认定的"正常"生活方式里感受到压力和迷茫。这种社会主流所认定的单一和正常，一方面挤压了青年人探索其他可能性的空间，另一方面也并未带来所谓完美的社会环境。出于对所处社会现状的反思和（或）对多元文化环境的向往，他们将目光投向了东方传统文化和哲学。访谈中，所有受访者都回忆起青年时代对中国和印度文化的神往。许多人在十几岁或二十岁出头就开始阅读《易经》和《道德经》的译本或介绍佛教的小册子，由此开启了对东方佛家和道家哲学的向往。在这个群体看来，东方的传统文化是与他们眼前的西方现代化社会文化环境截然相反的存在，蕴含着珍贵的、现代化社会中遗失了的传统智慧，而这些智慧正是解决西方社会彼时所面临的种种社会问题的最佳解药。值得注意的是，虽然当时的欧洲已经出现了一些关于中国和印度古典文化的论著和译著，但和 20 世纪 80 年代末东方学在大学的兴起及其后的互联网时代相比，这些书籍的数量和质量仍是极为有限的。而这一时期的中国尚未对外开放，所以这些青年人对东方的热情，更多的是基于一种想象，一种逃离刻板中产生活的精神乌托邦。

（二）反主流文化运动与中国传统针灸

从医史学者毕文斯对针刺知识在欧洲的早期传播历史的梳理中可见，反主流文化运动以前西方对针刺疗法的关注主要来自社会精英群体和科学家，其对针灸的关注和吸收（本土化）带有明显的"理论与技术分离"特点。① 换言之，这个群体的成员由于普遍具有深厚的科学和（或）医学训练和思维，对东方传统医学的兴趣符合历史学家爱德华·萨义德（Edward Said）在《东方主义》中的描写，更多的是以一种俯视和猎奇的心态，看待一个异国风情的、传统的他者。② 在他们眼中，传统意味着不科学和落后。因而，他们对针刺疗法的研究，是透过科学和医学的视角，试图将针刺简化为一种单纯的医学技术，再通过以解剖学为基础的现代医学理论理解和解释针灸的起效机制，达到将其吸收内化到现代医学体系中，并使其成为现代医学的工具和应用技术的目的。毕文斯在书中所描写的 17 ~ 19 世纪欧洲医学团体中的几次不同规模的针灸研究热潮，以及 20 世纪中叶医学杂志上报道的针灸镇痛机制研究，与由此引发的、延续至今的对经络实质和穴位解剖学、生理学定位和针刺起效机制的研究，都属于这一类型的尝试。

对 20 世纪后半叶追求"多元化"和寻找"替代"模式的英国针灸学院的年轻学生来说，其心态和目的与前辈不同，甚至恰恰相反。对他们而言，针刺疗法可能是现代欧美主流的社会文化和医学模式所暴露出的种种问题的解药。因此，他们所关心的正是被上述群体所抛弃的，与西方现代医学知识和思想难以融合的传统中医和针灸理论。虽然这一时期，由于时代和获取材料的局限性，他们对中医和针灸的理解仍不免延续了前人将东方看作与西方相对的"他者"的眼光，但不同的是，他们对这个"他者"充满敬畏，希冀其中蕴含着现代西方所遗失的传统智慧。在笔者的访谈中，当受访者被问及最初对针刺疗法产生兴趣，直至后来选择针灸师作为职业的理由时，这种对中医传统哲学和医学理论的向往和认可，并将其视为与现代医学理念相对的、可用来弥补现代医学不足的心态随处可见。

在这种文化氛围中，自 20 世纪 70 年代以后的数十年间，英国涌现出许多对针刺疗法进行探索并在此基础上建构起来的本土针灸流派。其中具有代表性且广为人知的流派包括华思礼（Jack Worsley）教授所教授的以五行理论为基础的五行针灸（Five-Element Acupuncture）和范布伦（Dick van

① R. Bivins, *Acupuncture*, *Expertise and Cross-cultural Medicine*.
② E. Said, *Orientalism* (London：Penguin Classics，2003)，pp. 1-28.

Buren）教授根据阴阳和天干地支理论建构的干支针灸（Acupuncture of Stems and Branches）。因篇幅所限，本文以五行针灸为例，试图展现反主流文化思潮如何在这一时期影响和推动了英国本土的针刺治疗。

三　英国五行针灸流派例说

（一）对五行理论和"替代"医学身份的使用

在 20 世纪后半程的英国本土针灸实践中，"五行针灸"体系的诞生是不可忽视的。其创始人华思礼医师（1923～2003）出生于英国考文垂一个铁路工程师家庭。① 其父酷爱园艺和东方文化，二者都对其后来针灸师的职业生涯产生了影响。华思礼于二战期间参军，退役后学习物理治疗和自然疗法，学习期间在英国和德国接触到针刺疗法，于 20 世纪 40～50 年代赴韩国、日本、新加坡和中国港台地区跟师学习中医针刺理论和技法，后于 60 年代返回英国，根据在东亚跟师学习到的中医五行理论和针灸经络穴位知识，发展出后来的"五行针灸"体系。华思礼教授于 1971 年与友人一同在家乡考文垂创建的"传统针刺学院"（College of Traditional Acupuncture，CTA，见图 3）被认为是欧洲最早的针刺学院之一。学院创立正值英国青年的反主流文化运动兴起之际。因此，这些青年人对东方文化的热情和好奇，在学习和实践以传统中医五行理论命名和作为临床指导的五行针灸的过程中，得到了充分满足。

除作为东方传统文化的五行理论自身产生的吸引力之外，五行针灸对这些英国青年的吸引还来自其作为现代医学的"替代"模式的身份。对于疾病原因的理解，五行针灸采取了与现代医学代表性的"对抗疗法"（即试图通过攻击病原缓解躯体症状的治疗原则）截然相反的立场，这与当时欧美社会主流现代医学的几桩关于药品不良反应的丑闻所引发的大众质疑和

---

① 华思礼医师原名 Jack R. Worsley，在英美常被学生以 Worsley 教授或其英文名缩写 J. R. 来称呼，以示尊敬和亲近。本文采用的中文译名"华思礼"出自其学生诺娜·弗兰格林（Nora Franglen）的中文译著：〔英〕诺娜·弗兰格林《五行针灸指南》，龙梅译，中国中医药出版社，2011。

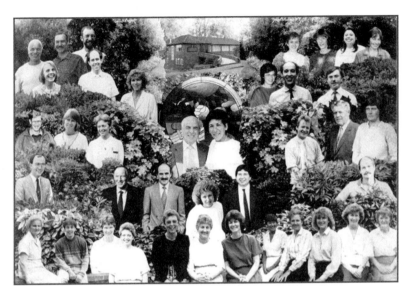

图 3　华思礼医师创办的传统针灸学院教职人员的拼贴画（作于 20 世纪 80 年代）

注：位于图片顶部的双层建筑是设立在英国考文垂地区的学院校舍。图中除底部一排为学院行政人员，其余均为在 20 世纪 70~80 年代跟随华思礼教授学习，并于毕业后留校任教的五行针灸师，其中有十余位参加了本研究的口述史访谈。图中心位置穿西服的男士为华思礼教授。

资料来源：一位 CTA 学院毕业生的私人收藏。

信任危机有着密切关系。其中影响最大的是发生于 20 世纪 60 年代的"反应停"（沙利度胺）胎儿致畸事件。[①] 这些负面报道使得公众将科学医学视为绝对真理的心态发生了重要转变。科技革命以来，公众对主流医学的期待和"治愈一切"的幻想在欧美民众中普遍存在，而 20 世纪后半叶的药物副作用丑闻则让公众对现代科学的失望不断积累，对生物医学过去的垄断地位产生担忧和反思。这些社会文化背景为补充替代医学在英国的生存和发展提供了土壤。这一时期，在英国的针灸学院里，反思主流医学和探索多元化医疗的参与反主流文化运动的学生和老师一道，开始不断探索和强调健康整体性，提出对"身、心、灵"（body-mind-spirit）三者的综合治疗，以形成对以关注躯体层面症状和对症治疗为特点的现代生物医学体系（尤

---

① Sunday Times of London Insight Team, *Suffer the Children: The Story of Thalidomide* (London: Deutsch, 1979).

其是现代药物治疗的部分）的批判和替代。在此时代背景下，对于因种种负面报道而对生物医学产生疑虑的英国民众来说，五行针灸作为一种与现代医学截然不同的补充医学引起了他们的关注，也满足了部分人在主流医学体系之外寻求医疗建议的需求。

在20世纪70~80年代，这种对生物医学"头疼医头、脚疼医脚"的批判，还源于生物医学越发专业化，诊断越发依赖实验室检测，使患者在医生眼中成了生病的"器官和细胞"。为抵制这种趋势，欧洲在两次世界大战期间就已兴起心身医学思潮，这一思潮又在第二次世界大战之后传播到美国。1977年，美国心身医学会会员、生理与精神病学家乔治·恩格尔（George L. Engel）在《科学》（Science）杂志上发表文章，提出生物—心理—社会模式，作为现代医学的反思和改良框架。[1] 这个框架后被世界卫生组织采纳，用来指导当代医学的发展和实践，标志着现代医学对人体"整体"观念的回归：既考虑生理层面，也考虑心理层面。

华思礼医生以同样的信念，强调将身、心、灵三方面作为针刺诊疗的重点。在五行针灸体系里，"灵（精神）"层面并不局限于"一个人的灵性和宗教方面"，而是一个人的感官知觉和感受的总和，一个人"被美妙的音乐或艺术所感动"或"在生活中感受到上帝"的能力。[2] 这个层次上的任何故障都意味着失去"某种亲近自然的感觉"，"仿佛他们的精神没有眼睛，无法通过它来领略那种（自然的）美"。其中"心"的层面指的是人的"认知能力"，即一个人的"思考能力"，而不是心理学意义上的个性或行为。华思礼医生进一步指出，精神和心灵是躯体运行之内在本源，任何身体上的疾病都会通过在这两个更深的层次上的治疗，随病人心绪的改善而自愈。换言之，执着于治疗症状和对抗疗法的现代医学是错误且舍本逐末的。这种观点在他的青年学生中广受欢迎。彼得是华思礼医生针刺学院1978年的毕业生，1985年他在《五行针灸学报》中写道："只有情绪发生了根本性的变化，才会产生深刻的变化。正如它们能产生对身体、思想和

---

① G. L. Engel, "The Need for A New Medical Model: A Challenge for Biomedicine," *Science*, Vol. 196, No. 4286 (1977), pp. 129-136.

② P. Mole, "The Role of the Emotions in Body, Mind and Spirit", *TAS Newsletter*, No. 11 (1985), pp. 4-6.

精神最具破坏性的力量一样，情绪也能提供最具建设性的力量。"华思礼医生的另一位学生戴安·康纳利曾撰写第一本非官方五行针灸教科书，并将其1987年出版的另一本关于针灸治疗的专著命名为《所有的病都是思乡病》（*All Sickness is Home Sickness*）。[①]

（二）传统五行理论与现代心理治疗的结合

自中国历史上中医理论成型的汉代，情志学说就已成为中医理论的重要组成部分。早在中医经典《黄帝内经》中就已阐明了五行与七情的对应关系，以及情感对身体状态的影响。后世中医医案中也可以见到医者通过调节情绪来治疗患者躯体病痛的记录。[②] 而作为以五行理论指导针刺治疗的五行针灸理论，情绪不仅被纳入其中，并且作为五行针灸主要诊断的四个信息（即面色，气味，声调和情志）之一，在临床诊断上起着重要作用。在早期的一批五行针灸书籍中，戴安·康纳利（D. M. Connelly）在1976年编写的《传统针灸·五行的法则》（*Traditional Acupuncture：The Law of the Five Elements*）曾在针灸师群体中广为流传，被很多人作为学习教材和临床指南。此书中，作者对五行针灸医师在首诊问诊时需要向患者了解的19个问题进行了详细说明。[③] 除了常见的对患者基本信息（如年龄、籍贯）、病史和躯体状况的提问，医生还特别关注了与五行理论相关的信息。比如，患者会被问到自己喜欢的颜色、季节、口味等，以帮助医生判断患者的"主导一行"。[④] 同时，医生会特别询问患者的情绪状态和童年经历，比如，你如何描述自己的情绪？你童年的生活情况如何？你有什么困难可以回忆吗？你与他人的相处方式是怎样的？你儿时面对成长的感受如何？童年时期是否有什么创伤？你是否经历过搬家或家人去世，让你感到非常难过？

---

① D. M. Connelly, *All Sickness Is Home Sickness* (UK：Center for Traditional Acupuncture，1987).

② 李兆健：《古代情志相胜医案中的心理治疗方法初探》，《上海中医药大学学报》2004年第2期，第13~16页。

③ D. M. Connelly, *Traditional Acupuncture*：*The Law of the Five Elements* (2nd ed.) (Maryland：Traditional Acupuncture Institute，1994)，pp.89-100.

④ "主导一行"是英国五行针灸体系的诊断用语，大意是指在木、火、土、金、水五行之中，每个人有其受到最主要影响的一行。更多细节可参考〔英〕诺娜·弗兰格林《五行针灸指南》，龙梅译，中国中医药出版社，2011。

患者的睡眠和梦境内容也包含在问诊问题之中。

这份问诊清单体现出英国五行针灸医生对患者情绪感受和个性的关注。其中对患者童年经历的提问，更是直接体现了著名心理学家弗洛伊德（Freud）精神分析理论的影响。1983 年的英国五行针灸学会期刊记录了一位前列腺功能障碍的患者对首诊的印象，"第一次见面问诊，治疗师与我谈论了两个小时关于我的生活、童年和与父母的关系、医疗背景、日常生活模式——我是如何吃饭、睡觉的，我对不同季节的反应，我的情绪性格，我何时感到情绪'高昂'和'低落'"。除了这些针对情绪个人史的明确提问，华思礼医师鼓励针灸师关注交谈中患者的态度所传达出的隐性信息，比如谈论不同话题时的情绪和语调高低，甚至患者的措辞。所有这些情绪信息，都为针灸师判断患者的"主导一行"和进一步的选穴针刺提供了直接的信息。对情绪的重视和心理治疗技术的融入，都与反主流文化运动中对个体的强调和重视，以及对此前被认为与身体健康相分离的、人的精神状态的重新重视息息相关。1983 年在五行针灸学会期刊上发表的文章中，有 1/3 的文章主题是关于情绪和心理学知识对五行针灸临床实践的效用。当时在英国接受针灸治疗的患者会评论说，接受针灸治疗"好像是接受心理治疗"。

同时，对个体的关注也体现在对患者所使用的具体词句的关注中。这也反映了 19~20 世纪心理学中精神分析法对患者所使用语言的关注，具体体现在五行针灸师的临床治疗上，则是将患者描述症状时的用语与穴位命名相联系。在推崇东方传统文化的青年文化思潮里兴盛起来的五行针灸，与此前医学家和科学家对针灸的关注相比，除了其对传统中医的五行理论的重视，还体现在其对针刺穴位的理解和使用上。除当下常见的以罗马数字加阿拉伯数字的组合来指代经络和穴位的国际惯例外，20 世纪 70~80 年代的五行针灸师还被要求学习穴位的传统中文名（通过英文翻译，如神门穴被翻译为 Spirit Gate）。华思礼医生将穴位的中文名字称为"穴位之灵"（the spirit of points），认为穴位的名称暗示了每个穴位的特异性疗效。对五行针灸师来说，通晓穴位的名称而非代号，不仅能帮助针灸师更好地掌握传统中医理论所认为的穴位功效，还可以在某些情况下直接为治疗选穴。师从华思礼医生的针灸师珍妮解释说："当患者在说话的时候，有时他们告诉你他们为什么来治疗，或者他们在第一个疗程后又回来复诊。他们说话的方式和用词，很可能会让你想到某个特定的穴位。所以，举例来说，我有一个病人每周五来。我刚刚和她在电话里进行了一次非常快速的交谈，她反复说'我很疲劳（I am weary）'，这让我想到使用'劳宫'穴（the Palace of Weary）可能会有帮助。我的意思是，一个人用'疲劳'这个词是不寻常的。老人会说自己很累，但 50 岁的人通常不会。所以我决定加上'劳宫'穴。这就是为什么我认为患者说话的方式和用词是非常关键的。"

四　结语

本文以口述史访谈和英国针灸师团体的业内期刊与著作作为史料，探索了这一时期的英国针灸与当时社会上的青年反主流文化运动的密切关系。这一文化思潮中的三个主要元素包括对作为"他者"的东方传统的向往和好奇，对正统主流模式（包括生物医学）的质疑和不满，对 20 世纪突破性发展的心理学知识的借用和融合。三者共同形塑了 20 世纪下半叶英国的本土针灸体系，为东方针刺治疗走入西方现代社会的视野和生活奠定了重要的社会和文化基础。笔者认为，针灸疗法在 20 世纪下半叶英国的传播和本土化过程具有三个显著特征。

其一，这一时期的青年反主流文化运动对针灸在英国从传统的社会精英和医疗圈走入寻常百姓家具有重要的推动作用，其重要性不逊于欧美针刺镇痛研究热。其二，20 世纪 70~80 年代由英国青年人主导的这一波针灸热潮与他们的前辈对针刺理论的态度不同。正如毕文斯书中所说：自 17 世纪末以来在西方产生过不同规模的几次针灸热，但因为这些关注主要来自社会精英和医学专业人士群体，他们所关注的主要是作为"术"的针刺技法及针刺工具，而对当时正快速发展的现代医学理论所无法解释的针刺理论（经络、穴位、中医的阴阳五行和脏腑气血理论等）或置若罔闻，或不屑一顾。而反主流文化运动的针灸爱好者则更主要是对传统针灸和中医理论着迷。其三，正因为上述对"针刺理论"的不同态度，这个时代群体对针灸及东方文化和医学的整体兴趣，不能被简单归纳在萨义德的"东方主义"概念中。反主流文化运动带来的针灸热，是一种"后现代"（即对现代性进行反思和批判）性质的，对"东方"的解读和借用或求助，这里面虽仍然具有萨义德所指出的将东方视为与自身不同的"他者"的心态，但与萨义德在《东方主义》一书中所论述之不同在于，这些年轻人心中作为"他者"的东方不再是衬托自身的优越，而是在对自身充满质疑和失望后，希望从东方那些与西方相反的性质中寻求答案和救赎。①

由于口述史的研究性质，本文的观察和结论主要基于笔者通过"雪球式抽样"，与 20 余位受访者进行口述史访谈获得的资料，关注点也集中在五行针灸这一流派上。如上文所说，20 世纪下半叶英国和欧美其他国家曾见证了丰富多样的中西方针灸流派。② 本文的结论是否适用于更广泛的研究语境和对象尚有待进一步的研究和考察。同时，与所有保持活跃的医疗实践一样，在过去数十年间，五行针灸自身也在不断发展，以适应所处社会文化环境和患者医疗需求的更新。自 2011 年，经过华思礼医生的学生诺娜·弗兰格林（Nora Franglen）医生的努力以及中国国内与海外华人针灸师的支持，五行针灸流派被介绍到中国国内，并不断发展壮大。目前，中国国内成立了五行针灸学会，截至 2022 年已建立多个民间培训机构，全国的五行针灸师分布于 18 个省份。有学者认为，近些年的中国社会正经历着西方历史和社会学概念中"前现代、现代、后现代"并存的状态。英国五行针灸在国内的发展，可以从侧面反映出当前国内与英国反主流文化运动时相似的、对"现代性"的反思和对个人心理健康的关注，也为从医学社会文化史的角度理解和分析"现代性"在当代中国的独特发展路径提供了一种可能的比较研究视角。

---

① E. Said, *Orientalism*, pp. 1-28.
② 关于 20 世纪欧美的针灸流派，云南中医学院的研究团队进行了细致的研究和阐述，其研究成果见吴凯等《"西方中医"之鉴》，《中医药文化》2018 年第 2 期，第 79~85 页。

图书在版编目（CIP）数据

东西方相遇与现代医学的诞生／姚建红主编 . -- 北
京：社会科学文献出版社，2023.5
（北京协和医学院 . 医史文丛）
ISBN 978-7-5228-1715-6

Ⅰ.①东… Ⅱ.①姚… Ⅲ.①医学史-中国-近现代
Ⅳ.①R-092

中国国家版本馆 CIP 数据核字（2023）第 066471 号

北京协和医学院 · 医史文丛
东西方相遇与现代医学的诞生

主　　编／姚建红
副 主 编／何　仲　刘　欢　王　勇
执行主编／姜　姗

出 版 人／王利民
责任编辑／段其刚
文稿编辑／卢　玥
责任印制／王京美

出　　版／社会科学文献出版社 · 联合出版中心（010）59367151
　　　　　地址：北京市北三环中路甲 29 号院华龙大厦　邮编：100029
　　　　　网址：www.ssap.com.cn
发　　行／社会科学文献出版社（010）59367028
印　　装／三河市尚艺印装有限公司

规　　格／开 本：787mm×1092mm　1/16
　　　　　印 张：30　字 数：470 千字
版　　次／2023 年 5 月第 1 版　2023 年 5 月第 1 次印刷
书　　号／ISBN 978-7-5228-1715-6
定　　价／179.00 元

读者服务电话：4008918866